国家出版基金项目
NATIONAL PUBLICATION FOUNDATION

SSMPF

"十三五"国家重点图书出版规划项目

转化医学出版工程 肿瘤系列

陈 竺 沈晓明 总主编
陈赛娟 戴尅戎 执行总主编

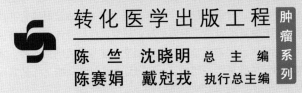

Hepatocellular Carcinoma: Basic and Clinical Translation

肝癌：基础与临床的转化

程树群 等 编著

上海交通大學出版社
SHANGHAI JIAO TONG UNIVERSITY PRESS

内容提要

本书是“转化医学出版工程·肿瘤系列”之一，以作者团队在肝癌转化医学研究方面的原创性成果为基础，结合国际最前沿内容进行编著。全书共分为26章，其中前18章为临床模块，涉及肝癌的诊断和治疗，包括血清学、病理学和影像学诊断技术，三维立体成像等数字医学技术在指导手术操作、判断手术指征等方面的优势，肝癌的传统切除术、肝移植、腹腔镜和机器人外科手术技术，放射治疗、介入、靶向、中医药等治疗手段以及肝癌合并门静脉癌栓多学科治疗模式的探索；后8章重点讨论了肝癌的基础研究，包括遗传学、循环肿瘤细胞、干细胞、信号转导、分子影像学、代谢组学、复发机制及炎症与肝癌的关系等。本书适合临床肝病外科和内科高年资医师的临床实践和学习，也可作为教学和科研工作者实用的参考书。

图书在版编目（CIP）数据

肝癌：基础与临床的转化／程树群等编著．—上海：上海交通大学出版社，2020.12

转化医学出版工程

ISBN 978-7-313-24032-3

Ⅰ.①肝… Ⅱ.①程… Ⅲ.①肝癌—诊疗 Ⅳ.①R735.7

中国版本图书馆CIP数据核字（2020）第250295号

肝癌：基础与临床的转化

GANAI：JICHU YU LINCHUANG DE ZHUANHUA

编　　著：程树群 等
出版发行：上海交通大学出版社　　地　　址：上海市番禺路951号
邮政编码：200030　　电　　话：021-64071208
印　　制：上海锦佳印刷有限公司　　经　　销：全国新华书店
开　　本：710mm × 1000mm　1/16　　印　　张：32.25
字　　数：578千字
版　　次：2020年12月第1版　　印　　次：2020年12月第1次印刷
书　　号：ISBN 978-7-313-24032-3
定　　价：238.00元

作者介绍

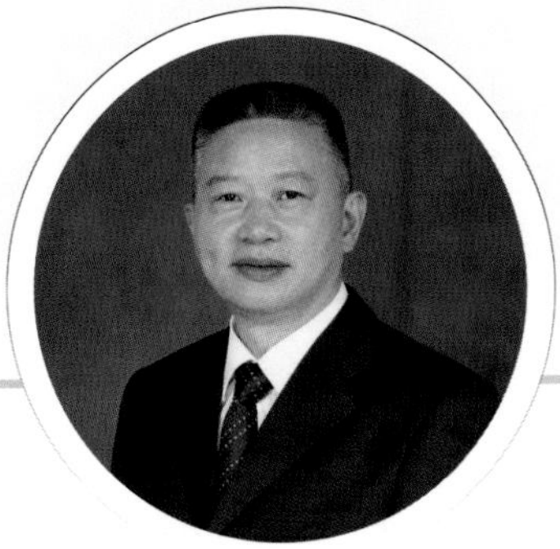

程树群 教授、主任医师、博士生导师，现任海军军医大学东方肝胆外科医院肝外六科主任、海军军医大学门静脉癌栓诊治中心主任。教育部长江学者特聘教授，国家杰出青年科学基金、国务院特殊津贴获得者，国家百千万人才工程“有突出贡献中青年专家”，全军创新人才工程拔尖人才，上海市医学领军人才。受聘为中国医师协会肝癌专业委员会主任委员、肝癌专业委员会青年专业委员会主任委员、肝癌专业委员会门静脉癌栓多学科协作专业委员会主任委员、中国门静脉癌栓联盟理事长、中国医师协会第四届理事会理事、中国研究型医院学会数字医学临床外科专业委员会副主任委员、中国医师协会临床精准医疗专业委员会常委、中国图学学会医学图像与设备专业委员会副主任委员、全军转化医学委员会常委、中华外科学会肝脏外科学组青年委员，也是国际肝癌协会（International Liver Cancer Association，ILCA）会员、欧洲肝病学会（European Association for the Study of the Liver，EASL）会员、国际转化医学学会（International Society of Translational Medicine，ISTM）会员等。在《临床肿瘤学杂志》（*Journal of Clinical Oncology*）、《胃肠病学》（*Gastroenterology*）、《肝病学》（*Hepatology*）、《肝病学杂志》（*Journal of Hepatology*）、《自然通讯》（*Nature Communications*）、《临床癌症研究》（*Clinical Cancer Research*）、《肿瘤细胞》（*Cancer Cell*）等期刊上发表论文100余篇。主编《肝癌门静脉癌栓治疗》，参编专著10部，荣获授权发明专利20余项。以第一责任人承担国家杰出青年科学基金、国家自然科学基金重点项目、国家科技部“十二五”肝炎肝癌重大专项、国家重点基础发展计划（973计划）子课题等项目10余项，总经费1 500多万元。作为核心成员荣获2012年首届国家科技进步奖创新团队奖，以第一完成人荣获上海市科技进步奖一等奖、二等奖各1项，荣获上海市医学科技奖二等奖1项，荣获吴孟超医学青年基金奖、全军育才奖银奖。

转化医学出版工程丛书

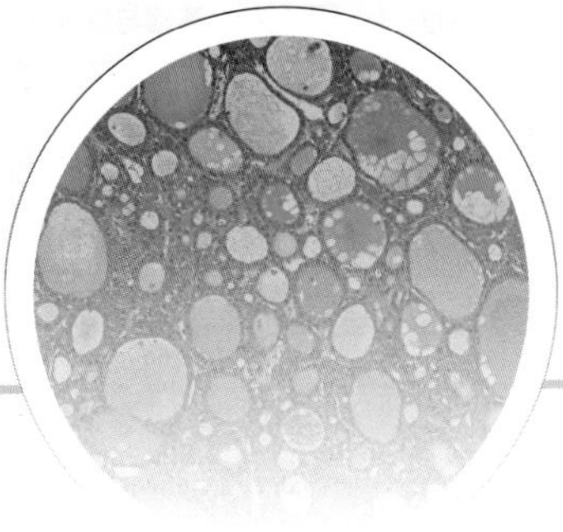

本书编委会

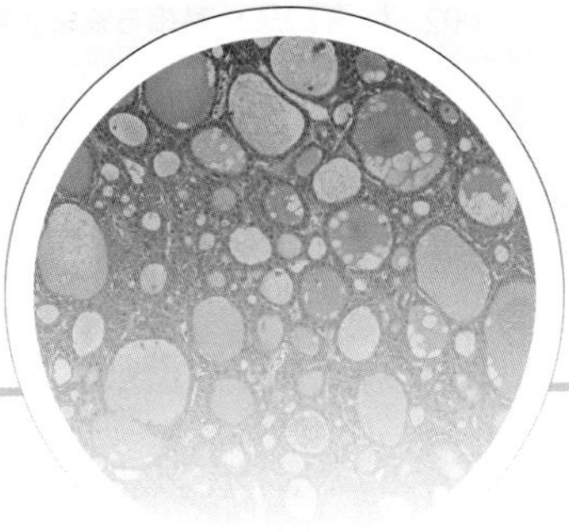

尹慧勇　中国科学院上海营养与健康研究所
袁振刚　海军军医大学东方肝胆外科医院
张　宁　天津医科大学附属肿瘤医院

学术秘书

王　康　海军军医大学东方肝胆外科医院

总 序

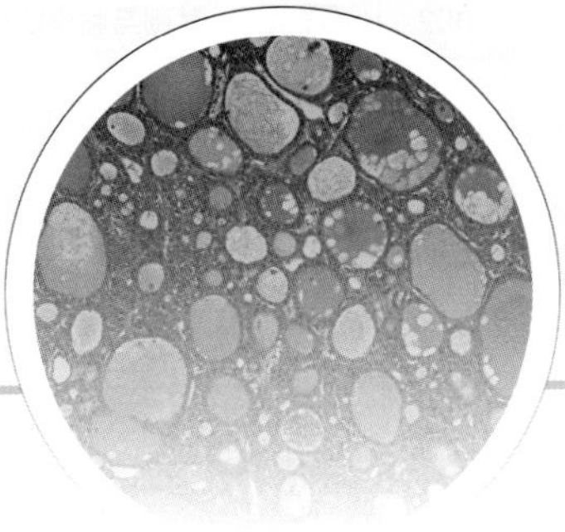

多年来，生物医学研究者与患者间存在着隔阂，而这些患者可能从生物医学研究成果中受益。一方面，无数罹患癌症等疾病的患者急切盼望拯救生命的治疗方案；另一方面，许多重要的基础科学发现缺乏实际应用者。近期涌现的转化医学旨在联接基础研究与临床诊疗，优化患者治疗，提升疾病预防措施。

转化医学将重要的实验室发现转变为临床应用，通过实验室研究阐释临床疑问，旨在惠及疾病预测、预防、诊断和治疗。转化医学的终极目标是开发更为有效的预防和治疗方案，促进临床预后和健康水平。因此，无论对患者还是大众，转化医学是以人为本的医学实践。

在过去三十年中，中国居民的生活条件、饮食和营养、卫生保健系统得到了巨大发展。然而，随着经济增长和社会快速发展，卫生保健系统面临多种问题。中国具有复杂的疾病谱：一方面，发展中国家常见的感染性疾病仍是中国沉重的负担；另一方面，发达国家常见的慢性病也成为中国人致死、致残的主要原因。中国的卫生保健系统面临巨大挑战，须举全国之力应对挑战。中国正在深化改革，提高居民福祉。转化医学的发展将促进疾病控制，有助于解决健康问题。

转化医学是多学科项目，综合了医学科学、基础科学和社会科学研究，以促进患者治疗和预防保健措施，其拓展了卫生保健服务领域。因此，全球各方紧密合作对于转化医学的发展至关重要。

为了加强国际合作，为基础、转化和临床研究工作者提供交流与相互扶持的平台，我们发起编纂“转化医学出版工程”系列图书。该系列图书以原创和观察性调查为特色，广泛涉及实验室、临床、公共卫生研究，提供医学各亚专业最新、实用的研究信息，开阔读者从实验室到临床和从临床到实验室的视野。

“转化医学出版工程”系列图书与“转化医学国家重大科技基础设施(上海)”紧密合作，为医师和转化医学研究者等对快速发展的转化医学领域感兴趣的受众提供最新的信息来源。作为主编，我热忱欢迎相关领域的学者报道最新的从实验室到临床的研究成果，期待该系列图书能够促进全球知识传播，增进人类健康。

陈竺

2015年5月25日

前　言

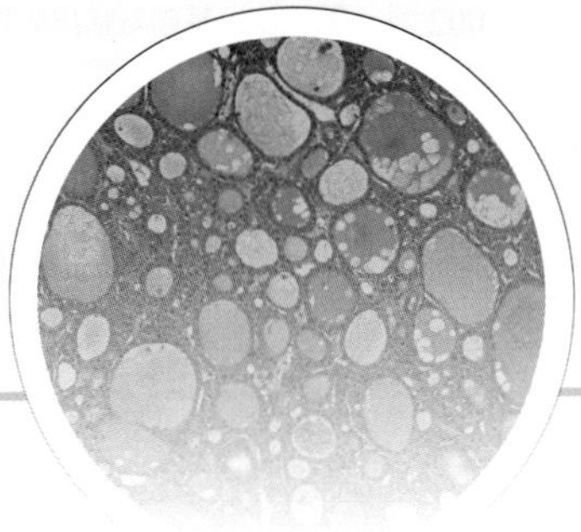

众所周知，原发性肝癌是最常见的恶性肿瘤之一，也是我国第二位的肿瘤死亡原因，严重危害人民的健康。据报道，全球每年新发肝癌患者约74.8万人，死亡约69.6万人；我国每年因肝癌死亡的人数约占全球死亡人数的一半。由于原发性肝细胞癌占肝癌的绝大部分，因此本书中的“肝癌”特指“原发性肝细胞癌”。近年来，由于外科技术的进步，影像学技术的发展，介入、放射治疗、化学治疗、靶向药物等综合治疗的应用，肝癌的总体疗效有了一定程度的提高，但不少患者就诊时已属肝癌晚期，多合并脉管侵犯和远处转移，手术切除率低，术后复发率高，总体疗效仍不满意。因此，如何进行有效的预防，寻求新的更有效的治疗方法，提高肝癌的早期诊断率和治愈率，仍是摆在广大医务工作者，尤其是肝病防治工作者面前的一项艰巨而光荣的任务。

本书系统回顾和总结了近年来国内外学者对肝癌的临床和基础研究的成果和最新进展。本书共分为26章，其中前18章为临床模块，涉及肝癌的诊断和治疗，包括血清学、病理学和影像学诊断技术，三维立体成像等数字医学技术在指导手术操作、判断手术指征等方面的优势，肝癌的传统切除术、肝移植和最新的腹腔镜和机器人外科手术技术，体外放射治疗、介入治疗、靶向药物治疗、中医药治疗等手段以及肝癌合并门静脉癌栓多学科治疗模式的探索；后8章重点讨论了肝癌的基础研究，包括遗传学、循环肿瘤细胞、干细胞、信号转导、分子影像学、代谢组学、复发机制及炎症与肝癌的关系等。全书条理分明、言简意明、深入浅出，既有理论又有实践，反映了国内外当前最新的研究动向。本书基础与临床结合紧密，真正体现了“临床以基础为动力，基础以临床为目的”的指向。我们在借鉴国内外最新研究成果的基础上，结合编者各自多年的临床实践经验，详细阐述了肝脏的解剖、组织学特点，肝癌诊断和治疗的基础知识、基本方法、诊治技能和经验等，以及肝癌的病因、流行病学、分类或分型、临床表现、辅助检查、诊断与鉴别诊断、防治措施等。

本书的编写要求是资料尽可能齐全，内容力求先进、成熟，并且要易读、易懂、易用，阐述简明，重在应用，最终目的是使本书成为临床各科医师的参考书，肝病科医师的工具书。本书适合临床肝病外科和内科高年资医师的临床实践和学习，也可作为教学和科研工作者实用的参考书，同时也可供研究生在选择课题时参考。

本书在编写过程中，承蒙全体编者的尽职尽责，查阅了大量国内外文献，去误增新，反复审校与修改，花费了很多心血，体现了集体智慧和通力合作的精神，并得到了许多专家的指导。在此我谨向各位编者和专家表示衷心感谢，并向上海交通大学出版社表示诚挚的谢意！相信本书的出版对提高我国肝病的规范化诊疗将发挥有益的作用。

由于本书涉及面较广，存在的疏漏和不足之处，敬请各位读者批评指正。

程树群

2020-06-05

目 录

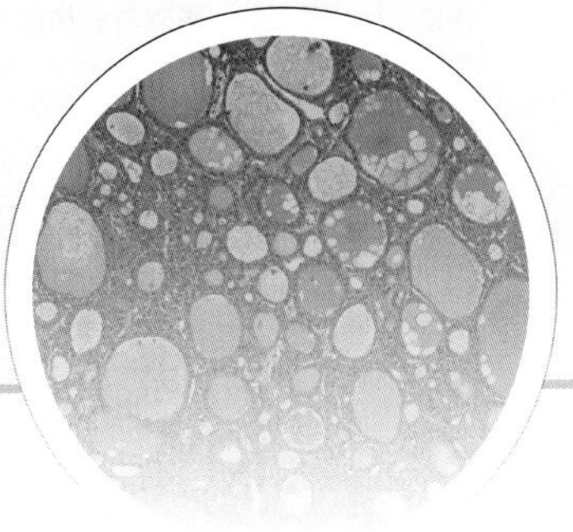

第一章　肝癌的影像学诊断 001

第一节　CT在肝癌诊断中的应用 002

第二节　磁共振成像在肝癌诊断中的应用 005

第二章　肝癌的血清学诊断 011

第一节　常用肝癌标志物 012

第二节　其他肝癌标志物 017

第三章　肝癌的病理学诊断 023

第一节　肝细胞癌 024

第二节　胆管细胞性恶性肿瘤 039

第四章　肝癌的放射治疗 053

第一节　肝癌的放射治疗概述 054

第二节　肝癌的放射治疗技术 057

第三节　肝癌的联合治疗 062

第四节　肝癌的放射治疗并发症及处理 063

第五节　肿瘤乏氧与放射治疗 066

第五章 肝癌的介入治疗 071
第一节 肝癌的介入治疗方法 072
第二节 肝癌的血管化疗栓塞介入治疗 072
第三节 肝癌的非血管介入治疗 076

第六章 肝癌的外科治疗 079
第一节 术前评估及手术适应证 080
第二节 手术方式的选择 081
第三节 术前辅助治疗 089

第七章 肝癌的药物治疗 097
第一节 肝癌的系统化疗 098
第二节 肝动脉灌注化疗 101
第三节 肝癌药物的未来展望 102

第八章 肝癌的精准治疗 105
第一节 精准医学时代肝癌诊治的进展 106
第二节 肝癌的驱动基因与靶向治疗 107
第三节 肝癌的精准预防和筛查策略 114
第四节 肝癌的精准诊断和分期策略 114
第五节 肝癌诊治中的挑战与机遇 115

第九章 早期肝癌的多学科联合诊治 123
第一节 早期肝癌的手术切除 124
第二节 早期肝癌的肝移植治疗 132

第三节 早期肝癌的局部消融治疗 148
第四节 经导管动脉化疗栓塞在早期肝癌治疗中的应用 160
第五节 放射治疗在早期肝癌治疗中的应用 168

第十章 肝癌术后复发的治疗策略及措施 175
第一节 复发性肝癌的临床特征 176
第二节 复发性肝癌的诊断 177
第三节 肝癌复发和转移的预测方法 178
第四节 复发性肝癌的手术治疗 179
第五节 复发性肝癌的全身治疗和预防措施 184

第十一章 肝癌的抗病毒治疗 189
第一节 乙型肝炎病毒相关性肝癌的抗病毒治疗 190
第二节 丙型肝炎病毒相关性肝癌的抗病毒治疗 194

第十二章 肝癌的分子靶向治疗 199
第一节 肝癌靶向治疗相关的驱动基因 200
第二节 肝癌靶向治疗相关的分子信号通路 203
第三节 肝癌分子靶向药物治疗 210

第十三章 腹腔镜和机器人外科 231
第一节 腹腔镜肝切除术的现状和未来挑战 232
第二节 腹腔镜肝切除术的适应证和禁忌证 233
第三节 腹腔镜肝切除术的操作要点 235
第四节 机器人辅助腹腔镜肝切除的应用 243

第十四章 肝癌合并门静脉癌栓的多学科诊治 247
第一节 肝癌合并门静脉癌栓的诊断与分型 248
第二节 肝癌合并门静脉癌栓的多学科治疗 251

第十五章 二步肝切除技术在肝癌中的应用 263
第一节 二步肝切除术的研究历程 264
第二节 非分离式肝实质分隔创新技术在ALPPS的应用 270

第十六章 肝移植 281
第一节 移植与肝移植概述 282
第二节 移植免疫学基础 283
第三节 肝移植供体选择与供肝的获取 290
第四节 肝移植受体的选择 291
第五节 肝移植手术 293

第十七章 数字医学在肝癌治疗中的应用 299
第一节 三维成像在肝癌切除中的应用 300
第二节 三维成像在肝癌移植中的应用 301
第三节 三维成像在肝癌经肝导管动脉栓塞化疗中的应用 301
第四节 三维成像在肝癌射频消融中的应用 302

第十八章 肝癌的中西医结合治疗 305
第一节 肝癌的病因、病机和诊断 306
第二节 肝癌的辨证论治 308
第三节 中医药在综合治疗中的应用 310

第四节 肝癌的预后与转归 313

第十九章 肝癌的遗传学研究 319

第一节 肝癌的易感基因和癌前病变 320

第二节 肝癌的遗传学特征 326

第三节 基于多组学的肝癌分子分型的相关研究 336

第四节 肝细胞癌的分子标志物与治疗 341

第二十章 循环肿瘤细胞与肝癌的关系 349

第一节 外周血循环肿瘤细胞的分离和检测方法 350

第二节 应用Image Flow Sight检测外周血循环肿瘤细胞 353

第二十一章 肝癌的干细胞研究 357

第一节 正常肝脏干细胞 358

第二节 肝癌干细胞 363

第三节 肝癌干细胞的信号通路与分子调控 374

第四节 基于肝癌干细胞的靶向治疗策略 380

第二十二章 肝癌的信号转导 391

第一节 受体酪氨酸激酶信号通路 392

第二节 其他信号通路 393

第二十三章 肝癌的分子影像学研究与临床应用 399

第一节 分子影像学在肝癌诊断中的应用 400

第二节 荧光成像造影剂和成像设备 402

第三节 吲哚菁绿荧光成像在肝癌诊断中的应用 405

第二十四章 肝癌发生过程中的代谢组学研究 413
第一节 代谢组学及其在肝癌研究中的应用 414
第二节 糖代谢与肝癌 419
第三节 脂代谢与肝癌 430
第四节 核酸代谢与肝癌 441
第五节 氨基酸代谢与肝癌 444
第六节 肝癌代谢组学研究总结与展望 450

第二十五章 肝癌术后复发的基础研究 455
第一节 肝癌术后复发的分子机制 456
第二节 肝癌术后复发的预测 459
第三节 肝癌术后复发研究的新思路 461

第二十六章 炎症与肝癌 467
第一节 炎症的种类和主要形成机制 468
第二节 炎症细胞的种类和炎症分子 474
第三节 肿瘤微环境及其炎症细胞 477
第四节 慢性炎症与肝癌 482

中英文对照索引 495

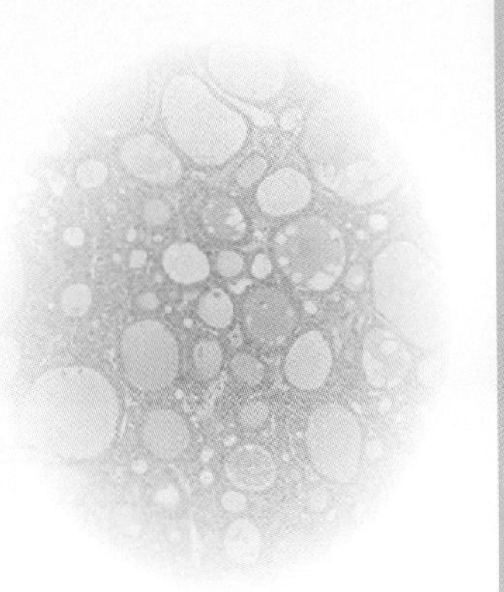

第一章

肝癌的影像学诊断

霍　雷　贾宁阳

肝细胞癌（简称肝癌）是肝脏最常见的原发性恶性肿瘤，目前该病的发病原因及发病机制尚不完全清楚。肝癌的发生过程复杂、多步骤、渐进，在组织病理学上表现为从癌前病变到早期肝癌、进展期肝癌的连续性过渡，所以影像学表现多样。在肝癌的发生过程中，影像技术可评估的关键性特征，如计算机断层扫描术（computer tomography，CT）和磁共振成像（magnetic resonance imaging，MRI）的动态增强扫描可评价病灶大小、动脉和门静脉血流。随着医学影像学的突飞猛进，目前影像检查承担着肝癌的筛查、定性、分期、指导治疗、疗效监测等功能，其中CT、MRI动态增强扫描可对病灶进行定性诊断，是首选的肝癌临床定性诊断方法。本章就影像学在肝癌诊断方面的应用进展详细介绍。

［通信作者］　贾宁阳，Email: ningyangjia@163.com

第一节　CT在肝癌诊断中的应用

传统CT成像中，X射线经过人体组织的衰减被探测器测量转换成电信号，经计算机上计算吸收差异后显示成数字图像。CT的衰减值以Hounsfield（Hu）表示，密度范围从−1 000 Hu到+1 000 Hu。由于人的肉眼感知范围有限，通过选择一定范围内的Hu，能够在器官中检测出较小差异的密度。肝脏增强CT检查需要3期扫描，即动脉期、门脉期和静脉期，检查时需静脉注射对比剂，增强了正常肝实质与病理组织结构之间的密度差异，使得诊断能力大大提高，能够检出富血供肝癌中的81%～89%。CT作为肝癌定位和定性诊断的常规检查，其价值在于：① 能够明确病灶的位置、数目、大小以及与重要血管及胆管的关系；② 提示病变性质，尤其是增强扫描后有助于鉴别病灶的良恶性；③ 有助于放射治疗（简称放疗）或在CT引导下治疗的定位；④ 有助于了解肝脏周围组织器官的解剖关系，以及肿瘤是否有转移等。

近年来，随着肝癌抗血管生成分子靶向药物的出现，基于评估肿瘤大小的成像可能产生低估效果，而CT灌注成像是指动态增强计算机体层成像和影像后对同一组织器官连续扫描，通过采集组织中CT衰减的时间变化，以测量肝实质微循环的功能信息，提供的肿瘤新生血管生成的间接信息反映了肿瘤灌注的差异和肿瘤的侵袭性，可应用于对肝癌的早期发现和监测分子靶向药物的治疗反应。CT检查的绝对禁忌证包括怀孕（尤其是孕早期）、甲状腺功能亢进、造影剂不耐受和肾功能不全（只可使用CT平扫）。

一、肝脏CT检查技术

检查前准备：患者禁食4 h以上。临上检查床前可口服800～1 000 mL水充盈胃肠道，以利鉴别诊断。扫描前训练患者的呼吸方式，包括平静呼吸及呼吸动度一致的屏气，这对保证整个肝区顺次检查而无遗漏很重要。增强检查前应常规进行对比剂过敏试验，常用的方法是静脉内注射1 mL同样的对比剂，观察10 min，如患者无异常感觉则可判断为过敏反应阴性。

1. CT平扫

患者一般取仰卧位，扫描范围应包括膈顶至肝下缘整个肝脏。平扫层厚可为5～10 mm，必要时可以选择更薄的层厚；其他扫描参数包括管电压、管电流、螺距等，应根据各自的机型特点做相应的选择。

2. CT增强扫描

对比剂用量为成人患者体重（kg）× 1.2～1.5 mL，使用压力注射器静脉团注，注射速度一般为2～3 mL/s。动脉期扫描为开始注射对比剂后25～30 s，静脉期扫描为注射对比剂后60～70 s，根据需要可在注射对比剂后90～180 s做延迟扫描。

二、肝癌的CT影像学表现

肝癌的CT影像学表现多种多样。平扫病灶常呈低密度影，部分可表现为等密度，在合并脂肪肝的病例也可以表现为相对高密度影，此类表现很少见。小病灶密度多较均匀，较大病灶由于中心发生坏死、出血、囊变密度可不均匀，坏死区域在平扫和增强均呈低密度影，病灶内出血可出现密度增高影，少数病灶由于脂肪样变性可在病灶内出现更低密度区。在增强动脉期和门静脉期，肿瘤血管和肝脏血供决定肿瘤/肝实质的密度对比。大多数肝癌动脉期表现为富血供，门静脉期肝实质表现为低密度，呈典型的“快进快出”征象（**见图1-1-1**）。对于富血供肝癌，门静脉期不太敏感，因为肿瘤常表现等密度而近似正常肝实质，从而导致肿瘤的能见度降低。但是，少血供肝癌在门静脉期仍然不强化或轻微强化而呈低密度；另对于肝癌合并门静脉癌栓（portal vein tumor thrombus，PVTT）患者来说，门静脉期能很好地显示癌栓的范围（**见图1-1-2**）。延迟期扫描可以检测出或证实在动脉期和门静脉期很难检测到或分辨困难的小肝癌。假包膜表现为边界清楚的肿瘤周围低密度、薄环状影，出现延迟强化。

CT已经在很大程度上取代了侵袭性检查，如CT肝动脉门静脉造影（CT arterial portography，CTAP）和CT肝动脉造影（CT hepatic arteriography，CTHA）。但是，多排螺旋CT诊断的敏感度仍有一定的限度。由于肝癌的演变过程呈连续性，病理学和影像学表现多样性，所以常规CT增强扫描不易鉴别肝硬化结节、低级别再生不良结节、高级别再生不良结节和小肝癌。并且，在随访过程中的反复CT检查也会造成射线辐射对人体的伤害。近年来，CT肝脏成像在低剂量、双能量成像等方面做了很多的探索。在一定的条件下使用低kVp技术，不仅可获得较好的图像质量，而且对比剂和辐射剂量明显降低。此外，为了检出和鉴别可疑肝癌的小病灶点，碘化油CT结合肝血管造影可以作为多排螺旋CT的一个补充手段。同时，借助计算机技术可以对CT图像进行三维重建（**见图1-1-3**），进一步明确肿瘤与肝内外血管的关系，以利于手术的实施。

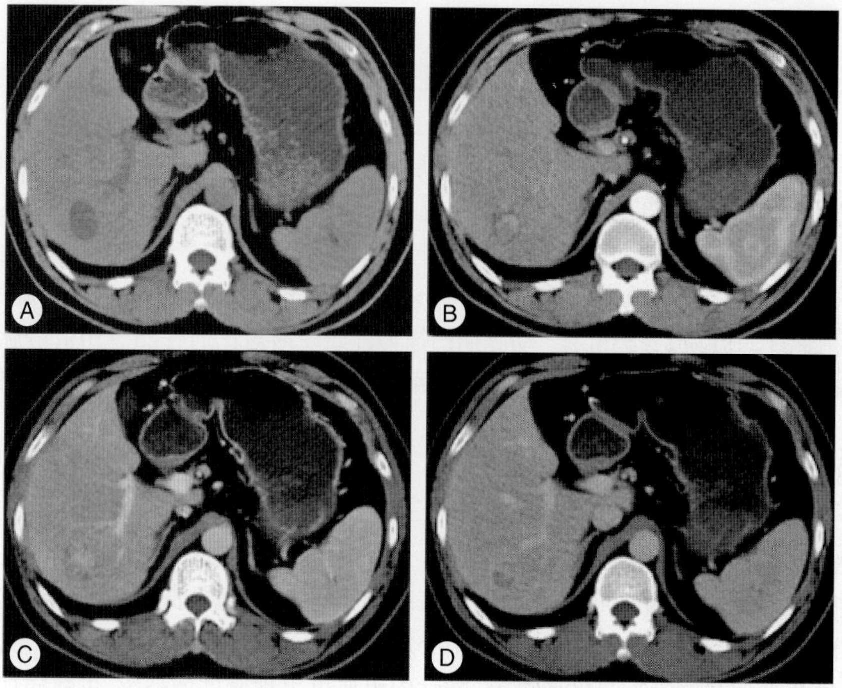

图1-1-1　右后叶Ⅵ段结节型肝癌CT影像学表现

注：A. 平扫呈低密度影，边界较清楚；B. 动脉期病灶不均匀强化，瘤周见环形低密度区；C. 门脉期病灶略减退；D. 延迟期强化明显减低呈稍低密度影，瘤周环形低密度区逐渐强化，呈稍高密度（假包膜征）。

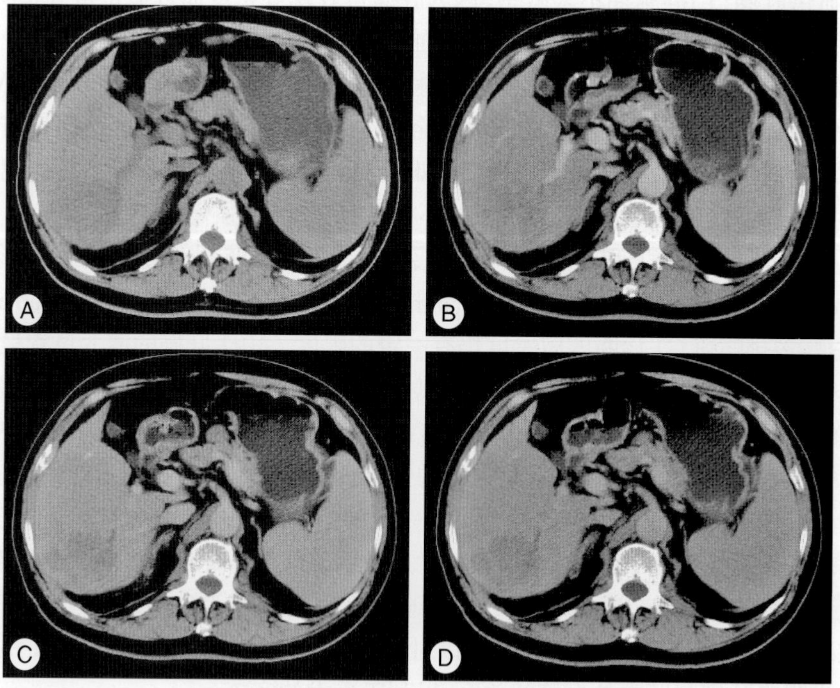

图1-1-2　右后叶块状型肝癌CT影像学表现

注：A. 平扫呈块状稍低密度影，边界尚清；B. 增强后动脉期轻微强化；C、D. 门静脉期（C）及延迟期（D）减退呈低密度，门静脉右后支分支充盈缺损，癌栓形成。

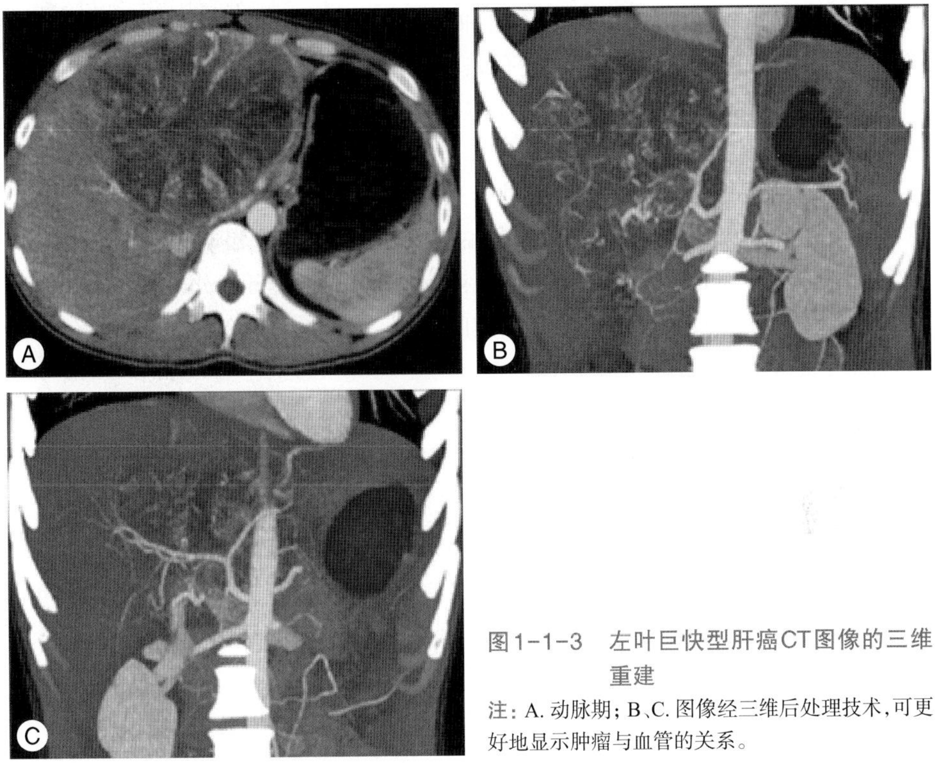

图1-1-3　左叶巨快型肝癌CT图像的三维重建

注：A. 动脉期；B、C. 图像经三维后处理技术，可更好地显示肿瘤与血管的关系。

第二节　磁共振成像在肝癌诊断中的应用

1973年Lauterbur将磁共振（magnetic resonance，MR）引入临床诊断中。MR的基本原理是强磁场会引起人体组织中的质子沿着磁场排列，当受到高频信号干扰时质子会旋转运动，随后质子回到原来的位置，释放的能量被记录为信号，经计算机分析转换成MR图像。此信号的产生依赖于组织的T_1和T_2弛豫时间。

肝脏MR扫描的基本序列中，T_1加权像（T_1 weighted image，T_1WI）序列通常采用标准的快速梯度回波技术，正反相T_1WI梯度回波常用来检测肝脏的脂肪浸润；T_2WI用于检测病变，联合脂肪抑制序列用以消除化学位移伪影并提高对比度。磁共振胰胆管成像（magnetic resonance cholangiopancreatography，MRCP）通过重T_2WI显示胆道腔内的液体，并可无创性评估胆道、胆囊和胰管的病变情况。动态增强扫描常用钆对比剂依据肿瘤血流变化来诊断肝癌，当肝脏“铁超载”时横向弛豫速率R_2与肝铁含量有关，可用以探测肝内铁的浓度。磁共振波谱（magnetic resonance spectroscopy，MRS）中的^1H和^{31}P谱成像可用于评估肝病的代谢状态。

腹部超快成像最重要的进步是并行采集技术，序列包括单次激发自旋回波、单次激发快速自旋回波（single shot fast spin echo，SSFSE）和半傅里叶采集单次激发RARE序列（half-Fourier acquisition single-shot turbo spin-echo，HASTE）。这种部分K空间技术收集超过一半的K空间数据，剩下的进行被重建，可以在非常短时间内获得T_2WI扫描。

对于诊断肝癌，超声和CT检查是常用的影像学筛查方法。近年来MRI技术的进步，使肝脏MRI检查的图像分辨率和信噪比明显提高，成为临床使用简便的肝脏影像学检查方法，特别对于小肝癌的检出和定性以及治疗后的疗效评估更有价值。MRI具有多参数成像、图像对比度高、无射线辐射等优势。在提供病灶形态和血流动力学信息的基础上，还可提供弥散加权成像（diffusion weighted imaging，DWI）、灌注成像和弹性成像等定量的功能信息。

MRI在肝癌定位诊断中的价值有超过CT的趋势，其诊断准确率高达87.76%。MRI的分辨率很高，软组织对比度良好，不同的组织有不同的信号特点，更容易发现早期肝癌病变。另外，对于肝癌术后是否残留或治疗后局部是否仍有活性，MRI能够发现这些细小病灶。MRI与CT比较，其特点有：① 能获得横断面、冠状面和矢状面3种平面图像；② 对软组织的分辨率优于CT；③ 无放射线的损害。

近年来，随着肝特异性对比剂Gd-EOB-DTPA和Gd-BOPTA的出现，提高了对肝癌的诊断率。肝特异性对比剂通过肝细胞基底外侧膜中表达的有机阴离子转运多肽OATP1B1/3（又称OATP8）受体进入肝细胞，被肝细胞摄取后通过多药耐药相关蛋白（multidrug resistance-associated protein，MRP）2排泄到胆道系统中或通过MRP3返回血窦。鉴于正常肝细胞摄取此类钆对比剂，而在肝癌中由于OATP8表达减弱导致对此类钆对比剂的不摄取或摄取减少，因此，在使用此类对比剂进行肝胆特异期成像时肝癌表现为低信号。其中Gd-EOB-DTPA的肝细胞摄取和胆汁排泄高于Gd-BOPTA，但是少数患者在注射Gd-EOB-DTPA后会有短暂的屏气困难而出现动脉期呼吸运动伪影，一般可通过动脉期多次成像采集解决。行肝胆期成像扫描时，使用Gd-EOB-DTPA的扫描时间为注射后20 min，使用Gd-BOPTA的扫描时间则为注射后1～3 h。值得注意的是，肝胆期成像显示的肝脏病变影像学特征必须与常规动态序列结合进行以提高准确性。

一、肝脏MRI检查技术

检查前准备：患者检查前需禁食4～6 h。检查前除去身上所有金属物品。训练患者呼吸，平静呼吸及屏气呼吸动度应保持一致，可告诉患者最大屏气时间，力求患者配合。

1. MRI平扫

患者常规取仰卧位，应将肝脏部位置于体部线圈的中央。层厚选择5～10 mm，行横断位+冠状位多序列扫描。多序列扫描包括T_1WI、抑脂T_2WI、真稳态进动梯度回波序列、DWI。

2. MRI增强

对比剂用量为成人患者体重（kg）× 0.2 mL，使用压力注射器静脉团注，注射速率为2～3 mL/s，动脉期扫描为开始注射对比剂后25～30 s，静脉期扫描为注射对比剂后60～70 s，根据需要可在注射对比剂后90～180 s做延迟扫描。除常规MR细胞外非特异性对比剂外，现在还应用肝胆特异性造影剂，如钆钡葡胺等。在钆钡葡胺增强MRI扫描中，平扫及增强序列同常规造影剂增强扫描，肝胆期为注入造影剂后1～3 h。

二、MRI的影像学表现

肝癌在MRI上常表现为肿瘤在T_1WI为较周围肝组织低信号强度或等信号强度，而在T_2WI上均显示高信号强度。在增强扫描中，肝癌大多表现为快进快出的改变。在应用肝胆特异性对比剂检查过程中，肝癌大多表现为肝胆期低信号（**见图1-2-1**），能够提高肝癌检出的敏感度和准确率。当肝癌侵犯门静脉、肝静脉或下腔静脉时，MRI对评价肝内血管侵犯较CT更为敏感，可出现血管内径明显增宽；腔内充满小团块，呈长条形、椭圆形或不规则形，大小不等；增强扫描检查可见强化（**见图1-2-2**）。

医学影像学在肝癌诊断中占据非常重要的地位，每种影像学检查手段各有其优缺点，多种影像学手段相互结合可取长补短，同时结合临床表现特征和血清学检查，能够提高肝癌诊断的准确率，为后续治疗方案的选择提供更好的影像支持。随着科学技术的不断发展、医学影像学设备不断更新和特异性造影剂的应用，MRI在肝癌诊断中的应用将具有更加广阔的前景。

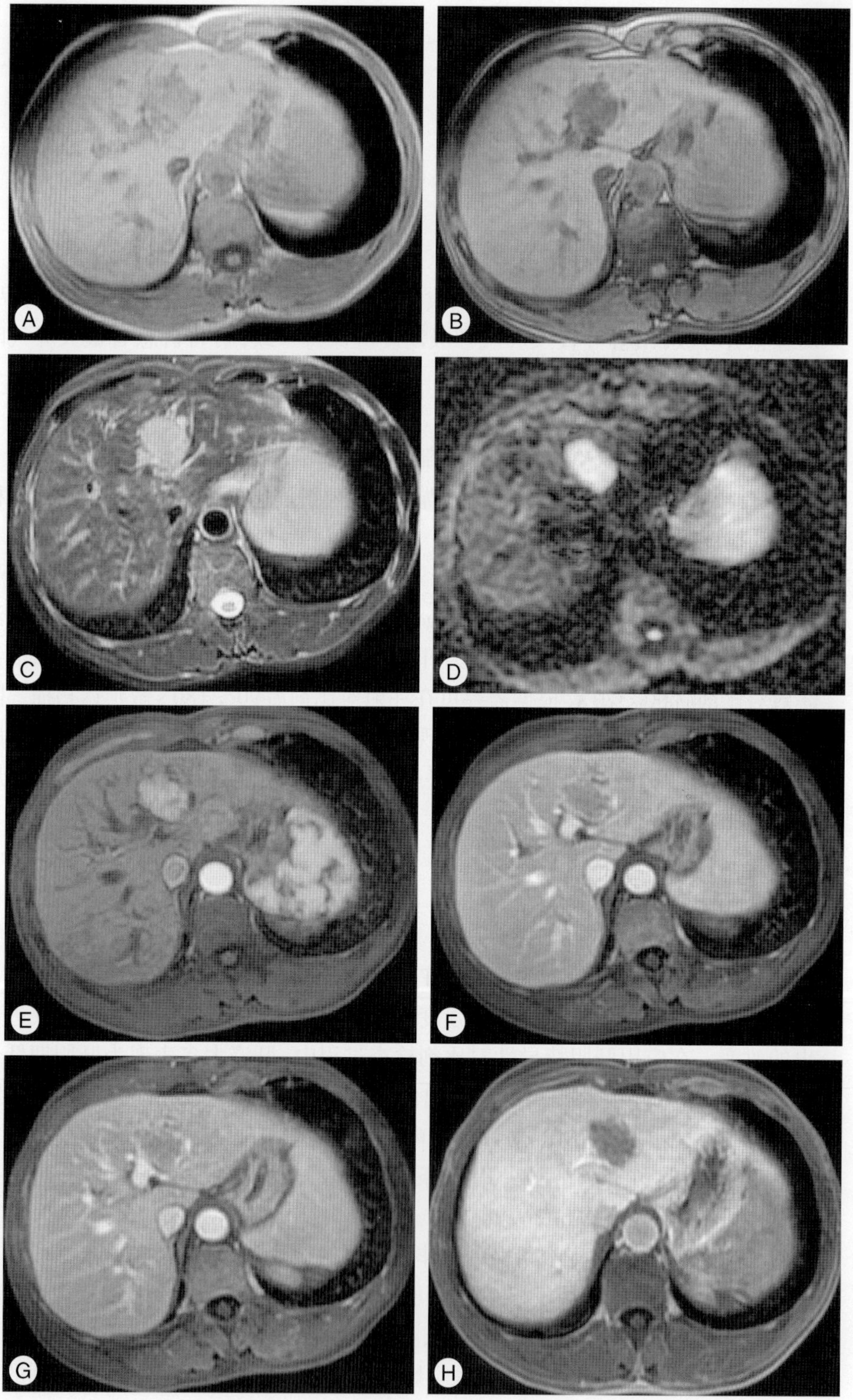

图1-2-1　左叶叶间裂结节型肝癌的MRI表现

注：A. T_1WI正相位低信号结节；B. T_1WI反向位信号减低；C. T_2WI为高信号；D. DWI为高信号；E. 动脉期明显强化；F、G. 门静脉期及延迟期信号减退；H. 肝胆特异期为低信号。

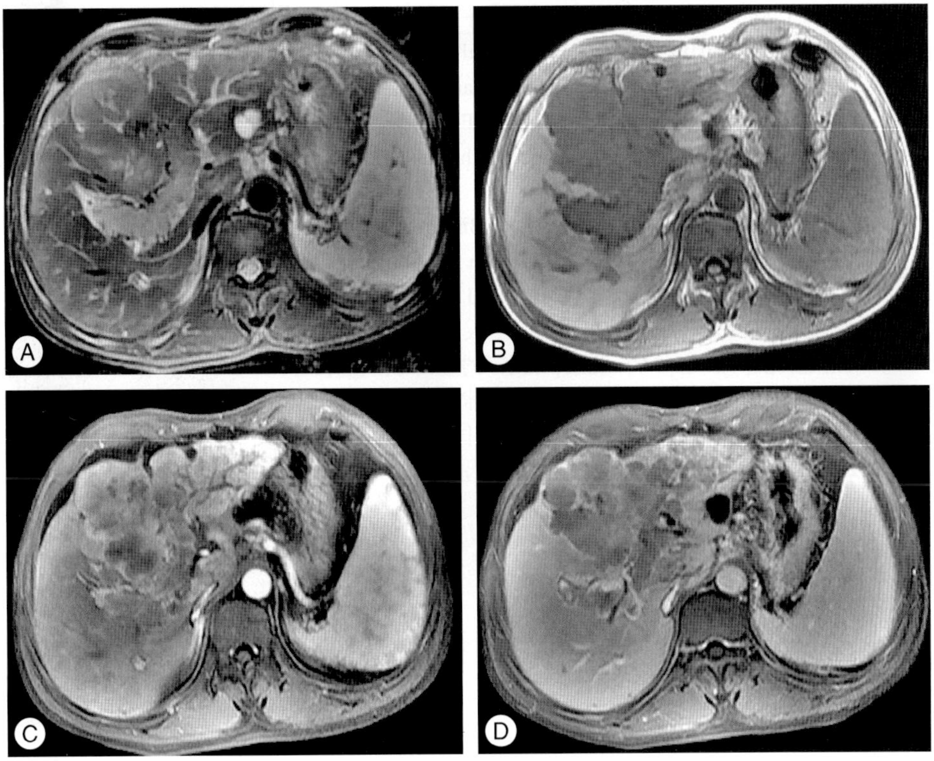

图1-2-2　左叶巨快型肝癌的MRI表现

注：A. T_2WI高信号，门静脉分支增宽，其内呈T_2WI高信号改变；B. 肿块及增宽门静脉呈T_1WI低信号；C. 动脉期肿块及门静脉内软组织不均匀强化；D. 延迟期信号减退，呈低信号。

参考文献

[1] Bruix J, Gores G J, Mazzaferro V. Hepatocellular carcinoma: clinical frontiers and perspectives[J]. Gut, 2014, 63(5): 844–855.

[2] Carr Brian I. Hepatocellular carcinoma diagnosis and treatment[M]. 3 ed. Heidelberg: Springer, 2016.

[3] Dulku G, Dhillon R, Goodwin M, et al. The role of imaging in the surveillance and diagnosis of hepatocellular cancer[J]. J Med Imaging Radiat Oncol, 2017, 61(2): 171–179.

[4] Ishiguchi T, Shimamoto K, Fukatsu H, et al. Radiologic diagnosis of hepatocellular carcinoma[J]. Semin Surg Oncol, 1996, 12(3): 164–169.

[5] Jinwoo S, Shin Hye H, Sumi P, et al. Imaging features of hepatocellular carcinoma: quantitative and qualitative comparison between MRI-enhanced with Gd-EOB-DTPA and Gd-DTPA[J]. Invest Radiol, 2019, 54(8): 494–499.

［ 6 ］ Lau W Y. 肝细胞癌［M］. 刘允怡，陈孝平，译. 北京：人民卫生出版社，2009.
［ 7 ］ Roberts L R, Sirlin C B, Zaiem F, et al. Imaging for the diagnosis of hepatocellular carcinoma: a systematic review and meta-analysis[J]. Hepatology, 2018, 67(1): 401-421.
［ 8 ］ Tang A, Bashir M R, Corwin M T, et al. Evidence supporting LI-RADS major features for CT- and MR imaging-based diagnosis of hepatocellular carcinoma: a systematic review[J]. Radiology, 2018, 286(1): 29-48.
［ 9 ］ Tublin M E, Dodd G D, Baron R I. Benign and malignant portal vein thrombosis: differentiation by CT characteristic[J]. Am J Roentgenol, 1997, 168(3): 719-723.
［10］ 王光宪，文利. 肝癌的影像学诊断进展［J］. 实用放射学杂志，2014, 3(6): 1043-1045.
［11］ 吴恩惠. 医学影像诊断学［M］. 北京：人民卫生出版社，2001.
［12］ 吴孟超，沈锋. 肝癌［M］. 北京：北京大学医学出版社，2010.
［13］ 严福华. 肝细胞性肝癌的影像学检查技术［J］. 中华医学杂志，2005, 85(5): 13-15.
［14］ 中国临床肿瘤学会指南工作委员会. 中国临床肿瘤学会（CSCO）原发性肝癌诊疗指南（2018.V1）［M］. 北京：人民卫生出版社，2018.

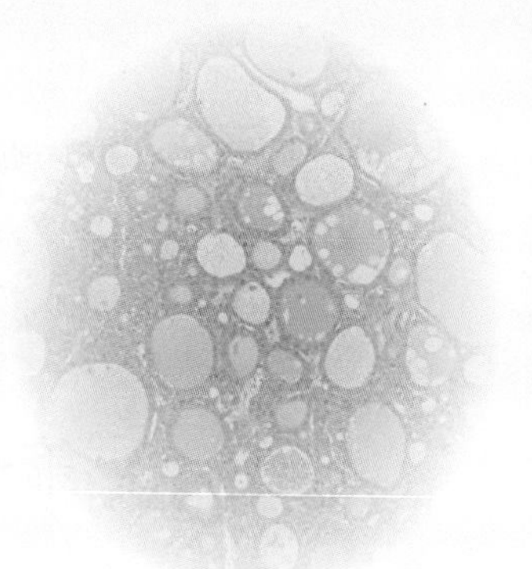

第二章

肝癌的血清学诊断

房　萌　高春芳

血清学标志物检测对肝癌影像学及病理学诊断具有重要的补充价值，特别是针对具有乙型肝炎病毒（HBV）和/或丙型肝炎病毒（HCV）感染、长期酗酒、非酒精脂肪性肝炎等原因引起的肝硬化、有肝癌家族史等的高危人群。无创性血清学筛查有助于肝癌的早期发现、早期诊断和早期治疗，是提高肝癌疗效的关键。血清甲胎蛋白（AFP）是当前诊断肝癌常用而又重要的方法。但仍有约1/3的肝癌患者AFP水平正常，检测甲胎蛋白异质体（AFP-L3）和异常凝血酶原，有助于提高肝癌的诊断率。另外，其他常用的肝癌血清标志物还包括糖类抗原19-9（CA19-9）、磷脂酰肌醇蛋白聚糖3（GPC3）、α-L-岩藻糖苷酶（AFU）、微RNA（miRNA）等。

［通信作者］　高春芳，Email: gaocf1115@163.com

第一节　常用肝癌标志物

一、甲胎蛋白

甲胎蛋白（alpha-fetoprotein，AFP）是相对分子质量为70 000的糖蛋白，正常情况下存在于胎儿发育的早期肝脏和卵黄囊中，胎儿出生后不久即逐渐消失。AFP是目前临床上最主要、应用最广泛的肝癌早期筛查血清标志物。《原发性肝癌诊疗规范（2019年版）》中指出，AFP ≥ 400 μg/L，排除慢性或活动性肝炎、肝硬化、睾丸或卵巢胚胎源性肿瘤以及怀孕等，可协助诊断肝癌；而AFP小幅升高者，应作动态观察，并与肝功能变化对比分析，有助于诊断。同时，建议高危人群每隔6个月至少进行一次血清AFP和肝脏超声检查，有助于肝癌的早期筛查。AFP及肝脏结节状态也是肝癌诊断，或制订随访及治疗流程的重要参考指标。亚太肝病学会（Asian Pacific Association for the Study of the Liver，APSAL）、韩国肝癌研究组和韩国国立癌症中心（Korean Liver Cancer Study Group and the National Cancer Center，KLCSG-NCC）、日本肝脏学会（Japan Society of Hepatology，JSH）、美国国立综合癌症网络（National Comprehensive Cancer Network，NCCN）、美国胃肠病学会（American College of Gastroenterology，ACG）等制定的肝癌诊疗指南或规范中也均把AFP和肝脏超声作为肝癌高危人群的早期筛查指标。以目前常用的AFP=20 μg/L作为临界值，原发性肝癌的诊断灵敏度为60%～80%，特异度为70%～90%；而对于小肝癌（直径＜3 cm），其敏感度仅为20%～40%。但在肝脏良性疾病，特别是肝癌高危人群，如慢性肝炎、肝硬化中也有部分患者会出现AFP水平升高，妇女孕期及某些生殖系统疾病AFP水平也会升高。而且仍然约有1/3的肝癌患者表现为AFP水平不升高，因此，肝癌的早期筛查应联合AFP和肝脏超声，或其他肿瘤标志物，如甲胎蛋白异质体（LCA lectin-bound AFP，AFP-L3）和脱-γ-羧基凝血酶原（des-γ-carboxy-prothrombin，DCP；又称异常凝血酶原）。

除早期筛查外，血清AFP水平在判断肿瘤分型、肿瘤大小、血管侵犯、肿瘤进程、肿瘤预后、术后癌细胞残留及术后复发方面均具有一定的价值。肝癌根据组织学分类分为肝细胞癌（hepatocellular carcinoma，HCC）、肝内胆管细胞癌（intrahepatic cholangiocarcinoma，ICC）以及两者的混合型，其中肝癌中约有

90%为HCC。AFP在HCC中的阳性率显著高于ICC，可辅助肝癌的病理学分型。高浓度AFP水平（≥400 μg/L）往往预示肿瘤较大、多发性、侵犯门静脉及患者生存率低。AFP＞1 000 μg/L的HCC患者有61%伴有血管侵犯，而AFP≤1 000 μg/L仅32%。如果AFP阳性的HCC患者在接受治愈性肝切除术后AFP仍呈阳性，往往预示肿瘤细胞的残留和术后复发。《原发性肝癌诊疗规范（2019年版）》中指出，AFP作为肝癌根治性切除的术后判断标准，若患者术前AFP水平升高，则要求术后2个月定量测定AFP水平在正常范围（极个别患者AFP降至正常水平的时间超过2个月）。另外，AFP阳性的肝癌患者，术后AFP水平恢复至正常水平后再次出现反弹性升高，应警惕肝癌的复发。

二、甲胎蛋白异质体

AFP是一种单链糖蛋白，根据其与小扁豆凝集素（lens culinaris agglutinin，LCA）亲和力从低到高依次分为AFP-L1、AFP-L2和AFP-L3。AFP-L1主要见于良性肝病，AFP-L2主要由卵黄囊产生并多见于孕妇，而AFP-L3主要来源于肝癌细胞，也被称为AFP异质体，是一种核心岩藻糖基化AFP，其与总AFP的比值（AFP-L3%）在临床上被用于HCC的早期诊断和预后判断。2005年，美国食品与药品监督管理局（Food and Drug Administration，FDA）已批准AFP-L3检测试剂和方法应用于临床肝癌预警。AFP-L3%检测肝癌的灵敏度略低于AFP，特异度可达80%～95%。AFP-L3检测对肝癌影像学及病理学诊断具有重要补充价值，有助于提早发现肿瘤或肿瘤的复发、转移，提高预测和诊断的准确性，从而有助于提高患者的疗效，改善预后。

由于AFP-L3升高与肝癌密切相关，且不受总AFP水平的影响，因此，对于AFP低浓度持续阳性者及小肝癌AFP水平尚未明显升高的患者，检测AFP-L3%是早期预报肝癌发生的重要指标。随访研究显示，AFP-L3%能比影像学提前3～28个月发现肝癌，在AFP水平不升高的情况下，有34.3%的HCC患者在确诊1年前出现AFP-L3%升高。以10%为AFP-L3%临界值时，其对直径＜5 cm的HCC的检测敏感度为22%～33%，特异度为93%～94%；对AFP阴性（＜20 μg/L）的HCC检测敏感度为12%～21%，特异度为97%～98%，可以部分补充AFP阴性的肝癌患者的检出率。AFP-L3%对判断预后、监测肿瘤清除率及HCC术后复发均有重要价值。血清AFP-L3%高水平往往与肿瘤倍增时间短、高侵袭性和预后较差相关。伴有低水平AFP但AFP-L3%阳性的肝癌患者，其临床病理学特征上常常表现为分化更低且预后更差。AFP-L3检测还可作为肝癌复发及预测肝癌预后的指标。日本学者在对HCC射频消融手术10年疗效的评价研究中发现，AFP-L3%与HCC患者治疗后的生存率相关。与术前相比，术后AFP-L3%水平可以更有效地预测肝切除术后HCC患者的生存率和肿瘤复发率。在肝癌根治术后，当AFP转阴时，AFP-L3%随之降低；但若AFP-L3%变化不明显，则提示有残瘤或转移灶存在；研究表明，AFP-L3%＞5%的肝癌患者的复发率远远高于AFP-L3%＜5%的患者。同AFP一样，HCC患者AFP-L3%的阳性率显著高于ICC。ICC患者的血清AFP-L3%阳性往往提示伴HCC，可与单纯血清糖类抗原19-9（carbohydrate antigen 19-9，CA19-9）阳性的ICC进行鉴别。

三、脱-γ-羧基凝血酶原

肝癌患者体内维生素K缺乏或利用障碍，或服用维生素K拮抗剂华法林后，导致产生未羧化的DCP，又称维生素K缺乏或拮抗剂Ⅱ诱导蛋白（protein induced by vitamin K absence or antagonist Ⅱ，PIVKA Ⅱ）。DCP以40 mAU/mL作为临界值时诊断HCC的敏感度为51.7%～86.7%，特异度为81%～98%。在AFP阴性（＜20 μg/L）时，DCP诊断肝癌的灵敏度为24%～78%。我国《原发性肝癌诊疗规范（2019版）》中提出DCP可作为HCC辅助诊断的标志物。日本肝病学会制定的《肝癌诊疗指南》中建议将AFP、AFP-L3和DCP同时作为肝癌筛查的标志物，并建议高危人群每6个月做一次超声检查和AFP/AFP-L3/DCP检测以筛查肝癌，超高危人群及预后随访则建议每3～4个月进行一次AFP/AFP-L3/DCP及影像学检查。与AFP和AFP-L3相比，DCP显著提高了区分肝癌与肝硬化的效率，其敏感度和特异度分别达到86%和93%，但以DCP诊断小肝癌仍存在争议。DCP的表达水平与肝癌患者的肿瘤大小和数量、浸润程度及转移密切相关。高水平DCP与患者预后较差也高度相关，DCP也是判断肝癌术后复发的一项重要指标。AFP、AFP-L3和DCP常被联合应用作为HCC预后判断和复发监测的指标。近期研究还发现，DCP不仅具有生长因子样作用，可促进血管内皮细胞增殖和迁徙，还能促进血管生成因子类物质，如表皮生长因子受体（epithelial growth factor receptor，EGFR）、血管内皮生长因子（vascular endothelial growth factor，VEGF）等的表达，提示其与肿瘤的发生和发展密切相关。

四、γ-谷氨酰转移酶

γ-谷氨酰转移酶（γ-glutamyltransferase，γ-GT或GGT）是含有巯基的线粒体

酶，血清中的GGT主要来自肝组织，在正常的肝脏中GGT几乎不存在，但在肝癌中GGT水平显著升高，是辅助诊断肝癌的敏感指标之一。值得注意的是，慢性肝炎、肝硬化、胆汁淤积等大多数肝胆疾病患者血清GGT水平均有不同程度升高。GGT有多种同工酶，研究发现急、慢性肝炎和肝硬化等以Ⅰ型为主，肝癌则以Ⅱ型为主。GGT Ⅱ还与肿瘤的大小有一定关系，在肿瘤切除后GGT Ⅱ的水平可降至正常，复发时其水平又升高，可用于肝癌患者的动态观察、监测疗效及判断预后。

五、糖类抗原19-9

CA19-9为唾液酸化的乳-N-岩藻戊糖Ⅱ，是一种类黏蛋白的糖蛋白成分，也是一种肿瘤相关糖类抗原，主要表达在胎儿的胃、肠和胰腺的上皮细胞，在正常人血清中的含量甚微，在胰腺癌、肝癌、胃癌、胆囊癌等多种肿瘤中有不同程度异常升高。CA19-9在胰腺癌、胆管癌中阳性检出率最高，灵敏度为65%～92.5%，特异度为78%～94%。CA19-9是胰腺癌检查的首选肿瘤标志物，在胆管癌、胆囊癌、结肠癌、胃癌中也有较高的检出率。CA19-9并不是肝癌的特异性标志物，但在胆管上皮来源的ICC中有较高的阳性率，这部分患者往往AFP水平不升高。因此，虽然CA19-9并非肝癌的首选标志物，但其在肝癌的组织学分型、HCC与ICC的鉴别诊断、ICC的预后判断及复发监测中具有重要的临床应用价值。

六、血清铁蛋白

铁蛋白是可以与铁特异性结合的大分子蛋白质，在动、植物体内广泛存在。铁蛋白包括蛋白壳与铁核两部分。蛋白壳是一个类似球形的空腔结构，由21个亚基构成。铁蛋白的亚基有重链与轻链两种，重链有亚铁氧化酶活性，可以氧化铁离子；轻链参与铁离子的核化，帮助维持铁蛋白的稳定性。铁核由位于蛋白壳中心的氢氧化铁离子与无机磷酸盐构成。铁蛋白是体内主要的铁储存形式，具有重要的生理功能，参与多种病理生理过程。铁蛋白及其糖基化与炎症、肿瘤、冠状动脉粥样硬化性心脏病（简称冠心病）、糖尿病等多种疾病的发生和发展密切相关。肝脏作为铁的重要储存器官，铁蛋白含量很高。肝细胞铁超载可引起肝细胞损伤，促进肝病变，发生肝硬化甚至肝癌。肝细胞发生炎症或坏死时，铁蛋白合成增加，同时对铁蛋白的清除能力下降，导致铁蛋白含量大幅升高。因此，铁蛋白水平可反映肝细胞的炎症与损伤程度，也可作为衡量肝代谢功能的指标。临床上，对铁蛋白水平的监测可作为肝功能与病变程度的判断指标，也可作为肝病预后的衡量指标。

七、a-L-岩藻糖苷酶

α-L-岩藻糖苷酶（α-L-fucosidase，AFU）是一种溶酶体酸性水解酶，广泛存在于人体的正常组织、血液和体液中，参与含岩藻糖基的糖蛋白、糖脂的分解代谢。在肝癌患者中，AFU活性较正常人及慢性肝病患者有大幅度的升高，诊断敏感度达81%左右，且AFU活性与肿瘤大小相关。然而，AFU活性在大肠癌、卵巢癌、糖尿病、胰腺炎等疾病中也有一定程度的升高，因此AFU对肝癌诊断的特异度不高，需要与其他标志物联合检测才能对肝癌进行准确的诊断。AFU在肝癌组织中上升幅度较小，其作为标志物用作临床诊断和随访的价值有限。

八、磷脂酰肌醇蛋白聚糖3

磷脂酰肌醇蛋白聚糖3（glypican-3，GPC3）是一种参与细胞增殖和胚胎发育的细胞膜糖蛋白，在72%～82%的肝癌组织中及53%～56%的肝癌患者血清中可检测到GPC3表达，在肝硬化及正常人组织和血清中几乎均无表达。GPC3诊断肝癌的敏感度和特异度可与AFP媲美，且诊断小肝癌敏感度优于AFP（56.3% *vs* 31.3%）。GPC3表达水平与血清AFP无相关性，在AFP水平正常的肝癌患者中有1/3的阳性率，与AFP联合应用，可在不影响特异度的前提下，显著提高HCC的早期诊断敏感度。此外，GPC3可与肝素结合生长因子等相互作用，参与肿瘤细胞的生长，且可通过激活胰岛素样生长因子（insulin-like growth factor，IGF）-Ⅱ信号通路诱导肿瘤形成。由于目前尚缺乏大规模、多中心的GPC3临床应用数据，其临床应用价值尚有待验证。

九、高尔基体蛋白73

高尔基体蛋白73（Golgi protein-73，GP73）是一种Ⅱ型高尔基体跨膜糖蛋白，主要表达于人类多种组织的上皮细胞，正常肝脏组织中表达甚微。在鉴别肝癌和肝硬化时，GP73具有比AFP更好的诊断效力，敏感度和特异度可达69%和75%，诊断早期肝癌的敏感度也优于AFP（62% *vs* 25%），且在AFP阴性肝癌患者中其阳性率也高达57%，表明GP73是肝癌早期诊断、与肝硬化鉴别诊断及AFP阴性肝癌诊断的有效标志物；GP73与AFP联合检测可进一步提高肝癌的诊断率。如同AFP，GP73也具有不同糖基化形式的异质体，其中岩藻糖基化GP73较总GP73诊断肝癌的敏感度显著提高。但目前临床应用发现GP73在肝硬化中显著上升，有研究建议将其作为肝硬化的标志物，因此GP73作为肝癌诊断标志物的应用价值还需进行大样本临床验证。

十、DKK1

DKK1（dickkopf-1）是Wnt信号转导通路的拮抗物。Wnt信号通路通过促进肿瘤细胞转化、生长、侵袭转移和血管生成等过程在肿瘤的发生和发展过程中扮演着关键角色，已成为目前肿瘤研究的热点。作为Wnt信号通路中重要的分泌型抑制因子，DKK1与肿瘤的发生和发展也密切相关。该分子在成人组织中很少表达，但可表达于胎盘和胚胎组织中。国内覃文新教授课题组于2003年首次发现并证明分泌蛋白DKK1在人类多种肿瘤包括肝癌中特异性高表达，并于2008年开展了DKK1用于肝癌血清诊断的大规模临床多中心试验研究。在对1 300名良恶性肝病患者及健康对照的研究中发现，DKK1在建模组中从慢性乙型肝炎（简称乙肝）和肝硬化患者中诊断肝癌的灵敏度和特异度分别为69.1%和90.6%，验证组中分别为71.3%和87.2%。对于早期肝癌，血清DKK1在建模组和验证组的敏感度分别为70.9%和73.8%，特异度分别为90.5%和87.2%，特别是在AFP阴性的肝癌中，该指标在建模组和验证组的敏感度分别为70.4%和66.7%，特异度分别为90.0%和87.2%。由于DKK1广泛参与细胞的增殖、凋亡、迁移及血管发生等过程，目前人们已发现其在恶性黑色素瘤、多发性骨髓瘤、肺癌、胃癌、肝癌等多种肿瘤患者血清中表达明显上调，并且其表达与肿瘤的分期、复发和转移、预后存在明显的相关性。DKK1对于肝癌诊断和预后判断的应用价值仍需进一步评估。这一具有原始创新和国人自主知识产权的DKK1的诊断应用值得期待，也为更多蛋白类肿瘤标志物的发现和临床转化提供了方法学借鉴。

第二节　其他肝癌标志物

一、糖基化肝癌标志物

糖基化作用（glycosylation）是蛋白质翻译后修饰中最常见的方式之一，人血清中约50%的蛋白都具有糖基化修饰。糖蛋白糖链在细胞识别，细胞间信号传递，细胞迁移、增殖及分化中均具有重要作用，因此异常糖基化与肿瘤发生和发展的关系已经成为恶性肿瘤诊断与治疗的研究热点，在乳腺癌、肺癌、胰腺癌等多种肿瘤中均发现异常糖基化形式的存在。肝脏是血清中糖蛋白合成的重要场所，肝脏组织学病变可能影响糖蛋白的合成及分泌，因此，血清中异常糖基化蛋白的出现或表达水平的差异有可能作为肝脏病变的敏感指标。肝癌患者血清中蛋白异常糖基化修饰变化多样，主要包括α-1,6核心岩藻糖、α-1,3分支岩藻糖、多分支糖链（3天线、4天线及以上）及唾液酸水平的升高。特别是在血清中α-1,3分支岩藻糖基化多天线糖链水平的升高，不仅可作为肝癌的诊断标志物，而且与肝癌患者的术后生存期相关。

糖基化水平异常与糖基化代谢酶表达水平密切相关。在肝癌中发现的异常表达的糖基化修饰酶主要有α-1,6核心岩藻糖基转移酶（fucosyltransferase 8，FUT8）、α-1,3岩藻糖基转移酶（fucosyltransferase 3-7，FUT3-7；fucosyltransferase 9-11，FUT9-11）、AFU、N-乙酰氨基葡萄糖转移酶-V（N-acetylglucosaminyltransferase V，GNT-V）、α-2,3-唾液酸转移酶（alpha 2,3-sialyltransferase，ST3Gal）及α-2,6-唾液酸转移酶（alpha 2,6-sialyltransferase，ST6Gal）等。岩藻糖基转移酶种类众多，其中FUT8是催化核心岩藻糖基化合成的关键代谢酶，也是催化AFP形成AFP-L3的关键酶，肝癌患者血清及肝脏肿瘤组织中均发现FUT8表达上调。GNT-V活力升高导致多天线糖链水平的升高，肝癌细胞系HepG2中GNT-V的高表达与其高转移倾向相关，肝癌患者GNT-V的高表达可协助预测肝癌的TNM分级及肝内、肝外转移。唾液酸转移酶ST3Gal-1可调控肝癌细胞系的细胞黏附作用，与肿瘤转移密切相关；而ST6Gal-1活性及mRNA表达水平在肝癌中升高。ST6Gal-1具有重要的生物学功能，如通过改变细胞表面受体的糖链结构从而调节其生物学功能，并参与促进肿瘤细胞的迁移和侵袭等；ST6Gal-1还可通过调控干细胞表型从而促进肿瘤形成。目前，除血清AFU（FUT8的逆向酶）已作为肝癌的辅助诊断指标应用于临床实验室检测外，大多数糖基化代谢酶检测仅用于科研。且目前AFU的检测主要采用免疫学检测法，方法学线性窄，肿瘤和非肿瘤的差异小，作为肝癌标志物应用有缺陷。目前尚没有商业化的FUT8、GNT-V等检测试剂。血清中糖基化代谢酶水平及酶活性高低对肝癌诊断的应用价值仍需进一步评估，其检测技术也需进一步优化。

肝脏是糖基化及蛋白合成的重要场所，因此异常糖基化修饰的蛋白类物质作为肝癌的诊断标志物更具有理论意义及检测试剂研发的可行性。异常岩藻糖基化是肝癌中最重要的异常糖基化修饰，最早发现并成功应用于临床的肝癌岩藻糖基化蛋白类标志物当属α-1,6核心岩藻糖基化AFP，即AFP-L3，是蛋白异常岩藻糖基化作为肿瘤标志物的典范。除AFP外，血清中免疫球蛋白G（immunoglobulin G，IgG）、转铁蛋白（transferrin）、α1-抗胰蛋白酶（alpha-1-antitrypsin，A1AT）、α2-巨球蛋白（α2-macroglobulin，A2M）、血色素结合蛋白（hemopexin）、胎球蛋白A（fetuin A）、铜蓝蛋白、触珠蛋白（haptoglobin，HPT）、GP73等也存在α-1,6核心岩藻糖基化水平的升高。目前，糖基化特定蛋白的检测主要依赖凝集素层析、lectin-ELISA等。Lectin-ELISA技术具有ELISA检测的快速、简便、灵敏、准确的优势，但也存在无法进行自动化检测、重复性不高、线性范围有限等缺点，临床应用前景受限。因此，开发准确率高、灵敏度高及高通量的自动化检测技术是糖基化特定蛋白作为肝癌标志物在临床实验室得以广泛应用的关键。

二、微RNA

微RNA（microRNA，miRNA）作为肿瘤标志物的研究是近年的热点，在人类多种疾病中均发现miRNA的异常表达。miRNA在肝癌发生和发展中的功能呈复杂网络，根据靶基因的不同，miRNA可作为癌基因或抑癌基因参与肿瘤的发生和发展。由于被研究的肝癌患者具有不同的病毒感染背景［乙型肝炎病毒（hepatitis B virus，HBV）或丙型肝炎病毒（hepatitis C virus，HCV）］、肿瘤发展阶段及遗传背景，各研究团队均研究筛选出特定的miRNA异常表达谱，但仅有小部分miRNA在肝癌中的变化趋势趋同。

肝癌中低表达的miRNA主要有*let-7*、*miR-122*、*miR-26a*、*miR-101*、*miR-199a/b*等，高表达的主要有*miR-221*、*miR-181*、*miR-17-92*、*miR-21*等。miRNA水平（*miR-26a*、*miR-125a*、*miR-122*等）与肿瘤转移、预后、患者生存期也密切相关。*miR-26a*表达水平低的患者最有可能采用干扰素（interferon，IFN）预防肝癌复发，从而延长生存期。国内曹雪涛院士领衔的团队通过深度测序技术首次获得了人正常肝脏、病毒性肝炎肝脏、肝硬化肝脏和肝癌组织的miRNA组数据，发现*miR-199*在人肝癌中表达显著降低，*miR-199*的低表达与肝癌患者的生存期降低显著相关。且进一步的功能研究发现，*miR-199*能够靶向抑制P21活化激酶（P21-activated kinases 4，PAK4）进而抑制下游细胞外调节蛋白激酶（extracellular regulated protein kinases，ERK）信号通路，从而抑制肝癌细胞的生长。肝靶向性相关腺病毒载体介导的*miR-199*基因治疗能够显著延长肝癌裸鼠的生存期。由此证明*miR-199*是肝癌预防判断与治疗新的潜在靶标，为肝癌生物治疗提出了新方法。

樊嘉教授课题组在我国HBV感染相关性肝癌患者血浆中筛选得到由7个miRNA（*miR-122*、*miR-192*、*miR-21*、*miR-223*、*miR-26a*、*miR-27a*、*miR-801*）组成的早期肝癌诊断分子标志物，对直径＜2 cm的肝癌诊断准确率接近90%，效果优于传统AFP，为早期肝癌及AFP阴性肝癌患者的有效诊断开启了新希望。由于miRNA种类繁多，功能网络复杂，其作为肝癌标志物的筛选和验证仍然需要大量的研究予以证实。此外，检测方法的标准化、高通量检测方法的开发、大样本的临床验证、与肝癌致病相关表达调控机制的探讨均是miRNA广泛应用于临床前不可或缺的重要环节。

三、长链非编码RNA

长链非编码RNA（long noncoding RNA，lncRNA）是一类转录本长度超过200 nt、不编码蛋白质的RNA。lncRNA起初被认为是RNA聚合酶转录的副产物，不具有生物学功能。然而，近年来研究表明，众多的lncRNA具有生物学功能，并参与肿瘤的发生、发展及转移。如肝癌中升高的lncRNA *ICR*和*ICAM-1*，与门静脉癌栓（PVTT）的发展和临床疗效不良相关。孙树汉教授研究团队发现lncRNA-*HEIH*的表达水平可以作为患者生存时间的预测标志，并且与癌症的复发有较高的相关性；lncRNA-*Dreh*可抑制细胞增殖和迁移，从而抑制肝癌转移；lncRNA-*ATB*能促进肝癌细胞的侵袭和转移等。但lncRNA作为肝癌诊断标志物、预后判断标志物、治疗靶点的筛选及大规模临床应用评价仍在进一步研究中。

四、DNA甲基化

DNA甲基化是表观遗传学研究的热点，基因启动子的CpG岛发生甲基化时，常导致基因转录沉默，使重要的抑癌基因及DNA修复基因丧失功能，如*p14*、*p16*、*RASSF1*、*IGFBP3*、*SOCS1*、*GSTP1*、*MGMT*等，从而参与肿瘤的发生。DNA甲基化酶（DNA-methyltransferase，DNMT）水平在多种肿瘤中高表达，且与肝癌的预后不良相关。DNA甲基化和miRNA在功能上存在相互调节的作用，从而构成基因表达调控的复杂网络，为肝癌发病的分子机制研究开拓了新的方向。

综上所述，目前在肝癌诊断中，血清学诊断仍然具有重要的临床应用价值，血清AFP联合肝脏超声检查仍然是肝癌高危人群筛查的重要指标。在血清标志物中，AFP/AFP-L3/DCP三联检测可有效辅助肝癌的早期诊断，并可动态监测及评估预后，其他临床实验室常用指标如GGT、CA19-9、血清铁蛋白、α2-巨球蛋白等可辅助肝癌的诊断，GPC3、GP73、DKK1、miRNA等指标也可提高肝癌，特别是AFP阴性肝癌的检出率。目前，随着基因组、蛋白质组、代谢组、糖组学技术的不断进步和发展，越来越多的新型标志物被发现。除了单个标志物外，多指标联合检测联合应用，融合了患者的性别、年龄、多项检测指标数值的多参数诊断模型的应用可大大提高临床诊断效能，特别是目前基于患者各种临床信息和指标的大数据人工智能的迅速发展，为肝癌的临床高危患者预警、早期诊断、疗效跟踪随访和预后判断提供了全新的智能判断新模式，促进了智能精准医疗的实现。

参考文献

[1] Chen W, Zheng R, Baade P D, et al. Cancer statistics in China, 2015[J]. CA Cancer J Clin, 2016, 66(2): 115−132.

[2] Hu B, Tian X, Sun J, ct al. Evaluation of individual and combined applications of serum biomarkers for diagnosis of hepatocellular carcinoma: a meta-analysis[J]. Int J Mol Sci, 2013, 14(12): 23559−23580.

[3] Kiriyama S, Uchiyama K, Ueno M, et al. Triple positive tumor markers for hepatocellular carcinoma are useful predictors of poor survival[J]. Ann Surg, 2011, 254(6): 984−991.

[4] Kokudo N, Hasegawa K, Akahane M, et al. Evidence-based Clinical Practice Guidelines for Hepatocellular Carcinoma: The Japan Society of Hepatology 2013 update (3rd JSH-HCC Guidelines)[J]. Hepatol Res, 2015, 45(2): 123−127.

[5] Kondo Y, Kimura O, Shimosegawa T. Significant biomarkers for the management of hepatocellular carcinoma[J]. Clin J Gastroenterol, 2015, 8(3): 109−115.

[6] Li D, Satomura S. Biomarkers for hepatocellular carcinoma (HCC): an update[J]. Adv Exp Med Biol, 2015, 867: 179−193.

[7] Toyoda H, Kumada T, Tada T, et al. Tumor markers for hepatocellular carcinoma: simple and significant predictors of outcome in patients with HCC[J]. Liver Cancer, 2015, 4(2): 126−136.

[8] 高春芳，房萌，季君. 多学科甲胎蛋白异质体临床应用专家共识[J]. 检验医学，2017，2(5): 347−352.

[9] 中华人民共和国国家卫生健康委员会医政医管局. 原发性肝癌诊疗规范(2019年版)[J]. 中国实用外科杂志，2020，40(2): 121−138.

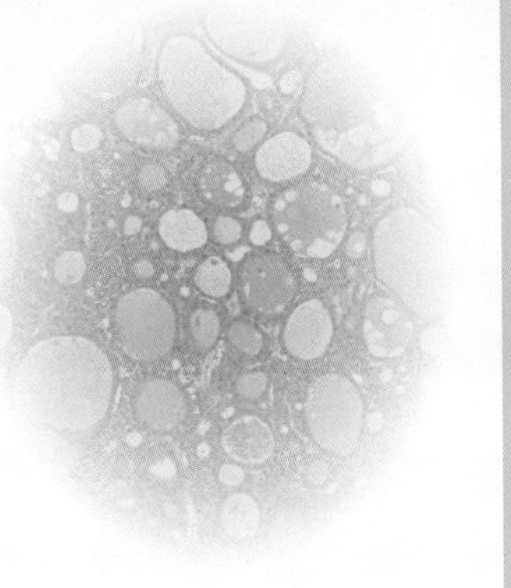

第三章

肝癌的病理学诊断

董　辉　丛文铭

肝癌的发病率和病死率在我国仍分别高居第四和第二位，我国肝胆肿瘤的手术切除数量已位居世界前列。在肝脏外科快速发展的今天，更加需要病理学科为临床诊治水平的提高发挥积极的指导作用，因此，对肝癌的病理学诊断提出了更高的挑战和要求。本章依托海军军医大学(2017年6月29日第二军医大学更名为海军军医大学)东方肝胆外科医院病理科4万余例肝胆肿瘤病理诊断的经验总结，并复习了最新文献，就肝癌的两大主要病变肝细胞癌(HCC)和肝内胆管细胞癌(ICC)及其少见亚型的流行病学、发病机制、临床表现、组织学分型、大体及镜下特点、免疫组织化学以及鉴别诊断等做了较为详尽的介绍，积极探索病理诊断的新模式和新方法，建立科学、客观和规范的肝癌病理诊断技术体系，为临床提高肝癌远期疗效发挥更大的基础性支撑作用。

[通信作者]　丛文铭，Email: wmcong@smmu.edu.cn

第一节　肝 细 胞 癌

一、概述

（一）流行病学以及病因学

据统计，全球每年新诊断肝癌患者约78.25万例，死亡74.55万例，仅中国就占总发病率和病死率的50%。从世界范围来看，肝癌在东南亚和非洲西部和北部的发病率最高，在中南亚以及欧洲北部、中部和东部的发病率最低。约90%的原发性肝癌为HCC。2013年，我国新诊断肝癌患者为36.24万例，死亡31.59万例，发病率位列男性恶性肿瘤的第3位，位列女性恶性肿瘤的第7位，病死率位列第2位。肝癌好发于男性，不同国家的男女发病比例为2∶1～5∶1。在海军军医大学东方肝胆外科医院病理科30年诊断的40 656例肝胆系统肿瘤中，肝脏恶性肿瘤占80%，居前2位的分别是HCC（占86%）和ICC（占8%），而且这两大肝癌的手术切除例数还处于上升趋势，从一个侧面反映了我国肝癌的发病率在总体上仍处于一个较高的水平。

HCC的病因包括肝硬化、病毒性肝炎（HBV、HCV）、黄曲霉毒素B_1、酒精、糖尿病、肥胖、代谢综合征以及脂肪性肝病、合成代谢类固醇以及避孕药等。在我国，1～59岁人群HBV估计感染率高达7.2%，HBV感染仍是我国肝癌高发的主要致病因素。

（二）组织学分类

世界卫生组织（World Health Organization，WHO）制定的《肝脏及肝内胆管系统肿瘤的组织学分类（2019）》包含约20种结节性占位性病变，但实际上肝胆系统肿瘤的组织学类型远比传统的认识要复杂得多。结合国内外肝脏肿瘤病理研究的资料，我们提出了“三大型”（瘤样病变、良性肿瘤和恶性肿瘤）和“六亚型”（肝细胞性，胆管细胞性，血管和淋巴造血性，肌、纤维和脂肪性，神经和内分泌性以及杂类肿瘤），共100余种病理学类型的肝胆肿瘤组织学分类。在1982年1月—2011年12月的30年间，海军军医大学东方肝胆外科医院病理科共计完成了4万余例大系列手术切除肝脏和肝内胆管系统肿瘤的病理学诊断，其中瘤样病变、良性肿瘤和恶性肿瘤分别占6.0%、11.1%和82.9%。这给病理科和外科医师在掌握肝胆肿瘤疾病谱的基础上进行诊断、鉴别诊断和治疗策略提供了必要的组织学分类依据。病理学科需要进一步研究各类肝胆肿瘤的发生机制、病理学诊断标准以及生物学行为特点；与此同时，肝脏外科也需要了解肝胆肿瘤的病理学特点，重视根据肿瘤的不同组织学类型以及病理生物学特性设计个体化的诊治方案和预后评估体系，以不断提高肝脏外科的诊疗水平。

（三）临床特点

根据海军军医大学东方肝胆外科医院病理科对1982—2015年手术切除的38 314例HCC病例的临床资料统计，男女之比为6.56∶1；34年间每年HCC患者的平均年龄基本稳定在49.3岁左右，小于ICC患者的平均年龄（53.8岁），大于肝脏良性肿瘤患者的平均年龄（45.5岁）；85.9%的HCC患者有HBV感染史，约7.2%的患者有HCV感染史；血清AFP水平有随瘤体增大而增高的趋势，以血清AFP水平20 μg/mL为界限时，瘤体直径＜1 cm、＜2 cm、＜3 cm和≥3 cm的HCC患者的血清AFP阳性率分别是70.7%、53.9%、49.2%和62.9%；以AFP水平400 μg/mL为界限时，血清AFP阳性率分别是35.6%、17.6%、17.8%和37.6%，表明血清AFP仍然是诊断HCC有价值的血清学标志物之一，但本组HCC患者中血清AFP阴性者超过了50%。

多数瘤体直径≤3 cm的HCC患者处于早期亚临床阶段，可无明显的临床症状和体征；而瘤体直径＞3 cm的HCC患者常可出现肝区疼痛、肝/脾大、一般消化道症状（腹胀、腹泻、食欲减退）、上腹部肿块、乏力、体重减轻以及肝功能失代偿的症状（如黄疸、腹水等）。当肿瘤侵犯门静脉、肝静脉或胆管时，患者主要表现为肝功能失代偿，包括快速增长的腹水、静脉曲张充血、肝性脑病以及梗阻性黄疸等。

B超检查是高危患者早期筛查和监测的首选方法。B超图像显示小肝癌多呈低回声占位、大肝癌多呈高回声或高低回声混合性占位，对直径3～5 cm病灶的检出率为85%～95%，对直径1 cm病灶的敏感度可达到60%～80%，必要时需结合造影剂进行鉴别；CT的图像更为清晰稳定、分辨率高。由于HCC呈低密度，动态增强后造影剂在动脉期内的密度曲线迅速升高，继而又迅速下降，呈现特征性的“快进快出”表现；磁共振成像（MRI）上HCC的特点是在T_1加权图像上以低信号为主，T_2加权图像上以高信号为主，尤其对小病灶的敏感度较高。对于直径＞2 cm的病灶，在一种动态成像检测方法中的典型血流动力学特点即可诊断肝癌；而对于1～2 cm的病灶，则需两种动力学成像技术的证实，如影像学特点不典型则需进一步活检明确诊断。

（四）大体特点

1. 大体肿瘤分型

目前对HCC的大体分型主要有以下4种分类。

（1）Eggel分型：由Eggel（1901年）提出。将HCC分为：① 结节型（直径<10 cm）；② 巨块型（直径≥10 cm）；③ 弥漫型（大小不一的癌结节全肝弥漫性分布）。

（2）中国分型：由中国肝癌病理研究协作组于1979年制定，已列入1991年中华人民共和国卫生部医政司颁布的《中国常见恶性肿瘤诊治规范》。该分型将肝癌分为5个大型6个亚型。① 弥漫型：小癌结节弥漫性全肝分布；② 巨块型：瘤体直径≥10 cm；③ 块状型：瘤体直径为5～10 cm，根据肿块数量和形态，又分为单块型、融合块状型和多块状型；④ 结节型：瘤体直径为3～5 cm，根据结节的数量和形态，又分为单结节型、融合结节型和多结节型；⑤ 小癌型：瘤体直径≤3 cm。

（3）Kanai分型：由Kanai等于1987年提出，将结节型HCC分为3型。Ⅰ型：单结节型；Ⅱ型：单结节型伴结节外生长；Ⅲ型：融合多结节型。Ⅰ型HCC的癌栓形成与肝内转移发生率最低；Ⅱ型HCC的癌栓形成与肝内转移发生率最高，预后也最差。

（4）Kojiro分型：由Kojiro和Nakashima于1987年提出。该分类借鉴了Okuda 1984年大体分类方法，提出了5个大型4个亚型。浸润型（Ⅰ型）：邻近肝组织内有播散；膨胀型（Ⅱ型）：肿瘤挤压性生长，边界较清楚，又分为单结节型和多结节型；浸润膨胀混合型（Ⅲ型）：又分为单结节混合型和多结节混合型；弥漫型（Ⅳ型）；特殊型（Ⅴ型）：如外生性肝癌。

外生性肝癌或以纤维组织蒂与肝脏被膜相连，或直接黏附于肝脏的脏面或膈面被膜，因外向性生长阻力小，肿瘤的主体部分凸向肝外生长，压迫周围脏器，较少累及肝实质，临床上类似于腹腔占位。东方肝胆外科医院张海斌等曾报道手术切除的8例巨大外生性HCC，瘤体平均直径达18 cm，患者均有HBV感染史，其中7例发生于肝脏的脏面，7例对相连肝叶有不同程度的侵犯，术后6例患者长期存活。

2. 大体标本特点

HCC的大体形态特点包括肿瘤结节的数量、大小，距离肝切缘的距离以及与周围肝组织的关系等，如纤维包膜的完整性、局部浸润、血管癌栓、卫星结节和肝内转移等生物学行为的表现，这些特点也是HCC大体病理学分型的主要依据。切面上，HCC一般呈实性灰白色肿块，质地较软，常有出血和坏死，有胆汁淤积时可呈墨绿色，严重出血时可呈黑褐色，或因严重脂肪变性呈淡黄色，严重的组织液化坏死还可出现囊性变。硬化型HCC可于瘤体内出现纤维瘢痕。特别应注意观察肿瘤包膜和边界侵犯情况。另外，周边肝组织的情况也要加以注意，如是否有肝硬化等。

此外，文献中还报道了一种肝硬化样肝细胞癌（cirrhosis-like HCC，CL-HCC），以肝硬化背景下出现弥漫性肝硬化结节样微小癌为特征，癌结节遍布全肝，血清AFP水平仅在部分病例有轻度升高，影像学上难以与肝硬化结节区分，术前均未明确诊断HCC。癌结节数目多少不等（20～1 000个），结节直径0.2～0.6 cm，在肝硬化结节间弥漫分布，虽然类似弥漫型HCC，但大多数CL-HCC结节都有纤维包膜包绕，边界清楚；组织学上，以中、高分化HCC细胞成分为主，假腺管结构易见，常见胆汁淤积，80%的病例出现马洛里小体（Mallory body），有小血管侵犯；免疫组织化学方面，Ki67增殖指数低，CD10常呈胞质和胞膜阳性，泛素蛋白抗体染色阳性。

3. 大体标本取材

随着对HCC生物学特性和肿瘤微环境认识的不断深入，以及临床上对评估HCC患者预后、制订个体化治疗方案的实际需要，病理学应该更加重视肿瘤对周围肝组织侵犯情况（微血管癌栓、卫星灶）及癌旁肝组织病变情况（癌前病变、子灶）的检查。因此，病理取材的重点应从过于关注肿瘤组织本身转为平衡评估肿瘤和癌旁肝组织的整体状况，而标本取材的规范化将直接影响病理参数（癌栓和卫星灶的数量和分布范围等）统计的准确性和科学性。根据中国《原发性肝癌规范化病理诊断指南（2015年版）》的要求，兼顾病理科实际工作的可操作性，HCC的基本取材采用7点基线取材法：垂直于切缘，每隔0.5 cm做一剖面，选取一代表性剖面，在7个位点取材7块，包括肿瘤组织的12点、3点、6点和9点位置，于癌及癌旁交界处取材，同一组织块上应同时有癌与癌旁肝组织，以着重观察肿瘤对包膜、血管及邻近肝组织的侵犯情况；在肿瘤组织内无出血坏死的部位取材，以供肿瘤分子病理学检查；此外，对距肿瘤≤1 cm（近癌旁）和>1 cm（远癌旁或切缘）处的肝组织分别取材，以观察肿瘤子灶、微血管癌栓、癌细胞残留以及背景肝组织病变（炎症、纤维化、肝硬化）等情况，在切缘处取材，以判断切缘阳性与否。当然，取材的部位和数量还应视肿瘤的大小、形状及数量等实际情况酌情增减。如为直径≤3 cm的小肝癌，则可将肿瘤组织（带癌旁肝组织）全部取材；当癌旁肝组织多和肿瘤结节数量多时，则须相应增加取材的数量。每个组织块大小为（1.5～2.0）cm × 1.0 cm × 0.2 cm，应标记取材部位。肿瘤标本通常应拍照留档。

（五）显微镜下特点

1. 组织学类型

HCC的组织排列方式主要有以下几种类型。

（1）细梁型（thin trabecular type）：是高分化HCC常见的组织学类型。癌细胞排列成1～3层细胞厚度的梁索状（**见图3-1-1**），可与周围肝小梁移行过渡。CD34染色显示弥漫均匀分布的微血管腔隙时，有助于HCC诊断。

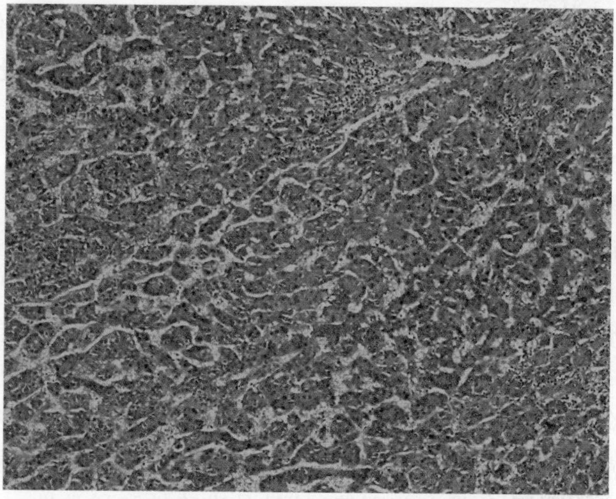

图3-1-1　细梁型HCC的梁索由1～3层厚度的癌细胞构成（HE染色 ×100）

（2）粗梁型（thick trabecular type）：是中度分化HCC常见的组织学类型。癌细胞排列呈粗大梁索状或团状，梁索的细胞厚度为4层至数十层（**见图3-1-2**）。CD34染色微血管可以显示粗大的梁索状轮廓。

（3）假腺管型（pseudoglandular type）：又称假腺泡型（pseudoacinar type），由癌细胞之间的毛细胆管扩张而成，假腺管衬附单层立方上皮样的HCC细胞，高度扩张的管腔内常有淡染嗜酸性的蛋白性渗出物或胆栓（**见图3-1-3**）。假腺管肝细胞标志物肝细胞石蜡抗原1（hepatocyte paraffin，HepPar-1）和精氨酸酶1（arginase-1）染色阳性，CD10染色显示假腺管细胞膜有毛细胆管结构，表明为肝细胞而并非真性腺上皮；细胞角蛋白19（cytokeratin 19，CK19）染色一般为阴性，假腺管不含黏液成分，AB/PAS黏液染色阴性。

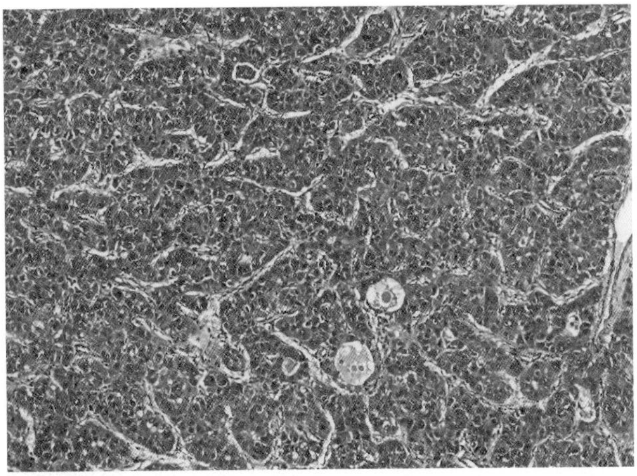

图3-1-2　粗梁型HCC的梁索由4层以上的癌细胞构成（HE染色 ×100）

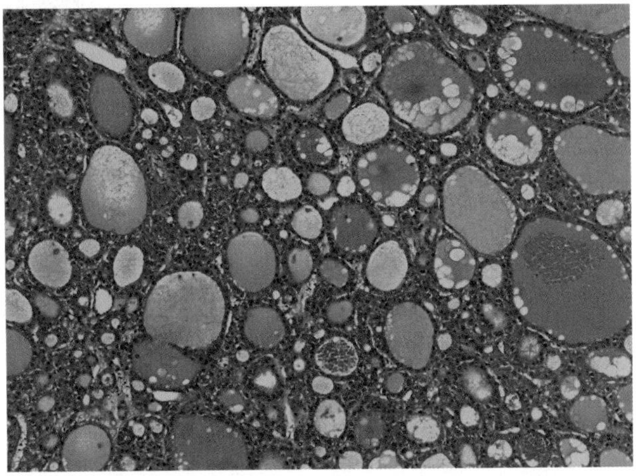

图3-1-3　假腺管型HCC扩张的管腔内常有淡染嗜酸性的蛋白性渗出物（HE染色 ×100）

（4）致密型（compact type）：或称实体型（solid type）和团片型，癌细胞呈片状、弥漫性或实体性排列（**见图3-1-4**），微血管因严重受挤压而不明显。

（5）硬化型（sclerosing type）：肿瘤细胞分泌大量的纤维基质，肿瘤富含胶原纤维性间质，粗大的胶原纤维结缔组织将癌组织分割包绕成大小不一的细胞巢（**见图3-1-5**）。HepPar-1染色阳性有助于鉴别诊断。

（6）紫癜型（purpura type）：肿瘤组织内血窦高度扩张，形成大的血管湖，类似肝紫癜。

图3-1-4　致密型HCC的癌细胞呈实体性排列（HE染色 ×100）

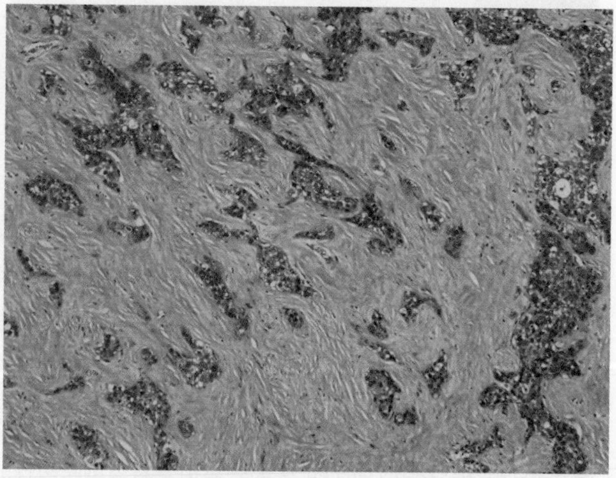

图3-1-5　硬化型HCC的肿瘤细胞分泌大量的纤维基质，分割包绕成癌细胞巢（HE染色 ×100）

2. HCC细胞学类型

HCC细胞形态可有多种表现形式，甚至可与肝细胞完全不同，主要有以下几种类型。

（1）肝细胞型（liver cell type）：最为常见，与正常肝细胞相似。癌细胞呈多边形，胞质呈嗜酸性细颗粒状，细胞膜上存在特化的毛细胆管结构并含有胆汁颗粒是肝细胞分化的重要标志。

（2）透明细胞型（clear cell type）：50%以上的癌细胞富含糖原，致使细胞呈不规则的大空泡状，细胞质透亮，细胞核可漂浮于细胞质中央（**见图3-1-6**）。因癌细胞富含糖原而呈过碘酸希夫（periodic acid Schiff, PAS）反应阳性，HepPar-1和（arginase-1）阳性表达。

（3）富脂型（fatty-rich type）：癌细胞胞质内出现圆形脂滴，占据整个细胞质，导致细胞核偏位（**见图3-1-7**）。免疫组织化学法染色GPC3、HepPar-1、arginase-1和CK18阳性有助于诊断。

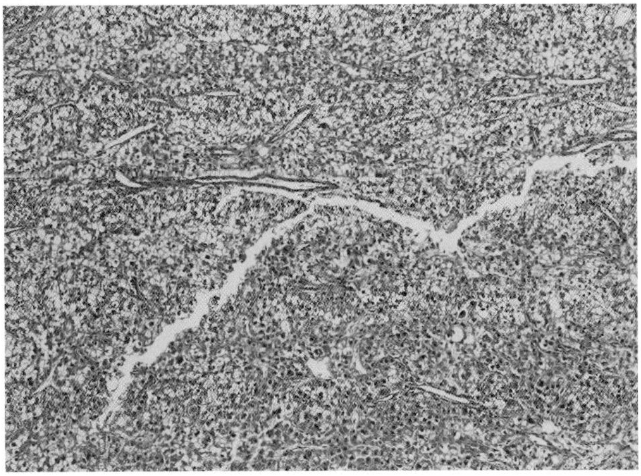

图3-1-6　透明细胞型HCC的癌细胞胞质透亮，细胞核可漂浮于细胞质中央（HE染色 ×100）

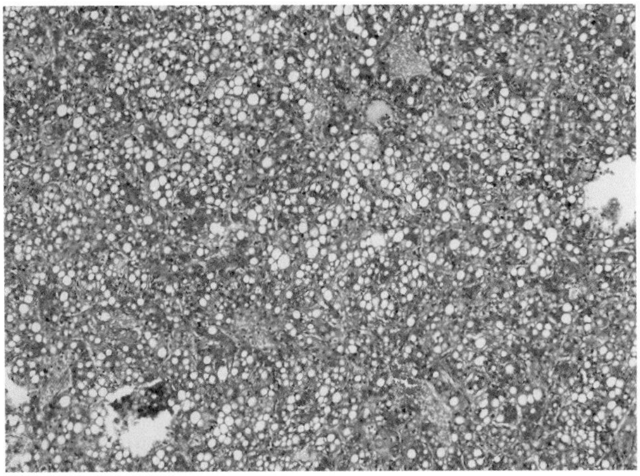

图3-1-7　富脂型HCC的癌细胞胞质内出现圆形脂滴，导致细胞核偏位（HE染色 ×100）

(4) 梭形细胞型(spindle cell type)：又称肉瘤样型(sarcomatoid type)，约占HCC的5%，是分化差的HCC的一种特殊表现形式。癌细胞梭形，呈编织状排列，可类似于肉瘤。免疫组织化学法染色显示，梭形细胞同时表达HepPar-1、AFP、CK、上皮细胞膜抗原(epithelial membrane antigen，EMA)、波形蛋白(vimentin)或S-100。

(5) 巨细胞型(giant cell type)：癌细胞呈多形性，大小不一，形状极不规则，出现较多巨核、马蹄形排列的多核或怪形核，核分裂象多见，缺乏肝细胞形态特征，但免疫组织化学法染色显示仍具有肝细胞的表型。

3. 分化分级

Edmondson-Steiner 4级分级法仍被普遍采用(**见表3-1-1**)，也可以采用简便的高分化、中分化和低分化的3级分类法。

表3-1-1 Edmondson-Steiner HCC组织学分级

分级	细胞体积	胞质	核异型性	排列
Ⅰ级	相似或稍小于正常肝细胞	嗜酸性，量稍减少，常见脂肪变，有胆汁分泌	核大小、形态较一致	1个或多个细胞厚度的不规则小梁
Ⅱ级	与正常肝细胞高度相似	丰富，嗜酸性	核质比明显增大，核大小、形态不一，染色深，染色质粗，核仁明显	3个或以上细胞宽度的小梁状或团块状，假腺样
Ⅲ级	异型明显，可见瘤巨细胞		核显著异型，大小、形态不一，核染色深，染色质粗，奇异形核	团块或实性，无明显梁索状排列和血窦样结构
Ⅳ级	显著多形性	胞质减少	奇异形核及核分裂常见	不规则，血窦样结构不明显

4. 微血管侵犯(microvascular invasion)

HCC既可以出现大体或影像学上可观察到的肉眼癌栓，也可以同时伴有或仅出现在显微镜下的微血管侵犯。中国《原发性肝癌规范化病理诊断指南(2015年版)》指出，微血管侵犯是指在显微镜下有内皮细胞衬附的管腔内出现实性癌细胞巢团。有研究显示，50个以上癌细胞进入有内皮细胞衬附的血管腔后，才能够免于宿主的免疫攻击和凝血级联反应，进而得以存活并实现转移。微血管侵犯的发生率随着HCC瘤体的增大而增高，是导致HCC术后高复发风险和预后不佳的最重要病理学因素之一。

为避免将纤维组织围绕癌细胞巢当作血管癌栓，借助免疫组织化学法辅助鉴别，可选用VEGF、CD31、CD34、血管壁平滑肌和高分子量钙调结合蛋白（h-caldesmon）标记血管内皮细胞，以及D2-40、Podoplanin和LYVE-1标记淋巴管内皮细胞，对微血管侵犯加以证实。Rodríguez-Perálvarez等强调，若在带有平滑肌的管腔内出现癌栓则可准确诊断微血管侵犯。

5. 卫星结节肿瘤

卫星结节通常是指距主瘤≤2 cm范围的癌旁肝组织内形成的直径≤2 cm的小癌灶，与肿瘤主体分离且不连续；而与肿瘤主体或肿瘤包膜毗邻的癌灶多为肿瘤子灶；在主瘤旁＞2 cm范围的癌旁肝组织内出现的癌灶，特别是癌结节直径＞2 cm时，既可能是来自主瘤的肝内转移，也可能是肿瘤新生灶，在形态学上通常难以区分，可考虑做分子克隆检测以明确起源性质。

（六）免疫组织化学法

常用的肝细胞标志物有HepPar-1（**见图3-1-8**）、arginase-1（**见图3-1-9**）、CD10、pCEA、GPC3、CD34以及AFP等，其中前4个标志物是肝细胞特异性标志物，但是不能区分细胞性质；GPC3是肿瘤特异性标志物，在其他实体肿瘤中也有表达，需结合其他肝细胞性标志物共同使用；CD34在HCC组织有特征性表达。美国肝病研究学会（American Association for the Study of Liver Diseases，AASLD）、欧洲肝病学会（European Association for the Study of the Liver，EASL）以及国际共识专家小组均推荐HCC“GPC3+HSP70+GS”诊断标志物组合，敏感

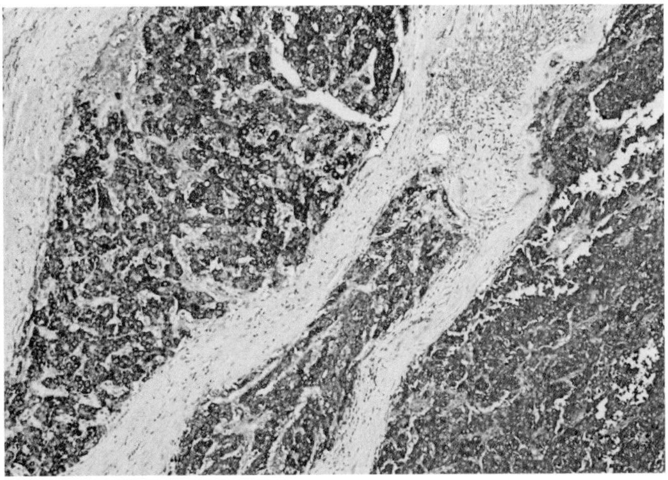

图3-1-8 癌细胞HepPar-1表达阳性（免疫组织化学染色 ×100）

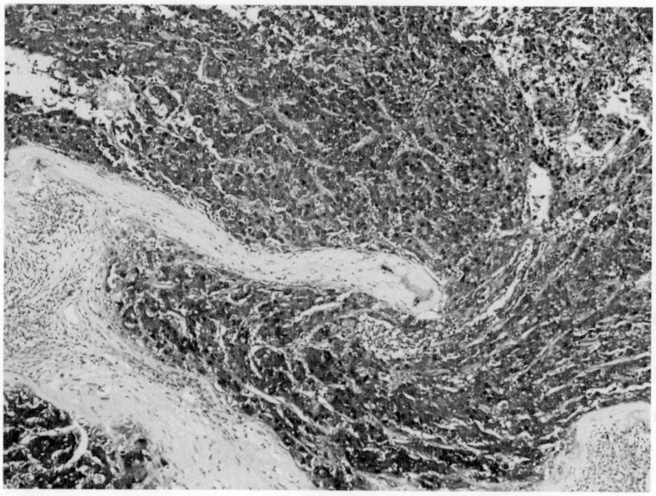

图3-1-9　癌细胞arginase-1表达阳性（免疫组织化学染色 ×100）

度和特异度分别为72%和100%。

（七）鉴别诊断

假腺管型HCC需与肝内胆管癌、胃肠道转移性腺癌相鉴别；透明细胞型肝癌需与肾的透明细胞癌相鉴别；硬化型HCC需与肝内胆管癌和转移性腺癌相鉴别。一般情况下，借助肝细胞特异性的免疫组织化学标记，如HepPar-1、arginase-1等可明确诊断。

二、纤维板层型肝细胞癌

（一）发病与机制

纤维板层型肝细胞癌（fibrolamellar hepatocellular carcinoma，FL-HCC）由Edmondson于1956首次报道。FL-HCC占HCC的1%～5%，在中国极为少见，而美国的FL-HCC发病率为0.02/10万。FL-HCC细胞中转化生长因子β（transforming growth factor β，TGF-β）的表达率高达82%，可能与肿瘤间质出现特征性板层状纤维有关。FL-HCC细胞还表达胆管细胞标志物EMA和CK7以及干细胞标志物上皮细胞黏附分子（epithelial cell adhesion molecule，EpCAM）和CK19，提示可能来自具有双向分化潜能的肝脏祖细胞。至今未发现FL-HCC有何特殊病因或合并其他疾病，与普通HCC发生有关的HBV/HCV性肝炎、肝硬化、酗酒或代谢性疾病等与FL-HCC的相关性都并不明显。Honeyman等对FL-HCC进行了全转录组和全基因组测序，在总15例FL-HCC组织中检测到*DNAJB1-PRKACA*嵌合转录物，可能与FL-HCC的发病机制有关，也可能是潜在的特异性分子标志物。

（二）临床特点

典型的FL-HCC发生于青少年和年轻人，年龄多为5～35岁，平均年龄25岁，女性略多见。临床症状与普通型HCC相似，但多无HBV或HCV感染史，与慢性肝病、肝硬化以及其他已知危险因素无关，肝功能多正常。85%～90%的患者血清AFP阴性，但血清癌胚抗原（carcinoembryonic antigen，CEA）水平可升高。血清维生素B_{12}及非饱和B_{12}结合力、转钴胺素（transcobalamin）和神经紧张素（neurotensin）在大多数FL-HCC病例中有升高的现象，呈相对特异性。动态CT扫描显示在正常肝脏中出现分叶状异质性肿块，具有中央瘢痕，在MRI T_2加权图像上呈低密度，肿瘤常有钙化。海军军医大学东方肝胆外科医院病理科至今仅诊断了5例在临床和病理上典型的FL-HCC，患者平均年龄21.2岁，男女之比为0.66∶1，无肝炎病史，80%的患者血清AFP阴性或低度阳性，肿瘤的平均直径达到13.2 cm。其中4例病理科会诊诊断为FL-HCC，男女之比为1∶1，平均年龄26.8岁。

（三）大体特点

约2/3的FL-HCC位于肝左叶；原因不明；肿瘤体积一般较大，直径3～25 cm，平均13 cm；肿瘤中央因纤维瘢痕收缩而形成巨大的凹陷。国内曾报道1例手术切除FL-HCC，瘤体直径达40 cm，重量达6 000 g，患者在术后14年仍健在。切面上，可见中央性或偏心性放射状纤维瘢痕，分割FL-HCC组织为多结节分叶状，多有完整纤维包膜，可呈棕色、灰白或因胆汁淤积呈绿色，周围肝组织通常无慢性肝炎和肝硬化病变。

（四）显微镜下特点

癌组织排列呈巢状或梁索状，被丰富致密的板层状纤维组织有规则地围绕，胶原束厚薄不均，玻璃样变，呈平行排列。多角形癌细胞体积较大，核仁明显，鹰眼状，核分裂象少见（**见图3-1-10**）。细胞质呈强嗜酸性颗粒状，胞质内常见抗淀粉酶消化、PAS反应阳性的嗜酸性小球，约50%的病例可出现苍白小体，呈PAS反应阴性和泛素蛋白抗体染色阳性；细胞核大而深染，呈空泡状，可见嗜酸性核仁。黏液染色显示FL-HCC偶可产生黏液，这一点与普通型HCC明显不同。

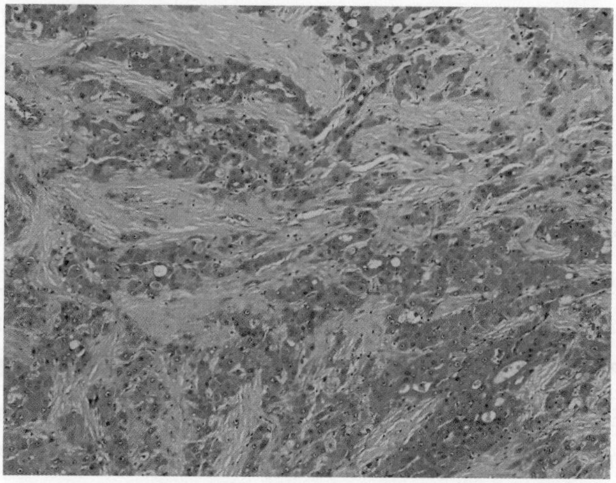

图3-1-10　癌组织被丰富致密的板层状纤维组织有规则地围绕，胶原束厚薄不均，玻璃样变，呈平行排列（HE染色 ×100）

（五）免疫组织化学法

FL-HCC表达肝细胞性标志物HepPar-1、pCEA、GPC3、CK8和CK18，大多数FL-HCC胆管型标志物CK7为强阳性，其他胆管分化标志物如CK19、EpCAM等也可阳性。Malouf还发现，FL-HCC细胞质弥漫性特征性表达神经内分泌蛋白PCSK1有助于诊断，CD68染色阳性。

（六）鉴别诊断

FL-HCC在我国并不常见，因而须严格掌握诊断标准，特别是与硬化型HCC的鉴别诊断十分重要，CD68免疫组织化学法染色有助于两者的鉴别。

（七）治疗及预后

多数研究认为，FL-HCC手术切除率高；即使不能行手术切除，也可以考虑做肝移植，预后较普通型HCC为佳，患者的5年生存率可达到66%，而年轻、无肝病背景可能是预后较好的重要因素，可能与无肝硬化背景的其他类型的肝癌预后相似。Kaseb等提出5-氟尿嘧啶（5-fluorouracil，5FU）联合干扰素（interferon，IFN）应用是FL-HCC有效的系统性治疗策略，可延长患者的生存期。但FL-HCC发生局部淋巴结转移的概率高达40%，此类患者预后较差。欧洲小儿肝脏肿瘤研究组（Childhood Liver Tumour Strategy Group，SIOPEL）的一项研究认为，FL-HCC的3年总生存率与普通型HCC无显著性差异（42% *vs* 33%）。

三、混合细胞型肝癌

（一）发病与机制

混合细胞型肝癌（combined hepatocellular-cholangiocarcinoma，cHCC-CC）是由HCC和ICC两种成分混合构成，其病因与HCC和ICC相似。文献报道cHCC-CC的发病率有地区差异，为1.4%～6.5%，其发生率占肝脏肿瘤的0.4%～14.2%。在海军军医大学东方肝胆外科医院病理科30年间诊断的肝胆恶性肿瘤中，cHCC-CC约占1.67%。Garancini等报告了美国的一组资料，显示cHCC-CC占肝癌的0.77%。

关于cHCC-CC的组织发生仍不十分清楚，目前多认为来自肝脏祖细胞的双向分化。Coulouarn等发现，cHCC-CC组织中TGF-β和Wnt/β-联蛋白（catenin）作为两条主要的信号转导通路被激活，其基因谱变异特征与具有干细胞特点的低分化和预后差的HCC相似，推测在ICC、cHCC-CC和分化差的HCC之间有一个连续的发展过程。Cai等研究提示，HBV感染引起的肝脏慢性炎症可以激活肝脏祖细胞，其活性与cHCC-CC的侵袭能力和癌旁小胆管的增殖状态相关，后者又是预测复发风险的有效标志。我们曾对16例cHCC-CC中的两种肿瘤成分进行微卫星杂合性缺失（loss of heterozygosity，LOH）频率的对比分析，以了解两种成分的克隆关系。结果显示，全部cHCC-CC的LOH模式差异率＜30%，提示两者为同一克隆起源。也有学者认为与HCC或胆管细胞癌（cholangiocellular carcinoma）向另一种成分分化有关。

此外，所谓碰撞瘤是指两个分别发生的HCC和ICC癌结节，在生长过程中逐渐靠拢并最终相互融合。这类肿瘤在形态学上常有双结节融合的特点，在两种肿瘤之间有纤维包膜分隔，相互间无混杂或移行过渡，在基因表型上显示肿瘤分属两个独立的细胞克隆，故一般认为不应属于cHCC-CC的范畴。

（二）临床特点

cHCC-CC的临床表现、影像学特点和生物学特性与肿瘤组织内HCC和ICC成分所占比例有关。如果HCC的成分比例大，则患者就更多地表现为HCC的特点，反之亦然。海军军医大学东方肝胆外科医院病理科在30年间诊断了手术切除的cHCC-CC共计563例，其中男女比例为4.86∶1，中位年龄50岁，HBV感染率为76.7%。当影像学上表现为HCC的特点但血清CA19-9水平升高，或影像学上表现为ICC的特点但血清AFP水平升高，或血清AFP和CA19-9水平同时升高，都可能是cHCC-CC，但需依靠病理学检查明确诊断。

（三）大体特点

cHCC-CC与普通HCC的特点相似，但有时可以见到不同质地和不同色泽的区域，定位取材显示分别以HCC和ICC为主的区域。

（四）显微镜下特点

cHCC-CC的基本特征是在一个肝脏结节内同时出现明确的HCC和ICC两种肿瘤成分，分别表达各自的免疫组织化学表型，两种肿瘤成分既可以分区存在，也可以混杂存在，但两者之间无真性纤维包膜分隔。HCC区域呈梁索状、假腺管状或致密型，癌细胞呈多边形，间质成分少，梁索间衬附血窦；胆管细胞癌区域呈腺管样结构伴黏液分泌，癌细胞呈立方形，间质纤维组织丰富（**见图3-1-11**），常能见到HCC-CC成分相互移行，处于移行区域（中间状态）的癌细胞介于肝细胞和胆管细胞的中间形态，可能不具有HCC或CC的典型形态特征，类似干细胞或祖细胞。

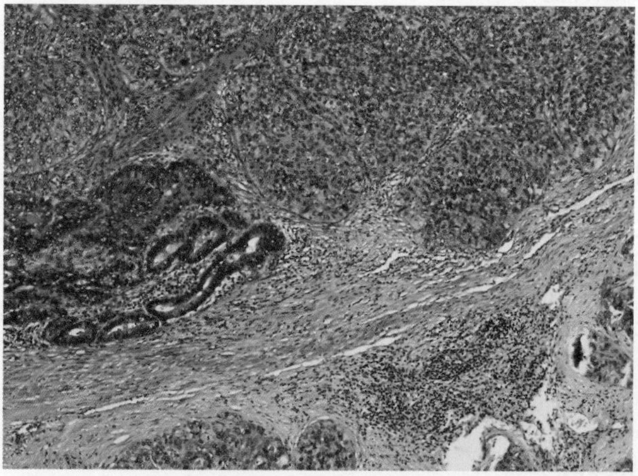

图3-1-11　右上为HCC区域，癌细胞排列呈粗梁型；左中为胆管细胞癌区域，癌细胞排列呈腺管状（HE染色 ×100）

（五）免疫组织化学特点

cHCC-CC常呈“双相表型”特点，即HCC区域呈HepPar-1和GPC3阳性，也可以出现CK19和CK7染色；胆管细胞癌区域呈CK19、CK7和黏蛋白1（mucin 1，MUC1）阳性，也可以出现HepPar-1染色。

（六）鉴别诊断

诊断cHCC-CC应将组织学和免疫组织化学特点结合起来判断，注意不要将HCC组织中的假腺管结构当成胆管细胞癌的真性腺管，也要注意与HCC和ICC融合性生长引起的碰撞癌相鉴别。

第二节　胆管细胞性恶性肿瘤

一、肝内胆管癌

（一）发病情况

根据胆管癌（cholangiocarcinoma，CCA）的解剖性起源，又可以分为肝内型（intrahepatic type）、肝门周围型（perihilar type）和远端型（distal type），分别占胆管癌的5%～10%、60%～70%和20%～30%。这3种类型的胆管癌属于独立病变，在流行病学、病理生物学、临床特点、治疗策略和预后等方面均有差异。国际肝癌协会（International Liver Cancer Association，ILCA）建议不再使用Klatskin肿瘤和肝外胆管癌的名称。胆管癌一词通常是指肝外胆管发生的恶性肿瘤，包括肝门部胆管癌和远端胆管癌两大类型。而ICC专指肝内各级胆管树上皮细胞发生的恶性肿瘤，包括起源于邻近肝门的肝内部分的二级胆管、肝段胆管及其附属管周腺体的恶性肿瘤（肝门周围型ICC），以及在肝脏外周部位生长、来自肝段以下胆小管（隔胆管、小叶间胆管和细胆管）上皮的恶性肿瘤（外周型ICC）。

据统计，胆管恶性肿瘤约占世界每年760万肿瘤相关死亡病例的13%。ICC的发病率在不同国家差异很大，年发病率在泰国为113/10万，在中国上海为7.55/10万，在西方国家平均为2.1/10万，其中美国为1.67/10万。

（二）病因与机制

已知有许多致病因素与ICC的发生有密切关系，其中许多还与HCC相似，包括肝内胆管结石、慢性胆管炎、HBV或HCV感染、原发性硬化性胆管炎、慢性溃疡性结肠炎、寄生虫感染（如肝血吸虫病）、胆管畸形（胆总管囊肿和卡罗利病）、肝硬化、先天性肝纤维化、脂肪肝、糖尿病、肥胖、吸烟、酗酒以及环境因素等，胆总管囊肿的总终身发病率为5%～30%。

从组织发生学的角度上看，以往认为ICC可以起源于胆管上皮细胞、胆管管周腺体上皮细胞以及肝脏前体细胞。但随着新近细胞命运追踪技术（cell fate tracing techniques）等先进分子生物学方法的应用，新的发现将改变传统的理论认识。如2012年Fan等发现，在Notch和Akt信号转导通路的联合作用下，分化成熟的小鼠肝细胞也可能通过转分化方式成为胆管上皮并继发ICC。这一实验现象有助于认识HBV或HCV感染患者为什么也会发生ICC。近年有研究显示，表达Notch-1的小鼠可以发生ICC。Karakatsanis等发现，*miR-21*和*miR-221*表达在HCC组织内显著上调，并与肿瘤分期和预后相关。此外，某些与DNA甲基化、DNA损伤修复以及胆管毒素清除相关酶系统的基因多态性与ICC的关系也受到高度重视。

（三）临床特点

海军军医大学东方肝胆外科医院病理科在30年间诊断的2 602例ICC中，患者的男女之比为2.22∶1，平均年龄53.35岁，发现外周型ICC的临床表现并不特异，早期可以无明显症状，进展期可表现出与HCC相似的临床表现，包括肝大、肝区疼痛、消瘦、乏力、食欲减退、腹胀及腹部包块，较少出现胆管阻塞性黄疸。血清CA19-9水平明显升高（＞100 IU/mL），诊断敏感度和特异度分别为89%和86%，CEA的敏感度为30%，胆管内超声的敏感度为89%～95%，约25%的ICC患者可有不同程度的血清AFP升高，特别是伴有慢性病毒性肝炎和肝硬化的患者。B超检查显示ICC为肝内低回声肿块，边缘平滑不规则增厚；动态CT图像显示ICC呈强化逐渐增强或延迟强化的表现。

（四）大体特点

ICC以肝左外叶多见，瘤体直径2～15 cm，切面呈灰白色，质地均匀韧硬，出血坏死较少，多无纤维包膜，呈现浸润性边界。肝组织常有胆汁淤积，少有肝硬化。ICC有以下3种大体类型。

1. 肿块型（mass-forming type）

肿块型ICC最为常见（＞85%），在肝实质内呈团块状或结节状，肿瘤灰白色，因富含纤维结缔组织而质地致密坚韧，无纤维包膜形成。

2. 管周浸润型（periductal infiltrating type）

管周浸润型ICC表现为肿瘤不形成明显的肿块，沿胆管壁向两侧扩展，致受累胆管壁增厚、管腔狭窄、外周胆管扩张，肿瘤常沿门静脉结构侵犯肝实质和沿门管区小叶间胆管扩散。

3. 管内型（intraductal growth type）

管内型ICC表现为息肉样或乳头样肿瘤突入胆管腔内生长，有或无胆管壁侵犯。

（五）显微镜下特点

ICC以中度分化或高分化管状腺癌最为常见，肿瘤腺管的大小与累及胆管树枝的分级部位有关。一般而言，中央型ICC主要累及肝内1～3级分支的大胆管，由高柱状细胞构成粗大的肿瘤腺管，多呈乳头状结构，沿胆管壁浸润性生长，有时能见到癌组织与黏膜上皮不同程度的胆管上皮内瘤变逐步移行至过渡的区域；外周型ICC主要累及隔胆管和小叶间胆管，癌细胞呈立方形，肿瘤腺管的大小介于大胆管和细胆管之间（**见图3-2-1**），有时在同一切片内还可见到不同受累口径的胆管，纤维间质因腺管排列的密集程度而异，部分癌细胞巢排列致密（**见图3-2-2**）；而起源于Hering管的CLC是ICC的一种特殊亚型，肿瘤腺管由小立方细胞构成，管腔小而规则，可类似增生性小胆管，纤维间质十分丰富。

（六）免疫组织化学特点

胆管上皮标志物，如CK7、CK19、AQP-1、MUC1等在ICC中呈阳性表达（**见图3-2-3**），胆管上皮染色有助于发现普通HE染色在光镜下不易观察到的微小肿瘤腺管的浸润。我们以往的研究显示，92.5%的ICC呈CK19 阳性，73.8%的

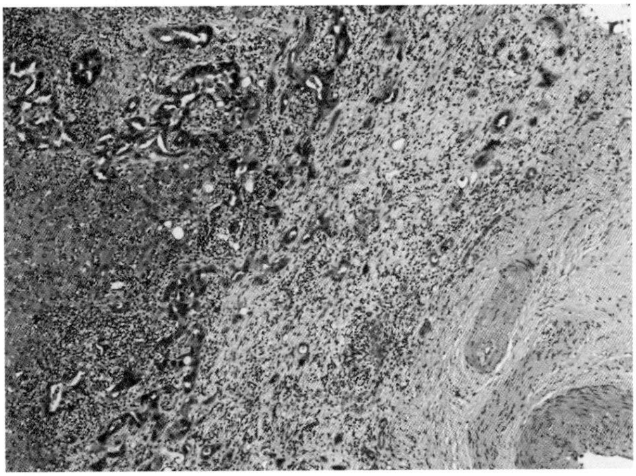

图3-2-1　ICC的癌组织排列呈不规则腺管状，癌细胞呈立方形（HE染色 ×200）

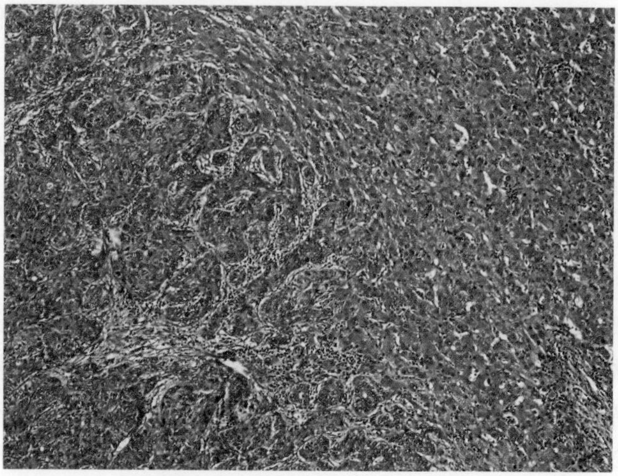

图3-2-2　ICC的癌组织排列呈巢状或腺管状，癌细胞呈立方形，与肝组织之间无包膜（HE染色 ×100）

注：分化差的ICC呈梭形或类圆形，细胞黏附性差，松散片状排列，类似梭形细胞肉瘤（肉瘤样癌），腺管结构不明显。

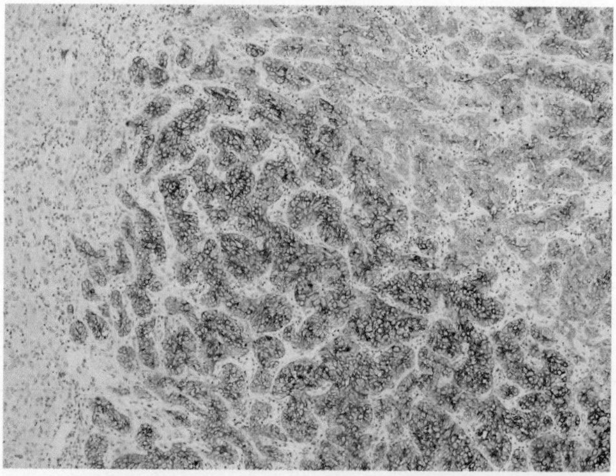

图3-2-3　ICC的癌细胞CK19表达阳性（免疫组织化学染色 ×100）

ICC呈MUC1阳性。CK20可在ICC中灶性阳性表达，但在肝脏的胃肠道转移性腺癌中常呈广泛的表达，与CK7/CK19联合标记有助于两者的鉴别诊断。梁索型ICC需要与HCC鉴别，使用arginase-1和HepPar-1等肝细胞性标志物染色有助于鉴别诊断，CD34染色显示微血管呈现稀疏杂乱分布的特点。

（七）ICC癌前病变

从组织病理学角度上看，与ICC发生有关的主要癌前病变有以下3种。

1. 胆管上皮内瘤变（biliary intraepithelial neoplasia，BilIN）

BilIN是胆管上皮发生的扁平病变，并无肿块形成，BilIN-1、BilIN-2和BilIN-3相当于低度、中度和高度不典型增生，BilIN-3相当于原位癌。

2. 胆管内乳头状肿瘤（intraductal papillary neoplasms of the bile ducts，IPNB）

IPNB是胆管腔内生长的管状-乳头状肿块，有胰胆管型、肠型、胃型和嗜酸性细胞型等4种组织学亚型。IPNB可演变为乳头状癌（非浸润性）、浸润性导管腺癌和黏液性（胶样）腺癌；也有人将IPNB分为低级别IPNB（伴低级别上皮内瘤变或交界性病变）、高级别IPNB（伴高级别上皮内瘤变，非浸润性或原位乳头状腺癌）和浸润性IPNB。

3. 胆管黏液性囊性肿瘤（mucinous cystic neoplasms of bile duct，MCNB）

MCNB可演变为浸润性导管腺癌和黏液癌（胶样癌）。

（八）鉴别诊断

有时假腺管型HCC与ICC、粗梁型HCC与缺少纤维间质的梁索型ICC在组织和细胞学形态上十分相像，难以区分，需要借助免疫组织化学鉴别诊断。通常HCC细胞HepPar-1、arginase-1和GPC3阳性，CD34呈HCC特征性染色，而CK19/CK7/MUC1阴性；ICC细胞则相反，CK19阳性，HepPar-1和GPC3阴性，还可以标记肝细胞膜上特化的毛细胆管（如CD10和pCEA）帮助鉴别。免疫组织化学染色显示，Claudin-4在ICC组织中高表达，在HCC组织中呈阴性，这有助于鉴别诊断。此外，还须注意与肝外转移性腺癌鉴别。

（九）治疗与预后

ICC的治疗首选手术切除，一般可将患者的平均生存期延长至2年。多数学者报道ICC手术切除后患者的5年生存率为25%～40%。Becker等对美国器官共享联合网络（United Network for Organ Sharing，UNOS）资料回顾性分析显示，1987—2005年的280例ICC患者行肝移植后1年和5年生存率分别为74%和30%。季林华等报道，30例行根治性切除术和10例行肝移植的ICC患者的中位生存期分别为13个月和3个月。ICC复发主要在肝内，仅20%～30%发生于肝外。射频消融（radio frequency ablation，RFA）对小肿瘤（＜3 cm）的有效率为

90%～100%，中位生存期为33～38.5个月，1年生存率为84.6%～100%，3年生存率为43.3%～83.3%。按照ILCA指南的建议，行放疗和化疗的ICC患者都应当有明确的病理学诊断依据。

目前针对血管内皮生长因子受体（vascular endothelial growth factor receptor，VEGFR）、EGFR、血小板衍生生长因子受体（plateletderived growth factor receptor，PDGFR）、mTOR和BRAF等分子靶点开展临床靶向药物试验的研究，有可能为今后ICC的分子靶向治疗提供有价值的治疗手段。Andersen等研究发现，拉帕替尼能抑制胆管癌细胞*EGFR*和*HER2*的表达，并能抑制癌细胞生长，因而患者有可能从双靶点酪氨酸激酶抑制剂治疗中获益，而*KRAS*突变型ICC则对酪氨酸激酶抑制剂治疗抵抗。一旦ICC的治疗性分子靶点得到确认，分子病理检测就成为分子靶向治疗的主要依据。

二、胆管囊腺癌

（一）发病与机制

胆管囊腺癌（bile duct cystadenocarcinoma）多由胆管囊腺瘤、胆管囊肿或胆管囊腺瘤的卵巢样间质恶变而来，而肝硬化、慢性胆管炎、HBV感染和肝内胆管结石可引起胆管周围腺体的慢性炎症，恶变后可以发生胆管囊腺癌，因而是危险因素。

WHO在2019年版《肝脏和肝内胆管肿瘤组织学分类》中使用了肝脏和胆管系统黏液性囊性肿瘤（mucinous cystic neoplasm of the liver biliary system，MCN）的名称，其中非浸润性MCN与胆管囊腺瘤是同义词。根据MCN细胞的异型程度，又分为MCN伴低级别上皮内瘤变和高级别上皮内瘤变2个级别；如果有浸润癌的成分，则诊断为MCN伴相关浸润癌。

（二）临床特点

海军军医大学东方肝胆外科医院病理科诊断的56例胆管囊腺癌中，女性占96.4%，男性仅占3.6%，患者平均年龄53.4岁。临床表现有右上腹不适、腹痛和腹部包块等，多数患者血清CEA和CA19-9水平升高，血清AFP阴性。

（三）大体特点

肿瘤多呈球形，大多直径＞10 cm，平均7.3 cm。肿瘤表面光滑，有纤维包膜；切面为囊实性或多房性囊性肿块，囊内壁光滑，或呈颗粒状或乳头状嵴，囊腔常含黏液状甚至胶冻状物，或稀薄的黄棕色蛋白液。

（四）显微镜下特点

囊壁内衬胆管型上皮，细胞呈立方体或柱状，胞质嗜酸性，胞核位于细胞基底部；高级别囊腺癌丧失细胞极性，细胞核异型明显，多层排列，病理性核分裂象活跃；肿瘤细胞可排列呈乳头状结构，形成囊性乳头状腺癌；囊壁基底膜可衬附黏液分泌细胞，腺腔扩张，腔内含有黏液和坏死物，呈囊性黏液腺癌特点，部分区域还可出现鳞状细胞癌、腺鳞癌以及梭形细胞（肉瘤样）分化，肿瘤组织可以侵入卵巢样间质，后者也可以发生恶变。

（五）免疫组织化学特点

癌细胞CK19、CK7、EMA、CEA阳性；梭形卵巢样间质vimentin、SMA、desmin阳性，雌激素和孕激素受体阳性。

（六）鉴别诊断

胆管囊腺癌与囊腺瘤的区别在于前者癌细胞异型明显或多形性，侵犯囊壁或周围肝组织，可沿肝窦、胆管及神经组织浸润性生长。对于有胆管囊腺瘤病史，或胆管囊腺瘤未完整手术切除者，应注意有无胆管囊腺瘤恶变的可能。

（七）治疗与预后

胆管囊腺癌手术切除的效果要好于ICC，患者的5年无病生存率为25%～100%。伴有卵巢样间质的女性患者呈现较为良性的临床过程，手术切除预后较好，而无卵巢样间质的胆管囊腺癌男性患者的进展较快，容易出现肝内外转移，预后较差。为预防胆管囊腺癌的发生，对在腹腔镜下行肝脏囊性肿块切除的，必要时可在肝活检诊断引导下进行。如果活检组织诊断为单纯性良性肝囊肿可以部分切除，如果是囊腺瘤则应完整切除。

三、肝内胆管黏液癌

大多数肝内或肝外胆管肿瘤都会在肿瘤细胞内或肿瘤组织内产生黏液，但有些胆管肿瘤在胆管内产生大量胶冻样黏液而导致胆管阻塞，造成梗阻性黄疸、胆管炎和胆管梗阻性扩张，临床上称为黏胆症，此类胆管肿瘤又被统称为肝内胆管黏液癌（mucinous carcinoma of the intrahepatic bile duct）或黏液性胆管肿瘤

（mucin-producing bile duct tumor，MPBT）。

Yang等报道了9例手术切除的胆管黏液癌，其中女性6例，男性3例；中位年龄57.9岁。5例为肝内胆管黏液癌，其中浆液性囊腺瘤3例，黏液性囊腺瘤2例；其余4例为肝外胆管黏液癌，其中乳头状腺癌1例，乳头状腺瘤癌变1例，黏液性囊腺癌1例，管状腺瘤1例。所有患者生存至今。

四、特殊类型的肝内胆管癌

1. 细胆管癌（CLC）

CLC由Steiner和Higginson于1959年首先报道，或称胆管细胞癌，特指起源于细胆管或Hering管的腺癌，以高分化小管状腺癌为特征，组织学上有时可类似小胆管或反应性小胆管增生，属于ICC的一种特殊组织学类型。为与普通ICC相区别，以往在病理诊断中使用CLC的名称。

CLC位于肝脏的外周部位，大体上类似一般的ICC，切面呈灰白色，分叶状，常无出血和坏死，肿瘤无包膜，边界不清。在显微镜下，CLC细胞呈小立方状，类似细胆管的上皮细胞，大小一致，胞质少，核质比增大，核卵圆形，核分裂少见；癌细胞排列成细小腺管状、实性条索状或分枝状，有丰富的透明变性或胶原变性的纤维间质，在低倍镜下类似反应性增生性小胆管，需要进行鉴别。

CLC的免疫组织化学特点与ICC相似，如果干细胞标志物染色及神经细胞黏附分子（neural cell adhesion molecule，NCAM）阳性则提示肝脏祖细胞起源。CLC被认为起源于肝脏双向分化的前体细胞，因而具有侵袭性强和术后复发率高的特点。Kannmoto等报道了9例CLC患者，5例（56%）感染HCV，1例（11%）感染HBV，术后生存时间为1～72个月。

2. 淋巴上皮瘤样癌（lymphoepithelioma-like carcinoma，LELC）

以未分化癌合并大量致密的淋巴浆细胞性间质为特征，肝LELC极为少见，至今英文文献报道了16例淋巴上皮瘤样胆管癌（lymphoepithelioma-like cholangiocarcinoma，LEL-CCC）和10例淋巴上皮瘤样肝细胞癌（lymphoepithelioma-like hepatocellular carcinoma，LEL-HCC）。海军军医大学东方肝胆外科医院病理科自2007年以来共诊断LEL-CCC 13例，男女之比为2.8∶1，平均年龄53.5岁（41～77岁），瘤体为1.7 cm × 1.9 cm～10.2 cm × 6.3 cm，其中6例患者合并HBV感染，8例患者EBER原位杂交阳性。有趣的是，8例EBER阳性患者中仅2例合并HBV感染，而5例EBER阴性患者中有4例合并HBV感染。

LELC患者以中老年人为主，男性略多。肿瘤多为单发，边界清楚，可有部分纤维包膜，伴有慢性HBV或HCV感染者肝组织可有肝硬化。在显微镜下，肿瘤由低分化或分化差的腺癌伴致密的成熟淋巴细胞及浆细胞间质混杂构成，常有淋巴滤泡形成，淋巴浆细胞的密度明显超过腺癌成分。免疫组织化学法染色显示，腺癌对P53、CK7、CK19和EMA阳性，未分化癌仍对CK7和CK19阳性，两种癌成分对HepPar-1、CK20、vimentin和AFP阴性，间质淋巴浆细胞为混合性多克隆细胞群体，其中$CD8^{+}$T细胞数量占优势。Wang等新近发现程序性死亡配体-1（programmed death ligand-1，PD-L1）在LEL-CCC的表达高于普通ICC，在EBV感染的LEL-CCC的间质浸润炎症细胞和肿瘤细胞的表达均高于EBV阴性患者，提示病毒相关的慢性炎症环境可以刺激PD-L1上调，EBV相关的LEL-CCC可能从PD-L1/PD-1靶向治疗中获益。

3. 鳞状细胞癌（squamous cell carcinoma）

肿瘤起源于肝内胆管上皮，多因肝内胆管结石或肝脏非寄生虫性囊肿慢性炎症的刺激，导致衬附上皮细胞鳞状化生，继而发生癌变。组织学上癌组织呈巢状结构，癌细胞镶嵌排列，胞质丰富（**见图3-2-4**），可见角化珠和细胞间桥，受累胆管或囊肿壁衬附上皮可有鳞状上皮化生。迄今国内外文献报道约50余例，中老年男性患者居多，患者可有肝内胆管结石或肝囊肿病史。肝鳞状细胞癌如果侵犯周围肝组织，则易发生转移和术后复发，预后较差。有报道肝移植可能疗效较好。

4. 腺鳞癌（adenosquamous carcinoma）

肝腺鳞癌占ICC的2%～3%，至今文献报道约有73例，肿瘤由腺癌和鳞状

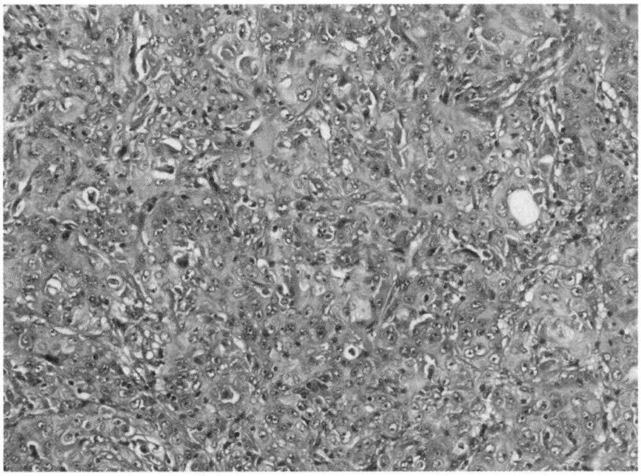

图3-2-4　鳞状细胞癌的癌组织呈巢状结构，癌细胞镶嵌排列，胞质丰富（HE染色 ×200）

细胞癌两种成分构成，相互之间有移行过渡区，每种成分约占30%以上。虽然有人将肝腺鳞癌作为肝黏液表皮样癌的同义词，但肝腺鳞癌本质上是一种混合癌。肝腺鳞癌易侵犯血管、胆管和淋巴管，有人认为鳞状细胞癌的恶性潜能要大于腺癌，总体上看肝腺鳞癌患者的预后较差。

参考文献

[1] Aishima S, Kuroda Y, Nishihara Y, et al. Proposal of progression model for intrahepatic cholangiocarcinoma: clinicopathologic differences between hilar type and peripheral type[J]. Am J Surg Pathol, 2007, 31(7): 1059−1067.

[2] Andersen J B, Spee B, Blechacz B R, et al. Genomic and genetic characterization of cholangiocarcinoma identifies therapeutic targets for tyrosine kinase inhibitors[J]. Gastroenterology, 2012, 142(4): 1021−1031, e1015.

[3] Arnaoutakis D J, Kim Y, Pulitano C, et al. Management of biliary cystic tumors: a multi-institutional analysis of a rare liver tumor[J]. Ann Surg, 2015, 261(2): 361−367.

[4] Avezbadalov A, Aksenov S, Kaplan B, et al. Asymptomatic primary squamous cell carcinoma of the liver[J]. J Community Support Oncol, 2014, 12(2): 75−76.

[5] Becker N S, Rodriguez J A, Barshes N R, et al. Outcomes analysis for 280 patients with cholangiocarcinoma treated with liver transplantation over an 18-year period[J]. J Gastrointest Surg, 2008, 12(1): 117−122.

[6] Bridgewater J, Galle P R, Khan S A, et al. Guidelines for the diagnosis and management of intrahepatic cholangiocarcinoma[J]. J Hepatol, 2014, 60(6): 1268−1289.

[7] Cai X, Zhai J, Kaplan D E, et al. Background progenitor activation is associated with recurrence after hepatectomy of combined hepatocellular-cholangiocarcinoma[J]. Hepatology, 2012, 56(5): 1804−1816.

[8] Chen W, Zheng R, Zhang S, et al. Cancer incidence and mortality in China, 2013[J]. Cancer Lett, 2017, 401: 63−71.

[9] Cong W M, Dong H, Tan L, et al. Surgicopathological classification of hepatic space-occupying lesions: a single-center experience with literature review[J]. World J Gastroenterol, 2011, 17(19): 2372−2378.

[10] Coulouarn C, Cavard C, Rubbia-Brandt L, et al. Combined hepatocellular-cholangiocarcinomas exhibit progenitor features and activation of Wnt and TGF beta signaling pathways[J]. Carcinogenesis, 2012, 33(9): 1791−1796.

[11] Dai Y H, Yeo Y H, Li Y F, et al. Hepatobiliary cystadenocarcinoma without mesenchymal stroma in a female patient: a case report[J]. BMC Gastroenterol, 2014, 14: 109.

[12] Eggert T, Mcglynn K A, Duffy A, et al. Epidemiology of fibrolamellar hepatocellular carcinoma in the USA, 2000−10[J]. Gut, 2013, 62(11): 1667−1668.

[13] Fan B, Malato Y, Calvisi D F, et al. Cholangiocarcinomas can originate from hepatocytes in

mice[J]. J Clin Invest, 2012, 122(8): 2911−2915.
[14] Fujita N, Aishima S, Iguchi T, et al. Histologic classification of microscopic portal venous invasion to predict prognosis in hepatocellular carcinoma[J]. Hum Pathol, 2011, 42(10): 1531−1538.
[15] Garancini M, Goffredo P, Pagni F, et al. Combined hepatocellular-cholangiocarcinoma: a population-level analysis of an uncommon primary liver tumor[J]. Liver Transpl, 2014, 20(8): 952−959.
[16] Honeyman J N, Simon E P, Robine N, et al. Detection of a recurrent DNAJB1-PRKACA chimeric transcript in fibrolamellar hepatocellular carcinoma[J]. Science, 2014, 343(6174): 1010−1014.
[17] Iimuro Y, Asano Y, Suzumura K, et al. Primary squamous cell carcinoma of the liver: an uncommon finding in contrast-enhanced ultrasonography imaging[J]. Case Rep Gastroenterol, 2011, 5(3): 628−635.
[18] International Consensus Group for Hepatocellular Neoplasia. Pathologic diagnosis of early hepatocellular carcinoma: a report of the international consensus group for hepatocellular neoplasia[J]. Hepatology, 2009, 49(2): 658−664.
[19] Jakate S, Yabes A, Giusto D, et al. Diffuse cirrhosis-like hepatocellular carcinoma: a clinically and radiographically undetected variant mimicking cirrhosis[J]. Am J Surg Pathol, 2010, 34(7): 935−941.
[20] Kanai T, Hirohashi S, Upton M P, et al. Pathology of small hepatocellular carcinoma. A proposal for a new gross classification[J]. Cancer, 1987, 60(4): 810−819.
[21] Kanamoto M, Yoshizumi T, Ikegami T, et al. Cholangiolocellular carcinoma containing hepatocellular carcinoma and cholangiocellular carcinoma, extremely rare tumor of the liver: a case report[J]. J Med Invest, 2008, 55(1−2): 161−165.
[22] Karakatsanis A, Papaconstantinou I, Gazouli M, et al. Expression of microRNAs, miR-21, miR-31, miR-122, miR-145, miR-146a, miR-200c, miR-221, miR-222, and miR-223 in patients with hepatocellular carcinoma or intrahepatic cholangiocarcinoma and its prognostic significance[J]. Mol Carcinog, 2013, 52(4): 297−303.
[23] Kaseb A O, Shama M, Sahin I H, et al. Prognostic indicators and treatment outcome in 94 cases of fibrolamellar hepatocellular carcinoma[J]. Oncology, 2013, 85(4): 197−203.
[24] Kloppel G, Adsay V, Konukiewitz B, et al. Precancerous lesions of the biliary tree[J]. Best Pract Res Clin Gastroenterol, 2013, 27(2): 285−297.
[25] Lee W. Intrahepatic lymphoepithelioma-like cholangiocarcinoma not associated with Epstein-Barr virus: a case report[J]. Case Rep Oncol, 2011, 4(1): 68−73.
[26] Limaiem F, Bouraoui S, Sboui M, et al. Fibrolamellar carcinoma versus scirrhous hepatocellular carcinoma: diagnostic usefulness of CD68[J]. Acta Gastroenterol Belg, 2015, 78(4): 393−398.
[27] Llovet J M, Zucman-Rossi J, Pikarsky E, et al. Hepatocellular carcinoma[J]. Nat Rev Dis Primers, 2016, 2: 16018.
[28] Malouf G G, Job S, Paradis V, et al. Transcriptional profiling of pure fibrolamellar hepatocellular carcinoma reveals an endocrine signature[J]. Hepatology, 2014, 59(6):

2228–2237.
[29] Nakanuma Y, Sato Y, Ojima H, et al. Clinicopathological characterization of so-called "cholangiocarcinoma with intraductal papillary growth" with respect to "intraductal papillary neoplasm of bile duct (IPNB)" [J]. Int J Clin Exp Pathol, 2014, 7(6): 3112–3122.
[30] Nam K H, Kim J Y. Primary adenosquamous carcinoma of the liver: a case report[J]. Clin Mol Hepatol, 2016, 22(4): 503–508.
[31] Park S Y, Cha E J, Moon W S. Adenosquamous carcinoma of the liver[J]. Clin Mol Hepatol, 2012, 18(3): 326–329.
[32] Rimola J, Forner A, Reig M, et al. Cholangiocarcinoma in cirrhosis: absence of contrast washout in delayed phases by magnetic resonance imaging avoids misdiagnosis of hepatocellular carcinoma[J]. Hepatology, 2009, 50(3): 791–798.
[33] Roayaie S, Blume I N, Thung S N, et al. A system of classifying microvascular invasion to predict outcome after resection in patients with hepatocellular carcinoma[J]. Gastroenterology, 2009, 137(3): 850–855.
[34] Rodriguez-Peralvarez M, Luong T V, Andreana L, et al. A systematic review of microvascular invasion in hepatocellular carcinoma: diagnostic and prognostic variability[J]. Ann Surg Oncol, 2013, 20(1): 325–339.
[35] Shimizu S, Oshita A, Tashiro H, et al. Synchronous double cancers of primary hepatic adenosquamous carcinoma and hepatocellular carcinoma: report of a case[J]. Surg Today, 2013, 43(4): 418–423.
[36] Shinoda M, Kadota Y, Tsujikawa H, et al. Lymphoepithelioma-like hepatocellular carcinoma: a case report and a review of the literature[J]. World J Surg Oncol, 2013, 11: 97.
[37] Tanaka M, Katayama F, Kato H, et al. Hepatitis B and C virus infection and hepatocellular carcinoma in China: a review of epidemiology and control measures[J]. J Epidemiol, 2011, 21(6): 401–416.
[38] Theise N D, Park Y N, Curado M P, et al. Tumours of the liver and intrahepatic bile ducts// Bosman F T, Carneiro F, Hruban R H, et al. WHO classification of tumours of the digestive system[M]. Geneva: WHO Press, 2010: 195–261.
[39] Torre L A, Bray F, Siegel R L, et al. Global cancer statistics, 2012[J]. CA Cancer J Clin, 2015, 65(2): 87–108.
[40] Vogt D P, Henderson J M, Chmielewski E. Cystadenoma and cystadenocarcinoma of the liver: a single center experience[J]. J Am Coll Surg, 2005, 200(5): 727–733.
[41] Wakasa T, Wakasa K, Shutou T, et al. A histopathological study on combined hepatocellular and cholangiocarcinoma: cholangiocarcinoma component is originated from hepatocellular carcinoma[J]. Hepatogastroenterology, 2007, 54(74): 508–513.
[42] Wang L, Dong H, Ni S, et al. Programmed death-ligand 1 is upregulated in intrahepatic lymphoepithelioma-like cholangiocarcinoma[J]. Oncotarget, 2016, 7(43): 69749–69759.
[43] Weeda V B, Murawski M, Mccabe A J, et al. Fibrolamellar variant of hepatocellular carcinoma does not have a better survival than conventional hepatocellular carcinoma—results and treatment recommendations from the Childhood Liver Tumour Strategy Group (SIOPEL) experience[J]. Eur J Cancer, 2013, 49(12): 2698–2704.

[44] Yang X W, Yang J, Li L, et al. The outcome of ipsilateral hemihepatectomy in mucin-producing bile duct tumors[J]. PLoS One, 2014, 9(4): e92010.
[45] Zender S, Nickeleit I, Wuestefeld T, et al. A critical role for notch signaling in the formation of cholangiocellular carcinomas[J]. Cancer Cell, 2013, 23(6): 784−795.
[46] Zhao Q, Yu W L, Lu X Y, et al. Combined hepatocellular and cholangiocarcinoma originating from the same clone: a pathomolecular evidence-based study[J]. Chin J Cancer, 2016, 35(1): 82.
[47] 董辉,丛文玲,朱忠政,等. 肝细胞癌与肝内胆管癌的免疫组化诊断[J]. 中华肿瘤杂志,2008,30(9): 702−705.
[48] 季林华,赵刚,吴志勇. 肝内胆管癌分型分期与治疗[J]. 中华消化外科杂志,2010,9(3): 193−196.
[49] 刘军,余宏宇,何金. 肝脏原发性鳞癌1例报告[J]. 第二军医大学学报,2009,30(1): 108−110.
[50] 中国抗癌协会肝癌专业委员会,中华医学会肝病学分会肝癌学组,中国抗癌协会病理专业委员会,等. 原发性肝癌规范化病理诊断指南(2015年版)[J]. 中华肝胆外科杂志,2015,21(3): 145−151.

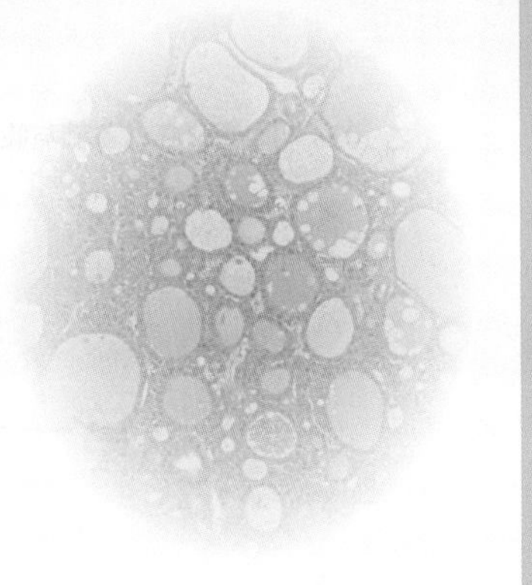

第四章

肝癌的放射治疗

冯 爽 孟 岩

肝癌是目前世界五大恶性肿瘤之一，并且发生率正在逐年上升。肝癌的主要治疗方法是病灶切除和肝移植，但是仅有少数病例能够达到彻底切除。事实证明，放射治疗（简称放疗）在肝癌治疗中没有扮演主要的角色，因为全肝对照射耐受剂量较低。在推进三维适形放射治疗（3-dimensional conformal radiation therapy，3DCRT）和调强放射治疗（intensity-modulated radiotherapy，IMRT）中，能够达到使靶区剂量较高而非受照区剂量减低。因此，放疗在肝细胞癌（HCC）的治疗中逐步显现出重要地位。同时，照射剂量、照射体积和经典肝脏疾病的放射敏感性以及其他有可能在HCC患者中发生的不良反应等之间的关联性也已经有所改进，这些进步引导我们对无法手术的HCC患者进行放疗。随机化试验研究放疗的根本原理需要较多的放射生物学证据。

［通信作者］ 孟岩，Email: yanmeng_ehbh@163.com

第一节　肝癌的放射治疗概述

放射治疗（简称放疗）这一学科的兴起已有近100年的历史。它是利用放射性同位素所产生的α、β、γ射线，X射线治疗机和各类医用电子直线加速器产生的X射线和各类加速器所产生的电子束、质子束、中子束、负π束介子以及其他重粒子束来治疗恶性肿瘤的一门学科。它的产生和发展与原子物理以及核物理的发展密不可分，主要奠基人是伦琴和居里夫人。伦琴于1895年发现了X射线，居里夫人于1896年发现了放射性同位素镭。1899年人们首次报道了放射线治愈肿瘤，但由于当时对放射线还缺乏认识，因此总体疗效很差。1920年，Coolidge发展了对放射线量的测量方法，并确定了剂量单位，即“伦琴”。此后，Coutard建立了每日分次照射的治疗方法。以上多项研究使放疗得以逐步发展，但在20世纪50年代以前放疗只能应用于那些表浅的肿瘤，且表皮损伤严重。自1942年原子反应堆的问世制造出多种人工放射性同位素后，尤其是1952年加拿大研制成功了世界上第一台远距离治疗机，从此开始了肿瘤放疗的新纪元。放疗可使深部肿瘤受到的剂量明显提高而表浅组织的损伤大大减轻。20世纪60年代后期医用电子直线加速器和CT的出现，加上70年代以后临床肿瘤学、放射物理学和放射生物学研究的不断深入，以及计算机技术的广泛应用和放疗技术的不断提高使肿瘤放疗成为一门全新的高技术综合学科，也是现代肿瘤治疗必不可少的主要手段之一。放疗科也已成为各级综合性医院及肿瘤专科医院投资最大、技术含量最高，对医师、技师和护理等工作人员要求最为严格的科室之一。

一、放疗的定义

放疗是通过放射线的电离辐射作用杀灭肿瘤细胞的治疗手段。手术、放疗和药物治疗是恶性肿瘤的三大核心治疗手段。

二、放疗的应用范围

大约70%的恶性肿瘤患者在多学科综合治疗的过程中需要接受放疗。以鼻咽癌为代表的头颈部肿瘤，通过放疗或放化疗综合治疗，既可以达到治愈肿瘤的效果，同时也能起到保留患者头颈部重要器官和组织功能的作用。对局部进展期直肠癌患者，在手术前接受规范的新辅助放化疗，可以降低术后肿瘤复发、转移的风险，提高患者的生存期，同时可以让一部分患者得以保留肛门。越来越多的乳腺癌患者选择保留乳房的手术，术后需要放疗巩固，这样的治疗可以取得与完整切除乳房同样的抗癌效果。早期肺癌、部分前列腺癌患者，由于种种原因不能接受手术或者拒绝接受手术，精准的立体定向放射治疗（stereotactic body radiotherapy，SBRT）可以达到媲美手术的疗效。对局部晚期的食管癌和肺癌患者，放化疗是最重要的根治性手段。手术切除后有较高复发转移风险的多种恶性肿瘤患者，需要放化疗作为辅助治疗。合并脑转移、骨转移、上腔静脉压迫等晚期恶性肿瘤患者，常常出现头痛、恶性呕吐、骨痛、呼吸困难等症状，放疗是一种安全有效的缓解症状、改善生活质量的重要治疗手段。近年来，转移性肿瘤的局部放疗与有效的全身治疗联合，尤其是与免疫药物联合，更是显示出越来越多的令人欣喜的临床疗效，不仅可以缓解症状，更可以显著延长患者的生存期。

三、肝癌的放疗

一直以来，人们认为肝癌对放疗不敏感、效果差。近几年经过海军军医大学东方肝胆外科医院，特别是程树群主任带领的多学科诊疗团队（放疗科、介入科、影像诊断科等）的潜心钻研、不懈努力下，肝癌的放疗效果已经突破了瓶颈，开启了新篇章。多学科诊疗团队针对门静脉癌栓（PVTT）手术预后不佳的治疗现状，开展了肝癌+癌栓术前放疗的新方案，为患者带来了福音；海军军医大学东方肝胆外科医院针对无法手术切除的小肝癌采用射波刀SBRT效果显著，目前已经成为拒绝手术、高龄或慢性病不能耐受手术的替代治疗；肝移植患者在等待肝源过程中，放疗“桥”的作用也不容忽视。

因此，放疗不只是一种姑息治疗手段，也并不只用于丧失手术机会的患者，放疗更是当代肿瘤多学科治疗中非常重要的治疗手段之一。

四、肝癌的放射生物学

（1）直接作用：指能量直接传递给生物分子所致的电离和激发，分子结构改变和生物活性丧失（1/3）这种损伤可因与-SH结合而修复。若组织内富氧，可与氧结合而不可修复。

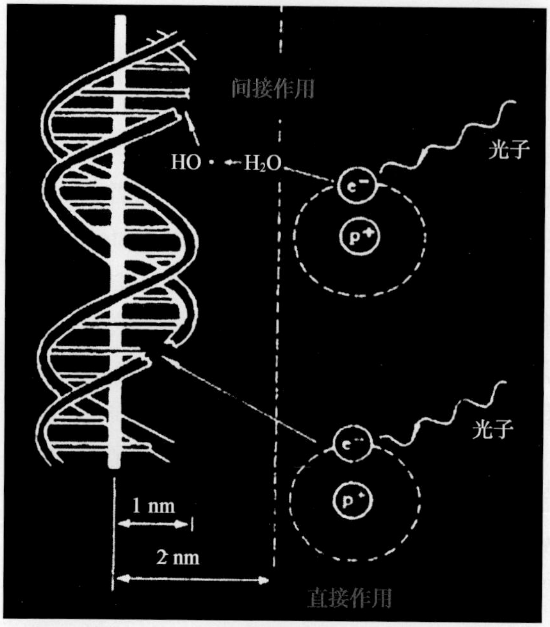

图4-1-1　X射线的直接作用和间接作用

（2）间接作用：射线作用于细胞内外水分子，产生许多自由基OH·、H·、HO_2·和H_2O_2。低传能线密度（linear energy transfer，LET）（X、γ、电子线）只有富氧下才产生HO_2·和H_2O_2。高LET（质子、重离子）无论是否富氧都可产生大量自由基，即不可修复的双链DNA断裂（**见图4-1-1**）。LET是指带电粒子在单位径迹的能量传递。

HCC的放射敏感性相当于低分化鳞癌，这主要是基于实验研究与临床观察的结果。在放射生物学方面，我们引用L-Q模式，通过集落细胞生存曲线得出HCC的α/β比值为11.2 Gy，该数值与低分化鳞癌相当。低分化鳞癌经过6～7周放疗，肿瘤大部分缩小，而HCC须到放疗结束后2～3个月才明显缩小或消失。这是因为HCC受射线损伤出现G_2期阻滞，即细胞不进入分裂周期，肿瘤细胞也不发生分裂性死亡。

3DCRT中可将HCC的照射剂量提高到70 Gy或更高。有报道称，照射剂量70 Gy时，可使直径＞10 cm的肝内肿瘤患者达到完全缓解；照射剂量50～60 Gy时，有效率可达76%。对有淋巴结转移的HCC患者，照射剂量54 Gy时，缓解率达到90%以上；如照射剂量60 Gy时，则接近于完全缓解。

五、HCC的放疗适应证

结合目前研究证据，放疗对不同病期的HCC均有效，包括以下适应证：① 肿瘤局限，但由于肿瘤临近或侵及周围大血管，或由于肝功能差，严重心、肺、肾功能不全不能耐受手术；② 手术切除不彻底，有病灶残留，或淋巴结清扫不彻底；③ HCC患者介入治疗后仍有病变残留和复发者；④ HCC合并PVTT或者下腔静脉癌栓（inferior vena cava tumor thrombus，IVCTT），多发淋巴结转移；⑤ HCC伴远处转移，如肾上腺和肺转移等。

第二节 肝癌的放射治疗技术

一、三维适形调强技术(IMRT)

在肿瘤局部高剂量放疗的同时尽量保护周围正常组织，使用呼吸门控技术可减少放疗期间靶区的移动。大体肿瘤的肿瘤靶区(gross target volume，GTV)主要参考CT、MRI或介入治疗后碘油沉积范围制订；而临床靶区(clinical target volume，CTV)还要考虑到亚临床病灶以外受侵范围大小，这主要依靠临床经验及手术切缘的病理学范围而定。另外，摆位误差和呼吸动度也要考虑在靶区范围内，否则靶区不全将是肿瘤复发的根源。呼吸运动是导致肝癌在放疗过程中出现位移和形变的主要原因，器官运动引起的CTV内边界位置变化，称为内靶区(internal target volume，ITV)。目前，多种技术已用于减少呼吸运动带来的ITV变化，这些技术覆盖了肝癌放疗从靶区勾画到治疗评估的各个环节。以照射过程为例，常用的技术包括门控技术、实时追踪技术、呼吸控制技术和4DCRT技术等。无论使用哪项技术，利用腹部加压能够简单、易行地减少肝脏的呼吸动度，腹部加压的部位应该在剑突与脐连线的上半部，可以最大限度地减少肝脏的呼吸动度。肝癌出现淋巴引流区转移相当少见，因此，CTV一般不包括淋巴引流区。对于已经出现淋巴结转移的患者，CTV应包括其所在的淋巴引流区。在其他情况(如肿瘤局限于肝内、癌栓、肾上腺转移、肺转移等)下的CTV根据不同的照射技术，在影像学可见病灶的基础上外扩0～4 mm。肝内病灶的GTV勾画必须结合动脉相、静脉相互相参考；MRI对肝内病灶显示较清楚，或正电子发射计算机体层显像仪(positron emission tomography and computed tomography，PET/CT)可以了解肝外病灶情况，GTV勾画应尽量参考多种影像学资料。肝癌放射野设计的一个重要原则是充分利用正常肝组织具有的强大再生能力。在设计放射野时，尤其是大肝癌，最好能保留一部分正常肝组织不受照射，让这部分正常肝组织在大部分肝脏受到照射情况下得以再生。**图4-2-1**为1例肝癌初治患者定位CT后行治疗计划。

2DCRT已成历史，3DCRT已经普及。实践证明，在肝脏呼吸动度＜1 cm的情况下可以用加速器IMRT不能手术切除的肝癌。IMRT的优点是适用于多靶区治疗，且具有较好的剂量学分布优势。SBRT主要适用于小肝癌，在大肝癌或癌栓上的应用也有所报道。质子、重离子等粒子治疗肝癌已逐步开展，其

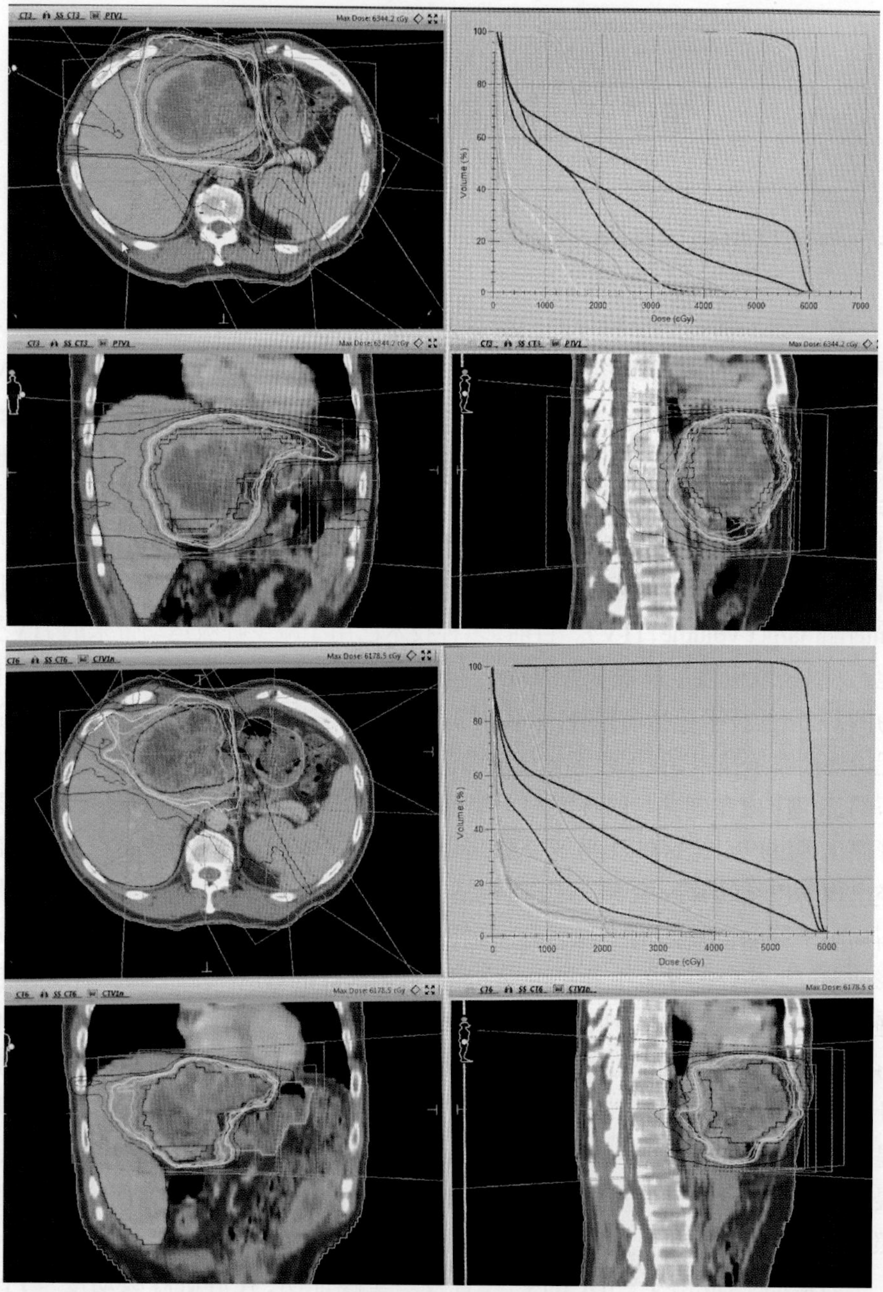

图4-2-1　肝癌初治患者定位CT后行治疗计划

注：靶区范围较大，计划靶区（planning target volume，PTV）外放0.5 cm，常规分割，单次剂量200 cGy，肿瘤的吸收总剂量：40 Gy/20 f/26 d复查CT，提示肝脏病灶明显缩小，缩野后重新制订治疗计划至肿瘤吸收剂量：56 Gy/28 f/36 d结束，40 d后复查显示病灶继续缩小，AFP水平下降。

不良反应小，但目前尚缺少疗效比较的临床研究。理论上说，图像引导放射治疗（image-guided radiation therapy，IGRT）可提高疗效，临床上已经有相关报道。IMRT最适合多发病灶的肝癌患者。SBRT用于小肝癌的治疗，必须满足以下条件：4DCRT的影像引导或肿瘤追踪系统；非常精确的体位固定；放疗前的个体化图像校正；放射线聚焦到肿瘤及肿瘤外照射剂量跌落快。目前，粒子治疗肝癌已有不少报道。

二、照射剂量选择

SBRT属于根治性放疗，最佳的剂量分割模式目前还没有统一的标准，文献报道的照射剂量跨度很大，总剂量24～60 Gy，分割次数3～10 f。我们建议在肝脏及周围脏器可耐受的前提下，尽量给予较高的照射剂量。对姑息性放疗的肝癌患者，肿瘤的照射剂量取决于全肝和/或周围脏器的耐受量。肝脏放疗耐受剂量视患者的肝功能及每次的分割剂量而不同。正常肝体积也是影响照射剂量的因素。肝功能为Child-Pugh A级者，3DCRT时常规分割放疗全肝耐受剂量为28～30 Gy，或非常规分割放疗全肝耐受量为23 Gy（4～8 Gy/次），或常规分割放疗肝脏耐受量V_{30}＜60%；SBRT时，正常肝体积＞700 cm^3则照射剂量＜15 Gy分3次，或正常肝体积＞800 cm^3则照射剂量＜18 Gy分3次，这些剂量都是安全的。肝功能为Child-Pugh B级者，肝脏对射线的耐受剂量明显下降。由于亚洲肝癌患者常伴有肝硬化和脾功能亢进，导致胃肠道静脉扩张和凝血功能较差，胃肠道的照射耐受剂量低于美国肿瘤放射治疗协作组织（Radiation Therapy Oncology Group，RTOG）的推荐剂量。非SBRT的低大分割外照射，利用L-Q模式将其照射剂量换算为生物有效剂量（biologically effective dose，BED），有HBV感染患者的肝细胞α/β比值取8 Gy，肿瘤细胞α/β比值取12～15 Gy，作为剂量换算参考。

三、放疗效果

1. 对局限于肝内不能手术切除的HCC放疗可提高介入疗效

对直径＞5 cm的HCC，经导管肝动脉化疗栓塞（transcatheter arterial chemoembolization，TACE）很难使肿块完全缺血坏死。一般肿块越大，TACE效果越不理想。这是由于大的肝内肿块存在肝动脉与门静脉的双重血供，TACE即使将肿瘤的动脉完全栓塞，门静脉血供仍存，残留的肿瘤细胞成为日后复发、转移的根源。

2. 放疗可延长伴HCC合并PVTT/IVCTT患者的生存期

合并癌栓的HCC患者预后较差，如未予治疗，生存期仅为2.4～2.7个月。对此类患者接受外照射的疗效进行分析，其癌栓完全缓解、部分缓解、疾病稳定和疾病进展的比例分别为28.9%、24.0%、38.8%和8.3%，患者的1年生存率为34.4%（同期非放疗对照组为11.4%），中位生存期为8.9个月（对照组为4个月）。针对HCC合并PVTT预后不佳的治疗现状，海军军医大学东方肝胆外科医院实施癌栓术前放疗+手术治疗。照射剂量DT：18 Gy/6 f/8 d，手术切除率大幅提高，PVTT局限、硬化、纤维化，降低术后残留及复发率。图4-2-2为1例HCC合并PVTT患者，术前放疗后3周手术，术中癌栓被完整取出。

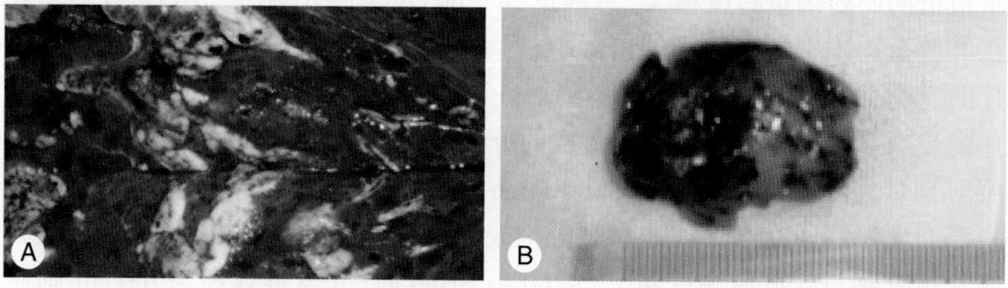

图4-2-2　肝细胞癌（HCC）合并门静脉癌栓（PVTT）患者放疗后行手术治疗

注：A. 放疗后3周手术；B. 术中PVTT被完整取出。

3. 放疗可以降低腹腔淋巴结转移患者的病死率

HCC一旦出现淋巴结转移，大部分患者已失去手术机会，且介入、局部无水乙醇注射和射频治疗均不适宜。广西瑞康医院报道了62例HCC淋巴结转移患者接受外照射与同期63例未接受外照射者的比较结果：两组患者的中位生存期分别为9.4个月和3.3个月，1年生存率分别为42.1%和3.4%，2年生存率分别为19.9%和0（$P < 0.001$）。非放疗组中，43.5%的患者死于淋巴结肿大相关并发症。而外照射可降低淋巴结转移引起的病死率（8.0%），但会增加胃肠道出血率。

4. 放疗可明显缓解骨转移患者的症状

HCC骨转移的治疗包括外科手术、内照射和外照射、氯膦酸二钠治疗和止痛药物对症处理等，究竟哪种治疗最为合理尚无定论。放疗作为骨转移的姑息止痛治疗，已被广泛接受。HCC骨转移者放疗的疼痛缓解率为98.7%，没有证据说明外照射可以延长患者的生存期。

5. 放疗对肝内胆管细胞癌（ICC）患者生存有益

可手术切除的ICC患者，其1年和3年的生存率分别为60%～80%和10%～

38%；不能手术切除的ICC患者，其中位生存期不超过5个月。术后是否须辅以放疗或化疗，目前还存有争论。切缘阳性的ICC患者，术后放疗可延长生存期。

6. 海军军医大学东方肝胆外科医院治疗肝癌的经验

(1) 局限于肝内的HCC：放疗联合肝动脉介入治疗，可以显著提高治疗的有效率和患者的生存率。

(2) HCC合并癌栓：放疗可有效治疗外科或介入治疗后出现的癌栓以及原发灶的癌栓（包括IVCTT），可以延长患者的生存期。

(3) HCC合并淋巴结转移：放疗可显著延长淋巴结转移的HCC患者的生存期。

(4) HCC合并肾上腺转移：放疗可缓解肾上腺转移灶出现的症状，但尚无证据说明放疗可以延长患者的生存期。

(5) HCC合并骨转移：放疗的目标是缓解症状从而提高患者的生存质量，但无证据说明能够延长患者的生存期。

(6) ICC：① 放疗可延长肿瘤切除术后切缘阳性和肿瘤不能切除患者的生存期；② ICC小不宜手术切除者，应该考虑SBRT；③ 不能手术切除的ICC，可以接受外照射或放化疗结合的综合治疗；④ 对R0切除的ICC，不必术后辅助放化疗。

四、放疗并发症

放疗的并发症包括急性期（放疗期间）不良反应和放疗后期（4个月内）的肝损伤。

1. 急性期（放疗期间）的不良反应

(1) 出现厌食、恶心、呕吐等症状，较严重的有上消化道出血，特别是放射野累及较大体积的十二指肠、空肠和胃的患者。

(2) 急性肝功能损害：表现为胆红素和血清谷丙转氨酶水平上升。

(3) 骨髓抑制：特别是大体积肝脏受照射或合并脾功能亢进的患者。

2. 放疗后期肝损伤

放疗后期的损伤主要是放射性肝病（radiation induced liver disease，RILD）。

(1) 诊断标准。① 已接受过肝脏高剂量放疗；② 在放疗结束后发生。

(2) 临床表现。① 典型RILD：发病快，患者在短期内迅速出现大量腹水和肝大，伴碱性磷酸酶（alkaline phosphatase，AKP）水平升高至正常值的2倍以上，或谷丙转氨酶水平升高至正常值的5倍以上。② 非典型RILD：仅有肝功能损伤，AKP水平升高至正常值的2倍以上，或谷丙转氨酶水平升高至正常值的5倍以上，没有肝大和腹水；能排除肝肿瘤发展造成的临床症状和肝功能损害。

改变传统的照射剂量分次模式，加大分次剂量和减少疗程次数，IMRT、影像引导放疗技术、呼吸门控技术、定位治疗同机等的实现，必定使得肝癌放疗的治疗增益比大幅度提高。放疗在结合手术、TACE、靶向治疗等综合治疗模式中的地位将进一步提高。

第三节　肝癌的联合治疗

一、放疗联合介入治疗

1. 优势

肝动脉造影可达到了解肿瘤供血情况和原发病灶有无子灶的目的；TACE能促使肿瘤包膜形成，使坏死组织局限化，肿瘤缩小后照射靶体积缩小；化疗药物具有放疗增敏作用；对于肿瘤血供少而乳化碘油充盈不良者，放疗可针对此部位提高照射剂量。

2. 不足

（1）放疗联合TACE。TACE后虽然使肿瘤细胞坏死，但门静脉参与供血并代偿增加，这也是TACE后肿瘤复发的主要原因之一；化疗药物会降低肝脏的放射耐受性，而加重肝脏的放射性损伤。因此，放疗联合TACE可弥补单纯化疗的不足。2012年8月—2014年8月，我科收治37例HCC合并PVTT患者行TACE+SBRT，与同期单纯行TACE的45例HCC患者比较，观察两组患者的肿瘤缓解率、1年生存率、总生存期等指标。结果显示，SBRT+TACE较单纯TACE治疗，能有效控制肿瘤的生长率（59.45% *vs* 31.11%，$P < 0.05$），并显著提高患者的1年生存率（29.73% *vs* 8.89%，$P < 0.05$）。SBRT+TACE是治疗HCC合并PVTT的有效手段，可以显著改善患者的预后，延长总生存期。

（2）放疗联合靶向治疗。索拉非尼仍是目前唯一被批准用于晚期HCC靶向治疗的药物。上市后研究显示：对于肝功能Child-Pugh A级的HCC患者，索拉非尼疗效可能远优于Ⅲ期结果，多学科综合治疗是未来HCC诊疗的发展趋势，手术、放疗或TACE联合索拉非尼可进一步增加HCC患者的生存获益。二线治疗药物瑞戈非尼（regorafenib）上市，一二线序贯治疗有望进一步延长HCC患者的生存期。对于那些不适合做手术、移植或者射频消融术的患者，应选择局部和系统的治疗。由于HCC 80%的血供来源于肝动脉，正常肝脏的血供来源于门静脉，TACE对HCC的治疗具有特异性。TACE与对症治疗的随机比较中，TACE能够显著延长患者的生存期。近年的研究表明，索拉非尼能够显著延长高期别HCC患者的生存期。针对口服索拉非尼的HCC患者的随机试验评估可以看出，随机口服索拉非尼组患者的中位生存期为10.7个月，比安慰剂组7.9个月的中位生存期延长了近3个月（$P<0.01$）。在亚太地区，随机口服索拉非尼组患者的中位生存期为6.5个月，安慰剂组为4.2个月（$P=0.014$）。在中晚期或者伴有远处转移的放疗患者的随机对照研究中显示，应用索拉菲尼可明显延长患者的无进展生存期。

二、放疗联合化疗

全身化疗是指通过口服或静脉给药的方式给予化学药物治疗。多年来，HCC患者的化疗方案停滞不前。在晚期HCC患者中，顺铂、氟尿嘧啶和蒽环类药物无论是联合应用还是单独使用均未取得预期的疗效，而且因其不良反应阻碍了它们在肝功能不全患者中的应用。

近10年来，随着奥沙利铂、吉西他滨、卡培他滨以及替吉奥等新一代细胞毒性药物相继问世，由于其独特的作用机制和高效低毒，使得晚期消化系统化疗有了长足进步，启发人们去探索系统化疗治愈HCC的可能。可喜的是，以奥沙利铂为主的FOLFOX4方案治疗晚期HCC已经取得显著成效。目前，海军军医大学东方肝胆外科医院针对晚期HCC合并肺转移患者行放化同步治疗，原发病灶放疗时行FOLFOX4方案化疗4～6周期，部分患者可以达到部分缓解。

目前，ICC的化疗效果也不理想。我们给予ICC患者放疗期间口服替吉奥治疗，一方面提高其对放疗的敏感性，另一方面作为口服化疗药物与放疗同步进行。

第四节　肝癌的放射治疗并发症及处理

一、上消化道症状

上消化道症状主要表现为恶心、呕吐、厌食和厌油腻等，一般在放疗开始

1周内出现，可持续2～3周，部分患者可持续至放疗结束。放疗开始时可给予抑酸剂预防性治疗，若症状较重时入院给予谷胱甘肽保肝，必要时给予甲氧氯普胺或地塞米松缓解症状。多数患者经过治疗，症状可明显缓解，可继续治疗直至放疗结束。

二、乏力

一般在放疗开始后1周左右出现，乏力是射线照射后最常见的不良反应，随着放疗的进行，患者逐渐耐受，乏力也会缓解，不需要特殊治疗。

三、发热

放疗开始后3～5天患者即可出现发热，一般为中度热，并且有一定的规律性，体温为38℃左右，一般不超过38.5℃。每天放疗结束后数小时内体温逐渐升高，可自行缓解。部分患者需要用解热镇痛药体温才可恢复正常，一般吲哚美辛栓30 mg纳肛，尽量不用或少用药物降体温，因为肝癌患者放疗后发热一般为肿瘤被破坏后坏死组织释放入血引起的“肿瘤热”，频繁或盲目药物降温可增加患者的肝、肾负担，对治疗不利。

四、低血糖

放疗期间，少数患者伴随上消化道症状会出现一过性低血糖，表现为恶心、呕吐、头晕和嗜睡等症状，甚至危及生命。临床医师应注意观察患者的症状和体征，及时发现患者的精神和情绪变化，避免放疗期间出现低血糖导致的猝死。若发现有低血糖症状，应嘱患者随时携带糖果，出现症状时或放疗前含服。

五、黄疸

多见于合并PVTT的HCC和ICC患者，肿块靠近肝门区，患者靶区范围包绕肝门部，放疗开始1周后总胆红素和直接胆红素水平进行性升高，肝脏B超提示肝内胆管轻度扩张。这种情况下要鉴别两种可能性：① 放疗导致的急性期局部肝组织水肿，压迫胆管引起的一过性黄疸，且胆红素水平升高不明显，一般总胆红素≤100 mmol/L。给予保肝、退黄治疗后，黄疸可逐渐减轻，不影响放疗继续进行；如果保肝、退黄治疗效果不佳，还可考虑用地塞米松每日5 mg，连用3天，胆红素水平均可降至正常。② 肿瘤进展压迫胆管，这种情况下患者总胆红素水平迅速升高，达到100 mmol/L以上，给予保肝、退黄药物无效，此时需暂停放疗。肝脏B超同样提示肝内胆管扩张，行内镜逆行胰胆管造影（endoscopic retrograde cholangiopancreatography，ERCP）检查发现胆管系统阻塞（外压多见）。此时要评估患者的一般情况，给予经皮肝穿刺胆管引流术（percutaneous transhepatic cholangial drainage，PTCD）或ERCP支架置入术，待总胆红素降至100 mmol/L以下时再行定位CT复查，重新制订治疗计划。

六、上消化道出血

肝癌一般伴有肝硬化、门静脉高压，因此放疗前应全面评估患者的情况，如行胃镜检查，排除胃底食管静脉曲张。对伴有门静脉高压、胃底食管静脉曲张的患者，放疗期间极易出现上消化道出血，放疗开始时应住院观察，并给予保肝、抑酸药物及铝碳酸镁咀嚼片保护胃黏膜；对伴门静脉高压较重的患者应给予降压药物治疗，照射剂量可适当调整，尽量给予低剂量分割照射，延长治疗时间。经有效的预防处理，患者上消化道出血的可能性会大大降低。一旦患者出现上消化道出血，应立即暂停放疗，处理方法同内科处理。

七、骨髓抑制

一般出现在放疗开始后2周左右，及时复查血常规非常关键。肝癌患者放疗期间抽血检查建议：放疗前检查血常规，排除脾功能亢进引起的三系降低；放疗开始后1周左右复查血常规，此时较少出现骨髓抑制，但伴有骨转移的患者骨髓抑制现象出现较早；此后每周复查血常规，直至放疗结束。放疗所致的骨髓抑制一般表现为白细胞和血小板计数减少，不伴有血红蛋白异常。给予升高白细胞和血小板的治疗即可，如有3度骨髓抑制患者应暂停放疗。

八、放射性肝损伤

1. 急性放射性肝损伤

急性放射性肝损伤表现为胆红素和血清谷丙转氨酶水平上升。给予保肝治疗后复查肝功能，一般放疗期间谷丙转氨酶水平均高于正常值，放疗结束后继续保肝治疗，肝功能可逐渐恢复正常。

2. RILD

RILD发生在已接受过肝脏高剂量放疗的患者，一般在放疗结束后发生，对患者行常规保肝治疗即可。随着肝脏代偿功能的恢复，肝功能也可逐渐恢复。

第五节　肿瘤乏氧与放射治疗

在过去的十余年间，科学家提出了许多种克服肿瘤乏氧导致放疗抵抗的方法。

（1）在放疗时增加肿瘤组织的氧含量，包括高压氧治疗；口服烟酰胺，并且吸入氧和5%二氧化碳的混合气体治疗；使用乙丙昔罗治疗，可增强氧扩散到低氧肿瘤组织的能力，是一种合成的血红蛋白变构调节剂；内皮缩血管肽B型受体激动剂的使用能够选择性提高肿瘤的血供。

（2）一些针对乏氧细胞靶向作用的药物和乏氧细胞增敏剂，包括糖酵解抑制剂，具有生物还原活性的细胞毒素。

（3）靶向作用于HIF-1的药物，因为HIF-1是一种能够提高乏氧肿瘤细胞生存率的转录因子。

总之，针对肿瘤乏氧放射增敏剂的研究初步取得了良好的放射增敏效果，而且有部分药物已经进入了临床试验阶段。现在研究肿瘤乏氧放射增敏剂所面临的比较大的问题是不良反应大，因此，有必要进一步寻找高效低毒的药物，提高放射增敏药物的耐受性和放射增敏活性，从而最终提高肿瘤的整体治疗水平。

参考文献

[1] Andolino D L, Forquer J A, Henderson M A, et al. Chest wall toxicity after stereotactic body radiotherapy for malignant lesions of the lung and liver[J]. Int J Radiat Oncol Biol Phys, 2011, 80(3): 692-697.

[2] Ben-Josef E, Normolle D, Ensminger W D, et al. Phase Ⅱ trial of high-dose conformal radiation therapy with concurrent hepatic artery floxuridine for unresectable intrahepatic malignancies[J]. J Clin Oncol, 2005, 23(34): 8739-8747.

[3] Blomgren H, Lax I, Naslund I, et al. Stereotactic high dose fraction radiation therapy of extracranial tumors using an accelerator. Clinical experience of the first thirty-one patients[J]. Acta Oncol, 1995, 34(6): 861-870.

[4] Braga L, Guller U, Semelka R C. Modern hepatic imaging[J]. Surg Clin North Am, 2004, 84(2): 375−400.

[5] Bruix J, Llovet J M. Prognostic prediction and treatment strategy in hepatocellular carcinoma[J]. Hepatology, 2002, 35(3): 519−524.

[6] Cardenes H R, Price T R, Perkins S M, et al. Phase Ⅰ feasibility trial of stereotactic body radiation therapy for primary hepatocellular carcinoma[J]. Clin Transl Oncol, 2010, 12(3): 218−225.

[7] Cheng A L, Kang Y K, Chen Z, et al. Efficacy and safety of sorafenib in patients in the Asia-Pacific region with advanced hepatocellular carcinoma: A phase Ⅲ randomised, double-blind, placebo-controlled trial[J]. Lancet Oncol, 2009, 10(1): 25−34.

[8] Cheng J C, Chuang V P, Cheng S H, et al. Local radiotherapy with or without transcatheter arterial chemoembolization for patients with unresectable hepatocellular carcinoma[J]. Int J Radiat Oncol Biol Phys, 2000, 47(2): 435−442.

[9] Chiba T, Tokuuye K, Matsuzaki Y, et al. Proton beam therapy for hepatocellular carcinoma: a retrospective review of 162 patients[J]. Clin Cancer Res, 2005, 11(10): 3799−3805.

[10] Dawson L A, McGinn C J, Normolle D, et al. Escalated focal liver radiation and concurrent hepatic artery fluorodeoxyuridine for unresectable intrahepatic malignancies[J]. J Clin Oncol, 2000, 18(11): 2210−2218.

[11] Dawson L A, Normolle D, Balter J M, et al. Analysis of radiation-induced liver disease using the Lyman NTCP model[J]. Int J Radiat Oncol Biol Phys, 2002, 53(4): 810−821.

[12] El-Serag H B. Hepatocellular carcinoma: recent trends in the United States[J]. Gastroenterology, 2004, 127(5 Suppl 1): S27−S34.

[13] Goyal K, Einstein D, Yao M, et al. Cyberknife stereotactic body radiation therapy for nonresectable tumors of the liver: preliminary results[J]. HPB Surg, 2010, 2010: 309780.

[14] Guo W J, Yu E X, Liu L M, et al. Comparison between chemoembolization combined with radiotherapy and chemoembolization alone for large hepatocellular carcinoma[J]. World J Gastroenterol, 2003, 9(8): 1697−1701.

[15] Huang Y J, Hsu H C, Wang C Y, et al. The treatment responses in cases of radiation therapy to portal vein thrombosis in advanced hepatocellular carcinoma[J]. Int J Radiat Oncol Biol Phys, 2009, 73(4): 1155−1163.

[16] Jonas S, Bechstein W O, Steinmuller T, et al. Vascular invasion and histopathologic grading determine outcome after liver transplantation for hepatocellular carcinoma in cirrhosis[J]. Hepatology, 2001, 33(5): 1080−1086.

[17] Kim T H, Kim D Y, Park J W, et al. Three-dimensional conformal radiotherapy of unresectable hepatocellular carcinoma patients for whom transcatheter arterial chemoembolization was ineffective or unsuitable[J]. Am J Clin Oncol, 2006, 29(6): 568−575.

[18] Koo J E, Kim J H, Lim Y S, et al. Combination of transarterial chemoembolization and three-dimensional conformal radiotherapy for hepatocellular carcinoma with inferior vena cava tumor thrombus[J]. Int J Radiat Oncol Biol Phys, 2010, 78(1): 180−187.

[19] Kwon J H, Bae S H, Kim J Y, et al. Long-term effect of stereotactic body radiation therapy for primary hepatocellular carcinoma ineligible for local ablation therapy or surgical

resection. Stereotactic radiotherapy for liver cancer[J]. BMC Cancer, 2010, 10: 475.
[20] Li B, Yu J, Wang L, et al. Study of local three-dimensional conformal radiotherapy combined with transcatheter arterial chemoembolization for patients with stage Ⅲ hepatocellular carcinoma[J]. Am J Clin Oncol, 2003, 26(4): e92−e99.
[21] Liang S X, Huang X B, Zhu X D, et al. Dosimetric predictor identification for radiation-induced liver disease after hypofractionated conformal radiotherapy for primary liver carcinoma patients with Child-Pugh grade A cirrhosis[J]. Radiother Oncol, 2010, 98(2): 265−269.
[22] Liang S X, Zhu X D, Lu H J, et al. Hypofractionated three-dimensional conformal radiation therapy for primary liver carcinoma[J]. Cancer, 2005, 103(10): 2181−2188.
[23] Liang S X, Zhu X D, Xu Z Y, et al. Radiation-induced liver disease in three-dimensional conformal radiation therapy for primary liver carcinoma: the risk factors and hepatic radiation tolerance[J]. Int J Radiat Oncol Biol Phys, 2006, 65(2): 426−434.
[24] Liu M T, Li S H, Chu T C, et al. Three-dimensional conformal radiation therapy for unresectable hepatocellular carcinoma patients who had failed with or were unsuited for transcatheter arterial chemoemboliza-tion[J]. Jpn J Clin Oncol, 2004, 34(9): 532−539.
[25] Llovet J M, Bustamante J, Castells A, et al. Natural history of untreated nonsurgical hepatocellular carcinoma: rationale for the design and evaluation of therapeutic trials[J]. Hepatology, 1999, 29(1): 62−67.
[26] Llovet J M, Real M I, Montana X, et al. Arterial embolisation or chemoembolisation versus symptomatic treatment in patients with unresectable hepatocellular carcinoma: a randomised controlled trial[J]. Lancet, 2002, 359(9319): 1734−1739.
[27] Llovet J M, Ricci S, Mazzaferro V, et al. Sorafenib in advanced hepatocellular carcinoma[J]. N Engl J Med, 2008, 359(4): 378−390.
[28] Lo C M, Ngan H, Tso W K, et al. Randomized controlled trial of transarterial lipiodol chemoembolization for unresectable hepatocellular carcinoma[J].Hepatology, 2002, 35(5): 1164−1171.
[29] Louis C, Dewas S, Mirabel X, et al. Stereotactic radiotherapy of hepatocellular carcinoma: preliminary results[J]. Technol Cancer Res Treat, 2010, 9(5): 479−487.
[30] Marrero J A, Hussain H K, Nghiem H V, et al. Improving the prediction of hepatocellular carcinoma in cirrhotic patients with an arterially-enhancing liver mass[J]. Liver Transplant, 2005, 11(3): 281−289.
[31] Mazzaferro V, Regalia E, Doci R, et al. Liver transplantation for the treatment of small hepatocellular carcinomas in patients with cirrhosis[J]. N Engl J Med, 1996, 334(11): 693−699.
[32] McGinn C J, Ten Haken R K, Ensminger W D, et al. Treatment of intrahepatic cancers with radiation doses based on a normal tissue complication probability model[J]. J Clin Oncol, 1998, 16(6): 2246−2252.
[33] McIntosh A, Hagspiel K D, Al-Osaimi A M, et al. Accelerated treatment using intensity-modulated radiation therapy plus concurrent capecitabine for unresectable hepatocellular carcinoma[J]. Cancer, 2009, 115(21): 5117−5125.
[34] Mendez-Romero A, Wunderink W, Hussain S M, et al. Stereotactic body radiation therapy

for primary and metastatic liver tumors: a single institution phase Ⅰ - Ⅱ study[J]. Acta Oncol, 2006, 45(7): 831−837.
[35] Meng M B, Cui Y L, Lu Y, et al. Transcatheter arterial chemoembolization in combination with radiotherapy for unresectable hepatocellular carcinoma: a systematic review and meta-analysis[J]. Radiother Oncol, 2009, 92(2): 184−194.
[36] Mornex F, Girard N, Beziat C, et al. Feasibility and efficacy of high-dose three-dimensional-conformal radiotherapy in cirrhotic patients with small-size hepatocellular carcinoma noneligible for curative therapies—mature results of the French phase Ⅱ RTF-1 trial[J]. Int J Radiat Oncol Biol Phys, 2006, 66(4): 1152−1158.
[37] Oh K S, Soto D E, Smith D C, et al. Combined-modality therapy with gemcitabine and radiation therapy as a bladder preservation strategy: long-term results of a phase Ⅰ trial[J]. Int J Radiat Oncol Biol Phys, 2009, 74(2): 511−517.
[38] Parkin D M, Bray F, Ferlay J, et al. Estimating the world cancer burden: globocan 2000[J]. Int J Cancer, 2001, 94(2): 153−156.
[39] Robertson J M, McGinn CJ, Walker S, et al. A phase Ⅰ trial of hepatic arterial bromodeoxyuridine and conformal radiation therapy for patients with primary hepatobiliary cancers or colorectal liver metastases[J]. Int J Radiat Oncol Biol Phys, 1997, 39(5): 1087−1092.
[40] Seo Y S, Kim M S, Yoo S Y, et al. Preliminary result of stereotactic body radiotherapy as a local salvage treatment for inoperable hepatocellular carcinoma[J]. J Surg Oncol, 2010, 102(3): 209−214.
[41] Seong J, Lee I J, Shim S J, et al. A multicenter retrospective cohort study of practice patterns and clinical outcome on radiotherapy for hepatocellular carcinoma in Korea[J]. Liver Int, 2009, 29(2): 147−152.
[42] Seong J, Park H C, Han K H, et al. Clinical results and prognostic factors in radiotherapy for unresectable hepatocellular carcinoma: a retrospective study of 158 patients[J]. Int J Radiat Oncol Biol Phys, 2003, 55(2): 329−336.
[43] Shim S J, Seong J, Han K H, et al. Local radiotherapy as a complement to incomplete transcatheter arterial chemoembolization in locally advanced hepatocellular carcinoma[J]. Liver Int, 2005, 25(6): 1189−1196.
[44] Son S H, Choi B O, Ryu M R, et al. Stereotactic body radiotherapy for patients with unresectable primary hepatocellular carcinoma: dose-volumetric parameters predicting the hepatic complication[J]. Int J Radiat Oncol Biol Phys, 2010, 78(4): 1073−1080.
[45] Stenmark M H, Liu E, Schipper M J, et al. SBRT outcomes for primary and metastatic liver lesions[C]. San Francisco: Gastrointestinal Cancers Symposium, 2011.
[46] Stephans K L, Djemil T, Tendulkar R D, et al. Prediction of chest wall toxicity from lung stereotactic body radiotherapy (SBRT)[J]. Int J Radiat Oncol Biol Phys, 2012, 82(2): 974−980.
[47] Thomas E, Chapet O, Kessler M L, et al. Benefit of using biologic parameters (EUD and NTCP) in IMRT optimization for treatment of intrahepatic tumors[J]. Int J Radiat Oncol Biol Phys, 2005, 62(2): 571−578.
[48] Toya R, Murakami R, Baba Y, et al. Conformal radiation therapy for portal vein tumor

thrombosis of hepatocellular carcinoma[J]. Radiother Oncol, 2007, 84(3): 266−271.
[49] Tse RV, Hawkins M, Lockwood G, et al. Phase Ⅰ study of individualized stereotactic body radiotherapy for hepatocellular carcinoma and intrahepatic cholangiocarcinoma[J]. J Clin Oncol, 2008, 26(4): 657−664.
[50] Wang G, Shen W, Song M, et al. Results of combined treatment with transcatheter hepatic arterial chemoembolization and whole-liver irradiation with the moving strip technique in unresectable hepatocellular carcinoma[J]. Int J Clin Oncol, 2000, 5: 380−385.
[51] Zeng Z C, Tang Z Y, Fan J, et al. A comparison of chemoembolization combination with and without radiotherapy for unresectable hepatocellular carcinoma[J]. Cancer J, 2004, 10(5): 307−316.
[52] Zhou Z H, Liu L M, Chen W W, et al. Combined therapy of transcatheter arterial chemoembolisation and three-dimensional conformal radiotherapy for hepatocellular carcinoma[J]. Br J Radiol, 2007, 80(951): 194−201.

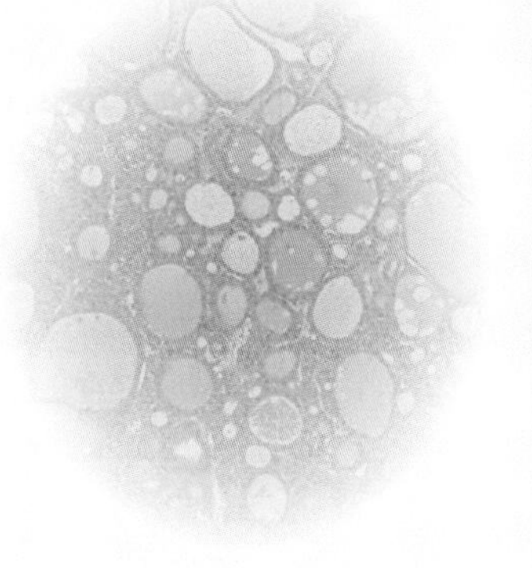

第五章

肝癌的介入治疗

葛乃健

肝癌发展快，肿瘤倍增时间为75～143天，平均4个月即可增加至原体积的2倍，其自然病程一般不超过2年。患者发病隐匿，早期常无症状，一经发现多已至中、晚期，丧失了手术治疗的时机。肝癌虽经外科半个多世纪的努力，目前能手术切除者也只有10%～15%，且术后复发率非常高，即使小肝癌手术切除或施行肝移植后3年复发率仍超过50%。此外，肝脏的特殊解剖及生理位置使其成为恶性实体肿瘤的常见转移部位，在所有癌肿中约有1/3可通过血行、淋巴结转移及直接浸润累及肝脏，其中胃肠道肿瘤的发生率最高为50%～70%。最常见的原发癌灶有胃癌、结直肠癌、肺癌、乳腺癌、胆囊癌、胰腺癌及黑色素瘤等，这些晚期癌肿的放化疗均难以奏效。近20余年的介入放射学实践充分证明，放射介入是目前肝癌非手术治疗中使用最广、疗效最好的方法，并已被公认为是不能手术切除肝癌的首选治疗方法。

[通信作者]　葛乃健，Email: 31950520@qq.com

第一节　肝癌的介入治疗方法

肝癌的放射介入治疗通常采用Seldinger技术，将导管超选放置于肝固有动脉或其分支的靶动脉，经导管动脉灌注化疗（transcatheter arterial infusion chemotherapy，TAI化疗）或经导管动脉内栓塞术（transcatheter arterial embolization，TAE）。20世纪80年代初期常用TAI化疗，其效果较差；随后采用TAI化疗与TAE复合治疗，又称为经导管动脉栓塞化疗（transcatheter arterial chemoembolization，TACE）。肝癌的放射介入治疗始于20世纪70年代中期，Wallace和Chuang（庄伯详）等在肝癌介入治疗方面做了大量工作，至80年代这一技术在发达国家得到了广泛应用。1979年日本学者熊健一郎证明，碘化油经肝动脉注入会选择性地滞留在肝癌内，可用于栓塞治疗，开创了肝癌介入治疗的新纪元。80年代中后期，肝癌的放射介入治疗在我国得到了开展并迅速推广，我国学者对此疗法进行了大量研究，并取得了令人鼓舞的成绩。海军军医大学东方肝胆外科医院（前身为长海医院肝胆外科）10年间已介入治疗肝癌患者4万余例次，目前TACE已成为肝癌综合治疗中不可或缺的治疗手段。

肝癌的介入治疗主要分为血管介入和非血管介入两大类。血管性介入，如TACE、TAI化疗、全植入式导管药盒系统（port-catheter system，PCS）疗法及经导管动脉放疗栓塞（transarterial radioembolization，TARE）等；非血管性介入，如经皮肝穿刺瘤内无水乙醇注射（percutaneous ethanol injection，PEI）、经皮微波凝固疗法（percutaneous microwave coagulation therapy，PMCT）、经皮射频消融治疗（percutaneous radiofrequency ablation，PRFA）、激光消融及氩氦刀冷冻消融治疗等。接下来分别介绍血管介入与非血管介入在肝癌治疗中的应用。

第二节　肝癌的血管化疗栓塞介入治疗

一、肝动脉系统（包括肝动脉、肠系膜上动脉、膈动脉等）的血管化疗栓塞介入治疗

1. 适应证和禁忌证

（1）适应证：① 因各种原因不能手术切除的肝癌患者或不愿接受手术治疗

的肝癌患者；② 作为二期手术切除前的准备，TACE可使肿瘤缩小，使原本不能手术切除的肝癌患者重新获得根治的机会，并可发现微小子灶，以利二期手术时确定切除范围；③ 肝癌切除术后残留或复发者；④ 肝移植术后复发性肝癌的姑息治疗；⑤ 控制肿瘤引起的疼痛、破裂出血和较大的动-静脉分流；⑥ 晚期患者的安慰性治疗。

（2）禁忌证：① 严重的心、肝、肾功能不全者；② 肿瘤病灶超过整个肝脏的80%；③ 全身广泛转移者（控制症状者例外）；④ 终末期患者；⑤ 有血管造影禁忌证者。

2. 方法

（1）TAI化疗：是较早应用的介入治疗方法。其理论基础是门静脉癌栓（PVTT）组织与肝内原发灶一样具有双重血供，即肝动脉和门静脉，而肝动脉供给是其主要作用，约占90%以上，因此通过动脉给药能使药物首先进入靶器官而不受血流分布的影响，同时靶器官的首过效应使其成为全身药物分布最多的部位。近几年随着PCS的应用，使持续多次TAI化疗变得简单易行。Ando等对48名合并PVTT的肝癌患者（其中14例患者的癌栓位于门静脉二级分支，34例患者的癌栓位于一级分支或主干）经皮植入化疗泵行TAI化疗。一个疗程的治疗方案为：在第1～5天每天给予顺铂7 mg/（m^2 · h）及5-FU 170 mg/（m^2 · 5 h），每次给药顺序为先顺铂后5-FU。所有患者接受4个疗程的治疗。结果显示，4例患者为完全有效，19例患者为部分有效，总有效率为48%。1、2、3和5年生存率分别为45%、31%、25%和11%。有效组和无效组的中位生存期分别为31.6个月和5.4个月。Itamoto等对7例门静脉主干或第一支有癌栓的肝癌患者进行TAI化疗，前5天经由动脉给予顺铂10 mg/h和5-FU 250 mg/24 h，之后停止治疗2天。然后按此方式通过植入的化疗泵给予3个或更多疗程的化疗。结果显示，5例患者血清AFP水平下降，2例恢复正常；3例（43%）患者的PVTT缩小或消失，平均和中位生存时间分别为8.0个月和7.5个月。临床研究显示，TAI化疗对于合并PVTT的肝癌患者有较好的疗效，但其存在局部药物浓度持续时间不长的缺点，使其单次给药时间偏长，患者容易产生各种不适症状。

（2）TACE或TAE：是介入治疗中应用较广泛的治疗方法。其在TAI化疗的基础上，通过栓塞肿瘤血管减少血流量来增加局部药物浓度的持续时间，缩短单次给药时间，增强治疗效果。诸多相关文献文包括肝癌治疗指南，对于巴塞罗那分期（Barcelona Clinic Liver Cancer, BCLC分期）为Ⅱ～Ⅲ期肝癌主要的治疗方法为TACE。过去一直将PVTT列为TACE的禁忌证，但近年研究显示肝癌形成的PVTT大多数是逐渐而缓慢形成的，机体具有代偿能力，门静脉周围小静脉扩张形成侧支循环，血管造影可见与门静脉主干平行的蛇行静脉丛。这类患者往往一般状况尚好，没有腹水，肝功能基本正常，对其行TACE是可行的。也有研究者认为只要门静脉主干癌栓阻断门静脉管腔不超过50%即可行TACE治疗，反之不可。总之，对于合并PVTT的肝癌患者只要肝功能尚可，无明显腹水或严重黄疸以及无全身明显禁忌证，都可考虑采用TACE治疗。在临床实践中确实发现，有部分患者经TACE治疗后门静脉主干癌栓内碘油填充良好，对控制癌栓发展有很大的作用。曹觉等对40例合并PVTT的肝癌患者进行多次TACE治疗后，总有效率为67.5%，治疗后0.5、1和3年的生存率分别为75%、12.5%和2.5%，平均生存期为9个月。其研究还显示平均治疗间期应视患者情况而定。刘崎等的研究还表明不同的栓塞剂对疗效也是有影响的。他采用化疗加碘油栓塞（LpTACE）和化疗加碘油剂明胶海绵栓塞（LpGsTACE）治疗合并PVTT的肝癌患者，发现门静脉主干癌栓消失率及不变率在LpTACE组分别为21.4%和54.8%，在LpGsTACE组分别为37.7%和40.4%（$P < 0.001$）；两组间0.5、1、2、3年的生存率差异也有统计学意义（均$P < 0.05$）。其原因为碘油的栓塞部位在毛细血管末梢和肝窦，碘油容易被冲走，而且门静脉主干癌栓一般都合并有动脉门脉瘘，碘油易经瘘口进入门脉系统；而明胶海绵在栓塞动脉的同时堵塞动脉门静脉瘘口，减少碘油的冲刷，增强了疗效。因此，肝癌能否行TACE治疗主要依据患者的肝功能、全身情况及病灶的范围而定。其实只要肝功能允许，各期肝癌皆可行介入治疗。目前，介入术前的肝功能评估仍主要采用Child-Pugh分级。肝功能在Child-Pugh B级以上，介入治疗较安全；反之，介入危险性大，预后不良。

（3）TARE：主要是将放射性微球灌注进入肝动脉，起到肝动脉栓塞及放疗的作用。放射性微球能够很好地进入肝癌病灶，同时对PVTT进行近距离放疗，还能同时起到栓塞的作用，阻断肝癌病灶动脉供血。近几年，带有钇-90的微球作为代表被广泛关注。传统的外部放疗存在放射性肝炎、放射性胃炎等并发症，相对于传统的放疗来说，钇-90微球除不仅对局部肿瘤有较高的放疗效果，可有效地限制肿瘤生长以外，同时可降低全身放疗的伤害，大大降低了并发症的发生率。因此，钇-90微球可能成为治疗肝癌合并PVTT的一种有效手段。现已证实钇-90微球是可以被肝癌合并PVTT的患者所耐受的，并且钇-90微球相对于化疗栓塞而言并发症较少。研究表明，使用钇-90微球治疗患者的中位生存期可达7个月左右。Inarrairaegui等报道了25例不能手术并伴有PVTT的患者，使用钇-90微球治疗后并发症发生率低，中位生存期为10个月。Saxena等报道了45例连续使用钇-90微球治疗的患者，中位生存期长达27.7个月，其中生存期在36个月以上的患者占26%。以上结果证实了钇-90可作为治疗不可手术肝癌患者的有效手段之一。

二、肝静脉系统(门静脉和肝静脉)的血管化疗栓塞介入治疗

1. 门静脉造影的适应证和禁忌证

(1) 适应证: ① 门静脉高压症,可测定门静脉压力、管径大小、血流方向、有无血栓形成等; ② 肝内外门静脉的梗阻性疾病; ③ 门静脉先天性异常,如狭窄、闭塞等; ④ 脾肾或脾腔静脉分流的术前和术后检查; ⑤ 经门静脉介入治疗前,如经皮经肝静脉曲张栓塞(percutaneous transhepatic variceal embolization, PTVE)、经颈静脉肝内门腔内支架分流(transjugular intrahepatic portosystemic stent-shunt, TIPSS)、PCS置放术或经门静脉化疗栓塞等; ⑥ 肝移植后门静脉并发症的确诊和介入治疗。

(2) 禁忌证: 同肝动脉造影,有大量腹水或凝血机制差者不宜行经皮肝穿刺或经脾穿刺门静脉造影。

2. 肝静脉造影的适应证和禁忌证

(1) 适应证: ① 评估肝硬化和门静脉高压患者的病情; ② TIPSS术中造影; ③ 肝静脉-下腔静脉疾病的诊断与介入治疗; ④ 肝内肿瘤的诊断和介入治疗。

(2) 禁忌证: 同肝动脉造影,有大量腹水或凝血机制差者不宜直接穿刺肝静脉造影。

3. 方法

(1) 经皮经肝门静脉栓塞化疗术(selective portal vein embolization, SPVE)或肝内门脉支栓塞(portal vein-branch embolization, PVE)。目前认为单纯TACE不可能完全阻断肿瘤血供,也不可能使肿瘤组织完全坏死。联合门静脉化疗已被证明是行之有效的治疗方法,但门静脉插管方式需经手术开腹,创伤较大。SPVE是在B超引导下经皮经肝实质刺入荷瘤侧门静脉分支并注入化疗药物,进行选择性门静脉栓塞化疗。其优点在于: ① 简单、方便、安全、创伤小; ② 由于是选择性栓塞,对健侧肝段或肝叶无明显影响; ③ 药物直接作用于肿瘤组织,提高了疗效。王轩等对39例患者先行TAE治疗,1～2周后再行SPVE。结果显示,PVTT消失或缩小率为68.4%,其中9例行二期手术切除,病理证实PVTT坏死率为100%。术后随访,患者1、3年生存率分别为73.7%和18.4%; 不良反应为有不同程度的恶心、呕吐及轻度肝功能损害,对症处理均可缓解。温增庆等的研究显示,20例患者单纯行SPVE治疗后,其中1例癌栓消失,3例门静脉主干癌栓缩小,6例得到有效控制,所有患者临床症状得以改善。这两项研究中都未发生

出血、肿瘤破裂及肝衰竭等严重并发症。因此SPVE或SPVE联合TACE治疗癌栓是一种简单、有效、安全的方法。必须注意的是，药物过敏、凝血功能异常、明显黄疸和腹水、肝脏肿瘤过大会影响静脉穿刺，心功能不全者为禁忌。

（2）TIPSS。肝癌晚期患者往往合并PVTT、肝硬化、顽固性腹水，甚至部分患者出现上消化道出血等严重并发症。对肝癌患者而言，此时危及生命的并非病灶本身而是这些并发症。TIPSS能有效地解决这些危及患者生命的并发症，延长患者的生存期。

姜波等运用TIPSS治疗PVTT性门静脉高压，具体方法如下。常规术前准备，右颈内静脉入路，按常规TIPSS方法穿刺门脉右支，回抽有门脉血液后（由于癌栓引起门脉闭塞、狭窄变形并继发门脉海绵样变等，不一定能穿刺到门脉右支的合适位置，即便穿刺到分支中也可继续进行手术。如果门脉回血不畅，常需造影指示），引入黑泥鳅导丝，通过黑泥鳅导丝钻入门脉主干，引入导管，造影证实导管在门脉主干或肠系膜上静脉后，更换为超硬导丝，行球囊扩张并按狭窄段长度及肿瘤侵犯程度选择内支架的型号及个数。放置支架时，支架一定要覆盖癌栓，球囊扩张前后测量门脉压力的变化。术前设计穿刺路径时，尽量避免穿刺道经过肿瘤组织。他们报道的14例终末期肝癌合并PVTT及门静脉高压症患者，平均年龄53.6岁，8例门静脉主干完全堵塞，6例门静脉主干及分支有不同程度的栓塞；5例合并门静脉海绵样变，1例单纯上消化道大出血，3例单纯顽固性腹水，10例上消化道大出血合并顽固性腹水。结果显示，14例患者中有10例成功行TIPSS治疗，平均门静脉压力从术前的37.2 mmHg（1 mmHg=0.133 kPa）降至术后的18.2 mmHg，平均降低19.0 mmHg，腹水减少或消失，消化道出血、腹胀、腹泻等症状缓解，平均生存132.3天；4例失败，均伴有严重的肝硬化，彩色多普勒超声提示有门脉海绵样变，放弃手术。此项研究提示，TIPSS技术是治疗肝癌合并PTVV引起上消化道大出血和顽固性腹水的有效方法。

第三节　肝癌的非血管介入治疗

一、肝癌局部消融法

局部消融法为在B超、CT或MRI导引下，经皮肝穿刺行肿瘤PMCT、PRFA、激光消融及氩氦刀冷冻消融等治疗。该方法主要用于数目在3个以内、直径

3～5 cm的小肝癌，尤其适用于胆管细胞性肝癌及低血供型继发性肝癌的介入治疗。若与TACE联合应用可进一步提高疗效，但对肿瘤位于肝表面或紧邻肝内大血管、胆管及胆囊者应慎用（具体参见第九章第三节）。

二、粒子植入术

^{125}I粒子植入治疗肿瘤具有创伤小、并发症少等优点，临床上治疗颅内肿瘤、头颈部肿瘤、胰腺癌、早期前列腺癌、肝癌等都有显著的疗效。放射性粒子直接种植在瘤体内，射线有效距离1.7 cm，射线集中于肿瘤内部照射，极少损伤正常组织，不会引起白细胞计数下降、放射性胃炎等并发症。因此，对于不可切除肝癌是一种重要的治疗手段，能有效地抑制肝癌的生长，从而延长患者的生存期。Lin等在MRI引导下行^{125}I粒子植入治疗肝癌，并证实该项技术用于肝癌患者治疗是可行及有效的。另外，在肝癌合并PVTT治疗中，可将粒子条与支架结合应用，具体操作如下。在多普勒超声引导下用穿刺未受累肝段的门静脉分支，交换NPAS套管系统，通过导丝置入5F导管鞘。用猪尾导管越过门静脉狭窄段入脾静脉或肠系膜上静脉造影，以判断癌栓累及程度。测量癌栓长度，计算所需^{125}I粒子数。将所需^{125}I粒子连续封装入4F透明导管内制成粒子条备用，经鞘内分别置入合适的金属支架及粒子条。再次行脾静脉造影后，用直径3 mm的弹簧圈封堵穿刺道。

近年来，随着放射介入治疗的进步和肿瘤局部治疗的兴起，肝癌的介入治疗已朝着多元化联合治疗的方向发展。具体应选择何种介入方法治疗，在临床实践中应主要依据患者的肿瘤情况、肝功能储备、全身状况及介入方法本身的特点而定。若患者无介入治疗禁忌，则可按下述原则选择介入治疗。① 肝癌结节较多、分布较广或体积较大者可选择LpGsTACE、LpTACE、TARE及热化疗栓塞等治疗，少血供者最好经皮肝动脉或门静脉埋置PCS灌注化疗或栓塞，术后可酌情行PEI以提高疗效。② 对病灶单发或结节较局限的原发性小肝癌，一般先行S-LpTACE或E-LpTAE，术后再配合行PEI或局部消融治疗。若患者肝硬化严重、肝功能受损明显，原则上应以局部治疗为主。③ 肝癌并发肝外转移者可酌情选用TACE或PCS-TAI治疗，有胸、腰椎转移者可采用经皮椎体成形术（percutaneous vertebroplasty，PVP）止痛，肝癌自发破裂出血可行TAE急诊止血，PVTT等可采用TACE、PEI或激光消融治疗，梗阻性黄疸可行经皮肝穿刺胆管引流术（PTCD）或金属内支架置放术等。对于不能手术切除的肝癌，单纯用一种治疗手段很难获得有效的控制。因此，合理运用各项治疗手段，多学科联合治疗才能有效地延长患者的生存期。

参 考 文 献

[1] Conte V P. Hepatocellular carcinoma. Part 2. treatment[J]. Arq Gastroenterol, 2000, 37(2): 133-143.

[2] Gabr A, Abouchaleh N, Ali R, Vouche M, et al. Comparative study of post-transplant outcomes in hepatocellular carcinoma patients treated with chemoembolization or radioembolization[J]. Eur J Radiol, 2017, 93: 100-106.

[3] Hoink A J, Schulke C, Koch R, et al. Response evaluation of malignant liver lesions after TACE/SIRT: comparison of manual and semi-automatic measurement of different response criteria in multislice CT[J]. Rofo, 2017, 189(11): 1067-1075.

[4] Ishikawa T, Abe S, Watanabe T, et al. Improved survival with double platinum therapy transcatheter arterial infusion using cisplatin and transcatheter arterial chemoembolization using miriplatin for BCLC-B hepatocellular carcinoma[J]. Mol Clin Oncol, 2016, 5(5): 511-516.

[5] Kirstein M M, Voigtlander T, Schweitzer N, et al. Retrograde portal vein flow and transarterial chemoembolization in patients with hepatocellular carcinoma — a case-control study[J]. Scand J Gastroenterol, 2017, 52(12): 1398-1406.

[6] Lin Z Y, Lin J, Lin C, et al. 2012. 1.5T conventional MR-guided iodine-125 interstitial implants for hepatocellular carcinoma: feasibility and preliminary clinical experience[J]. Eur J Radiol, 2012, 81(7): 1420-1425.

[7] Sacco R, Tapete G, Simonetti N, et al. Transarterial chemoembolization for the treatment of hepatocellular carcinoma: a review[J]. J Hepatocell Carcinoma, 2017, 4: 105-110.

[8] Sastre J, Diaz-Beveridge R, Garcia-Foncillas J, et al. Clinical guideline SEOM: hepatocellular carcinoma[J]. Clin Transl Oncol, 2015, 17(12): 988-995.

[9] Saxena A, Meteling B, Kapoor J, et al. Yttrium-90 radioembolization is a safe and effective treatment for unresectable hepatocellular carcinoma: a single centre experience of 45 consecutive patients[J]. Int J Surg, 2014, 12(12): 1403-1408.

[10] Tsai A L, Burke C T, Kennedy A S, et al. Use of yttrium-90 microspheres in patients with advanced hepatocellular carcinoma and portal vein thrombosis[J]. J Vasc Interv Radiol, 2010, 21(9): 1377-1384.

[11] Wu T, Sun R, Wang Z, et al. A meta-analysis of Cinobufacini combined with transcatheterarterial chemoembolization in the treatment of advanced hepatocellular carcinoma[J]. J Cancer Res Ther, 2014, 10(Suppl 1): 60-64.

[12] Yamashita S, Sakamoto Y, Yamamoto S, et al. Efficacy of preoperative portal vein embolization among patients with hepatocellular carcinoma, biliary tract cancer, and colorectal liver metastases: a comparative study based on single-center experience of 319 cases[J]. Ann Surg Oncol, 2017, 24(6): 1557-1568.

[13] Yang C F, Ho Y J. Transcatheter arterial chemoembolization for hepatocellular carcinoma[J]. J Cancer Res Ther, 2019, 15(2): 305-311.

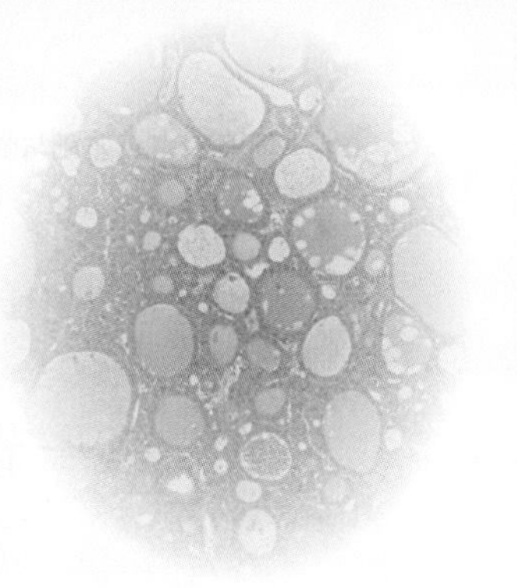

第六章

肝癌的外科治疗

王 康 项延俊 程树群

肝癌是发病率和病死率均居于前列的恶性肿瘤，我国每年约有超过40万人死于肝癌，而手术是目前肝癌患者获得长期生存或达到根治的主要方法之一。但由于肝癌起病隐匿，且我国大多数肝癌患者伴有乙肝，故往往合并不同程度的肝功能不全，初次门诊即可获得手术切除资格的患者比例较低。因此，对患者做出精准的术前评估，对患者手术方式和术前辅助治疗方案的选择显得尤为重要。本章根据临床肝癌诊疗规范总结了肝癌的术前评估、手术适应证、手术方式和术前辅助治疗方案，包括术前降期治疗和术前增加残余肝体积的治疗方案，旨在为临床医师在临床工作中提供更多治疗方式的选择。

［通信作者］ 程树群，Email: chengshuqun@aliyun.com

第一节　术前评估及手术适应证

根据《2019年欧洲肝病学会临床实践指南》，手术切除被推荐为非肝硬化肝癌患者的首选治疗方法。

我国大多数肝癌患者伴有乙型肝炎病毒（HBV）感染，导致不同程度的肝炎或肝硬化。因此，术前精确评估患者的全身情况及肝功能储备情况显得尤为重要。根据肝功能、门静脉高压程度和体重等因素，通过CT/MRI计算肝脏切除部分和残存部分的体积，可以在术前准确地规划肝切除的范围。目前常用的术前肝功能评估方法有肝功能Child-Pugh分级，吲哚菁绿（indocyanine green，ICG）清除实验，其他还有终末期肝病模型（model for end-stage liver disease，MELD）评分、瞬时弹性成像技术、胆碱酯酶/胆红素比率等也显示在指导患者治疗选择方面具有重要作用。通常认为，Child-Pugh A级，ICG 15 min滞留率（ICG-R15）＜30%，肝硬化患者剩余肝脏（future liver remnant，FLR）体积须占标准肝脏体积的40%以上，非肝硬化患者则须占30%以上，这些是行肝切除术的必要条件。既往认为门静脉高压是肝切除术的禁忌证；而近期研究表明，对于部分门静脉高压患者，该项手术的风险是可以接受的，仍可在肝切除术中受益。

根据《中国原发性肝癌诊疗规范（2019年版）》，中国肝癌临床分期（China liver cancer staging，CNLC分期）如**图6-1-1**所示。

《中国原发性肝癌诊疗规范（2019年版）》推荐肝切除术的适应证如下。

（1）肝脏储备功能良好的CNLC Ⅰa期、Ⅰb期和Ⅱa期肝癌是手术切除的首选适应证。

（2）肿瘤局限于同一段或同侧半肝者，或可同时行术中射频消融处理切除范围外病灶的CNLC Ⅱb期肝癌患者。

（3）有以下情况的CNLC Ⅲa期肝癌患者可考虑手术：① 若肿瘤局限于半肝，门静脉分支癌栓（程氏分型Ⅰ/Ⅱ型）是手术适应证，可考虑手术切除肿瘤并经门静脉取栓，术后再实施经导管动脉化疗栓塞（TACE）、门静脉化疗或其他系统治疗。② 合并胆管癌栓（bile duct tumor thrombus，BDTT）且伴有梗阻性黄疸，肝内病灶亦可切除者。③ 伴有肝门部淋巴结转移者，在切除肿瘤的同时行淋巴结清扫或术后外照射。④ 周围脏器受侵犯，可一并切除者。

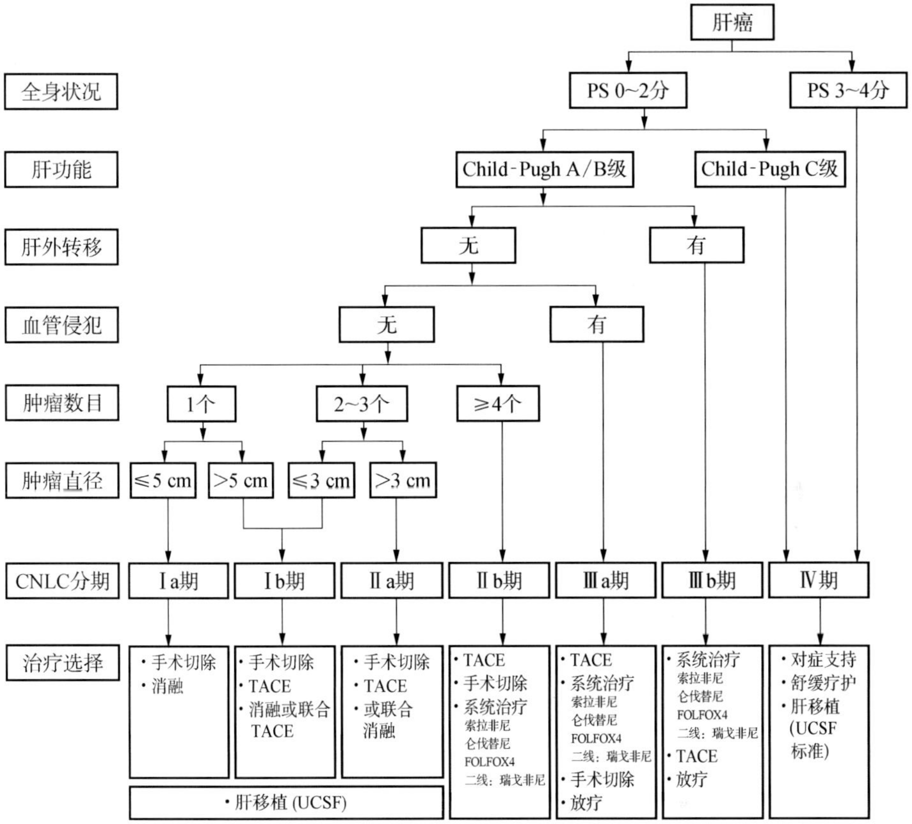

图6-1-1　中国肝癌临床分期(CNLC分期)及治疗路线图

注：UCSF(University of California, San Francisco,加州大学旧金山分校)。

第二节　手术方式的选择

根据肿瘤大小、可检测到的肿瘤卫星数目、肝内肿瘤的位置和主刀医师的手术经验，可以选择采用传统开腹手术或微创手术。对于位于肝脏浅表或前外侧的极早期和早期肝癌患者，腹腔镜手术与传统的开腹手术相比，患者出现并发症较少，住院时间较短。有研究表明，肝硬化患者腹腔镜切除肝癌与降低术后肝脏失代偿的风险有关，这拓宽了肝切除术提供的治疗前景，特别是在与HBV相关的肝硬化患者中。此外，临床医师还需要对患者术中切缘，解剖性或非解剖性切除做出抉择。研究表明，对于直径＜5 cm的单发肿瘤，特别是肿瘤直径为2～5 cm的肝癌，解剖性肝切除能提供更长的无病生存期。对于肝切除术切缘的选择目前还存在争议。许多学者认为宽切缘（切缘≥1 cm）更有利于肝癌切缘阴性，达到根治性切除。Nitta等认为切缘＞7 mm可以预防肝癌早期复发，但有也研究表明窄切缘（切缘＜1 cm）与宽切缘患者的预后并无明显差别，肝癌术后复发主要由癌栓及卫星转移灶引起，反而更宽的切缘增加了患者术中出血和术后并发症的发生率。此外，对于巨大肝癌，可采用不游离肝周韧带的前径路肝切除法。对于多发性肝癌，可采用手术切除结合术中局部消融（如射频消融等）方式治疗。

由于肝癌具有高侵袭性特征，脉管侵犯是其典型特征，形成门静脉癌栓（PVTT）、肝静脉癌栓（hepatic vein tumor thrombus，HVTT）/下腔静脉癌栓（IVCTT）和BDTT，从而发生肝内外转移和复发。故对于合并癌栓的患者更需注意手术方式，以达到根治性切除的效果。

一、肝癌合并PVTT

对肝癌合并PVTT患者行手术切除须严格掌握手术指征，一般来说，如肝功能基本正常、无腹水、肝癌局限、肿瘤单个或只有周边零星播散灶，估计主瘤可切除、余肝可代偿、无肝内广泛癌灶转移及远处转移，则可行手术切除。Kokudo等回顾性分析了6 474例肝癌合并PVTT患者，其中2 093例行手术治疗，4 381例行非手术治疗，发现在肝功能为Child-Pugh A级的患者中，手术组中位生存期比非手术组增加1.77年（2.87年 *vs* 1.10年，$P < 0.001$），进一步通过倾向评分匹配（propensity score matching，PSM）为两组各匹配了1 058例患者进行分析，结果显示手术组比非手术组患者的中位生存期延长了0.88年（2.45年 *vs* 1.57年，$P < 0.001$），证明手术治疗对此类患者有一定的疗效。根据中国医师协会肝癌专业委员会出版的《肝细胞癌合并门静脉癌栓多学科诊治中国专家共识（2018年版）》，肝细胞癌合并门静脉癌栓诊疗路径如图**6-2-1**所示。

1. PVTT的分型

PVTT发生的部位和范围均与预后密切相关，国际上常用的肝癌分期如TNM分期、BCLC分期、日本综合分期（JIS）等都认可PVTT的重要性，但均未进一步细化分型。目前，针对PVTT的分型标准有日本的VP分型和我国的程氏分型。程氏分型依据PVTT侵犯门静脉范围分为：Ⅰ型，癌栓侵犯肝叶或肝段的门静脉分支；Ⅱ型，癌栓侵犯至门静脉左支或右支；Ⅲ型，癌栓侵犯至门

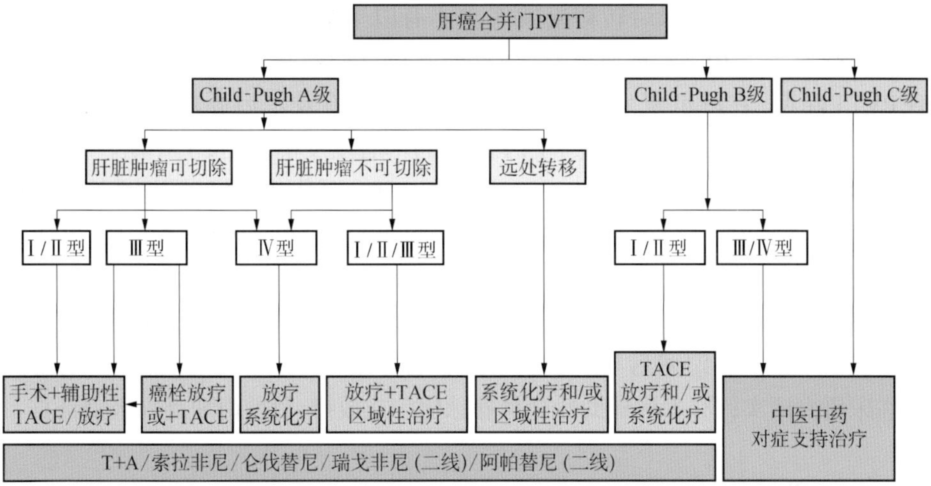

图6-2-1　肝细胞癌合并PVTT诊疗路径图

注：TACE，经导管动脉化疗栓塞；T+A，贝伐珠单抗+阿替利珠单抗。

静脉主干；Ⅳ型，癌栓侵犯至肠系膜上静脉；术后病理学诊断微血管癌栓为I_0型。我国学者的研究表明，程氏分型较日本VP分型更适于中国PVTT患者的病情评估、治疗选择和预后判断。因此，推荐程氏分型作为PVTT的中国分型标准。

2. 治疗原则

肝癌合并PVTT的治疗应以肝功能基础为前提，根据肿瘤情况和PVTT分型，首次治疗尽量选择能最大限度去除或控制肝癌原发病灶及PVTT的方法，强调通过多学科联合的综合治疗手段延长患者的生存期和改善其生活质量。

3. 手术治疗

手术切除是肝癌合并PVTT Ⅰ、Ⅱ型患者的首选，并有可能获得根治的机会。手术切除原发灶及癌栓的同时还可降低门静脉压力，后者在一定程度上可改善患者的肝功能和生活质量。文献显示，手术治疗效果优于TACE或TACE联合放疗，尤其是PVTT Ⅰ/Ⅱ型较Ⅲ/Ⅳ更适合手术治疗。对于Ⅰ/Ⅱ型PVTT患者，可以通过肝叶或半肝切除将PVTT及受累门静脉一并切除；对于Ⅲ型患者，切除原发病灶后，PVTT的手术方式包括经肝断面门静脉断端取栓术、PVTT及受累门静脉切除后行门静脉重建和门静脉断端取栓并门静脉内膜剥脱术，这3种手术方式的预后无明显差别。目前最常用的是肝断面门静脉断端取栓术，手术过程应特别注意防止医源性肿瘤播散，如果技术可行，应采取阻断门静脉主干和对侧门静脉分支，取PVTT后开放血流冲洗断端等措施。

降低PVTT患者术后转移复发率主要有以下措施：① 术前放疗。术前小剂量放疗对部分PVTT Ⅲ型患者（如癌栓不超过门静脉主干起始处2 cm）可实现PVTT降期，在降低复发率同时不增加手术风险及术后肝功能衰竭的发生率。② 术后辅助TACE可降低PVTT患者的术后复发率，延长生存期。③ 术后门静脉药物传递系统（drug delivery system，DDS）泵化疗可能对预防复发有效。④ 术后肝动脉灌注化疗（hepatic artery infusion chemotherapy，HAIC）有可能降低复发率。

存在争议的其他辅助治疗手段：① 术前TACE可能使PVTT患者获益，但可能增加手术风险；② 术后早期口服索拉非尼可能有助于延缓复发，但尚须大样本临床研究证实；③ 术后辅助性全身静脉化疗或放疗，目前尚缺乏高级别证据。

二、肝癌合并HVTT/IVCTT

目前，随着外科技术和围手术期管理的迅速发展，肝癌合并HVTT不再是手术的绝对禁忌证。对于特定的具有良好肝功能的HVTT患者，合适的手术治疗可获得较好的预后。最近的相关报道肯定了手术治疗在肝癌合并HVTT患者中的积极作用，可以明显延长肝癌合并HVTT患者的生存期，为这类患者提供全新的治疗策略。根据中国医师协会肝癌专业委员会出版的《肝细胞癌合并肝静脉或下腔静脉癌栓多学科诊治中国专家共识（2019版）》，肝细胞癌合并HVTT/IVCTT诊疗路径如图6-2-2所示。

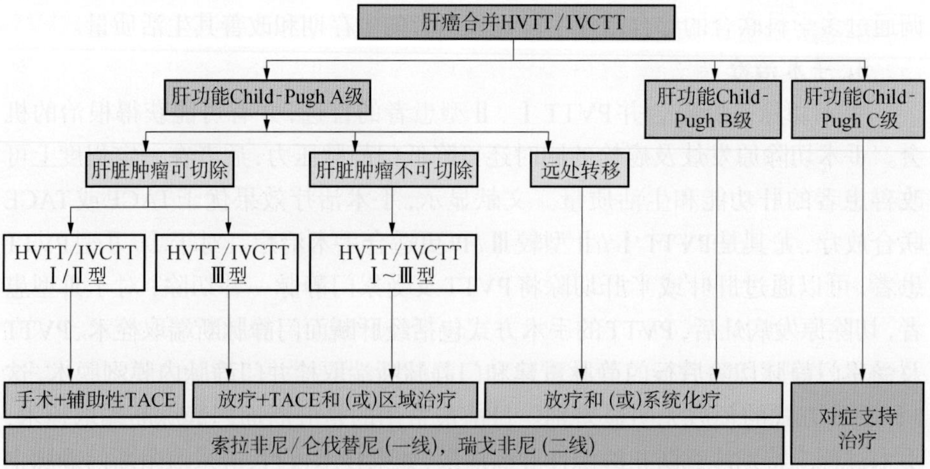

图6-2-2 肝癌合并HVTT/IVCTT治疗路径图

1. HVTT/IVCTT分型

HVTT/IVCTT发生的部位和范围均与预后密切相关。目前，针对HVTT/IVCTT的分型标准有日本的Vv分型和中国各分型。国内HVTT/IVCTT分型标准尚不统一，包括程树群、严茂林和李爱军等均提出了不同的分型，本章推荐使用程树群提出的HVTT/IVCTT分型。该分型综合癌栓近心端在下腔静脉内所处的解剖位置和预后的关系，将HVTT/IVCTT分为3型：① 肝静脉型（Ⅰ型），即癌栓局限于肝静脉内；② 膈下型（Ⅱ型），癌栓位于肝后下腔静脉内，但在横膈平面以下；③ 膈上型（Ⅲ型），Ⅲa型即癌栓已经越过膈肌平面的下腔静脉，Ⅲb型即癌栓已进入右心房内。

2. 治疗原则

肝癌合并HVTT/IVCTT的治疗应以肝功能基础为前提，根据肿瘤情况和HVTT/IVCTT分型，首次治疗尽量选择能最大限度去除或控制肝癌原发病灶及HVTT/IVCTT的方法，强调通过多学科联合的综合治疗手段延长患者的生存期和改善其生活质量。

3. 手术治疗

手术切除是肝癌合并Ⅰ、Ⅱ型HVTT/IVCTT患者有可能获得根治机会的方法，切除肝癌原发灶及清除HVTT/IVCTT同时还可解除流出道梗阻，后者在一定程度上可改善患者的肝功能和生活质量。研究结果显示，HVTT/IVCTT的手术疗效优于非手术治疗，尤其是Ⅰ、Ⅱ型较Ⅲ型更适合手术治疗，患者的围手术期病死率＜5%。日本一项纳入1 021例HVTT/IVCTT患者的回顾性调查结果显示，手术治疗组总生存期为41.0个月，明显高于非手术治疗组的21.7个月（$P<0.05$）；海军军医大学附属东方肝胆外科医院报道276例肝癌合并HVTT/IVCTT患者，105例手术组患者的中位生存期达19.4个月，明显高于171例TACE治疗组的14.7个月（$P<0.05$）。Komatsu等对比手术及放疗对于肝癌合并HVTT患者的疗效，结果显示Ⅲb期HVTT患者手术组总生存期为24.9个月，明显高于放疗组的9.1个月。Wakayama等报告了13例接受手术治疗的HVTT/IVCTT患者，其中5例行根治性切除患者的中位生存期为30.8个月，明显高于8例接受非根治性切除患者的10.5个月。

对于Ⅰ型HVTT/IVCTT，在肝外阻断肝静脉或全肝血流阻断的情况下可通过解剖性肝切除将肿瘤及受累肝静脉一并切除；Ⅱ型HVTT/IVCTT必须采用全肝血流阻断，且在癌栓平面以上阻断下腔静脉，在解剖性切除肝肿瘤及受累肝静脉后，通过肝静脉断端将IVCTT取出或切开下腔静脉取栓。全肝血流阻断时间不应超过30 min，以免影响肝、肾等功能；Ⅲ型HVTT/IVCTT癌栓近端已超过膈肌平面，若手术则须打开纵隔，切开心包，于右心房下阻断肝上下腔静脉，完成取栓；若已延伸到右心房时则一般采用心肺转流的体外循环技术来完成直视下心房切开取栓。目前认为此类患者手术风险高且受益有限，建议优先选择非手术治疗，降期后再考虑再手术。

降低HVTT/IVCTT患者术后肿瘤转移复发率主要有以下措施：① 辅助性TACE。术后辅助性TACE可降低HVTT患者的术后复发率，延长生存期。② 术前HAIC、辅助性靶向治疗或放化疗可能对延长患者生存期有益。

4. 注意事项

术中操作轻柔，防止在分离时挤压患者肝静脉和下腔静脉导致癌栓脱落引起肺栓塞；术前经食管超声检查可能对评估下腔静脉癌栓脱落风险有益，但术前是否需要放置一次性下腔静脉滤器仍有争论。

三、肝癌合并BDTT

与晚期肝癌患者肝衰竭所致的黄疸不同，肝癌合并BDTT的黄疸患者并非不能耐受手术，而是提倡更为积极的规范性手术切除。目前已有多项荟萃分析证实，手术切除可以明显延长肝癌合并BDTT患者的总生存期，甚至与不合并BDTT的肝癌患者的总生存期相仿。根据中国医师协会肝癌专业委员会出版的《肝细胞癌合并胆管癌栓多学科诊治中国专家共识（2020版）》，肝细胞癌合并BDTT诊疗路径如图6-2-3所示。

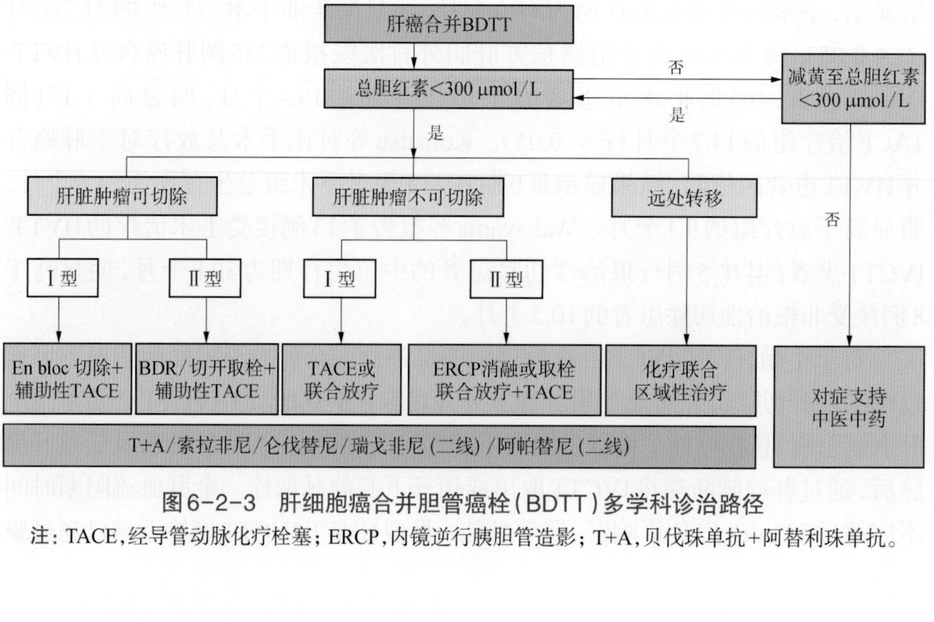

图6-2-3 肝细胞癌合并胆管癌栓（BDTT）多学科诊治路径

注：TACE，经导管动脉化疗栓塞；ERCP，内镜逆行胰胆管造影；T+A，贝伐珠单抗+阿替利珠单抗。

1. BDTT分型

目前，BDTT的分型包括Ueda分型、Satoh分型、日本肝癌研究小组分型等，这3种分型仅以癌栓分布范围为依据，且分型与预后关联性不强。程树群团队研究结果显示，胆红素水平和BDTT侵犯范围均与治疗手段和预后密切相关。本章推荐使用程树群团队提出的BDTT分型。该分型是唯一同时兼顾BDTT范围及胆红素水平的临床分型，提出将BDTT分为肝内型和肝外型。① 肝内型（Ⅰ型）：即癌栓局限于肝内，其中Ⅰa型为胆管二级分支及以上癌栓，Ⅰb型为胆管二级分支癌栓；② 肝外型（Ⅱ型），即癌栓位于肝总管和（或）胆总管内，其中Ⅱa型为总胆红素＜300 μmol/L，Ⅱb型为总胆红素≥300 μmol/L。

2. 治疗原则

肝癌合并BDTT的治疗应以肝功能基础为前提，根据肿瘤情况和BDTT分型，首次治疗尽量选择能最大限度去除或控制肝癌原发病灶及BDTT的方法，强调通过多学科联合的综合治疗手段延长患者的生存期和改善其生存质量。

3. 手术治疗

手术切除是肝癌合并BDTT的首选治疗方法。研究结果显示：无论Ⅰ型或Ⅱ型BDTT，梗阻性黄疸不是手术的绝对禁忌证，手术切除疗效优于非手术切除，患者的围手术期病死率＜5%，R0手术切除后的5年生存率可达31.0%～43.6%，中位生存期可达23.7～45.8个月，明显高于TACE治疗组。

一般情况和肝功能良好的患者首选解剖性肝切除术，同时切除肝内病灶及相应病变胆管；肝脏储备功能良好的患者行半肝及以上的大范围肝切除术能减少肿瘤残留及复发风险。① Ⅰa型BDTT：应根据肝癌位置及癌栓范围行解剖性肝段或半肝切除术。② Ⅰb和Ⅱ型BDTT：应在其预留FLR体积足够的条件下，尽量采用病变侧半肝切除或扩大半肝切除术。③ Ⅱ型BDTT：建议行前入路肝实质离断联合胆总管切开取栓，采用“q型胆管切开取栓法”（**见图6-2-4**）。④ 术中发现不能肿瘤R0切除：可行姑息性肝癌切除联合BDTT取栓术，术后综合治疗可提高患者的生存质量和延长其生存期。⑤ 癌栓与胆管处理：肝内BDTT通常与肿瘤整块切除。对于肝外BDTT，是肝外胆管切除（bile duct resection，BDR）还是胆总管切开取癌栓目前尚无定论。大部分BDTT呈膨胀性铸型生长，与胆管壁多无紧密粘连，易于剥离，不建议常规行BDR；但若癌栓与胆管壁粘连紧密且冷冻切片病理学检查阳性，则建议联合BDR。

围手术期处理方式如下。① 术前减黄的标准：Ⅱb型转化为Ⅱa型后方可手术；合并急性胆管炎患者；梗阻性黄疸时间＞4周，合并明显营养不良（尤

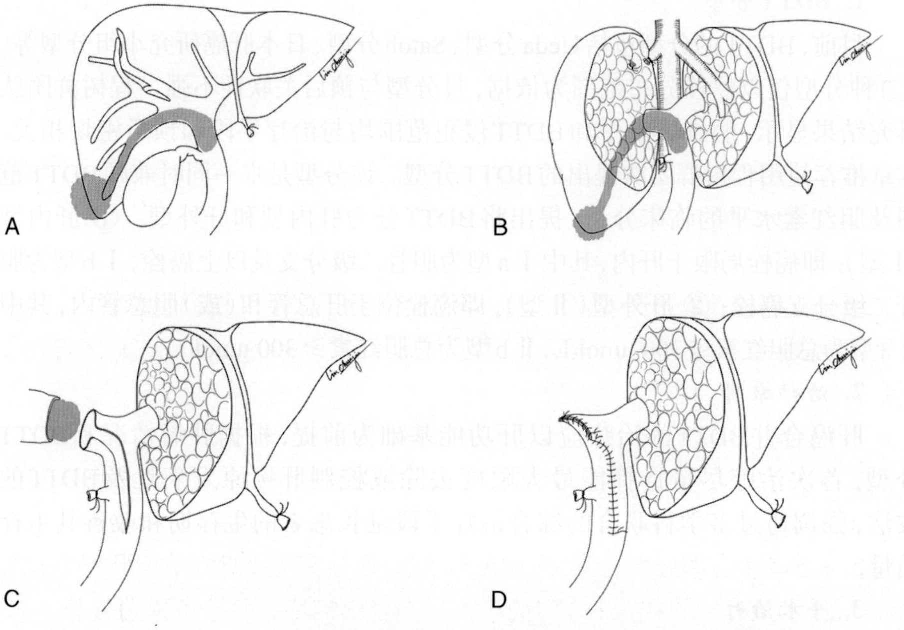

图6-2-4　肝癌合并胆管癌栓（BDTT）的"q型胆管切开取栓法"

注：A. 肝癌位于肝S6段，BDTT延伸至肝总管；B. 离断右肝动脉和门静脉右支后，前入路切除右半肝，离断肝右静脉，右半肝仅剩右肝管与左半肝相连；C. 胆总管取纵向切口，下至胆总管下段，上至右肝管环形开口，呈q形切口，一体化切除右半肝及肝外BDTT；D. 术中胆道镜确认BDTT取净后，可吸收缝线整形缝合胆总管及右肝管残端。

其是高龄患者）。② 术前胆道引流首选经皮肝穿刺胆道引流术（PTCD），可以避免ERCP操作过程中潜在的肿瘤播散、癌栓出血及胆道感染等风险。③ 预留FLR＜40%患者应积极行PTCD减黄后联合其他手段，待FLR体积增加至40%以上、总胆红素＜50 μmol/L时再行手术治疗。

提高术后生存率措施：① 辅助性TACE。术后辅助性TACE可降低BDTT患者的术后复发率，延长生存期。② 术后化疗或辅助性靶向治疗可能对延长患者生存期有益。目前，尚无肝移植治疗肝癌合并BDTT的大宗病例报道。文献报道，肝移植治疗肝癌合并BDTT的患者5年生存率可达20%～50%，但肿瘤复发率高达46.2%～80.0%。肝移植术后肿瘤的高复发率制约了其在肝癌合并BDTT中应用。对于肝硬化严重、无法接受常规手术治疗的肝癌合并BDTT患者，肝移植可以作为一种值得探讨的治疗方式。

第三节　术前辅助治疗

一、术前降期治疗方案

由于肝癌恶性程度高、起病隐匿，确诊时往往已是中晚期，因此对中晚期肝癌进行降期治疗是转化治疗的重要内容，也是提高肝癌切除率的重要方向。目前常见的降期治疗策略如下。

1. TACE

Zhang等报道了831例不可切除的肝癌接受TACE术前治疗的患者。其中82例患者的不可切除肝癌成功转化为可切除肝癌，降期后继续手术治疗的患者术后2、4、5年生存率分别为93%、47%和26%，明显高于姑息性治疗肝癌患者的74%、18%和10%。同样，Lei等报道了对242例BCLC-B期患者术前进行1～8次TACE，其中141例患者对TACE治疗产生应答（部分缓解104例、完全缓解37例），应答组患者术后的1、3、5年总生存率分别为97.2%、88.7%和75.2%，无应答组患者分别为90.1%、67.3%和53.5%，说明对TACE治疗应答患者的术后总体生存率均占明显优势。

2. TARE

Kulik等报道了150例不可切除的肝癌患者行钇-90栓塞放疗，其中34例患者在接受治疗后肿瘤成功降期，表明钇-90栓塞放疗在肝癌降期治疗中具有重要价值。Labgaa等对349例不可切除的肝癌患者实施了TARE，其中32例患者降期成功后行根治性手术，术后主要并发症发生率为16%，病死率为3%，进一步提示TARE在不可切除肿瘤降期治疗中是安全且可行的。

3. 外照射

外照射对于癌栓的敏感度要高于肝癌，故其主要针对肝癌合并PVTT或HVTT/IVCTT的降期治疗。Chong等对354例晚期肝癌患者进行局部同步放化疗降级后再行HAIC降级。在同步放化疗组的98例患者中，有26例（26.5%）接受了随后的根治性切除。局部同步放化疗降期治疗后切除组与初诊直接切除组之间的疾病特异性生存率显著不同（中位生存期分别为62个月和15个月）。Li等对45例肝癌合并PVTT的患者每天进行300 cGy的三维定向放疗，连续6天，影像学结果显示有12例患者的癌栓显著缩小，与仅接受手术的患者相比，新辅助放疗显著降低了肝癌复发率和与肝癌相关的病死率。同时，Wei等在一项随机、多中心对照研究中纳入了82例新辅助三维定向放疗+手术患者和82例单纯手术患者，结果显示在新辅助放疗+手术组中有17例（20.7%）患者部分缓解。在6、12、18和24个月时，新辅助放疗+手术组的总生存率分别为89.0%、75.2%、43.9%和27.4%，单纯手术组的总生存率分别为81.7%、43.1%、16.7%和9.4%，两组间比较差异有统计学意义（$P < 0.001$）；相应的，新辅助放疗+手术组的无病生存率分别为56.9%、33.0%、20.3%和13.3%，而单纯手术组分别为42.1%、14.9%、5.0%和3.3%，两组间差异也有统计学意义（$P < 0.001$）。这项研究证明了对于可切除的肝癌合并PVTT患者，新辅助放疗比单纯手术可提供更好的术后生存结果。

4. 系统治疗

虽然欧洲肝病学会（EASL）不推荐为肝癌患者提供术前辅助治疗，认为其疗效存在争议，且可能会导致患者错过最佳的治疗时间。但近年来有越来越多的研究证明术前药物辅助治疗可为晚期肝癌患者提供根治性切除的机会。日本学者Yoshimoto等报道了2例术前通过索拉菲尼降期治疗而成功获得根治性切除的晚期肝癌患者。此前，Kitajima等就报道过1例最初不可切除的晚期肝癌合并PVTT和HVTT以及多处肺转移的患者，在接受包括索拉非尼在内的多学科治疗后进行根治性肝切除术并最终获得治愈的例子。Yeo的一项Ⅲ期随机临床研究结果显示，与单用阿霉素（adriamycin）组相比，顺铂、干扰素α-2b、阿霉素、氟尿嘧啶（PIAF方案）联合治疗无法切除的肝癌，尽管PIAF方案组患者比单用阿霉素组患者具有更高的总体缓解率和更好的生存率，但差异无统计学意义，且PIAF方案用药还与治疗相关的毒性增加有关。然而Ksabe等认为，对于最初无法切除的没有肝炎或肝硬化的肝癌患者，采用改良的PIAF方案可改善患者的肝癌可切除性和存活率。

二、增加残余肝体积的治疗方案

因切除范围较大而导致预计残余肝体积过小达不到行肝切除术的必要条件，也是影响根治性切除的主要原因。对于此类患者，虽然并未改变肿瘤的分期，但是将不能切除的肝癌转变为可切除或者将姑息性切除转化为根治性切除，提高患者生存率，与降期治疗策略契合，也属于转化治疗的范畴。

1. 肝内门脉支栓塞（PVE）

Siriwardana等的一项研究纳入了54例残余肝体积不足的肝癌患者，其中34

例(63%)接受了根治性切除,术前PVE使剩余肝体积从23%增加至34%,从而增加了不可切除肝癌的可切除性。虽然PVE不是影响患者预后的独立危险因素,但从接受PVE到接受肝切除术,患者需花4～6周等待对侧肝脏体积增生,为减少等待期间肿瘤进展的风险,可考虑与TACE联合治疗。Tustumi等进行了一项纳入1 284例接受PVE患者的荟萃分析,结果发现与PVE相比,TACE+PVE提供了与联合肝脏分隔和门静脉结扎的二步肝切除术(associating liver partition and portal vein ligation for staged hepatectomy, ALPPS)相似的更高的手术切除率。且与ALPPS相比,TACE+PVE具有更低的术后肝衰竭和围手术期病死率。

2. ALPPS

ALPPS包含两个手术步骤:第一步是结扎肿瘤侧肝脏门静脉分支并在原位分隔肝脏,理想情况下应该显露肝后下腔静脉前壁;第二步为彻底切除肿瘤侧肝脏。ALPPS适合于预期FLR体积占标准肝脏体积＜30%的患者,因此,术前评估非常重要,需要综合考虑肝硬化程度、患者年龄、短期承受两次手术的能力等。此外,可借助腹腔镜技术或消融技术等降低二次手术的创伤。Chan等的研究表明,在肝炎相关的肝癌患者中,ALPPS相较于PVE具有更高的手术切除率(分别为97.8%和67.7%)。Wang等的一项回顾性研究纳入了45例接受ALPPS的患者,在实施第一步手术后,未来中位肝残余量增加了56.8%。经过12天(中位数)后,有41例患者(91.1%)完成了第二步手术。结果发现患者的90天病死率为11.1%,1年和3年的总生存率分别为64.2%和60.2%,而1年和3年的无病生存率分别为47.6%和43.9%。在PSM分析中,接受ALPPS的患者长期生存率显著优于接受TACE的患者,与接受一期肝切除的患者相似。结果表明,对于某些肿瘤不可切除的肝癌患者,ALPPS是一种可行的治疗选择。

3. 肝静脉剥夺术(liver venous deprivation, LVD)

LVD是近年来ALPPS最新开展的手术方式,以联合应用PVE和肝静脉栓塞(hepatic vein embolization, HVE)的方式来达到使残余肝快速增生的目的。Kobayashi等和Zhang等通过研究表明,肝切除术前LVD是安全的,且与单独PVE比较,患者的肝脏体积增长速度更快。

参考文献

[1] Bai T, Chen J, Xie Z B, et al. The efficacy and safety of postoperative adjuvant transarterial embolization and radiotherapy in hepatocellular carcinoma patients with portal vein tumor thrombus[J]. Onco Targets Ther, 2016, 9: 3841–3848.

[2] Chan A, Zhang W Y, Chok K, et al. ALPPS versus portal vein embolization for hepatitis-related hepatocellular carcinoma: a changing paradigm in modulation of future liver remnant before major hepatectomy[J]. Ann Surg, 2021, 273(5): 957−965.

[3] Chen X P, Qiu F Z, Wu Z D, et al. Effects of location and extension of portal vein tumor thrombus on long-term outcomes of surgical treatment for hepatocellular carcinoma[J]. Ann Surg Oncol, 2006, 13(7): 940−946.

[4] Chen Z H, X Zhang X P, Wang K, et al. Liver resection versus transcatheter arterial chemoembolization for the treatment of patients with hepatocellular carcinoma and hepatic vein or inferior vena cava tumor thrombus: a propensity score matching analysis[J]. Hepatol Res, 2019, 49(4): 441−452.

[5] Chok K S, Cheung T T, Chan S C, et al. Surgical outcomes in hepatocellular carcinoma patients with portal vein tumor thrombosis[J]. World J Surg, 2014, 38(2): 490−496.

[6] Chong J U, Choi G H, Han D H, et al. Downstaging with localized concurrent chemoradiotherapy can identify optimal surgical candidates in hepatocellular carcinoma with portal vein tumor thrombus[J]. Ann Surg Oncol, 2018, 25(11): 3308−3315.

[7] de Gasperi A, Mazza E, Prosperi M. Indocyanine green kinetics to assess liver function: ready for a clinical dynamic assessment in major liver surgery[J]. World J Hepatol, 2016, 8(7): 355−367.

[8] Donadon M, Costa G, Cimino M, et al. Safe hepatectomy selection criteria for hepatocellular carcinoma patients: a validation of 336 consecutive hepatectomies. The BILCHE score[J]. World J Surg, 2015, 39(1): 237−243.

[9] Eguchi S, Kanematsu T, Arii S, et al. Comparison of the outcomes between an anatomical subsegmentectomy and a non-anatomical minor hepatectomy for single hepatocellular carcinomas based on a Japanese nationwide survey[J]. Surgery, 2008, 143(4): 469−475.

[10] European Association for the Study of the Liver. EASL clinical practice guidelines: management of hepatocellular carcinoma[J]. J Hepatol, 2018, 69(1): 182−236.

[11] Fan J, Zhou J, Wu Z Q, et al. Efficacy of different treatment strategies for hepatocellular carcinoma with portal vein tumor thrombosis[J]. World J Gastroenterol, 2005, 11(8): 1215−1219.

[12] Fukuda S, Okuda K, Imamura M, et al. Surgical resection combined with chemotherapy for advanced hepatocellular carcinoma with tumor thrombus: report of 19 cases[J]. Surgery, 2002, 131(3): 300−130.

[13] Ha T Y, Hwang S, Moon D B, et al. Long-term survival analysis of liver transplantation for hepatocellular carcinoma with bile duct tumor thrombus[J]. Transplant Proc, 2014, 46(3): 774−777.

[14] Hatano E, Uemoto S, Yamaue H, et al. Significance of hepatic resection and adjuvant hepatic arterial infusion chemotherapy for hepatocellular carcinoma with portal vein tumor thrombus in the first branch of portal vein and the main portal trunk: a project study for hepatic surgery of the Japanese Society of Hepato-Biliary-Pancreatic Surgery[J]. J Hepatobiliary Pancreat Sci, 2018, 25(9): 395−402.

[15] Hu W Y, Pang H F, Guo W D, et al. Relationship of different surgical margins with

recurrence-free survival in patients with hepatocellular carcinoma[J]. Int J Clin Exp Pathol, 2015, 8(3): 3404-3409.

[16] Ikenaga N, Chijiiwa K, Otani K, et al. Clinicopathologic characteristics of hepatocellular carcinoma with bile duct invasion[J]. J Gastrointest Surg, 2009, 13(3): 492-497.

[17] Imamura H, Seyama Y, Kokudo N, et al. One thousand fifty-six hepatectomies without mortality in 8 years[J]. Arch Surg, 2003, 138(11): 1198-1206.

[18] Kaseb A O, Shindoh J, Patt Y Z, et al. Modified cisplatin/interferon alpha-2b/doxorubicin/5-fluorouracil (PIAF) chemotherapy in patients with no hepatitis or cirrhosis is associated with improved response rate, resectability, and survival of initially unresectable hepatocellular carcinoma[J]. Cancer, 2013, 119(18): 3334-3342.

[19] Kim D S, Kim B W, Hatano E, et al. Surgical outcomes of hepatocellular carcinoma with bile duct tumor thrombus: a Korea-Japan multicenter study[J]. Ann Surg, 2020, 271(5): 913-921.

[20] Kim J M, Kwon C H D, Joh J W, et al. Incidental microscopic bile duct tumor thrombi in hepatocellular carcinoma after curative hepatectomy: a matched study[J]. Medicine (Baltimore), 2015, 94(6): e450.

[21] Kim J M, Kwon C H, Joh J W, et al. The effect of hepatocellular carcinoma bile duct tumor thrombi in liver transplantation[J]. Hepatogastroenterology, 2014, 61(134): 1673-1676.

[22] Kitajima T, Hatano E, Mitsunori Y, et al. Complete pathological response induced by sorafenib for advanced hepatocellular carcinoma with multiple lung metastases and venous tumor thrombosis allowing for curative resection[J]. Clin J Gastroenterol, 2015, 8(5): 300-305.

[23] Kobayashi K, Yamaguchi T, Denys A, et al. Liver venous deprivation compared to portal vein embolization to induce hypertrophy of the future liver remnant before major hepatectomy: A single center experience[J]. Surgery, 2020, 167(6): 917-923.

[24] Kojiro M, Kawabata K, Kawano Y, et al. Hepatocellular carcinoma presenting as intrabile duct tumor growth: a clinicopathologic study of 24 cases[J]. Cancer, 1982, 49(10): 2144-2147.

[25] Kokudo T, Hasegawa K, Matsuyama Y, et al. Liver resection for hepatocellular carcinoma associated with hepatic vein invasion: a Japanese nationwide survey[J]. Hepatology, 2017, 66(2): 510-517.

[26] Kokudo T, Hasegawa K, Matsuyama Y, et al. Survival benefit of liver resection for hepatocellular carcinoma associated with portal vein invasion[J]. J Hepatol, 2016, 65(5): 938-943.

[27] Komatsu S, Kido M, Asari S, et al. Particle radiotherapy, a novel external radiation therapy, versus liver resection for hepatocellular carcinoma accompanied with inferior vena cava tumor thrombus: a matched-pair analysis[J]. Surgery, 2017, 162(6): 1241-1249.

[28] Kulik L M, Atassi B, van Holsbeeck L, et al. Yttrium-90 microspheres (TheraSphere) treatment of unresectable hepatocellular carcinoma: downstaging to resection, RFA and bridge to transplantation[J]. J Surg Oncol, 2006, 94(7): 572-586.

[29] Labgaa I, Tabrizian P, Titano J, et al. Feasibility and safety of liver transplantation

or resection after transarterial radioembolization with Yttrium-90 for unresectable hepatocellular carcinoma[J]. HPB (Oxford), 2019, 21(11): 1497−1504.

[30] Lei J Y, Zhong J J, Yan L N, et al. Response to transarterial chemoembolization as a selection criterion for resection of hepatocellular carcinomas[J]. Br J Surg, 2016, 103(7): 881−890.

[31] Li N, Feng S, Xue J, et al. Hepatocellular carcinoma with main portal vein tumor thrombus: a comparative study comparing hepatectomy with or without neoadjuvant radiotherapy[J]. HPB (Oxford), 2016, 18(6): 549−556.

[32] Lim C, Osseis M, Lahat E, et al. Safety of laparoscopic hepatectomy in patients with hepatocellular carcinoma and portal hypertension: interim analysis of an open prospective study[J]. Surg Endosc, 2019, 33(3): 811−820.

[33] Lisotti A, Azzaroli F, Buonfiglioli F, et al. Indocyanine green retention test as a noninvasive marker of portal hypertension and esophageal varices in compensated liver cirrhosis[J]. Hepatology, 2014, 59(2): 643−650.

[34] Liu J P, Wang Y, Zhang D W, et al. Comparison of survival and quality of life of hepatectomy and thrombectomy using total hepatic vascular exclusion and chemotherapy alone in patients with hepatocellular carcinoma and tumor thrombi in the inferior vena cava and hepatic vein[J]. Eur J Gastroenterol Hepatol, 2012, 24(2): 186−194.

[35] Moon D B, Hwang S, Wang H J, et al. Surgical outcomes of hepatocellular carcinoma with bile duct tumor thrombus: a Korean multicenter study[J]. World J Surg 2013, 37(2): 443−451.

[36] Morise Z, Ciria R, Cherqui D, et al. Can we expand the indications for laparoscopic liver resection? A systematic review and meta-analysis of laparoscopic liver resection for patients with hepatocellular carcinoma and chronic liver disease[J]. J Hepatobiliary Pancreat Sci, 2015, 22(5): 342−352.

[37] Narita, R, Oto T, Mimura Y, et al. Biliary obstruction caused by intrabiliary transplantation from hepatocellular carcinoma[J]. J Gastroenterol, 2002, 37(1): 55−58.

[38] Nitta H, Allard M A, Sebagh M, et al. Ideal surgical margin to prevent early recurrence after hepatic resection for hepatocellular carcinoma[J]. World J Surg, 2021, 45(4): 1159−1167.

[39] Niu Z J, Ma Y L, Kang P, et al. Transarterial chemoembolization compared with conservative treatment for advanced hepatocellular carcinoma with portal vein tumor thrombus: using a new classification[J]. Med Oncol, 2012, 29(4): 2992−2997.

[40] Oba A, Takahashi S, Kato Y, et al. Usefulness of resection for hepatocellular carcinoma with macroscopic bile duct tumor thrombus[J]. Anticancer Res, 2014, 34(8): 4367−4372.

[41] Peng B G, He Q, Li J P, et al. Adjuvant transcatheter arterial chemoembolization improves efficacy of hepatectomy for patients with hepatocellular carcinoma and portal vein tumor thrombus[J]. Am J Surg, 2009, 198(3): 313−318.

[42] Peng S Y, Wang J W, Liu Y B, et al. Surgical intervention for obstructive jaundice due to biliary tumor thrombus in hepatocellular carcinoma[J]. World J Surg, 2004, 28(1): 43−46.

[43] Qin L X, Ma Z C, Wu Z Q, et al. Diagnosis and surgical treatments of hepatocellular carcinoma with tumor thrombosis in bile duct: experience of 34 patients[J]. World J

Gastroenterol, 2004, 10(10): 1397−1401.
[44] Shen Y Y, Li P, Cui K, et al. Neoadjuvant transcatheter arterial chemoembolization for biliary tumor thrombosis: a retrospective study[J]. Int J Technol Assess Health Care, 2016, 32(4): 212−217.
[45] Shi J, Lai E C, Li N, et al. A new classification for hepatocellular carcinoma with portal vein tumor thrombus[J]. J Hepatobiliary Pancreat Sci, 2011,18(1): 74−80.
[46] Shi J, Lai E C, Li N, et al. Surgical treatment of hepatocellular carcinoma with portal vein tumor thrombus[J]. Ann Surg Oncol, 2010, 17(8): 2073−2080.
[47] Siriwardana R C, Lo C M, Chan S C, et al. Role of portal vein embolization in hepatocellular carcinoma management and its effect on recurrence: a case-control study[J]. World J Surg, 2012, 36(7): 1640−1646.
[48] Sposito C, Battiston C, Facciorusso A, et al. Propensity score analysis of outcomes following laparoscopic or open liver resection for hepatocellular carcinoma[J]. Br J Surg, 2016, 103(7): 871−880.
[49] Sun J, Wu J, Shi J, et al. Thrombus-first surgery for hepatocellular carcinoma with bile duct tumor thrombus[J]. J Gastrointest Surg, 2020.Online ahead of print.
[50] Tustumi F, Ernani L, Coelho F F, et al. Preoperative strategies to improve resectability for hepatocellular carcinoma: a systematic review and meta-analysis[J]. HPB (Oxford), 2018, 20(12): 1109−1118.
[51] Wakayama K, Kamiyama T, Yokoo H, et al. Surgical management of hepatocellular carcinoma with tumor thrombi in the inferior vena cava or right atrium[]J]. World J Surg Oncol, 2013, 11: 259.
[52] Wang C, Yang Y, Sun D, et al. Prognosis of hepatocellular carcinoma patients with bile duct tumor thrombus after hepatic resection or liver transplantation in Asian populations: a meta-analysis[J]. PLoS One, 2017, 12(5): e0176827.
[53] Wang K, Guo W X, Chen M S, et al. Multimodality treatment for hepatocellular carcinoma with portal vein tumor thrombus: a large-scale, multicenter, propensity mathching score analysis[J]. Medicine (Baltimore) 2016, 95(11): e3015.
[54] Wang Z, Peng Y, Hu J, et al. Associating liver partition and portal vein ligation for staged hepatectomy for unresectable hepatitis B virus-related hepatocellular carcinoma: a single center study of 45 patients[J]. Ann Surg, 2020, 271(3): 534−541.
[55] Wei X, Jiang Y, Zhang X, et al. Neoadjuvant three-dimensional conformal radiotherapy for resectable hepatocellular carcinoma with portal vein tumor thrombus: a randomized, open-label, multicenter controlled study[J]. J Clin Oncol, 2019, 37(24): 2141−2151.
[56] Wong T C L, Cheung T T, Chok K S, et al. Outcomes of hepatectomy for hepatocellular carcinoma with bile duct tumour thrombus[J]. HPB (Oxford), 2015, 17(5): 401−408.
[57] Wu J Y, Sun J X , Lau W Y, et al. Surgical resection for hepatocellular carcinoma with bile duct tumor thrombus[J].Surgery, 2020.Online ahead of print.
[58] Yamamoto S, Hasegawa K, Inoue Y, et al. Bile duct preserving surgery for hepatocellular carcinoma with bile duct tumor thrombus[J]. Ann Surg, 2015, 261(5): e123−e125.
[59] Yang X W, Qiu Z Q, Ran R Z, et al. Prognostic importance of bile duct invasion in surgical

resection with curative intent for hepatocellular carcinoma using PSM analysis[J]. Oncol Lett, 2018, 16(3): 3593−3602.
[60] Yeo W, Mok T S, Zee B, et al. A randomized phase Ⅲ study of doxorubicin versus cisplatin/interferon alpha-2b/doxorubicin/fluorouracil (PIAF) combination chemotherapy for unresectable hepatocellular carcinoma[J]. J Natl Cancer Inst, 2005, 97(20): 1532−1538.
[61] Yoshidome H, Takeuchi D, Kimura F, et al. Treatment strategy for hepatocellular carcinoma with major portal vein or inferior vena cava invasion: a single institution experience[J]. J Am Coll Surg, 2011, 212(5): 796−803.
[62] Yoshimoto T, Imura S, Morine Y J, et al. The outcome of sorafenib therapy on unresectable hepatocellular carcinoma: experience of conversion and salvage hepatectomy[J]. Anticancer Res, 2018, 38(1): 501−507.
[63] Yu J I, Choi G S, Lim D H, et al. Treatment of naive HCC combined with segmental or subsegmental portal vein tumor thrombosis: liver resection versus TACE followed by radiotherapy[J]. Anticancer Res, 2018, 38(8): 4919−4925.
[64] Zeng H, Xu L B, Wen J M, et al. Hepatocellular carcinoma with bile duct tumor thrombus: a clinicopathological analysis of factors predictive of recurrence and outcome after surgery[J]. Medicine (Baltimore), 2015, 94(1): e364.
[65] Zhang J, Steib C J. New evidence for liver venous deprivation: safety and feasibility for extended liver resections. Ann Transl Med, 2020, 8(19): 1259.
[66] Zhang Y F, Wei W, Guo Z X, et al. Hepatic resection versus transcatheter arterial chemoembolization for the treatment of hepatocellular carcinoma with hepatic vein tumor thrombus[J]. Jpn J Clin Oncol, 2015, 45(9): 837−843.
[67] Zhang Y Q, Huang G H, Wang Y, et al. Is salvage liver resection necessary for initially unresectable hepatocellular carcinoma patients downstaged by transarterial chemoembolization? Ten years of experience[J]. Oncologist, 2016, 21(12): 1442−1449.

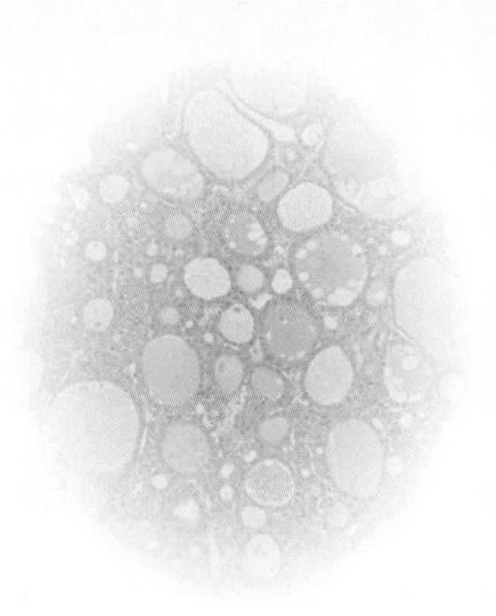

第七章

肝癌的药物治疗

刘　华　程树群

2018年，全球约有670 000例新发肝癌患者，由肝细胞癌（HCC）导致的死亡约为625 000例。本章中的肝癌特指HCC。早期肝癌患者可供选择的治疗方式有手术切除、肝移植和消融等；系统化疗是晚期肝癌患者的候选方式，包括经动脉化疗栓塞（TACE）等。肝癌起病隐匿，大多数患者确诊时已达中晚期，中国大陆肝癌患者的5年生存率仅为12.5%。由于可用的全身和局部疗法的局限性，被诊断为晚期肝癌的患者无法获得治愈，预后较差。在酪氨酸激酶抑制剂（tyrosine kinase inhibitor，TKI）索拉非尼问世之前，针对晚期肝癌患者的全身治疗试验未能显示出改善预后的结果。2008年和2009年发表的随机对照试验结果证明，索拉非尼可使肝癌患者生存获益；随后的10年并未发现新的有效的全身治疗方法。然而，近年来，一些较新的全身疗法已在一线和二线治疗中显示出疗效，并于近期报道了联合疗法有效的证据。本章将总结多激酶抑制剂、细胞毒性药物、免疫检查点抑制剂、联合治疗方法在进展期肝癌中的应用现状。

［**通信作者**］　程树群，Email: chengshuqun@aliyun.com

第一节　肝癌的系统化疗

一、多激酶抑制剂

索拉非尼是通过抑制丝氨酸—苏氨酸激酶Raf-1和B-Raf，以及血管内皮生长因子受体（VEGFR）1～3和血小板源性生长因子受体β（PDGFR-β）的受体酪氨酸激酶活性来抑制肿瘤生长的药物。索拉非尼是肝癌唯一标准治疗使患者生存受益的药物，在2项全球Ⅲ期临床试验中，SHARP试验和亚太地区研究中针对Child-Pugh A级肝癌进行了证实。在随后的分析中，建议索拉非尼用于肿瘤的各种情况，如联合TACE可逆性、大血管浸润和肝外转移。

索拉非尼出现后，已经在Ⅲ期临床试验中开展了多激酶抑制剂作为一线和二线药物疗效的研究，如表**7-1-1**所示。

二、细胞毒性化疗

1. FOLFOX方案与阿霉素

FOLFOX方案在亚洲进行一线治疗临床试验，但与阿霉素相比，FOLFOX的总体反应率较高（8.2% *vs* 2.7%），患者的中位总生存期较长（6.40个月 *vs* 4.97个月，*HR*=0.80，95% *CI*：0.63～1.02，*P*=0.07），但并未达到统计学差异。目前看来，FOLFOX方案与索拉非尼进行Ⅲ期试验比较似乎很困难，但将来FOLFOX有可能成为索拉非尼无应答者的选择。

2. 替吉奥（TS-1）

在具有二线背景的Ⅲ期试验中，TS-1没有被证明在生存方面优于安慰剂，但结果表明更具体的人群可以通过TS-1获得更多的益处。几乎所有试验的结果对所提出的药物感到失望，包括低反应率、不良事件和背景性肝病的差异等问题。

伦伐他汀Ⅱ期试验显示反应率相对较高，具有前景。然而，根据既往临床试验结果，如替芬他尼和拉米库单抗的临床试验，具有丰富靶标的Ⅲ期试验正在进行中，结果值得期待。

表 7-1-1 各种药物的临床试验疗效

药物或方案	试验名称	试验设计	总生存期(月)	HR, 95% CI, P 值	结果	参考文献
一线药物						
布立尼布	BRISK-FL	布立尼布 *vs* 索拉非尼	9.5 *vs* 9.9	$HR = 1.06$, 95% CI: 0.93～1.22, $P = 0.373$	阴性(无效)	J Clin Oncol, 2013, 31(28): 3517–3524.
利尼伐尼	LIGHT	利尼伐尼 *vs* 索拉非尼	9.1 *vs* 9.8	$HR = 1.05$, 95% CI: 0.90～1.22, $P > 0.05$	阴性(无效)	J Clin Oncol, 2015, 33(2): 172–179.
舒尼替尼	SUN1170	舒尼替尼 *vs* 索拉非尼	7.9 *vs* 10.2	$HR = 1.30$, 95% CI: 1.13～1.50, $P = 0.0014$	阴性(无效)	J Clin Oncol. 2013, 31(32): 4067–4075.
埃罗替尼	SEARCH	埃罗替尼 *vs* 索拉非尼	9.5 *vs* 8.5	$HR = 0.929$, 95% CI: 0.78～1.1, $P = 0.408$	阴性(无效)	J Clin Oncol, 2015, 33(6): 559–566.
仑伐替尼	NCT01761266	乐伐替尼 *vs* 索拉非尼	13.6 *vs* 12.3	$HR = 0.92$, 95% CI: 0.79～1.06, $P > 0.05$	阴性(无效)	Lancet, 2018, 391(10126): 1163–1173.
纳武单抗	(E7080) NCT02576509	纳武单抗 *vs* 索拉非尼	16.4 *vs* 14.8	$HR = 0.85$, 95% CI: 0.72～1.00, $P = 0.0522$	阴性(无效)	J Clin Oncol, 2016, 34(15 suppl): TPS4147.
二线药物						
布立尼布	BRISK-PS	布立尼布 *vs* 安慰剂	9.4 *vs* 8.2	$HR = 0.89$, 95% CI: 0.69～1.15, $P = 0.331$	阴性(无效)	J Clin Oncol, 2013, 31(28): 3509–3516.
依维莫司	EVOLVE-1	依维莫司 *vs* 安慰剂	7.6 *vs* 7.3	$HR = 1.05$, 95% CI: 0.86～1.27, $P = 0.68$	阴性(无效)	JAMA, 2014, 312(1): 57–67.
卡博替尼	NCT01908426	卡博替尼 *vs* 安慰剂	10.2 *vs* 8.0	$HR = 0.76$, 95% CI: 0.63～0.92, $P = 0.0049$	阴性(有效)	J Clin Oncol, 2018, 36(4 suppl): 207.
雷莫芦单抗	NCT02435433	雷莫芦单抗 *vs* 安慰剂	9.2 *vs* 7.6	$HR = 0.87$, 95% CI: 0.72～1.05, $P = 0.14$	阴性(无效)	Lancet Oncol, 2015, 16(7): 859–870.
瑞戈非尼	NCT01774344	瑞戈非尼 *vs* 安慰剂	10.6 *vs* 7.8	$HR = 0.63$, 95% CI: 0.5～0.79, $P < 0.0001$	阳性(有效)	Lancet, 2017, 389(10064): 56–66.

三、免疫检查点抑制剂

免疫系统在控制癌症进展中起着重要的作用，先天性和适应性免疫系统相互作用以实现有效的抗癌免疫监视，功能失调的肿瘤与免疫系统的相互作用通过抗原识别受损或产生免疫抑制性肿瘤微环境导致免疫逃逸。免疫检查点包括效应淋巴细胞表达的抑制其过度激活的共抑制分子。肝癌及其他肿瘤利用这种生理机制通过在肿瘤和基质细胞中表达相应的配体来逃避抗肿瘤免疫反应。共抑制受体包括细胞毒性T淋巴细胞相关抗原4（cytotoxic T lymphocyte-associated antigen，CTLA-4）、程序性死亡蛋白-1（programmed death-1，PD-1）、T细胞免疫球蛋白和含黏蛋白域3（T cell immunoglobulin and mucin domain-3，TIM-3）、淋巴细胞激活基因3（lymphocyte-activation gene 3，LAG-3）等。肝癌的进展受免疫系统调节，使用检查点抑制剂的免疫疗法已在部分患者中显示出强大的抗肿瘤活性，**表7-1-2**展示了目前根据这些靶标及其配体开发出的治疗肝癌的免疫抑制剂。

表7-1-2　肝癌中的免疫抑制剂及其靶标

靶标	PD-1	PD-L1	CTLA-4	TIM-3	LAG-3
免疫抑制剂	纳武单抗	阿替利珠单抗	易普利姆玛	Cobolimab	瑞拉利单抗
	帕博利珠单抗	度伐单抗	曲美木单抗		
	替雷利珠单抗	信迪利单抗			

注：PD-L1表示程序性死亡蛋白配体-1（programmed death ligand-1）。

即使在肝癌中引入免疫检查点抑制剂落后于其他肿瘤，肝癌的免疫疗法也取得了进展。抗PD-L1抗体阿替利珠单抗与VEGF中和抗体贝伐珠单抗的结合已经或将很快成为肝癌一线治疗的标准；而在有的国家或地区，采取应用TKI后再使用抗PD-1药物纳武单抗和帕博利珠单抗。其他免疫策略，例如过继性T细胞转移、疫苗接种或病毒疗法，尚未表现出较好的临床活性。**表7-1-3**中展示了已经至少在一个国家批准应用的单药或联合用药的免疫治疗方案。

肝癌检查点免疫治疗主要未解决的问题是发现和验证预测性生物标志物，将治疗推进至疾病的早期阶段，并应用于肝功能不全的患者以及发现更有效的组合药物或顺序方法。在肝癌中，免疫检查点抑制剂与其他全身或局部治疗相结合被认为是最有希望的方案，目前有些药物已在大规模的临床试验中评估。

表7-1-3 在肝癌中已经应用的和正在研究中的单药或联合用药的免疫治疗方案

序号	已经应用的免疫治疗方案	正在研究中的免疫治疗方案
1	阿替利珠单抗+贝伐珠单抗	度伐单抗+贝伐珠单抗
2	纳武单抗+易普利姆玛	阿替利珠单抗+贝伐珠单抗
3	纳武单抗	纳武单抗+易普利姆玛
4	帕博利珠单抗	曲美木单抗+度伐单抗
5	曲美木单抗+度伐单抗	帕博利珠单抗+仑伐替尼
6	帕博利珠单抗+仑伐替尼	阿替利珠单抗+卡博替尼
7	阿替利珠单抗+卡博替尼	纳武单抗
8	抗病毒免疫疗法+索拉非尼	帕博利珠单抗
9	替雷利珠单抗	度伐单抗
10	信迪利单抗+抗VEGF生物仿制药	

第二节 肝动脉灌注化疗

在日本，肝动脉灌注化疗（HAIC）自索拉非尼出现以来已经应用于临床，基于共识的指南甚至将HAIC联合索拉非尼作为Hp与Vp4/Vp3的治疗选择。

常用于HAIC的典型治疗方案包括低剂量5-氟尿嘧啶（5-fluorouracil，5-FU）和顺铂（LFP方案）通过储存导管系统重复动脉内注射，以及5-FU连续内动脉注射与储液导管系统联合皮下干扰素给药（5-FU/IFN）。研究发现这两种方案存在些许差异，但都比索拉非尼具有更强的肿瘤抑制作用。虽然它们的功效尚未在前瞻性研究中得到证实，但在日本，这些方案通常被用作晚期肝癌患者的选择。根据报告显示，两种方案也可以达到Vp3/Vp4的肝癌患者（已知其预后不良）可接受的结果。因此，HAIC在共识性指南中列出了索拉非尼，在某些情况下可用作一线治疗。不幸的是，在最近开展的SILIUS试验（索拉非尼 *vs* 索拉非尼+LFP方案）中显示LFP方案对索拉非尼没有增强作用，然而在亚组分析中提示LFP方案对Vp4病例有效。

肝癌的围手术期治疗是一个活跃的研究领域，许多正在进行的试验将

TACE与已确立的和正在进行的全身治疗方案相结合。从既往研究来看，索拉非尼辅助治疗未能改善患者肝切除术后的无复发生存率，与单药治疗相比，索拉非尼与TACE联合使用并未提高患者的生存率。因此，需要更有效的药物（最主要的是免疫检查点抑制剂）的开发，旨在降低针对肝癌治疗后特征性的高复发率和疾病进展。目前，正在进行的临床试验有NCT03778957（TACE+度伐单抗 *vs* TACE+度伐单抗+贝伐珠单抗 *vs* TACE+安慰剂）以及NCT04268888（纳武单抗+TACE *vs* TACE）。

第三节　肝癌药物的未来展望

在过去几年中，已开发出多种新型药物用于肝癌的临床治疗，这些新药将改变晚期疾病的进展。在获得监管部门批准之前，阿替利珠单抗联合贝伐珠单抗可能成为晚期肝癌患者的标准一线治疗药物。最新研究显示，联合治疗提高了晚期肝癌患者的成功率和生存率。进展期肝癌的治疗方向包括TKI和免疫检查点抑制剂组合的新兴数据，如阿替利珠单抗/卡博替尼、仑伐替尼/帕博利珠单抗、纳武单抗/易普利姆玛和其他双重检查点抑制剂。局部治疗与全身治疗相结合引起研究者的浓厚兴趣。

在促进利益相关者对话、继续教育和指南驱动的共识环境中，对肝癌患者进行多学科管理是优化患者预后的关键。已发布的有限的生物标志物数据可用以指导TKI或免疫检查点抑制剂的选择，包括先前引用的荟萃分析结果。与HBV感染患者相比，索拉非尼在HCV感染的患者中显示出更好的疗效。但是，仍然需要遗传和/或免疫组织化学染色生物标志物以指导治疗决策。我们还应该对靶向和免疫疗法的耐药机制有更好的了解，以提高疗效并开发克服耐药性的新策略。最后，还需要探索对致癌作用至关重要的其他新靶标，并将其用于治疗干预。

参考文献

[1] Abou-Alfa G K, Schwartz L, Ricci S, et al: Phase Ⅱ study of sorafenib in patients with advanced hepatocellular carcinoma[J]. J Clin Oncol, 2006, 24(26): 4293-4300.

[2] Bray F, Ferlay J, Soerjomataram I, et al. Global cancer statistics 2018: GLOBOCAN

estimates of incidence and mortality worldwide for 36 cancers in 185 countries[J]. CA Cancer J Clin, 2018, 68(6): 394–424.

[3] Chang Y S, Adnane J, Trail P A, et al. Sorafenib (BAY 43–9006) inhibits tumor growth and vascularization and induces tumorapoptosis and hypoxia in RCC xenograft models[J]. Cancer Chemother Pharmacol, 2007, 59(5): 561–574.

[4] Chen L, Flies D B. Molecular mechanisms of T cell co-stimulation and co-inhibition[J]. Nat Rev Immunol, 2013, 13(4): 227–242.

[5] Cheng A L, Kang Y K, Chen Z, et al. Efficacy and safety of sorafenib in patients in the Asia-Pacific region with advanced hepatocellular carcinoma: a phase Ⅲ randomised, double-blind, placebo-controlled trial[J]. Lancet Oncol, 2009, 10(1): 25–34.

[6] Finn R S, Qin S, Ikeda M, et al. Atezolizumab plus bevacizumab in unresectable hepatocellular carcinoma[J]. N Engl J Med, 2020, 382(20): 1894–1905.

[7] Global Burden of Disease Liver Cancer Collaboration, Akinyemiju T, Abera S, et al. The burden of primary liver cancer and underlying etiologies from 1990 to 2015 at the global, regional, and national level: results from the Global Burden of Disease Study 2015[J]. JAMA Oncol, 2017, 3(12): 1683–1691.

[8] Gordan J D, Kennedy E B, Abou-Alfa G K, et al. Systemic therapy for advanced hepatocellular carcinoma: ASCO Guideline[J]. J Clin Oncol, 2020, 38(36): 4317–4345.

[9] He X, Xu C. Immune checkpoint signaling and cancer immunotherapy[J]. Cell Res, 2020, 30(8): 660–669.

[10] Ikeda K, Kumada H, Kudo M, et al. Phase Ⅰ/Ⅱ trial of lenvatinib(E7080), a multi-targeted tyrosine kinase inhibitor, in patients (pts) with advanced hepatocellular carcinoma (HCC)[J]. Ann Oncol, 2012, 23(Suppl 9): abstr 737P.

[11] Kudo M, Moriguchi M, Numata K, et al. A randomized, doubleblind, placebo-controlled phase Ⅲ study of S-1 in patients with sorafenib-refractory advanced hepatocellular carcinoma (SCUBE)[J]. J Clin Oncol, 2015, 33(Suppl): abstr 4018.

[12] Kudo M, Okusaka T, Kaneko S, et al. Identification of a highresponse patient population to S-1 via predictive enrichment strategy analysis of the S-CUBE phase Ⅲ trial[J]. J Clin Oncol, 2016, 34(Suppl 4S): abstr 229.

[13] Kudo M, Ueshima K, Yokosuka O, et al. Prospective randomized controlled phase Ⅲ trial comparing the efficacy of sorafenib versus sorafenib in combination with low-dose cisplatin/fluorouracil hepatic arterial infusion chemotherapy in patients with advanced hepatocellular carcinoma[J]. J Hepatol, 2016, 64(Suppl 2): abstr LB04.

[14] Llovet J, Finn R S, Ikeda M, et al. A phase 1b trial of lenvatinib (LEN) plus pembrolizumab (PEMBRO) in unresectable hepatocellular carcinoma (UHCC): updated results[C]. Barcelona: European Society for Medical Oncology 2019 Congress, 2019.

[15] Llovet J M, Ricci S, Mazzaferro V, SHARP Investigators Study Group, et al. Sorafenib in advanced hepatocellular carcinoma[J]. N Engl J Med, 2008, 359(4): 378–390.

[16] Obi S, Yoshida H, Toune R, et al. Combination therapy of intraarterial 5-fluorouracil and systemic interferon-alpha for advanced hepatocellular carcinoma with portal venous invasion[J]. Cancer, 2006, 106(9): 1990–1997.

[17] Parkin D M, Bray F, Ferlay J, et al. Global cancer statistics, 2002[[J]. CA Cancer J Clin, 2005, 55(2): 74-108.
[18] Qin S, Bai Y, Lim H Y, et al. Randomized, multicenter, openlabel study of oxaliplatin plus fluorouracil/leucovorin versus doxorubicin as palliative chemotherapy in patients with advanced hepatocellular carcinoma from Asia[J]. J Clin Oncol, 2013, 31(28): 3501-3508.
[19] Rabinovich G A, Gabrilovich D, Sotomayor E M. Immunosuppressive strategies that are mediated by tumor cells[J]. Annu Rev Immunol, 2007, 25: 267-296 .
[20] Raoul J L, Bruix J, Greten T F, et al. Relationship between baseline hepatic status and outcome, and effect of sorafenib on liver function: SHARP trial subanalyses[J]. J Hepatol, 2012, 56(5): 1080-1088.
[21] Schreiber R D, Old L J, Smyth M J. Cancer immunoediting: integrating immunity's roles in cancer suppression and promotion[J]. Science, 2011, 331(6024): 1565-1570.
[22] Ueshima K, Kudo M, Takita M, et al. Hepatic arterial infusion chemotherapy using low-dose 5-fluorouracil and cisplatin for advanced hepatocellular carcinoma[J]. Oncology, 2010, 78(Suppl 1): 148-153.
[23] Wilhelm S M, Carter C, Tang L, et al. BAY 43-9006 exhibits broad spectrum oral antitumor activity and targets the RAF/MEK/ERK pathway and receptor tyrosine kinases involved in tumor progression and angiogenesis[J]. Cancer Res, 2004, 64(19): 7099-7109.
[24] Yamashita T, Arai K, Sunagozaka H, et al. Randomized, phase Ⅱ study comparing interferon combined with hepatic arterial infusion of fluorouracil plus cisplatin and fluorouracil alone in patients with advanced hepatocellular carcinoma[J]. Oncology, 2011, 81(5-6): 281-290.
[25] Yang J D, Heimbach J K. New advances in the diagnosis and management of hepatocellular carcinoma[J] . BMJ, 2020, 371: m3544.
[26] 孙居仙，郭荣平，毕新宇.肝细胞癌合并门静脉癌栓多学科诊治中国专家共识（2016年版）[J].中国实用外科杂志，2016，(5)：475-480.
[27] 中华人民共和国卫生健康委员会医政医管局.原发性肝癌诊疗规范（2019年版）[J].传染病信息，2020，33（6）：481-500.

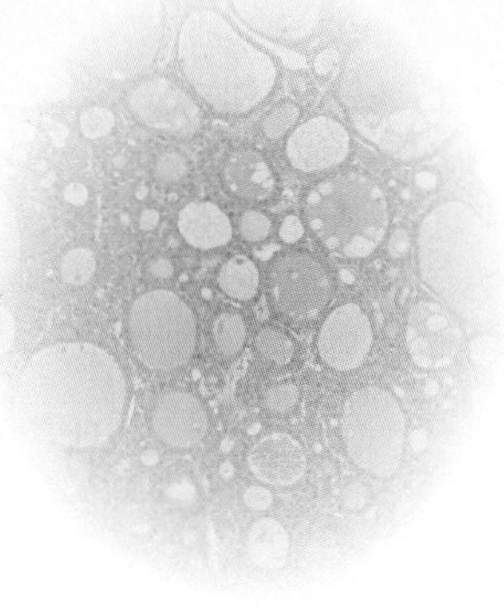

第八章

肝癌的精准治疗

倪谦枝　程树群

目前非手术治疗肝癌的方法包括肿瘤局部消融、经肝动脉化疗栓塞(TACE)、放疗、分子靶向药物治疗以及免疫治疗等，疗效缺乏客观的评价体系。循证医学是指任何医疗决策的确定都应该根据现有的客观、可靠的科学依据进行，其方法在于采取严谨的科学方法总结、研究临床问题，得到最佳答案，再升华到新的理论或方法，用以指导新的临床实践。美国国立综合癌症网络(National Comprehensive Cancer Network，NCCN)每年根据肝癌的诊疗进展更新《NCCN肝胆肿瘤诊治指南》，而我国也由国家卫生健康委员会发布了《原发性肝癌诊疗规范(2019年版)》。但循证医学也存在一些弊端，即使是大规模随机对照试验数据得出的证据也很难实现个体化治疗。由于个体间的差异，加上疾病本身的变化和演进，即使根据最新指南，目前的诊断和治疗也很难做到标准化和一体化，但精准医学也许能够为肝癌的诊治提供新的策略。随着基因组测序技术的快速进步与大数据科学的应用，人们可以更全面深入地认识肝癌的分子本质，揭示肝癌的驱动基因和分子，实现肝癌的精准诊断和分子分型。基于此，肝癌的精准医疗时代已经到来。

［通信作者］　程树群，Email: chengshuqun@aliyun.com

第一节　精准医学时代肝癌诊治的进展

2015年1月，美国总统奥巴马提出“精准医学计划（Precision Medicine Initiative）”，目的是整合人类基因组和现代医学技术以治疗癌症等疾病，并希望可以引领一个医学新时代，促进人类健康。而我国肝癌的精准医学也因为具有微观与宏观相结合、个体差异与总体共性相结合等中国特色，具有广阔的发展前景。我国肝癌的精准医学将融合基因组学、大数据、临床医学、生物医学等技术，从而为肝癌患者带来个性化的治疗方案。

肝癌（本章中指肝细胞癌）的主要诱因包括慢性乙型肝炎病毒（HBV）或丙型肝炎病毒（HCV）感染、酗酒以及与糖尿病和肥胖相关的代谢综合征等。发达国家的监测系统可以发现40%～50%的早期肝癌患者，可进行手术治疗；中期肝癌患者可采用局部区域治疗；而晚期肝癌患者可受益于系统治疗。2007—2016年，索拉非尼是唯一获准用于肝癌全身疗法的药物。然而，在过去几年里，随机对照Ⅲ期临床试验证实，在索拉非尼治疗疾病进展之后，瑞戈非尼和卡博替尼可以作为该患者二线治疗的药物。事实上，由于肝癌的异质性以及个体差异性，造成肝癌较强的抗药性，因此精准医疗将为肝癌治疗提供新的策略。

肝癌的发生是体细胞基因组和表观基因组改变随时间积累的结果。在肝癌中，蛋白质编码区的基因组中平均能检测到40～60个体细胞改变。这些变化大多发生在“passenger”基因，并且不直接参与肿瘤形成，但某些基因的改变被认为是激活肝癌发生的驱动基因。通过整合全外显子组测序（whole exome sequencing，WES）和单核苷酸多态性（single nucleotide polymorphism，SNP）阵列分析的数据，已经能够破译这些关键途径，包括端粒维持、细胞周期控制、Wnt-β-catenin信号、染色质修饰、受体酪氨酸激酶（RTK）/Ras/PI3K级联反应以及氧化应激等。但是在肝癌中检测到的大多数克隆性突变和驱动基因的改变（如*TERT*、*CTNNB1*、*TP53*、*AXIN1*、*ARID1A*和*ARID1B*），临床上并不能开发出相应的靶向药物。事实上，WES研究表明，目前的药物仅能潜在靶向25%肝癌的改变。DNA甲基化分析发现*IGF2*过度表达和*CDKN2A*沉默是肝癌发生的表观遗传学机制。同时，需要进一步研究找出肝癌预后的生物标志物以指导临床决策，并最终改善患者的预后。这些患者由于在临床试验中接受了系统治疗，所以分析晚期肝癌患者肿瘤组织的分子结构至关重要。值得注意的是，对肝癌患者具有生存益处的全身性药物(索拉非尼、仑伐替尼等)均具有抗血管生成的作用,这表明内皮细胞促进的血管生成在肝癌发生和发展中的重要性。而且多项研究发现,血管生成信号在肝癌的所有亚类中都发挥非常重要的作用。深入研究不同的血管生成信号通路如何与肝癌的免疫组分相互作用以及抗血管生成药物的耐药机制,可能揭示新的治疗策略。

目前,晚期肝癌临床治疗模式是以多学科诊疗团队为基础的、精准的、个体化的全流程管理模式。首先,以多靶点抑制剂索拉菲尼为代表的靶向药物治疗以及PD-1/PD-L1阻断剂为主的免疫治疗取得了令人鼓舞的结果。这些药物的精准疗效超越了以往所有晚期肝癌药物的疗效。另外,在新辅助治疗的有效作用下,部分晚期肝癌患者可以从以前的"不可治"转为"可治",部分不可切除病例也可转化为可切除病例,而治疗流程的全程管理则是关键环节。

目前我国已经将"精准医学研究"作为专项列入国家重点研发计划项目;加强精准医学的技术研发也被列入"十三五"国家科技创新计划。我们坚信,未来精准医学在肝癌诊治领域的发展会更加宽广。

第二节 肝癌的驱动基因与靶向治疗

一、肝癌中的驱动基因

大量研究表明,每一个实体瘤都是一系列体细胞突变的独特而复杂的组合,这些突变驱动着肿瘤的发生。而在肝癌的发生和发展过程中也发现了大量的体细胞突变。到目前为止,突变程度的研究主要集中在几个基因上,包括*TERT*、*TP53*、*CTNNB1*、*ARID1A*、*ADRI2*、*NFE2L2*和*KEAP1*。此外,肝癌的主要异常途径包括端粒维持、TP53/细胞周期、Wnt/β-catenin、染色质重塑和血管生成等。在本节中将介绍它们对肝癌发展的影响。

1. TERT对端粒的维持

端粒是位于每条染色体末端的一些短重复序列(TTAGGG)。端粒酶复合物作用是维持每条染色体的长度以避免DNA损伤,由端粒酶逆转录酶(telomerase reverse transcriptase, TERT)组成。在人体正常组织中TERT活性受到抑制,而在肿瘤中TERT被激活。TERT启动子区由260个碱基对组成,并含有丰富的转录因子结合位点,如Myc。TERT启动子突变被认为是肝癌最常见的改变之一。

TERT的改变被认为是人类实体肿瘤的一个普遍特征，超过95%的肿瘤中TERT发生改变。TERT启动子区突变为ETS/TCF转录因子及其受体提供了潜在的结合位点，从而提高启动子的活性和转录水平。同时有研究者发现TERT启动子区突变与肝癌中CTNNB1突变显著相关，表明TERT启动子区突变与Wnt/β-catenin信号通路激活之间的相互作用可促进肝癌的恶性转化。

2. 肿瘤蛋白53对细胞周期的调控

肿瘤蛋白53（tumor protein 53，TP53）作为一种肿瘤抑制基因，一直被认为是肝癌中第二常见的突变基因，其突变频率高达30%以上。TP53编码对细胞应激、DNA复制和基因组稳定性响应的因子。此外，TP53在防止细胞异常增殖方面也起着重要作用。在大多数情况下，*TP53*基因的体细胞突变是不同的肝癌样本肿瘤异质性产生的原因。*TP53*基因突变与肝癌预后不良有关。*TP53*基因的某些突变不仅丧失了抑制肿瘤的功能，同时还能促进肝癌的发生和发展。

3. CTNNB1和AXIN1在Wnt/β-catenin信号通路中的作用

CTNNB1编码β-联蛋白，是最常见的突变基因之一，在20%～30%的肝癌患者中会发生该突变。肿瘤的进展和预后往往受到肿瘤突变积聚的影响。当Wnt信号不足时，β-catenin结合到支架蛋白AXIN介导的细胞质化合物中，然后被糖原合酶激酶3（glycogen synthase kinase 3，GSK-3）磷酸化。一旦发生磷酸化，β-catenin就会被识别和降解，导致其维持在低水平以及其靶基因的转录受到抑制。相反，当Wnt配体与细胞表面受体（Frizzled，Fz）和共受体（LDL受体相关蛋白）结合时，从而有效避免β-catenin被磷酸化并维持其稳定性。然后，β-catenin被转移到细胞核中并与核转录因子（nuclear factor，NF）-TCF结合，调控其靶基因在细胞生长中的表达。此外，Wnt信号通路的异常激活在许多人类疾病的发生和发展中起着至关重要的作用，如肿瘤的发生、神经系统退行性疾病等。

4. 富含AT结合域1A和2在染色质重塑中的作用

富含AT结合域1A（AT-rich interactive domain 1A，ARID1A）是SWI/SNF复合体重构染色体的关键亚基之一。SWI/SNF复合物利用核小体调控DNA的活性。作为一种抑癌基因，*ARID1A*在正常肝组织中的表达明显具有抑制细胞增殖的作用。*ARID1A*一旦突变，敲除它将对肝癌细胞的发育、迁移和增殖产生促进作用。多项研究发现，在肝癌中*ARID1A*基因的突变率为10%～15%。*ARID1A*基因突变包括错义、无义和阅读框的迁移突变，导致其编码蛋白下调。

富含AT结合域2（ARID2）是SWI/SNF复合物中另一个最常见的突变基因。作为一种肿瘤抑制基因，*ARID2*失活突变的频率为5%～10%。*ARID2*基因的突变率略低于*ARID1A*基因，可分为3种类型：无义突变、阅读框迁移和剪接位点突变。Duan等发现，与正常肝细胞相比，ARID2表达在肝癌中显著下调，这表明ARID2是一种抑制肝癌细胞增殖和生长的肿瘤抑制因子。进一步的研究表明，与其他危险因素相比，*ARID1A*突变在酒精摄入相关性肝癌中更常见，而*ARID2*突变在HCV相关性肝癌中较常见。

5. 血管内皮生长因子A和血小板源性生长因子在血管生成中的作用

血管内皮生长因子A（vascular endothelial growth factor A，VEGFA）在3%～7%的肝癌患者的基因组中发生扩增，VEGFA在促进内皮细胞增殖、迁移以及改善血管通透性方面起着关键作用。同时肝癌组织中mRNA和蛋白水平的变化明显高于癌旁组织，VEGFA的过度表达可促进肝细胞生长因子（hepatocyte growth factor，HGF）的旁分泌。HCF与其特异性受体MET结合可促进上皮细胞迁移。此外，高水平的VEGF也与肝癌患者的总生存期和无进展生存率期有关。进一步研究表明，VEGFR抑制剂卡波扎尼和雷莫昔单抗通过阻断VEGFR2在肝癌中显示出抗肿瘤活性，但需进一步的临床试验结果验证。

血小板源性生长因子（platelet derived growth factor，PDGF）及其受体（PDGFR）是血管生成因子之一，它们与肝癌的发生和发展密切相关。PDGF不仅参与血管内皮细胞、平滑肌细胞和肿瘤细胞的增殖和迁移，而且抑制其凋亡。4种PDGF配体（PDGF-A、-B、-C、-D）与2种PDGFR（α和β）结合。既往研究显示，与癌旁组织相比，肝癌组织中PDGFRα显著上调（$P < 0.01$）；与PDGFRα水平低的患者相比，PDGFRα高表达的患者总生存期显著缩短，无病生存期更短。此外，PDGF-C是另一种与PDGFRα具有高亲和力的配体，通过刺激间充质细胞、星状细胞在肝纤维化中发挥重要作用。PDGF-C的表达水平与肝癌分期呈正相关，PDGF-C除诱导自身受体外，还激活PKB/Akt参与的细胞内信号通路。这些研究提示，PDGF/PDGFR信号通路可能是治疗肝癌的一个潜在靶点。

二、分子靶向治疗

1. 一线治疗

大多数肝癌患者都是在晚期才被诊断出来，而晚期肝癌患者的预后会非常差。在这种情况下，传统的全身化疗缺乏明显效果；而单用阿霉素、PIAF方案和FOLFOX4方案（氟尿嘧啶、亚叶酸和奥沙利铂）都未获得有效结果，而且有时还会产生大量不良反应。随机对照研究也未能证明抗雌激素治疗或维生素D衍生物有任何临床效果。

1）索拉非尼

2007年，Ⅲ期SHARP试验结果显示索拉非尼组与安慰剂组患者的中位生存期有统计学差异（10.7个月 *vs* 7.9个月，$HR=0.69$，95% CI：0.55～0.87，$P<0.001$），这是晚期肝癌治疗的一个突破。另一项在亚洲患者中平行进行的索拉非尼Ⅲ期研究也观察到了类似的结果，而且主要是HBV相关性肝癌。在这些临床试验中，治疗通常与可控制的不良事件有关，如腹泻（3级占8%～9%）、手足皮肤反应（3级占8%～16%）、疲劳（3级占3%）和高血压（3级占2%）。10%～15%的患者发生索拉非尼不耐受（因不良事件而中止治疗）。

对索拉非尼的2项Ⅲ期临床试验的荟萃分析显示，临床亚组都有类似的结果；而HCV阳性者或中性粒细胞与淋巴细胞比率低的患者效果最好。

索拉非尼适用于肝功能良好（Child-Pugh A级）和局部区域治疗后进展的BCLC B/C期患者。值得注意的是，接受索拉非尼治疗的BCLC B期患者中位总生存期为15～20个月。从机制研究来看，索拉非尼的疗效可能来自靶向癌细胞和肿瘤微环境细胞之间的平衡。索拉非尼可以抑制多达40种激酶，主要包括血管生成激酶RTKs（包括VEGF受体和PDGF受体-β）；以及细胞增殖的驱动因子（如RAF1、BRAF和KIT）。可能正是由于这种药理学的复杂性，目前还没能确定对索拉非尼起反应的生物标志物。在Ⅱ期SPACE和Ⅲ期TACE 2安慰剂对照试验中，涉及中期肝癌患者，索拉非尼+TACE治疗未见显著改善的疗效。同样，在手术切除或局部消融术后的辅助治疗中，索拉非尼与安慰剂组相比，也未能显著改善患者的无复发生存期。

在一线治疗的背景下，多项Ⅲ期试验未能证明其治疗效果优于索拉非尼（**见图8-2-1A**）。这些疗法包括布立尼布（brivanib，一种选择性VEGFR和FGF受体TKI）、舒尼替尼（sunitinib，一种具有抗VEGFRs、PDGFRs和KIT活性多靶点的TKI）、利尼伐尼（linifanib，一种VEGFR和PDGFR TKI）和厄洛替尼（erlotinib，一种EGFR抑制剂）。Ⅲ期试验结果令人失望的原因包括在Ⅱ期研究中对边缘抗肿瘤疗效的过度解释、相当大的肝毒性、试验设计缺陷以及缺乏基于生物标志物的筛选。此外，在晚期肝癌患者（包括＞30%的主要门脉癌栓患者）中，^{90}Y树脂微球内照射与索拉非尼的Ⅲ期SARAH72和SIRveNIB73优越性试验的结果显示，^{90}Y微球组的中位总生存期为8.0～8.8个月，而索拉非尼组为9.9～10.0个月，按方案分组分析未显示任何生存优势。2项试验的研究者都强调了放射性栓塞治疗在响应率和生活质量方面有更好的结果，因此建议在特定的患者中使用放射性栓塞替代索拉非尼治疗。此外，生活质量结果通常与时间

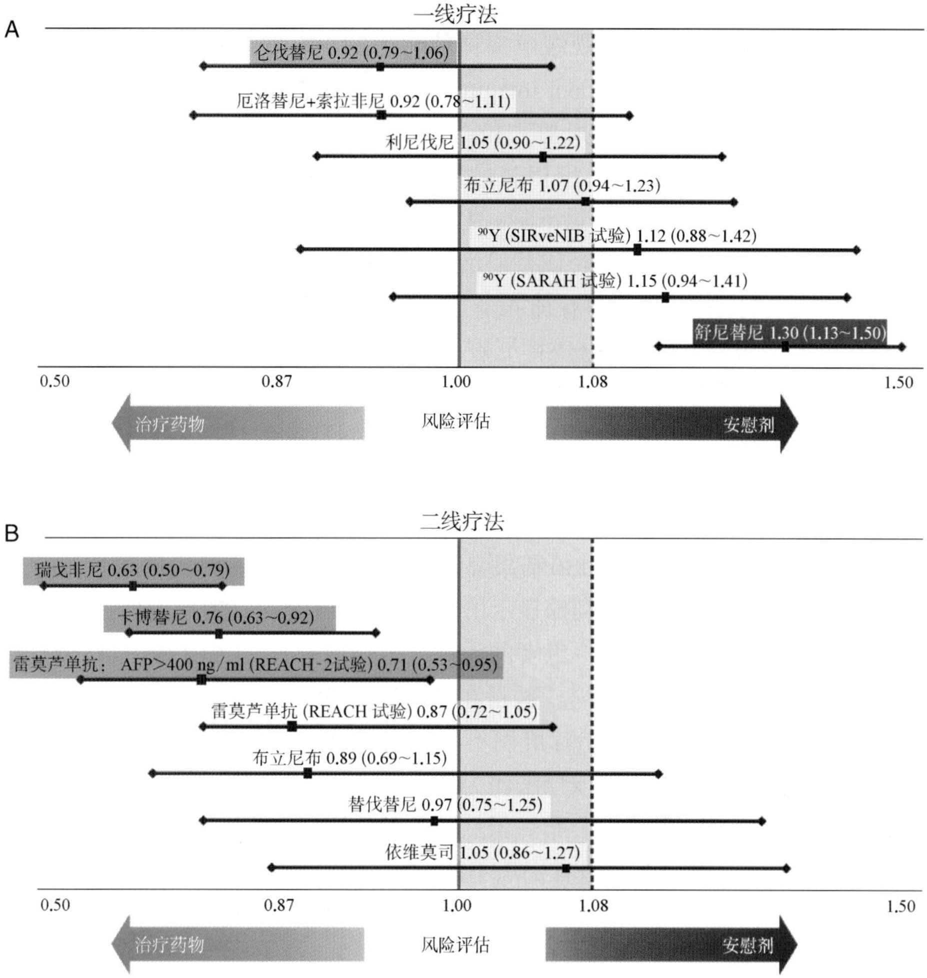

图8-2-1　晚期肝癌患者分子靶向治疗或^{90}Y放射性栓塞Ⅲ期临床试验的总生存率

呈负相关。另外两项比较^{90}Y玻璃微球+索拉非尼和单独索拉非尼的Ⅲ期试验（STOP-肝癌和SORAMIC，试验名称为NCT01556490和NCT01126645）已经启动。2018年4月以摘要形式呈现的SORAMIC试验初步结果表明，这种组合并不能提高肝癌患者的总生存期。

2）仑伐替尼（lenvatinib，E7080）

仑伐替尼是一种口服的VEGFRs、FGFR1～4、RET、KIT和PDGFRα抑制剂，已经在晚期肝癌患者的Ⅱ期和Ⅲ期试验中进行了测试。在第3阶段试验中发现，仑伐替尼治疗在患者的总体生存率方面不低于索拉非尼（中位13.6个月

vs 12.3个月，*HR*=0.92，95% *CI*：0.79～1.06)(**见图8-2-1A**)。重要的是，根据mRECIST，仑伐替尼组的客观缓解率评估时为24.1%，但在掩膜处理后的影像学独立评估(masked independent imaging review)达到40.6%(RECIST为18%)。值得注意的是本研究排除了肝脏占位＞50%、明显胆管侵犯和/或门静脉主干侵犯的患者。与仑伐替尼治疗相关最常见的不良事件有高血压(42%)、腹泻(39%)、食欲下降(34%)和体重下降(31%)，分别有9%和7%的患者因治疗相关的不良事件而停止治疗。与仑伐替尼治疗相关的致命不良事件包括肝衰竭、脑出血和呼吸衰竭，发生率为2%；索拉非尼组致命不良事件的发生率为1%。

在以上结果的基础上，仑伐替尼被认为可以作为替代索拉非尼的一线治疗方案，用于晚期肝癌(除了主要门静脉血栓形成或＞50%肝脏占位)或中期肝癌行TACE术后疾病发生进展的患者。来自生活质量研究的数据表明，2种药物的总体情况相似。同样，这2种药物没有可以作为预测响应的生物标志物。

3）阿替利珠单抗+贝伐珠单抗

2020年公布的IMbrave 150结果显示，阿替利珠单抗+贝伐珠单抗治疗肝癌不可切除患者比单用阿替利珠显示出更好的疗效(客观有效率36%，95% *CI*：26%～46%)，这种结合也使得患者的无进展生存期延长[5.6(3.6～7.4)个月 *vs* 3.4(1.9～5.2)个月，*P*=0.011]。这是在Ⅰb期研究之后比较成功的Ⅲ期研究，阿替利珠单抗+贝伐珠单抗治疗肝癌不可切除患者的总生存期和无进展生存期比索拉非尼治疗患者更长。该疗法作为最新的一线治疗被美国FDA批准，但该项试验的长期生存时间还未公布。虽然阿替利珠单抗+贝伐珠单抗是对肝癌患者有希望的疗法，但是许多患者仍然不能响应。而生物标志物作为预测可受益于以免疫检查点抑制剂为基础治疗的肝癌患者可能仍然是有用的。

2. 二线疗法

自2007年索拉非尼获得批准以来，肝癌患者最大的临床需求可能是在索拉非尼治疗后的二线治疗。自2017年以来，我们见证了来自疾病进展或对索拉非尼不耐受的患者中进行的3项Ⅲ期临床试验，以及来自不同抗PD-1抗体的2项Ⅱ期临床试验有希望的数据。在没有比较研究的情况下，这些研究结果为临床医师提供了二线治疗的选择。目前，药物获批的速度越来越快，但关于可用药物的数据却很缺乏。与其他疾病一样，影响二线治疗选择的临床因素包括使用的一线治疗以及对该治疗的反应持续时间、治疗的耐受性、患者进展时的临床状况以及治疗的预期疗效和不良事件。

1）瑞戈非尼

瑞戈非尼与索拉非尼在结构上有相似之处，但这些药物的抑制谱略有不同，瑞戈非尼对VEGFR激酶具有更大的效力和更广泛的活性，例如抗血管生成素1受体（TIE2）、KIT和RET。瑞戈非尼的一项小型单臂Ⅱ期研究提供了二线治疗中抗肿瘤活性的一些证据；在这些数据的基础上导致了近十年来首次对晚期肝癌患者进行的Ⅲ期阳性试验，以及随后美国FDA批准二线药物瑞戈非尼治疗肝癌。这项全球试验（RESORCE）结果表明，服用索拉非尼的肝癌进展患者的中位总生存期从安慰剂组的7.8个月提高到服用瑞戈非尼组的10.6个月（HR=0.63，95% CI：0.50～0.79，P＜0.000 1）（**见图8-2-1B**）。索拉非尼治疗开始后的总体生存率评估研究显示，瑞戈非尼治疗组患者中位总生存期为26个月，安慰剂组为19个月。在索拉非尼耐受人群中，瑞戈非尼的毒性是可控的，且与索拉非尼相似，包括手足皮肤反应、腹泻和高血压。

2）卡博替尼

卡博替尼是一种小分子多靶点TKI，其抑制机制在肝癌患者Ⅲ期研究中的分子机制是独特的；除了抑制VEGFR的活性外，这种药物还可以有效地抑制MET和AXL。值得注意的是，HGF受体MET参与了索拉非尼耐药的发病机制。在一项随机的Ⅱ期研究中，试验对象是未经治疗的肝癌患者和索拉非尼进展或不耐受的患者，卡博替尼组患者无进展中位生存期为5.5个月。CELESTIAL9是一项全球性、随机、安慰剂对照的Ⅲ期临床试验，采用卡博替尼治疗在索拉非尼治疗后发生肝癌进展的患者。对整个研究人群的中期数据分析显示，卡博替尼组的中位总生存期为10.2个月，安慰剂组为8.0个月（HR=0.76，95% CI：0.63～0.92，P=0.004 9）（**见图8-2-1B**）。卡博替尼并没有显著改善客观缓解率（RECIST为4%），但确实改善了患者的无进展生存期和肿瘤中位进展时间。卡博替尼最常见的3～4级不良事件是手足综合征（17%）和高血压（16%）。卡博替尼组发生6例5级治疗相关不良事件，安慰剂组发生1例9级不良事件。

三、展望

分子特征揭示了与肝癌相关的最常见的突变驱动因素（TERT启动子、TP53和CTNNB1）、染色体畸变（1q和8p丢失，11q13和6p21的高水平增加）和调控异常的信号通路（RAS-MAPK、Wnt、mTOR或IGF2信号转导等）。尽管如此，对这些分子的理解尚未转化为精确医学治疗预测的生物标志物。同样，虽然免疫检查点抑制剂研究成果较显著，但也没有相应的诊断工具。因此，迫切需要探索免疫治疗相应的预测生物标志物。

第三节　肝癌的精准预防和筛查策略

HBV或HCV感染仍是全球肝癌的主要病因。在美国、欧洲各国、埃及和日本等国，60%以上的肝癌与HCV有关；而在非洲和亚洲地区，约60%的肝癌与HBV有关。与未感染人群相比，HBV或HCV携带者患肝癌的风险增加10～100倍。肝癌其他常见的病因有酒精、黄曲霉毒素和糖尿病。肝癌通常伴随着潜在疾病，包括肝炎和肝硬化。这些因素都导致肝癌的早期诊断困难。大多数患者确诊肝癌时已经失去了手术切除或射频消融的机会，从而也失去接受更好治疗方式的机会。因此，预防和高危人群筛查对改善肝癌预后至关重要。目前，开发出慢性乙肝肝癌风险评估（REACH-B）和丙肝抗病毒长期治疗肝硬化评分系统（HALT-C），以预测一个患者在5年或10年内患肝癌的风险。如果风险得分高于8分（对于REACH-B）或1.5分（对于HALT-C），肝癌风险足够高，需要进行筛查。遗传变异也被认为可以通过单核苷酸多态性（single nucleotide polymorphism，SNP）的调节，从而增加肝癌的易感性。

在肝癌预防和筛查中应用精准医学的理念，通过建立HBV或HCV患者健康信息数据库，规范管理、准确分类、数据分析，对高危人群进行评估和识别。特别要指出，由于肝癌具有高度的异质性，单一的评估方法预测肝癌的风险是不够的，而是应该将遗传变异、病毒感染、宿主相关因素及环境因素进行综合考虑。因此，数据库收集的资料应包括患者的年龄、性别、是否吸烟或酗酒、谷丙转氨酶水平、肝炎病毒类型、易感基因型及潜在疾病（如高血压、糖尿病、肝硬化、冠心病等）。尽量对数据库评价有较大风险的人进行定期筛查，确保早期发现、早期诊断和早期治疗。目前甲胎蛋白（AFP）检测结合超声检测是最具成本效益的筛选策略。为了实现对肝癌的准确预防和筛查，迫切需要开发新的、灵敏度高的生物标志物和廉价的检测方法。

第四节　肝癌的精准诊断和分期策略

肝癌的精确诊断和分期是制订最佳治疗策略的关键。目前，肝癌诊断的主要方法有AFP检测、CT检查、磁共振成像(MRI)、超声、血管造影和活组织检查等。AFP检测适合人群筛查和监测,临床实践指南推荐多探头CT、动态MRI和增强超声作为无创诊断的手段。近年来,出现了新的诊断方法,如肝脏影像报告和数据系统(LI-RADS)、循环miRNA、miDNA、液体活检,其中LI-RADS在临床应用中具有重要价值。LI-RADS管理工作组由肝癌内外科医师和放射科医师组成,用于规范管理和评估肝癌的发生率。本系统对不同严重程度结节的分类和处理,可为临床精准用药提供参考。近年来,研究表明,血清miRNA水平的改变与肝癌的发生和发展密切相关。尽管还没有确定哪些miRNA与特定的肝癌亚型相关,但由于其灵敏度和稳定性,确实有可能成为可靠的早期检测方法。Dillon等报告称,与不匹配修复途径相关的体外循环miDNA在不同类型的癌细胞中显示出特定的模式,表明它们在癌症检测中具有潜在的实用价值。最近的技术进展表明,血液中出现的循环肿瘤的副产物(例如循环肿瘤细胞、无细胞核酸)可提供对肿瘤信息的无创诊断。整合和利用现有诊断技术或探索新的检测方法可最大限度地提高诊断的准确率,有效区分不同亚型的患者。

目前使用的肝癌分期系统包括BCLC分期、意大利肝癌项目(CLIP分型)以及新提出来的刘—程分型。BCLC分期主要根据患者的基础状态、肝功能储备、肿瘤状况,将肝癌分为早期(A)、中间期(B)、晚期(C)和终末期(D),并对不同阶段的肝癌给出相应的治疗策略。CLIP分型主要根据Child-Pugh评分、肿瘤状况和AFP水平对肝癌进行分类。而刘-程分型主要考虑不同患者的背景和不同程度的门静脉癌栓(PVTT)进行细分。虽然这些分期系统对肝癌的临床诊断和治疗有较好的指导作用,但同一阶段的患者仍有不同的疗效和预后。值得注意的是,通过添加肝细胞相关生物标志物改进现有的肝癌分期系统有助于更准确地分类晚期肝癌,以便选择最合适的治疗方法。

第五节　肝癌诊治中的挑战与机遇

肝癌是一种复杂的疾病,有多种危险因素,包括乙肝、丙肝、饮酒和肥胖等。虽然目前人们已经非常了解原发性肝癌的病因,但其分子机制仍不清楚。同时,新一代测序技术的发展彻底改变了人们对肝癌异常基因的了解。

肝癌的标准化治疗策略难以取得理想效果的一个主要原因是肝癌的瘤内异质性。因此,肝癌的治疗方向将集中在个体化治疗上,准确识别不同肝癌患者的驱动基因和通路是非常必要的。识别驱动基因常用的方法包括基于突变频率和检测编码蛋白功能的方法。基于突变频率的方法可以直接筛选出选择性增长优势的基因。相反，检测蛋白功能的方法可以从单个样本数据中识别驱动突变，对于稀有突变和频繁突变的基因都是可行的。而且，与基于突变频率的方法相比，后一种方法可以减少假阳性。进一步的研究表明，整合的分子网络分析为阐明肝癌的分子机制提供了一个全新的视角。Jiang等基于蛋白质相互作用鉴定了33个肝癌相关基因网络以及显著富集的几个途径，包括MAPK信号、细胞周期和宿主免疫反应。一些新的基因如*CDT1*、*GRPEL1*和*RRM2B*在这些途径中被首次发现，而且可能是新的肝癌候选基因。多组学的研究通过将早期肝癌分为3型，并针对预后最差的S-Ⅲ筛选出药物靶点以及相应的药物，并在体内实验发现其有治疗肝癌的作用。这些发现提示分子网络为肝癌的驱动基因识别提供了新的思路，并将我们推进到基因驱动的精准医学时代。

尽管目前在肝癌中发现了许多驱动基因，但大多数驱动基因尚未转化为有效的治疗，如*TERT*、*TP53*和*CTNNB1*等。目前，许多药物正在被评估是否能够成为治疗肝癌的药物，但很少有药物能够达到仑伐替尼18.7个月的总生存期。因此，开发新的肝癌治疗策略迫在眉睫。此外，肝癌是一种具有多种病理基础的复杂疾病，这意味着多药物或多靶点药物的联合治疗可能是未来肝癌治疗的方向。新药研发是一个长期的过程，具有高投入、高风险和不确定性。因此，联合治疗可能拥有一个更好的前景，并已在一些复杂的疾病中得到实践，如黑色素瘤、结直肠癌、胰腺癌和乳腺癌。而改善的结果（更好的疗效、更少的毒性和更少的耐药性）表明多种药物的联合也可能适用于肝癌。

实现肝癌的精准医疗不可能一蹴而就，推动搭建规范、准确、共享的大数据平台需要国内同道们坚持不懈的努力和合作。相信以循证医学的科学态度、精准医学的发展思维看待指南，并以大数据为支撑，准确把握肝癌的临床研究的走向，因地制宜，将会使我们走出一条具有中国特色的肝癌防控之路。

参考文献

[1] A new prognostic system for hepatocellular carcinoma: a retrospective study of 435 patients: the Cancer of the Liver Italian Program (CLIP) investigators[J]. Hepatology, 1998, 28(3): 751-755.

[2] Abou-Alfa G K, Meyer T, Cheng A L, et al. Cabozantinib in patients with advanced and progressing hepatocellular carcinoma[J]. N Engl J Med, 2018, 379(1): 54-63.

[3] Ahn S M, Jang S J, Shim J H, et al. Genomic portrait of resectable hepatocellular carcinomas: implications of RB1 and FGF19 aberrations for patient stratification[J]. Hepatology, 2014, 60(6): 1972-1982.

[4] Arzumanyan A, Reis H M, Feitelson M A. Pathogenic mechanisms in HBV- and HCV-associated hepatocellular carcinoma[J]. Nat Rev Cancer, 2013, 13(2): 123-135.

[5] Benson A B 3rd, D'Angelica M I, Abbott D E, et al. NCCN guidelines insights: hepatobiliary cancers, version 1. 2017[J]. J Natl Compr Canc Netw, 2017, 15(5): 563-573.

[6] Borel F, Konstantinova P, Jansen L. Diagnostic and therapeutic potential of miRNA signatures in patients with hepatocellular carcinoma[J]. J Hepatol, 2012, 56(6): 1371-1383.

[7] Bruix J, Cheng A L, Meinhardt G, et al. Prognostic factors and predictors of sorafenib benefit in patients with hepatocellular carcinoma: analysis of two phase Ⅲ studies[J] J Hepatol, 2017, 67(5): 999-1008.

[8] Bruix J, Qin S, Merle P, et al. Regorafenib for patients with hepatocellular carcinoma who progressed on sorafenib treatment (RESORCE): a randomised, double-blind, placebo-controlled, phase 3 trial[J]. Lancet, 2017, 389(10064): 56-66.

[9] Bruix J, Sherman M. Management of hepatocellular carcinoma: an update[J]. Hepatology, 2011, 53(3): 1020-1022.

[10] Bruix J, Tak W Y, Gasbarrini A, et al. Regorafenib as second-line therapy for intermediate or advanced hepatocellular carcinoma: multicentre, open-label, phase Ⅱ safety study[J]. Eur J Cancer, 2013, 49(16): 3412-3419.

[11] Cainap C, Qin S, Huang W T, et al. Linifanib versus Sorafenib in patients with advanced hepatocellular carcinoma: results of a randomized phase Ⅲ trial[J]. J Clin Oncol, 2015, 33(2): 172-179.

[12] Campbell J S, Hughes S D, Gilbertson D G, et al. Platelet-derived growth factor C induces liver fibrosis, steatosis, and hepatocellular carcinoma[J]. Proc Natl Acad Sci U S A, 2005, 102(9): 3389-3394.

[13] Cancer Genome Atlas Research Network. Comprehensive and integrative genomic characterization of hepatocellular carcinoma[J]. Cell, 2017, 169(7): 1327-1341, e23.

[14] Chen B B, Murakami T, Shih T T, et al. Novel imaging diagnosis for hepatocellular carcinoma: consensus from the 5th Asia-Pacific primary liver cancer expert meeting (APPLE 2014)[J]. Liver Cancer, 2015. 4(4): 215-227.

[15] Cheng A L, Kang Y K, Chen Z, et al. Efficacy and safety of sorafenib in patients in the Asia-Pacific region with advanced hepatocellular carcinoma: a phase Ⅲ randomised, double-blind, placebo-controlled trial[J]. Lancet Oncol, 2009. 10(1): 25-34.

[16] Cheng A L, Kang Y K, Lin D Y, et al. Sunitinib versus sorafenib in advanced hepatocellular cancer: results of a randomized phase Ⅲ trial[J]. J Clin Oncol, 2013, 31(32): 4067-4075.

[17] Chow K, Tai B C, Tan C K, et al. High-dose tamoxifen in the treatment of inoperable hepatocellular carcinoma: a multicenter randomized controlled trial[J]. Hepatology, 2002, 36(5): 1221-1226.

[18] Dillon L W, Kumar P, Shibata Y, et al. Production of extrachromosomal microDNAs is linked to mismatch repair pathways and transcriptional activity[J]. Cell Rep, 2015, 11(11):

1749−1759.
[19] Ding X X, Zhu Q G, Zhang S M, et al. Precision medicine for hepatocellular carcinoma: driver mutations and targeted therapy[J]. Oncotarget, 2017, 8(33): 55715−55730.
[20] Duan Y, Tian L, Gao Q, et al. Chromatin remodeling gene ARID2 targets cyclin D1 and cyclin E1 to suppress hepatoma cell progression[J]. Oncotarget, 2016, 7(29): 45863−45875.
[21] European Association for the Study of the Liver. EASL Clinical Practice Guidelines: management of hepatocellular carcinoma[J]. J Hepatol, 2018, 69(1): 182−236.
[22] Everett J R. Academic drug discovery: current status and prospects[J]. Expert Opin Drug Discov, 2015, 10(9): 937−944.
[23] Finn R S, Qin S, Ikeda M, et al. Atezolizumab plus bevacizumab in unresectable hepatocellular carcinoma[J]. N Engl J Med, 2020, 382(20): 1894−1905.
[24] Fukumura D, Kloepper J, Amoozgar Z, et al. Enhancing cancer immunotherapy using antiangiogenics: opportunities and challenges[J]. Nat Rev Clin Oncol, 2018, 15(5): 325−340.
[25] Goyal L, Muzumdar M D, Zhu A X. Targeting the HGF/c-MET pathway in hepatocellular carcinoma[J] Clin Cancer Res, 2013, 19(9): 2310−2318.
[26] He B, Lu C, Zheng G, et al. Combination therapeutics in complex diseases[J]. J Cell Mol Med, 2016, 20(12): 2231−2240.
[27] He F, Li J, Xu J, et al. Decreased expression of ARID1A associates with poor prognosis and promotes metastases of hepatocellular carcinoma[J]. J Exp Clin Cancer Res, 2015. 34(1): 47.
[28] Hoshida Y, Toffanin S, Lachenmayer A, et al. Molecular classification and novel targets in hepatocellular carcinoma: recent advancements[J]. Semin Liver Dis, 2010, 30(1): 35−51.
[29] Huang F W, Hodis E, Xu M J, et al. Highly recurrent TERT promoter mutations in human melanoma[J]. Science, 2013, 339(6122): 957−959.
[30] Ikeda K, Kudo M, Kawazoe S, et al. Phase 2 study of lenvatinib in patients with advanced hepatocellular carcinoma[J]. J Gastroenterol, 2017, 52(4): 512−519.
[31] Jiang M, Chen Y, Zhang Y, et al. Identification of hepatocellular carcinoma related genes with k-th shortest paths in a protein-protein interaction network[J]. Mol Biosyst, 2013, 9(11): 2720−2728.
[32] Jiang Y, Sun A, Zhao Y, et al. Proteomics identifies new therapeutic targets of early-stage hepatocellular carcinoma[J]. Nature, 2019, 567(7747): 257−261.
[33] Johnson J, Qin S, Park J W, et al. Brivanib versus sorafenib as first-line therapy in patients with unresectable, advanced hepatocellular carcinoma: results from the randomized phase Ⅲ BRISK-FL study[J]. J Clin Oncol, 2013, 31(28): 3517−1324.
[34] Julich-Haertel H, Urban S K, Krawczyk M, et al. Cancer-associated circulating large extracellular vesicles in cholangiocarcinoma and hepatocellular carcinoma[J]. J Hepatol, 2017, 67(2): 282−292.
[35] Kelley R K, Verslype C, Cohn A L, et al. Cabozantinib in hepatocellular carcinoma: results of a phase 2 placebo-controlled randomized discontinuation study[J]. Ann Oncol, 2017, 28(3): 528−534.

[36] Khan K A, Kerbel R S. Improving immunotherapy outcomes with anti-angiogenic treatments and vice versa[J]. Nat Rev Clin Oncol, 2018, 15(5): 310−324.

[37] Liang Q, Shen X, Sun G. Precision medicine: update on diagnosis and therapeutic strategies of hepatocellular carcinoma[J]. Curr Med Chem, 2018, 25(17): 1999−2008.

[38] Lin O S, Keeffe E B, Sanders G D, et al. Cost-effectiveness of screening for hepatocellular carcinoma in patients with cirrhosis due to chronic hepatitis C[J]. Aliment Pharmacol Ther, 2004, 19(11): 1159−1172.

[39] Llovet J M, Brú C, Bruix J. Prognosis of hepatocellular carcinoma: the BCLC staging classification[J]. Semin Liver Dis, 1999, 19(3): 329−338.

[40] Llovet J M, Montal R, Sia D, et al. Molecular therapies and precision medicine for hepatocellular carcinoma[J]. Nat Rev Clin Oncol, 2018, 15(10): 599−616.

[41] Llovet J M, Ricci S, Mazzaferro V, et al. Sorafenib in advanced hepatocellular carcinoma[J]. N Engl J Med, 2008, 359(4): 378−390.

[42] Llovet J M, Zucman-Rossi J, Pikarsky E, et al. Hepatocellular carcinoma[J]. Nat Rev Dis Primers, 2016, 2: 16018.

[43] Llovet J M. Focal gains of VEGFA: candidate predictors of sorafenib response in hepatocellular carcinoma[J]. Cancer Cell, 2014, 25(5): 560−562.

[44] Long G V, Stroyakovskiy D, Gogas H, et al. Dabrafenib and trametinib versus dabrafenib and placebo for Val600 BRAF-mutant melanoma: a multicentre, double-blind, phase 3 randomised controlled trial[J]. Lancet, 2015, 386(9992): 444−451.

[45] Low K C, Tergaonkar V. Telomerase: central regulator of all of the hallmarks of cancer[J]. Trends Biochem Sci, 2013, 38(9): 426−434.

[46] Martinez-Quetglas I, Pinyol R, Dauch D, et al. IGF2 is up-regulated by epigenetic mechanisms in hepatocellular carcinomas and Is an actionable oncogene product in experimental models[J]. Gastroenterology, 2016, 151(6): 1192−1205.

[47] Matsui J, Funahashi Y, Uenaka T, et al. Multi-kinase inhibitor E7080 suppresses lymph node and lung metastases of human mammary breast tumor MDA-MB-231 via inhibition of vascular endothelial growth factor-receptor (VEGF-R) 2 and VEGF-R3 kinase[J]. Clin Cancer Res, 2008, 14(17): 5459−5465.

[48] Mínguez B, Lachenmayer A. Diagnostic and prognostic molecular markers in hepatocellular carcinoma[J]. Dis Markers, 2011, 31(3): 181−190.

[49] Mitchell D G, Bruix J, Sherman M, et al. LI-RADS (Liver Imaging Reporting and Data System): summary, discussion, and consensus of the LI-RADS Management Working Group and future directions[J]. Hepatology, 2015, 61(3): 1056−1065.

[50] Nault J C, Mallet M, Pilati C, et al. High frequency of telomerase reverse-transcriptase promoter somatic mutations in hepatocellular carcinoma and preneoplastic lesions[J]. Nat Commun, 2013, 4：2218.

[51] Nault J C, Zucman-Rossi J. TERT promoter mutations in primary liver tumors[J]. Clin Res Hepatol Gastroenterol, 2016. 40(1): 9−14.

[52] Niu Z S, Niu X J, Wang W H. Genetic alterations in hepatocellular carcinoma: an update[J]. World J Gastroenterol, 2016, 22(41): 9069−9095.

[53] Petitjean A, Mathe E, Kato S, et al. Impact of mutant p53 functional properties on TP53 mutation patterns and tumor phenotype: lessons from recent developments in the IARC TP53 database[J]. Hum Mutat, 2007. 28(6): 622−629.

[54] Pon J R, Marra M A. Driver and passenger mutations in cancer[J]. Annu Rev Pathol, 2015, 10: 25−50.

[55] Qin S, Bai Y, Lim H Y, et al. Randomized, multicenter, open-label study of oxaliplatin plus fluorouracil/leucovorin versus doxorubicin as palliative chemotherapy in patients with advanced hepatocellular carcinoma from Asia[J]. J Clin Oncol, 2013, 31(28): 3501−3508.

[56] Schulze K, Imbeaud S, . Letouzé E, et al. Exome sequencing of hepatocellular carcinomas identifies new mutational signatures and potential therapeutic targets[J]. Nat Genet, 2015, 47(5): 505−511.

[57] Simkens L H, van Tinteren H, May A, et al. Maintenance treatment with capecitabine and bevacizumab in metastatic colorectal cancer (CAIRO3): a phase 3 randomised controlled trial of the Dutch Colorectal Cancer Group[J]. Lancet, 2015, 385(9980): 1843−1852.

[58] Takai A, Dang H T, Wang X W. Identification of drivers from cancer genome diversity in hepatocellular carcinoma[J]. Int J Mol Sci, 2014, 15(6): 11142−11160.

[59] Tolaney S M, Barry W T, Dang C T, et al. Adjuvant paclitaxel and trastuzumab for node-negative, HER2-positive breast cancer[J]. N Engl J Med, 2015, 372(2): 134−141.

[60] Totoki Y, Tatsuno K, Covington K R, et al. Trans-ancestry mutational landscape of hepatocellular carcinoma genomes[J]. Nat Genet, 2014, 46(12): 1267−1273.

[61] Vilgrain V, Pereira H, Assenat E, et al. Efficacy and safety of selective internal radiotherapy with yttrium-90 resin microspheres compared with sorafenib in locally advanced and inoperable hepatocellular carcinoma (SARAH): an open-label randomised controlled phase 3 trial[J]. Lancet Oncol, 2017, 18(12): 1624−1636.

[62] Wang W, Pan Q, Fuhler G M, et al. Action and function of Wnt/ β-catenin signaling in the progression from chronic hepatitis C to hepatocellular carcinoma[J]. J Gastroenterol, 2017, 52(4): 419−431.

[63] Wei T, Zhang L N, Lv Y, et al. Overexpression of platelet-derived growth factor receptor alpha promotes tumor progression and indicates poor prognosis in hepatocellular carcinoma[J]. Oncotarget, 2014, 5(21): 10307−10317.

[64] Weis S M, Cheresh D A. Tumor angiogenesis: molecular pathways and therapeutic targets[J]. Nat Med, 2011, 17(11): 1359−1370.

[65] Wilhelm S M, Adnane L, Newell P, et al. Preclinical overview of sorafenib, a multikinase inhibitor that targets both Raf and VEGF and PDGF receptor tyrosine kinase signaling[J]. Mol Cancer Ther, 2008, 7(10): 3129−3140.

[66] Wilhelm S M, Dumas J, Adnane L, et al. Regorafenib (BAY 73-4506): a new oral multikinase inhibitor of angiogenic, stromal and oncogenic receptor tyrosine kinases with potent preclinical antitumor activity[J] Int J Cancer, 2011, 129(1): 245−255.

[67] Wright J H, Johnson M M, Shimizu-Albergine M, et al. Paracrine activation of hepatic stellate cells in platelet-derived growth factor C transgenic mice: evidence for stromal induction of hepatocellular carcinoma[J]. Int J Cancer, 2014, 134(4): 778−788.

[68] Yakes F M, Chen J, Tan J, et al. Cabozantinib (XL184), a novel MET and VEGFR2 inhibitor, simultaneously suppresses metastasis, angiogenesis, and tumor growth[J]. Mol Cancer Ther, 2011, 10(12): 2298−2308.

[69] Yang H I, Sherman M, Su J, et al. Nomograms for risk of hepatocellular carcinoma in patients with chronic hepatitis B virus infection[J]. J Clin Oncol, 2010, 28(14): 2437−2444.

[70] Zhao H, Wang J, Han Y, et al. ARID2: a new tumor suppressor gene in hepatocellular carcinoma[J]. Oncotarget, 2011, 2(11): 886−891.

[71] Zhou L, Huang Y, Li J, et al. The mTOR pathway is associated with the poor prognosis of human hepatocellular carcinoma[J]. Med Oncol, 2010, 27(2): 255−261.

[72] Zhu A X, Park J O, Ryoo B Y, et al. Ramucirumab versus placebo as second-line treatment in patients with advanced hepatocellular carcinoma following first-line therapy with sorafenib (REACH): a randomised, double-blind, multicentre, phase 3 trial[J]. Lancet Oncol, 2015, 16(7): 859−870.

[73] Zhu A X, Rosmorduc O, Evans T R, et al. SEARCH: a phase Ⅲ, randomized, double-blind, placebo-controlled trial of sorafenib plus erlotinib in patients with advanced hepatocellular carcinoma[J]. J Clin Oncol, 2015, 33(6): 559−566.

[74] Zucman-Rossi J, Villanueva A, Nault J C, et al. Genetic landscape and biomarkers of hepatocellular carcinoma[J]. Gastroenterology, 2015, 149(5): 1226−1239, e4.

[75] 陈政，王捷．基于循证指南和精准医学时代背景下肝癌诊疗的思考与总结[J]．岭南现代临床外科，2018，18(6)：615−617.

[76] 林立文，林岚，刘真秀．精准医学在中国的现状[J]．慢性病学杂志，2017, 18(1): 21−23.

[77] 秦建民，盛霞，殷佩浩，等．循证医学在中西医结合治疗肝癌中的作用与意义[J]．继续医学教育，2012，26(12)：42−46.

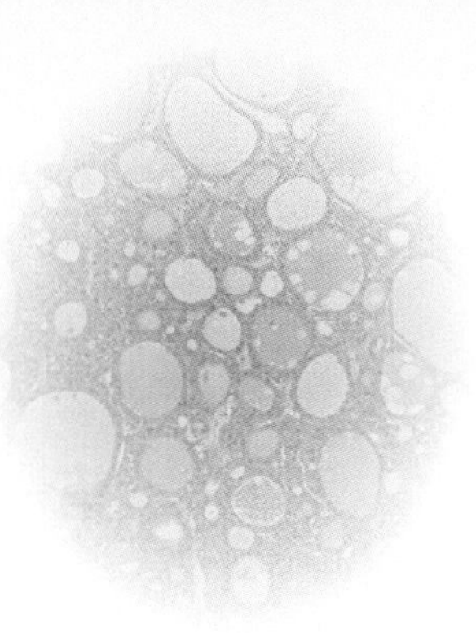

第九章

早期肝癌的多学科联合诊治

张耀军　陈敏山

早期肝癌的治疗应该以达到根治性治疗为目标。在提倡肝癌多学科联合诊治的大趋势下，目前肝癌的根治性治疗手段主要包括外科手术切除、肝移植和局部消融治疗，而介入治疗、外照射等姑息治疗手段在早期肝癌的治疗中也起着重要的作用。随着影像学技术的进步、手术器械的改进、现代麻醉学的发展，肝癌手术切除已无禁区可言，而肝移植也成为临床的常规手术。以射频为代表的局部消融治疗由于其高效、微创和安全，已被认为是继手术、介入治疗后肝癌的第三大治疗手段。经导管动脉化疗栓塞（TACE）虽然主要用于中晚期肝癌，但在早期肝癌的治疗中常与其他治疗手段联合应用，以期达到根治性治疗。放疗是肝癌重要的局部治疗手段之一，随着各种精准放疗技术的广泛应用，放疗在肝癌综合治疗中的地位日益提高。

［通信作者］　陈敏山，Email: cms64@163.com

第一节　早期肝癌的手术切除

手术切除仍然是早期肝癌最主要的治疗方式，手术切除后5年生存率为60%～80%，是早期肝癌的标准治疗方法。由于大多数肝癌的发生和发展过程存在肝炎感染的背景，肝炎、肝硬化对肝脏的损害影响了肝脏手术的进行。近年来，精准外科的理念与手段已被普遍应用于肝癌的手术治疗，尤其对早期肝癌提出了更加严格的要求，在提高肝癌患者手术成功率和生存获益的同时，也需要进一步改善患者围手术期的管理。肝癌手术治疗的成功有赖于对肝脏临床解剖学的深入了解、术前的全面临床评估、恰当的手术方式的选择、围手术期的良好管理以及术后防止复发等各个方面。

一、肝癌手术切除的历史发展及其疗效

20世纪50年代以前，国内未见有肝切除术的报告。直至1958年，夏穗生、裘法祖报告了肝部分切除术，孟宪民等报告了肝脏广泛切除术，黄志强等报告了肝部分切除术治疗肝内胆管结石，开辟了我国肝脏外科的新纪元。1959年，管汉屏等又做了有关肝切除术的报告。到1960年7月，国内已施行各类肝切除术197例，发展相当迅速。这些手术大多是根据Lortat-Jacob的方法而施行的规则性肝切除术。吴孟超对肝切除手术技术做了许多改进，简化了操作，便于推广。王成恩、李国材报告了原位肝切除，以使其更适应于肿瘤学的治疗原则。李国辉报道了非规则性肝切除术，更适应于合并肝硬化的肝癌。汤钊猷、余业勤在小肝癌的肝切除治疗方面做出了卓有成效的工作，尤其是20世纪70年代初将甲胎蛋白（AFP）用于普查，开展了小肝癌的临床研究，使小肝癌的局部切除效果得到了大幅提高，并填补了对早期肝癌发展、诊断、治疗等方面认识的空缺。1984年上海第一医学院肝癌研究所在国际上报道了早期发现亚临床期复发性肝癌，并证实再切除对进一步提高根治性切除术后的疗效有重要作用。吴在德等在临床上用接触式Nd-YAG激光刀肝切除手术获得成功。海军军医大学附属长征医院及王宇先后报告了应用超声外科吸引器（cavitronul transonic surgical aspirator，CUSA）肝切除手术的经验。陈孝平、吴在德、裘法祖和彭淑牖等同时在国内系统地报告了肝段切除术。陈孝平、吴在德、裘法祖等和陈汉、吴孟超等又报告了

术中在超声指导下行肝切除术的经验,此方法不仅能提高手术的精度,而且可增加切除率和减少手术病死率。

20世纪80—90年代肝癌外科技术进一步发展,如难切部位肝癌的一期切除(Ⅷ段、Ⅰ段或"围下腔静脉肝癌")、局限性门静脉癌栓(PVTT)的外科切除。由于对局部治疗和综合治疗的重视,出现了"不能切除肝癌降期后切除"的治疗方法,使一部分不能行切除术的肝癌患者有了根治的希望。目前,我国肝切除总例数居全球第一位,肝切除围手术期病死率已降至1%以下。在我国,由于受肝癌患者伴发肝炎、肝硬化的限制,肝癌手术切除多采用"不规则性肝切除术"(或称为"肝癌局部切除术"),简化了手术操作,降低了手术难度,使肝脏外科技术在我国迅速普及。肝癌手术切除可以在国内许多基层医院推广开展,不仅大大提高了肝癌的手术切除率,而且小肝癌患者术后5年生存率高达50%～70%,是目前肝癌患者获得长期生存最主要的治疗手段。中山大学肿瘤防治中心肝胆科曾总结1964—1999年采用不规则肝切除和简化肝切除治疗小肝癌380例,术后5年生存率为57.13%;而日本学者Ikai等总结了1990—1999年全日本12 118例手术切除的肝癌患者的疗效,其中直径≤2.0 cm的小肝癌2 320例,术后5年生存率为66%;直径为2.1～5.0 cm的肝癌5 956例,5年生存率为53%。同时,随着手术技术的不断提高,手术病死率也不断下降。在经验丰富的单位,肝癌手术切除的病死率仅为0～1.6%,并发症的发生率也可以降至10%以下。

纵观肝癌外科的发展历程,肝癌的手术切除历史大致经历了以下阶段:20世纪前半世纪相对缓慢发展阶段;50年代开始大肝癌规则性切除;60年代开展肝移植并获成功;70年代提出小肝癌的概念;80年代提倡局部切除代替规则性半肝切除,大大提高了手术切除率并降低手术病死率;90年代提倡以手术为主导的肝癌综合治疗;21世纪以来,精细化肝切除和微创技术在肝切除中开始应用。

总之,随着肝脏外科学的发展,尤其是影像学技术的进步和手术器械的改进,肝癌手术已由原来的不可能切除发展到现在肝癌手术切除已无禁区可言。在提倡肝癌多学科综合治疗的大趋势下,肝切除术将继续发挥其在肝癌治疗中的重要地位。

二、早期肝癌手术切除方式的选择和原则

由于早期肝癌患者的全身状况、肿瘤病灶位置、数目以及肝硬化程度存在很大的差异,为确保手术方案顺利进行,在临床上采用何种手术方式,需结合患

者的具体情况综合考虑。一般总原则遵循肿瘤根治与手术安全相结合，在保证手术安全的前提下，获得最佳的治疗效果，同时兼顾微创。

（一）开腹手术切除与腹腔镜手术切除

微创外科以其手术切口小、出血少、术后恢复快及全身反应轻等特点，将成为未来外科发展的主流方向。以腔镜为代表的微创外科逐渐被接受，尤其是在腹部外科领域已得到广泛的应用。自1991年美国Reich等率先报道腹腔镜下肝脏良性肿瘤切除术以来，腹腔镜技术在肝脏疾病中的应用日渐广泛。2009年Nguyen等统计文献已报道了2 804例腹腔镜肝切除术，其病种包括肝脏良、恶性肿瘤，肝切除范围也由局部切除、楔形切除逐步扩大至半肝切除，有部分医疗中心报道采用腹腔镜施行供肝切取。近年来，我国开展腹腔镜肝切除术的中心越来越多，作为肿瘤专科医院的中山大学附属肿瘤医院肝胆科近年来也成功开展了腹腔镜下肝癌切除手术，现每年有超过100例患者采用腹腔镜肝癌切除术。

早期肝癌开腹下手术近年来发展迅速，先后经历了肝脏小病灶楔形切除、规则性肝叶切除、不规则肝部分切除、半肝或扩大肝切除、精准解剖性肝切除。作为肿瘤外科领域，腹腔镜因实施的困难性及存在的问题，一直是国内外肿瘤科专家争相研究的热点。其主要原因有：① 腹腔镜下难以控制的出血是限制其发展的最大难点，也是中转开腹的主要原因；② 在开腹手术中应用很好的技术在腹腔镜手术中实施仍有困难，如血管阻断、压迫、缝合、止血等；③ 理想的腹腔镜切肝器械还比较缺乏；④ 二氧化碳气腹所带来的高碳酸血症及潜在引起的腹腔播散种植、Trocar种植可能；⑤ 同开腹手术相比，腹腔镜手术无开阔的视野和手感。尽管如此，腹腔镜手术现已成为肿瘤外科不可或缺的部分，在广泛普及和现代医学技术的发展中不断体现着其相应的价值。

1. 腹腔镜肝切除术类型

① 全腹腔镜肝切除：所有的肝切除操作完全在腹腔镜下完成。② 手助腹腔镜肝切除：以腹腔镜为主，将手通过腹壁切口伸入腹腔，辅助腹腔镜手术操作，完成肝切除。③ 腹腔镜辅助肝切除术：以手操作切肝为主，腹腔镜辅助下行肝切除术；在腹腔镜或手助腹腔镜下完成肝切除术的部分操作，而肝切除的主要操作通过腹壁小于常规的切口完成。

上述3种肝切除术亦可在机器人手术系统辅助下完成。机器人肝切除术有以下优势：① 具有三维立体图像；② 放大倍数高，成像清晰；③ 包含机械臂和机械腕，可以进行精细操作，避免人的主观判断错误。但是由于价格昂贵，采用机器人手术系统行肝切除术目前仍难以普及。

2. 腹腔镜肝切除适应证

目前腹腔镜肝切除术的主要适应证是在符合开腹手术切除指征的前提下，又具备如下条件的肝癌患者：① 肝硬化程度不严重，无明显门静脉高压症；② 肿瘤最大直径≤10 cm；③ 肿瘤尚未侵犯肝门，且无HVTT、PVTT和BDTT；④ 肿瘤尚未侵犯膈肌及邻近脏器，无破裂出血者；⑤ 位于肝脏边缘或局限于肝脏某一叶、段的直径＜5 cm的单发病灶是腹腔镜肝切除较好的适应证；直径＞5 cm的单发病灶只要病变与切缘及预留肝脏的主要结构尚有安全距离，可行腔镜半肝或扩大半肝切除；⑥ 对于多发转移结节，只要病灶相对局限，并能确保切缘阴性，也可以选择腹腔镜肝切除术。

3. 腹腔镜手术禁忌证

腹腔镜手术禁忌证包括：① 不适合开腹手术切除的患者不考虑腹腔镜手术切除；② 病灶过大、毗邻重要大血管、腹腔镜操作困难、易导致瘤体破裂、难以获得阴性切缘者，也应放弃腹腔镜手术而改为开腹手术。有国内专家建议肝肿瘤病灶位于Ⅱ、Ⅲ、Ⅳa、Ⅴ、Ⅵ段表浅的局限性小病灶及局限于左肝外叶的恶性病变是腹腔镜肝脏切除术的最佳适应证，而腹腔镜左外叶解剖性肝切除有望成为肝左外叶手术的“金标准”。

总之，腹腔镜肝癌手术的开展，为早期肝癌外科治疗提供了一种理想的微创治疗手段。特别是左外叶小肝癌，因肝左外叶具有体积小、便于游离的解剖学特点，给腹腔镜下的手术提供了很好的解剖学基础，相对于开腹肝左外叶切除更能体现“微创”的魅力。在不久的将来，腹腔镜下手术有望成为肝左外叶切除的“金标准”。

（二）解剖性肝切除与局部肝切除

1. 解剖性肝切除

解剖性肝切除即规则性肝切除，是指按照荷瘤肝段门静脉供应范围进行肝脏切除，理论上可减少肿瘤早期门静脉分支播散的微转移灶，从而减少术后肿瘤复发。解剖性肝切除的做法是通过解剖第一肝门，分离出拟切除肝叶、段的供血管道（相应的肝动脉、门静脉分支）和引流胆管，逐一结扎（或切断），此时拟切除肝叶与保留肝叶之间出现明显的分界线，即可以此分界线作为切肝平面，切除该范围的肝组织。此外，也可在切肝前于第二肝门处处理相应的肝静脉分支。

2. 局部肝切除

局部肝切除即非规则性肝切除，包括肝脏部分切除或肿瘤剜除术，前者常不涉及肝门大血管及胆管，只是将通向病变部位的血管分支和胆管切断结扎，常用于病变较小位于肝脏周边或数个肝段交界处，而又不需要做肝叶或半肝切除者；肿瘤局部剜除术多用于肿瘤小、位置深或紧邻肝门部大血管，且合并严重的肝硬化无法行扩大肝切除术的患者，因其手术并发症少、操作简单，在我国得到广泛应用，特别适合有肝硬化背景下和肝功能储备差的患者的肿瘤切除。

在临床实践中解剖性肝切除与非解剖性肝切除孰优孰劣、如何选择？考虑出发点主要是基于肿瘤根治与手术安全。虽然国内外研究显示，非解剖性肝切除的局部复发率高于解剖性肝切除，是影响肝癌患者总生存率和无瘤生存率的独立危险因素之一。但是进一步研究发现，直径＜2 cm的肿瘤病灶较少出现门静脉分支侵犯，而直径＞5 cm的肿瘤可能已有较大的门静脉分支受到侵犯，前者与局部肝切除比较优势不明显，后者即便采用解剖性肝切除术效果亦较差，因此解剖性肝切除仅在部分患者（如肿瘤单发、直径2～5 cm、肿瘤边界不清、呈结节型肝癌伴局部包膜突破多结节融合型或浸润型）中具有明显改善预后的优势。另外，解剖性肝切除术操作复杂，需分离更多的肝组织，占用更长的手术时间，对于肝硬化较重，肿瘤位于肝Ⅳ、Ⅶ、Ⅷ段者仍较为困难，因该区域血管供应复杂，有时难以显示清晰且整齐的肝段边界。因此，术者在运用何种切除方式时需综合考虑肿瘤的大小、数目、位置、肝硬化程度及术者的切除经验。

此外，对于局部肝切除，肿瘤切缘问题一直以来存有争议。切缘太近（＜1 cm）可导致切缘复发率增加，切缘太远可能损失更多的正常肝组织，增加术后肝衰竭的风险；尤其对于肝硬化较重的患者，在临床上常需在最佳切缘和保留足够有功能肝实质之间权衡。至少1 cm的肿瘤切缘目前为大多数外科医师所认可，但需根据肿瘤的具体特征做出具体判断。有研究显示，对于无血管癌栓、子灶的肝癌切除患者，切缘＜1 cm亦可达到接近100%的微转移灶切除率；而对于伴有肉眼癌栓或子灶的小肝癌患者，需切缘≥1 cm方可达到最大限度的无瘤切缘效果。因此，局部肝切除的切缘问题在临床上需根据肿瘤病灶的具体情况做出具体分析。术后复发率高的因素除了切缘距离外，切缘阳性、肿瘤无包膜、伴有子灶或血管癌栓等可能更有预测价值。

三、早期肝癌切除术后复发的防治

尽管早期肝癌的手术切除取得了令人鼓舞的临床效果，但根治性手术后5年复发率仍然较高。如何降低复发率是进一步提高肝癌患者生存率的关键。因此，肝癌切除术后复发和转移的预测及防治是临床实践的关键，目前仍有诸多问题亟待解决。

（一）肝癌根治术后复发的特点

1. 复发时间

肝癌根治术后复发最早可在2个月内，肝癌根治术后1年时复发率达到峰值。因此，目前以1年为界，将肝癌复发类型分为早期复发和晚期复发。也有学者将术后2年作为区分早期复发和晚期复发的界限。

2. 复发部位

肝癌根治术后复发以肝内复发最为常见，约占90%。肝外转移的发生率为9.7%～25.8%，其中38%伴肝内复发。肝外转移部位依次为肺部占55%，腹腔淋巴结占41%，骨占28%，肾上腺占11%，其他部位还包括口腔、颌骨、筛窦、蝶窦、睾丸、卵巢、胃、脑等。

3. 复发原因

肝癌根治术后复发的主要原因是多中心起源和肝内转移。早期复发多为肝内转移，晚期复发则应考虑为多中心起源。多中心性起源类型的肝内复发，其预后要显著优于肝内转移类型的复发。

（二）肝癌切除术后复发高危因素的预测

以往的研究多集中在临床病理水平，如肿瘤大小、包膜、卫星结节（多灶性）、门静脉癌栓（PVTT）、切缘距离、微血管密度、伴发病毒性肝炎、肝硬化程度、围手术期肝功能等。COX模型多因素分析显示肿瘤大小、PVTT及卫星结节（多灶性）是影响小肝癌根治术后无瘤生存的危险因素，而术前肝功能分级对术后无瘤生存则无影响。对小肝癌切除术后标本进行病理大切片分析肝癌微转移分布的研究发现，约90%的微转移发生在切缘1 cm以内，手术切缘≥1 cm与＜1 cm组的术后复发率差异明显。亦有研究证实，以门静脉血流方向远端距离肿瘤2 cm、近端距离肿瘤1 cm为标准的肝癌手术范围可比较合理地延长患者术后无瘤生存时间。国内学者将年龄、性别、肝硬化程度、肿瘤大小、包膜、肿瘤分化程度、HBsAg状态、AFP水平、肿瘤微血管密度等因素纳入COX多因素模型显示，在行根治性切除术的肝癌患者中，肿瘤大小是影响术后无瘤生存的唯一因素；在小肝癌患者中，肿瘤微血管密度是影响术后无瘤生存的唯一因素。日本学者根据肝炎病毒感染情况将肝癌根治术后患者分为正常肝组、慢性迁延性肝炎组、慢性活动性肝炎组及肝硬化组，并分析其与复发的关系，结果显示慢性活动性肝炎组患者的无瘤生存率明显低于慢性迁延性肝炎组和肝硬化组患者，提示活动性肝炎病毒感染情况是影响复发的重要因素。

由于肝癌的复发和转移是一个多步骤、多环节的过程，因此诸多环节都可用来研究预测指标，干预其中某些环节可能预防或延缓肝癌的复发和转移。近年来，有文献报道对与肿瘤转移侵袭有关的诸多指标进行探索，控制肿瘤血管（一是抗肿瘤血管生成，二是阻断已生成的肿瘤血管）越来越受到各国学者的关注。在抗肿瘤血管生成方面，最有希望的可能是血管抑制素（angiostatin）和内皮细胞抑制素（endostatin）；在阻断已生成的肿瘤血管方面，有报道用抗体-组织因子复合物可使靶区肿瘤血管栓塞。

传统的肝癌病理诊断分类分型方法（TNM分期、Edmondson分级等）主要是依据肿瘤大小、数目、分布、血管侵犯、淋巴结和远处转移情况以及显微镜下肿瘤组织细胞类型、分化程度等组织细胞学特征而得出的，并以此为依据来推断肿瘤的生物学行为，如肿瘤进展、转移潜能、预后等。从20世纪80年代起，科研工作者从临床到基础，从细胞水平到分子水平进行了一系列研究，发现一些与肝癌侵袭转移相关、具有潜在应用价值的临床规律和分子指标，如用端粒酶活性、*AFP* mRNA及上皮钙黏素（E-cadherin）表达水平来预测肝癌的转移和复发等。但这些研究大多为单因素研究模式，无法全面了解整个基因组、蛋白组的变化。而肝癌的复发和转移是一个包括肿瘤细胞黏附，细胞外基质降解，肿瘤细胞迁移、增殖，血管生成等的复杂过程。因此，应进一步采用多因素结合（基因群）的方法从分子及基因水平对肿瘤的生物学特性进行更深入的研究。国内学者报道利用基因芯片技术发现了一种在分子水平将肝癌重新分类（高低转移倾向）并进行预测的方法，在国际上首次建立了一个以基因表型为基础的肝癌转移分子预测模型。

（三）早期肝癌切除术后复发的监测和预防

1. 早期肝癌切除术后复发的监测

早期肝癌术后定期随访是肝癌疾病管理的一项重要内容，影像学检查（超声、CT、MRI等）是肝癌术后随访计划中不可缺少的检查内容，肝内复发是肝癌术后最常见的复发类型，因此术后定期影像学检查可以了解肿瘤复发情况，为肝癌患者在复发早期治疗争取更有利的时机。一般情况下，在2年内每3个月进行1次影像学检查可以密切跟踪肿瘤变化情况，2年后每4～6个月行影像学检查。小肝癌术后复发的及时检出对于肝癌患者获得长期生存起着很重要的作用，影像学检查发现肿瘤复发后给予及时有效的治疗可以明显延长患者的生存时间。

此外，AFP检测也是肝癌术后复发检测的重要内容之一。但有些复发性肝癌患者首次AFP阳性，复发时却可为阴性，因此，完整的术后随访监测还应包括肝功能、超声和胸部X线片。一般在术后2年内每3个月对患者进行前3项检查（AFP阳性患者每个月复查1次），6个月加1次胸部X线片检查；2年后适当延长复查时间，如有疑问则给予进一步检查，如CT、MRI、肝血管造影或计算机体层摄影血管造影（computed tomography angiography，CTA）。

2. 早期肝癌切除术后复发的预防性治疗

（1）干扰素（IFN）治疗。关于应用IFN预防肝癌根治术后复发的随机对照临床试验结果，虽然5项临床试验所纳入的研究人群病毒感染类型、疾病分期以及IFN使用剂量各异，但结果均显示IFN对于预防肝癌根治术后复发或提高术后总生存率方面有肯定的疗效。其中3项研究结果证实IFN可降低术后早期复发率，另外2项结果则证实了其在降低晚期复发率方面的疗效。

（2）免疫治疗。关于肝癌根治术后免疫治疗的报道，亦显示了其在预防复发方面所起的作用。日本学者报道了一项前瞻性随机对照研究，在肝癌患者行根治性切除术后，输注自身CD3及HLA-DR 等免疫细胞行过继性免疫治疗，结果显示过继性免疫治疗组较对照组根治术后无瘤生存率明显升高，且3、5年复发率明显减低。在^{131}I标记碘油内照射预防肝癌术后复发的作用方面，有学者报道肝癌患者根治术后6周内接受一次1 850 MBq的^{131}I标记碘油内照射，结果显示术后^{131}I标记碘油内照射能够降低患者术后复发率，提高生存率。对于术中使用无水乙醇处理残端的方法预防术后复发方面，有研究结果显示能有效降低残端复发率。

（3）辅助性TACE。目前，TACE对于肝癌根治术后复发的作用亦有较多报道。李锦清等对94例肝癌术后患者行辅助性TACE的前瞻性随机对照研究结果表明，47例辅助TACE组患者中复发11例，而47例对照组患者中复发25例，差异有统计学意义。随后，又针对217例高危复发患者行辅助性TACE并进行研究，结果显示139例辅助TACE组患者术后5年总复发率为27.5%，1、3、5年生存率分别为89.1%、61.2%和53.7%，而86例对照组患者术后5年总复发率为56.3%，1、3、5年生存率分别为75.4%、42.4%和30.5%。提示术后辅助性TACE可以降低患者术后复发率，延长生存期。对于有术后危险因素（如肿瘤直径≥5 cm、多结节、血管侵犯）的患者，术后联合TACE可以延长患者的生存期；而对于无危险因素的患者，术后TACE并不能延长患者的生存期。

（4）抗病毒治疗。抗病毒治疗在预防肝癌术后复发中的作用是目前研究比较热门的课题。抗病毒治疗可以长期抑制病毒对肝脏的损害，有研究表明，抗病毒药物拉米夫定可以延长患者的疾病无进展生存期和提高5年长期生存率。最近台湾地区有研究指出：核苷类似物可以有效降低肝癌患者的6年复发率及改善患者的长期生存。抗病毒治疗已成为目前预防肝癌复发的重要治疗方法之一。

（5）其他治疗。其他治疗手段，如生物免疫治疗、维生素K_2、中医药等治疗方法也有报道可以预防肝癌术后复发，但都缺乏级别较高的循证医学证据，需要进一步的临床研究证实。

关于肝癌术后的辅助性治疗方法，目前有多种手段在尝试，如何在临床实践中根据不同的临床特征去选择有效的治疗是很重要的。一般情况下，临床对有复发高危因素者（多结节、病理提示脉管有癌栓），建议可以选择行1～2次辅助性TACE治疗，但应注意TACE会引起肝功能损害；而对长期有肝炎背景且肝炎活动（HBV-DNA指标高或HCV-RNA阳性）的患者可以选择IFN或抗病毒药物来减少术后复发。其他治疗方法由于目前临床证据不多，无法肯定它们的疗效，需要进一步确定其治疗价值。

第二节　早期肝癌的肝移植治疗

对合并肝硬化的小肝癌实施肝移植，无瘤生存期和长期生存率均优于肝切除，尤其对严重肝硬化失代偿的小肝癌患者，肝移植可能是唯一的根治手段。肝移植能完整切除肿瘤及硬化的肝脏，消灭肝癌多中心发生的土壤。随着现代麻醉学的发展，对患者心肺功能、血流动力学及凝血功能的精准监测和调控，移植手术器械及血管吻合技术的改进，移植数量的不断增加，在世界各大移植中心肝移植技术日益成熟，已成为常规手术应用于临床。

一、肝癌肝移植的适应证

肝移植为肝癌和肝硬化患者提供了长期存活的机会。但是，由于供肝严重缺乏，在多数中心器官是基于患者预后做出选择分配的。肝移植治疗肝癌能最大限度地切除病变，避免残肝内的肿瘤遗漏或再生，同时去除了肝硬化及病毒性肝炎等潜在的危险疾病。原位肝移植治疗肝癌有其无法替代的优势，现已成为治疗肝癌的有效手段。一般认为，那些有着不能切除的病灶或者肝脏严重功能障碍的患者，肝移植是唯一可能根治肝癌的方法。然而肿瘤复发是一个令人担心的问题，受体选择标准是影响肝癌患者肝移植术后远期预后的重要因素。肝癌肝移植的受者选择标准涉及医学、社会、伦理等多方面问题。截至目前，国际上还没有统一的选择标准。

1963年，Starzl施行全球首例肝移植。由于在肝癌患者的选择上没有合适的标准，最初的肝移植预后非常差，5年存活率仅为18%。围绕如何选择合适的患者行肝移植这一难题，移植领域进行了大量的探索和研究，以下为近年来国际上较常见的肝癌肝移植患者的选择标准。

（一）米兰标准与Up-to-Seven标准

1996年，意大利的Mazzaferro等率先提出选择合并肝硬化的小肝癌患者进行肝移植，建立了著名的米兰标准，改变了肝癌患者的肝移植选择方式。① 单肿瘤结节，直径≤5 cm；或多肿瘤结节，结节数目≤3个，最大直径≤3 cm。② 无大血管浸润，无淋巴结或肝外转移。按照此标准进行肝移植，患者术后4年生存率及无瘤生存率分别为85.0%和92.0%，但超出这一标准的小肝癌患者仅有50%的4年生存率，差异有统计学意义。在Mazzaferro提出米兰标准后，多项临床研究亦证实符合此标准的患者术后5年生存率可达60%~80%，已接近接受肝移植的良性肝病患者。因此，米兰标准在国际上得到认可并迅速推广，逐渐成为世界上应用最广泛的肝癌肝移植筛选标准。米兰标准的制订和实施对临床肝移植的开展具有里程碑的作用，有效地利用了宝贵而稀缺的供肝资源，显著提高了肝癌肝移植术后患者的生存率，降低了术后肿瘤的复发率。

但是，随着全球范围内肝癌肝移植数量的逐渐增多，米兰标准也逐渐显出其局限性：① 肝癌发病率逐渐提高，而米兰标准又过于严格，把许多超出米兰标准、无大血管侵犯、无淋巴结及肝外转移的肝癌患者排除在外，使得这些本可通过肝移植获得良好疗效的肝癌患者失去了获得供肝的机会；② 它仅强调了肿瘤的大小和数目，而忽略了如血管侵犯等与肿瘤复发及预后密切相关的生物学特性；③ 米兰标准是针对尸体肝移植提出的，由于尸体供肝相对稀缺，属于公共资源，必然要求在供肝分配时要基于公平的分配机制和相对严格的筛选标准，而活体肝移植技术的发展在一定程度上缓解了供肝相对稀缺的问题，并缩短了等待时间，同时由于活体肝移植供肝由特殊选定的供者自愿捐献，属于非公共资源，即使受者在一定程度上已经超出了米兰标准，供者也希望捐献肝脏以拯救所指定的受者，显然肝癌活体肝移植的纳入标准应与米兰标准有所差异；④ 对于中、晚期肝癌降期治疗后肝移植受体的选择，米兰标准也难以适用。

近年来，许多移植中心开始尝试更宽泛的肝癌肝移植标准，其中也包括Mazzaferro团队本身。2009年，Mazzaferro等进行了一项包括36家移植中心、

1 556例肝癌肝移植病例的研究，尝试对米兰标准进行扩展，并提出了Up-to-Seven标准。具体为：① 无微血管侵犯；② 肿瘤数目与最大直径之和≤7(例如：单个肿瘤时，最大直径为6 cm；2个肿瘤时，最大直径为5 cm，以此类推)。该标准在限制肿瘤的大小及数目的同时，把微血管侵犯作为肝移植的禁忌。Mazzaferro回顾性分析了283例超出米兰标准而满足Up-to-Seven标准的肝癌肝移植患者，术后5年存活率达到71.2%，而满足米兰标准的444例患者，5年存活率为73.3%，两者差异无统计学意义。在其他移植中心的研究中，其结果也验证了Up-to-Seven标准的有效性及其作为肝癌肝移植纳入标准的可靠性。Up-to-Seven标准扩大了米兰标准的适应范围，又不减少总体存活率，是有积极意义的。但其局限性在于此研究为回顾性研究，尤其是该标准所提出的无微血管侵犯，就目前医学条件而言，往往无法在术前做出准确判断，常需要通过术后病理证实。尽管从该标准诞生到现在已多年，且已经被多个移植中心验证，但其仍未能如米兰标准一样被广泛接受。基于Up-to-Seven标准，米兰团队又再次提出了Metroticket预测标准，其主要运算参数为肿瘤最大直径和肿瘤数量。该标准最主要的功能是在于其通过术前影像学检查测量出肿瘤最大者直径与肿瘤个数，通过函数可计算出其单个病例预期3年和5年的生存可能。在其提出后的第3年，Raj等对Metroticket预测模型的有效性进行了评估，结果发现其预测的3年和5年生存率分别为76.3%和69.7%，而实际观察到的生存率分别为83%和74%。

（二）Pittsburgh改良TNM标准

2000年，美国Pittsburgh大学Marsh等提出了Pittsburgh改良TNM标准，根据血管侵犯、肝叶分布、肿瘤直径、淋巴结受累及远处转移情况将肝癌分为Ⅰ、Ⅱ、ⅢA、ⅢB、ⅣA、ⅣB，共6期。不论肿瘤大小及分布情况，凡出现大血管侵犯归为ⅣA期，有远处和/或淋巴结转移归为ⅣB期，Ⅰ～ⅢB符合肝移植标准，ⅣA及ⅣB期作为肝移植禁忌被排除在肝移植之外。Pittsburgh改良TNM标准仅将大血管侵犯、淋巴结受累或远处转移3项中出现任1项作为肝移植的禁忌证，而不将肿瘤的大小、个数及分布作为排除的标准，显著扩大了肝癌肝移植的适用范围，从而使更多的肝癌患者受益于肝移植，长期生存率近50%。但其也存在缺陷，一是在术前很难对肝门部等处的肿大淋巴结做出准确定性，需术中冷冻病理切片检查才能确定是炎性病灶或恶性转移，而且其对微血管或肝段分支血管侵犯这一影响预后的关键因素考虑不足；二是在供肝短缺矛盾日益突出的今天，过度扩大肝癌肝移植指征，将减少良性肝病患者得到供肝的机会，并会降低肝移植患者的总体生存率。

（三）美国加利福尼亚大学旧金山分校标准

2001年，Yao等提出了加利福尼亚大学旧金山分校（University of California, San Francisco; UCSF）标准。具体为：① 单个肿瘤直径≤6.5 cm；或多个肿瘤，数目≤3个，最大肿瘤直径≤4.5 cm，累积肿瘤直径≤8cm；② 无肝内大血管浸润，无肝外转移。符合UCSF标准患者肝移植术后1年及5年生存率分别为90%及75.2%，与符合米兰标准患者肝癌肝移植术后生存率相比差异无统计学意义，其中超越米兰标准但符合UCSF标准的患者肝癌肝移植术后2年生存率为86%，效果满意；而超越UCSF标准的患者肝癌肝移植术后5年生存率（＜50%）则显著低于前两组。与米兰标准相比，UCSF标准在一定程度上减少了受者的丢失率，扩大了肝癌患者的肝移植适应证范围，而术后生存率并未显著下降，显示出较米兰标准更高的价值，逐渐被世界各大移植中心所认可和采用。但UCSF标准同样也存在争议，比如最初该标准是建立在回顾性研究基础上，使用了术后病理学分级而非术前影像学检查分级，其提出的淋巴结转移、肿瘤微血管侵犯在术前较难确定。为回应这些批评，Yao等在2007年又用术前影像资料重新验证了该标准，结果证实其术后5年生存率可达64.0%（平均随访时间6.6年）。而且与米兰标准类似，UCSF标准单纯以肿瘤体积、数目为依据的肝癌肝移植选择标准上具有局限性，同时，这些标准未能反映肝脏疾病的背景，未对肝癌生物学特性等影响预后的重要因素进行综合考量，会导致预后判断出现较大偏差。

（四）美国器官共享联合网络（UNOS）标准

2002年，美国UNOS标准基于终末期肝病模型（MELD）评分系统对终末期肝病患者分配供肝。给予T_1期（单个肿瘤，直径＜2 cm）和T_2期（单个肿瘤，直径为＜5 cm；或多肿瘤，数目＜3个，最大直径＜3 cm）的肝癌患者接受尸体供肝的优先权。MELD评分R＝9.6×ln［肌酐（μmol/L）×0.011］+3.8×ln［总胆红素（μmol/L）×0.058］+11.2×ln（INR）+6.4。MELD评分越高肝病越重，供肝分配越优先。T_1期的肝癌患者MELD评分为20分，T_2期为24分，等待供肝时间每延长3个月加1分（如肿瘤生长超过T_2期标准则剔除）。采用此标准分配供肝后，患者等待尸体供肝的时间缩短，接受肝移植的机会也相应增加。我国目前的器官分配系统，中国人体器官分配与共享计算机系统（China Organ Transplant Response System, COTRS）制订的器官分配原则就参考了UNOS标准。移植中心必须为每位肝移植等待者登记相应的临床检验项目结果，以获取医疗紧急度状态评分（以PELD/MELD评分为基础的评分系统），等待者在名单中的先后顺序依据医疗紧急度状态评分的分值高低排序，按血型分类，同血型同评分等待者依据等待时间长短排序。移植中心还应为肝癌等待者填写肝癌生物标志物检测或肿瘤影像学报告结果，以便完成“肝癌特例”申请，通过“肝癌特例”申请的可获得医疗紧急度评分加分，而通过特例申请的标准与UNOS标准的T_1、T_2期类似。这一标准使得小肝癌患者等待供肝的时间明显缩短，避免了小肝癌的进展和等待者的丢失。

（五）中国标准

中国肝癌人群基数庞大，且大多数患者被确诊时已为中晚期，并合并乙肝、肝硬化，根治性肝切除率低且术后复发率高，肝移植可能是唯一的希望。肝癌肝移植占我国肝移植总量的44%，该比例远超欧美国家。相对于我国居高不下的肝癌发病率，米兰标准和UCSF标准都被认为过于严格。因此，迫切需要建立适合我国国情的肝癌肝移植适应证标准，在保证治疗效果的同时扩大受体人群。国内学者结合国情和各自经验，提出了一些扩大的肝癌肝移植指征。

1. 上海复旦标准

2006年，樊嘉等根据复旦大学附属中山医院251例肝癌肝移植的经验，提出复旦标准，具体为：① 单个肿瘤直径≤9 cm；或多发肿瘤，数目≤3个且最大肿瘤直径≤5 cm，癌灶直径总和≤9 cm。② 无大血管侵犯、淋巴结转移及肝外转移。按此标准实施的251例肝癌肝移植患者，术后1、2、3年总体生存率分别为88.0%、80.0%和80.0%，无瘤生存率为90.0%、88.0%和88.0%。与米兰标准、UCSF标准的3年生存率及无瘤生存率差异均无统计学意义，但入组患者显著增加。

为了对上海复旦标准进行多中心、大样本临床验证，上海7家主要的肝移植中心在2008年成立了上海肝癌肝移植协作组，在分析2001—2007年上海地区948例肝癌肝移植病例的基础上，拟将上海复旦标准扩大为整个上海的一项共识标准（上海标准）。按照这一标准筛选的肝癌肝移植病例，其术后4年生存率及无瘤生存率分别达到63.9%和70.4%，与最严格的米兰标准相比（65.8%和74.1%）差异无统计学意义，上海复旦标准较米兰标准入组病例数多出50.1%，被米兰标准剔除但符合上海复旦标准的185个病例与符合米兰标准的病例有同样满意的术后生存率及无瘤生存率。上海复旦标准在不降低术后生存率及无瘤生存率的情况下，显著扩大了肝癌肝移植的适应证范围，能使更多的肝癌患者因肝移植而受益。

2. 杭州标准

移植领域研究人员一直在努力探索更好的肝癌肝移植标准，关注的重点已不仅仅局限于肿瘤形态学。研究表明，作为肝癌诊断指标之一的肿瘤标志物如AFP可以预测患者术后肿瘤复发及存活情况。2008年，浙江大学医学院附属第一医院郑树森院士团队结合10余年的研究成果提出了肝癌肝移植杭州标准，具体为：① 无大血管侵犯和肝外转移。② 肿瘤结节直径之和≤8 cm；或肿瘤结节直径之和＞8 cm，但满足术前AFP≤400 ng/mL，且组织学分级为高、中分化。根据此标准对195例肝癌肝移植受者的回顾性分析显示，符合杭州标准组术后1、3、5年生存率分别为92.8%、70.7%、70.7%，无瘤生存率分别为83.7%、65.6%、62.4%；符合米兰标准组术后1、3、5年生存率分别为94.3%、78.3%、78.3%，1、3、5年无瘤生存率分别为87.3%、74.0%、69.7%，两组相比差异无统计学意义。而超越杭州标准组术后1、3、5年生存率和无瘤生存率则分别为49.9%、27.0%、18.9%和25.8%、12.5%、4.7%，显著低于符合杭州标准组。杭州标准较米兰标准入组病例数增加了37.5%，被米兰标准剔除但符合杭州标准者与符合米兰标准者一样获得满意的术后生存率及无瘤生存率。

杭州标准将肿瘤分子标志物和病理学特征引入移植标准中，这是对以往肝移植标准只关注肿瘤数目和大小这一局限的突破，此理念得到国际移植界的认同，为肝移植患者选择标准带来了全新的视野，有力地推动了我国肝移植事业的发展。2014年，中华医学会器官移植学分会正式颁布了《中国肝癌肝移植临床实践指南》，指出杭州标准是可靠的肝癌肝移植选择标准，符合杭州标准的肝癌患者接受肝移植可获得良好的术后生存率。杭州标准已经成为中国肝癌肝移植标准并逐步迈向世界。

3. 华西标准

四川大学华西医院严律南等研究发现门静脉主干癌栓是影响肝癌肝移植术后疗效的关键因素，据此提出华西标准。具体为：① 无门静脉主干癌栓；② 小肝癌及尚可切除的肝癌并重度肝硬化或肝功能不全者；③ 无法切除的大肝癌，不伴有门静脉主干癌栓或远处转移者。

二、早期肝癌肝移植疗效及其影响因素

新近全球多中心数据显示，肝移植治疗小肝癌（米兰标准）5年生存率超过70%，术后肝癌复发率低于10%。2012年肝癌肝移植全球专家共识明确提出肝移植是治疗小肝癌的“金标准”。根据我国肝移植注册数据，截至2015年6月全

国共实施了29 360例肝移植，其中52.3%是肝癌肝移植，小肝癌（米兰标准）肝移植患者的5年生存率为72.82%，与全球多中心数据一致。然而对肝移植治疗小肝癌的疗效，也有不同的评价方式，其中意向性治疗（intention-to-treat, ITT）分析是近年常用的研究方法，利用ITT研究比较小肝癌肝切除与肝移植在生存率、无瘤生存率和肝癌复发率等方面的差异更具有临床意义。

1. ITT分析小肝癌肝移植疗效

虽然小肝癌肝移植疗效显著，然而受供肝匮乏、移植等待期间肿瘤进展及其他因素的影响，部分原拟肝移植的患者可能无法等到肝移植或被移出等待名单而失去肝移植机会。ITT分析除评价已接受肝移植的患者预后外，同时还评价无法等到肝移植或被移出移植等待名单的患者的预后，也即患者一旦被列入拟行肝移植组之后，无论完成肝移植与否，患者的预后都计入肝移植组（以下称ITT肝移植组）的预后。将ITT肝移植组预后与肝切除组进行比较，不仅可以客观地评价肝移植与肝切除在长期生存率和无瘤生存率方面的差异，而且对小肝癌根治性治疗决策也有着十分重要的意义。ITT分析包括影响肝移植能否成功实施的各种因素，因此该研究被认为能够更客观地反映小肝癌肝移植的远期疗效，也更能说明肝移植抑或肝切除治疗小肝癌的利弊。

美国Leonidas等利用ITT分析比较小肝癌（米兰标准）肝移植与肝切除疗效。研究将小肝癌分为ITT肝移植组和肝切除组，ITT肝移植组257例，其中完成肝移植220例，未完成肝移植37例；肝切除组106例全部完成肝切除治疗。将ITT肝移植组与肝切除组疗效进行比较，ITT肝移植组患者1年和5年生存率分别为81%和53%，肝切除组患者1年和5年生存率分别为94%和59%，两组生存情况差异并无统计学意义。德国Foltys等利用配对ITT研究比较小肝癌（米兰标准）肝移植或肝切除的疗效，57例ITT肝移植（完成肝移植41例，因肿瘤进展超出米兰标准而剔除移植名单16例）与57例肝切除比较，患者的5年生存率分别为58.4%和45.1%，两组差异无统计学意义。然而在无瘤生存率方面，两组5年无瘤生存率分别是40.7%和17.9%，ITT肝移植组显著高于肝切除组。美国Marcelo等对1997—2007年肝硬化肝癌进行ITT分析，最终有51例施行了肝切除，106例列入等待肝移植名单（ITT肝移植）。ITT肝移植组中84例施行了肝移植，其余22例因肿瘤进展而被移出等待名单改用其他治疗方法。移植等待时间1～45个月。ITT肝移植组患者1年和4年生存率分别为78%和57%，肝切除组患者1年和4年生存率分别为82%和53%，两组比较差异无统计学意义。符合米兰标准的肝癌ITT肝移植患者1年和4年生存率分别为92%和62%，肝切除组患者1年和4年生存率分别为88%、61%，两组比较差异无统计学意义。但是肝切除组术后肝癌复发率显著高于ITT肝移植组（63% *vs* 15%）。

近20年来，随着肝外科技术的发展和围手术期管理水平的提高，小肝癌肝切除患者的病死率显著下降，5年生存率显著提高。2012年发表的全球多中心数据显示，部分中心小肝癌肝切除围手术期达到零死亡率，5年生存率超过70%，最高可达81%。一方面，肝切除5年生存率已接近或达到肝移植，但无瘤生存率仍较低（5年无瘤生存率21%～48%），肝癌复发率仍居高不下（51%～69%）。另一方面，受到供肝匮乏、等待时间较长、肿瘤进展及其他因素影响，ITT肝移植生存率可能会有降低。然而一旦成功实施了肝移植，术后无瘤生存率和肝癌复发率则显著优于肝切除。当今是多学科诊疗时代，如何筛选出更适合肝切除抑或更适合肝移植的小肝癌患者，既能充分发挥肝移植与肝切除等根治性治疗方法的优势、提高长期生存率，又能改善无瘤生存率、降低肝癌复发率，要比一味强调小肝癌肝移植更具有临床实际意义。近十余年的研究表明，小肝癌的肿瘤大小、数量、微血管侵犯等生物学特性、肝硬化程度及MELD评分、移植等待时间以及多学科诊疗策略等，对决策小肝癌肝移植抑或肝切除或其他治疗有着十分重要的意义。

2. 肿瘤大小、数量对肝癌肝移植疗效的影响

肝癌生物学特性如肿瘤大小、数量、包膜完整与否、Edmondson分级、血管侵犯等对肝移植疗效有显著影响，其中肿瘤大小、数量和血管侵犯直接关系到肝癌肝移植标准，临床意义更为重要。1996年，意大利Mazzaferro等首先提出肝癌的大小、数量和血管侵犯对肝癌肝移植预后有着显著影响。研究发现符合单个肿瘤直径≤5 cm，或多个肿瘤≤3个、单个肿瘤直径≤3 cm，且不合并血管侵犯和远处转移标准（米兰标准），肝癌肝移植术后4年总体生存率为85%、肿瘤复发率＜10%，疗效与良性终末期肝病的类似。2011年，Mazzaferro等对米兰标准提出15年来全球应用情况进行分析，共检索到1 864篇应用米兰标准肝癌肝移植文献，患者5年生存率为68%～78%，复发率低于10%，与良性终末期肝病肝移植疗效相当。

2009年，Mazzaferro等对扩大米兰标准的肝癌肝移植进行研究，发现如果肿瘤数量加肿瘤直径≤7，且不合并血管侵犯和远处转移（即Up-to-Seven标准），肝癌肝移植后患者的5年生存率也可达到71.2%，与米兰标准无显著性差异。事实上，Yao等2001年也发现如果单个肿瘤直径≤6.5 cm，或多发肿瘤数目≤3个、每个直径≤4.5 cm、直径合计≤8 cm，无大血管浸润和淋巴结转移（即UCSF标准），肝癌肝移植后患者的5年生存率可达到81%，与米兰标准疗效相似。我国郑树森等发现如所有肿瘤结节直径之和≤8 cm，或所有肿瘤结节直径之和＞

8 cm，但术前AFP＜400 μg/L，且组织学分级为高、中分化，不合并血管侵犯和远处转移，肝移植术后患者的5年生存率也达到70.7%，与米兰标准比较也无统计学差异。近期我们对我国肝移植注册数据（截止时间2015年6月7日）进行统计，肝癌肝移植符合米兰标准患者的5年生存率为72.82%，超出米兰标准的患者5年生存率则仅为38.19%；符合UCSF标准患者的5年生存率为71.9%，超出UCSF标准的患者5年生存率仅为34.93%；符合杭州标准患者的5年生存率为67.8%，超出杭州标准的患者5年生存率仅为28.3%。

由此可见，肿瘤大小和数量对肝移植疗效有显著影响，然而如果在这些标准之内，这种影响则相对较小，尤其是小肝癌（米兰标准）。相比较而言，肿瘤大小和数量对肝切除疗效的影响更大，即使是小肝癌肝切除。在多学科综合诊疗时代，如何将小肝癌中适合肝移植抑或肝切除的病例挑选出来，更具有临床意义。复旦大学附属中山医院的研究证实，小肝癌中如果肿瘤数量加直径≤4，肝移植和肝切除患者的4年生存率分别是87.2%和74.9%，两组差异无统计学意义；如果肿瘤数量加直径＞4，肝移植4年生存率（89.6%）则显著高于肝切除（64.9%）。中国香港大学Fan等比较了符合米兰标准的小肝癌肝移植与肝切除患者的疗效，发现肝移植患者的5年生存率（81%）与肝切除（72.8%）患者的差异无统计学意义。然而进一步的分层研究发现，米兰标准单结节（直径≤5 cm）小肝癌肝切除患者的5年生存率为69.1%，与肝移植疗效相近，而多结节（2～3个，直径≤3 cm）小肝癌肝切除患者的5年生存率仅为48.7%，显著低于肝移植。因此，西方学者多认为单结节直径相对较大的或多肿瘤结节（2～3个）小肝癌更适合肝移植而不是肝切除，然而东方学者对此则有不同的观点。

3. 合并血管侵犯对肝癌肝移植疗效的影响

多项研究证实，合并血管侵犯是影响患者生存与肿瘤复发的独立危险因素，有研究认为可使肝移植术后肝癌复发危险性增加7.4倍、死亡危险性增加9.5倍。因此，目前全球肝癌肝移植的标准均将血管侵犯、血管癌栓列为禁忌。然而病理组织学上可将肝癌血管侵犯分为两种情形，即镜下微血管侵犯（microscopic vascular invasion）和肉眼血管侵犯（macroscopic vascular invasion）。研究发现，随着肝癌直径增大，镜下微血管侵犯和肉眼血管侵犯都随之增多，但不成比例。当肿瘤直径≤2 cm时，约20%可能发生镜下微血管侵犯；肿瘤直径≤3 cm时，约25%有镜下微血管侵犯，肉眼血管侵犯则不超过2%；肿瘤直径3.1～5.0 cm，约40%有镜下微血管侵犯，肉眼血管侵犯约3%；肿瘤直径5.1～6.5 cm，约55%有镜下微血管侵犯，肉眼血管侵犯约10%；肿瘤直径＞6.5 cm，约63%有镜下微血管侵犯，肉眼血管侵犯可超过15%；晚期肝癌镜下微血管和肉眼血管侵犯可达到60%～90%。肿瘤直径≤5 cm，合并镜下微血管侵犯约31%，显著低于肿瘤直径5.1～6.5 cm（55%）。然而，如果肿瘤是单个结节且直径≤5 cm，镜下微血管侵犯率为27%，显著低于直径5.1～6.5 cm的镜下微血管侵犯率（41%）。

目前已公认肝癌合并肉眼血管侵犯的肝移植疗效较差，不主张肝移植治疗。然而对小肝癌合并镜下血管侵犯的治疗方法选择则观点不确定甚至相反。2009年，Mazzaferro等报告444例符合米兰标准的小肝癌肝移植患者的5年和10年生存率分别为73.3%和69.6%，其中361例不合并微血管侵犯，5年生存率为76.1%、复发率为3.3%，44例合并微血管侵犯，5年生存率为71.6%、复发率为12.8%。2011年，中国香港大学Chan等报告对符合Up-to-Seven标准（肿瘤数量加肿瘤直径≤7）的肝癌肝移植进行研究，其中不合并血管侵犯60例、合并微血管侵犯17例，两组患者的5年生存率分别为85.1%和88.2%，5年无瘤生存率分别为86.4%和88.2%，差异无统计学意义。同期也对274例符合Up-to-Seven标准的肝癌肝切除进行研究，其中不合并血管侵犯的患者5年生存率为81.2%，与肝移植疗效相当，但无瘤生存率则相对较低（61.0%），显著低于肝移植组；而合并微血管侵犯行肝切除的患者5年生存率和无瘤生存率均不高（50.0%和41.2%），显著低于肝移植组和肝切除组。复旦大学附属中山医院的研究也证实合并抑或不合并微血管侵犯的小肝癌肝移植患者的4年生存率无统计学差异（87.5% *vs* 89.6%），然而合并微血管侵犯的小肝癌肝切除患者的4年生存率（60.8%）显著低于肝移植。

4. 移植等待时间及过渡性治疗对小肝癌肝移植疗效的影响

移植等待时间对肝癌肝移植患者的疗效有显著影响。加拿大多伦多大学Shah等利用ITT分析比较符合米兰标准小肝癌肝移植与肝切除疗效并了解影响小肝癌肝移植疗效的独立危险因素。在261例小肝癌中，140例列入肝移植等待名单、121例计划行肝切除，最终110例完成肝移植、121例完成肝切除。ITT肝移植（140例）患者的5年生存率为64%，与肝切除（121例）患者的5年生存率（56%）比较差异无统计学意义，然而移植等待时间短于4个月的肝移植（64例）患者的5年生存率达到73%，疗效显著优于肝切除患者。多因素分析显示，移植等待时间＞4个月是影响小肝癌肝移植疗效的独立危险因素。美国Squires等也利用ITT分析比较符合米兰标准的小肝癌肝移植与肝切除疗效。176例符合米兰标准的小肝癌中，131例被列入肝移植等待名单，45例行肝切除治疗。131例患者均在55天内完成了肝移植，没有患者被移出等待名单，术后5年生存率为65.7%、无瘤生存率为85.3%，均显著高于肝切除患者（43.8%和22.7%）。总体来说，对小肝癌肝移植而言，当移植等待时间短于4个月，肝移植疗效不会受到影响，但移植等待时间超过4个月，肝移植疗效将会受到明显的影响。因此，如何缩短小肝癌肝移植患者的等待时间，一直是器官分配与共享政策关注的问题。

2010年12月，国家卫生部制定了我国器官分配与共享基本原则和相关政策，2011年4月开始试运行中国人体器官分配与共享系统（COTRS），2013年8月国家卫生计生委颁布人体捐献器官获取与分配管理规定，要求所有肝、肾移植受者必须提前录入移植等待名单，所有捐献器官必须通过COTRS分配。肝移植等待者依据终末期肝病模型（MELD）/儿童终末期肝病模型（pediatric end-stage liver disease model，PELD）评分由高到低排序。其中为了缩短部分小肝癌肝移植患者的等待时间，明确规定凡符合米兰标准且单发肿瘤直径在2～5 cm或多发肿瘤不超过3个病灶且最大病灶直径≤3 cm的肝癌可以获得肝癌特例评分，即获得MELD评分22分（≥12岁）或PELD评分32分（＜12岁）的加分。肝癌肝移植等待者可使用MELD/PELD评分或肝癌特例评分这两者的最高分值作为当前的状态评分。肝癌肝移植等待者每3个月进行1次肝癌特例评分续期，续期成功还可再获得额外增加10%的MELD/PELD评分，以提高小肝癌患者早期获得肝移植手术的概率。

小肝癌肝移植患者在等待期间可以采用TACE、局部消融甚至肝切除等方法进行过渡性治疗。TACE是最常用的方法，可以使肿瘤坏死、缩小以达到控制肿瘤生长的作用，甚至可以起到降期作用。Graziadei等开展了一项前瞻性研究，41例按米兰标准筛出的肝癌患者在肝移植前行TACE，术后1、2、5年生存率分别为98.0%、98.0%和93.0%，仅1例患者出现肿瘤复发。然而，也有研究认为，对肝移植前等待平均时间为4.2个月的小肝癌患者，术前TACE对肝移植后5年生存率没有影响。局部消融也是常用的方法，因其对肝功能影响较小，尤其适用于肝功能Child-Pugh分级为B、C级的小肝癌患者，但缺少严格的对照试验证实它对肝移植术后生存率和肿瘤复发率的影响。作者所在中心的经验是对超米兰标准的患者尽可能先行TACE治疗，但治疗时要特别注意使用微导管保护肝固有动脉，以防损伤肝动脉内膜。对米兰标准内的小肝癌，估计等待供肝时间不超过2个月的患者，则无须进行任何过渡性治疗。

5. 早期肝癌肝移植术后随访管理

肝癌肝移植手术创伤大，患者恢复时间相对长，术后需终身服用免疫抑制剂。移植受者出院后，一方面需要定期了解免疫抑制剂浓度，观察有无排斥反应和随访各时期可能发生的并发症；另一方面又要了解肿瘤复发或长期免疫抑制状态下感染、新发肿瘤的情况，还要了解免疫抑制剂药物不良反应带来的其他器官损害并及时调整免疫抑制方案。

对肝癌肝移植受者术后随访一般指派专门机构或专人进行，主要内容是：① 定期随访，动态观察肝移植受者康复情况、心理状态和用药情况，给予必要的健康教育和指导；② 及时发现和处理移植术后各种可能发生的并发症，提高移植受者的生活质量、延长生存期；③ 对移植肝或其他部位有无可能发生肿瘤转移抑或长期存活受者有无可能新发肿瘤等问题进行密切观察，及时发现和处理可能存在的肿瘤复发和新发肿瘤；④ 定期了解移植受者的健康状况、复查情况和病情变化，并对康复及生活中注意事项进行指导；⑤ 完整地收集移植受者信息，为临床和科研提供所需要的各种数据。

随访具体指标如下：① 移植受者健康状况评估，包括睡眠质量、饮食结构、生活自理能力、心理心态状况、有无身体不适、是否按时服药等，重点了解有无身体不适、饮食是否正常、有无大小便异常等；② 血清学检查，包括血常规、生化全套、免疫抑制剂浓度、HBV相关指标、巨细胞病毒感染指标、AFP等，重点观察有无骨髓抑制、肝肾功能异常、血药浓度不稳定、乙肝复发、巨细胞病毒感染和肿瘤复发等；③ 影像学检查，包括移植肝超声、CT、MRI、磁共振胰胆管成像（MRCP）、骨骼发射型计算机断层成像（emission computerized tomography，ECT）或正电子发射计算机体层显像仪（PET/CT）检查等，重点了解肝脏血流、胆管情况、肿瘤复发和转移、肺部感染等情况。

随访时间一般为术后3个月内每周随访1次，术后4～6个月至少每2周随访1次，术后7～12个月至少每个月随访1次，术后1年以后每2个月随访1次。如果检查结果异常或身体不适，要增加随访频率。

随访一般采用有以下几种方法。① 门诊随访：肝癌肝移植受者术后按照随访要求定期到移植门诊接受医师问诊、检查和调整治疗方案，这种方式可以早期发现肿瘤复发或其他问题，给予及时处理。但随访的内容要规范，随访前要了解移植受者的肝脏肿瘤病理情况，例如肿瘤大小、数量、有无微血管侵犯、移植等待时间、术前有无过渡性治疗等。② 电话随访：往往用于外地或者没按要求门诊随访的移植受者。随访人员通过电话联系了解受者情况并记录在移植受者的随访档案中，给予必要的健康教育和指导，尤其是嘱咐受者在当地医院按照要求和规范进行相关检查并将检查结果发送回来。③ 网络随访：目前部分移植中心创办了移植网站或微信随访平台，不仅简化了随访流程也降低了移植受者随访的成本和时间，也使得随访、交流、沟通、指导更加便捷。④ 电子邮件和普通信件随访：对于无法采用上述随访方式的移植受者，要尽可能通过电子邮件和普通信件与移植受者和家属取得联系，尽可能地避免移植受者失访。

三、拯救性肝移植治疗早期肝癌

肝移植治疗小肝癌的同时还解决了肝硬化和门静脉高压症问题，患者的5年生存率超过70%，肝癌复发率低于10%，显著优于其他治疗方法，欧美学者认为肝移植是治疗肝硬化小肝癌的“金标准”。然而由于供肝匮乏限制了肝移植的应用，临床上肝切除仍是肝癌根治性治疗的主要方法。为了在供肝匮乏情况下更好地发挥肝移植治疗肝癌的作用，近10多年来有主张采用拯救性肝移植策略。

1. 拯救性肝移植概念

拯救性肝移植目前广泛接受的概念是：对无肝硬化或肝硬化不严重、肝功能良好的可切除小肝癌（单个肿瘤直径≤5 cm，或多个肿瘤≤3个、最大肿瘤直径≤3 cm，米兰标准）先行肝切除，术后发生肝衰竭或术后出现肝癌复发（符合米兰标准）时再行肝移植治疗，又称补救性肝移植、挽救性肝移植或二期肝移植。该策略最早由Majno等于2000年提出，初衷是充分发挥肝切除和肝移植两种肝癌根治性方法的作用，既降低了肝移植等待期间肿瘤进展的风险，又减少了不必要的肝移植治疗，可以缓解供肝匮乏的压力，同时肝切除术后病理还可提示肿瘤生物学特性和微血管侵犯情况，为肝移植决策提供依据。拯救性肝移植是小肝癌多学科综合治疗的一个重要组成部分，对进一步提高小肝癌综合治疗的远期疗效有着十分重要的意义。

近年来，随着肝癌微创治疗技术的发展和成熟，射频或微波消融也逐渐被认为是早期小肝癌根治性治疗手段。2012年，Nkontchou等对203例Child-Pugh A级肝硬化合并符合米兰标准的肝癌患者先行经皮射频消融治疗（percutaneous radiofrequency ablation，PRFA），术后出现肝癌肝内复发或出现肝衰竭时再行肝移植，作者将此类肝移植也称为拯救性肝移植。然而，更多学者仍将射频或微波消融治疗视为小肝癌肝移植等待时期的过渡性治疗。这两种情形的区别是前者将射频或微波消融作为根治性治疗方法，如果不发生术后肝衰竭或不出现术后肝癌复发，患者无须接受肝移植治疗；只有发生肝衰竭或术后肝癌复发（米兰标准）时才施行拯救性肝移植治疗。后者只是将射频或微波消融作为过渡性治疗，无论术后肝癌复发与否都按计划施行肝移植治疗。总之，拯救性肝移植概念也不是一成不变的，随着根治性治疗方法的发展，拯救性肝移植概念也将随之发生改变。

2. 拯救性肝移植在术后复发小肝癌中的应用情况

拯救性肝移植目前主要用于可切除小肝癌。新近一项荟萃分析发现，自

2000年以来关于拯救性肝移植的英文文献超过130篇，主要用于符合米兰标准的无肝硬化或肝硬化不严重、肝功能良好的小肝癌患者。数据显示，小肝癌患者术后中位复发率达54%，中位复发时间21.4个月，其中约58%为肝内单个复发癌灶；约41%的复发小肝癌患者接受了拯救性肝移植，中位病死率为5%；移植术后1、3、5年中位生存率分别为89%、80%、62%，1、3、5年无瘤生存率分别为86%、68%、67%。研究表明，拯救性肝移植治疗可切除小肝癌的疗效与一期肝移植的疗效差异无统计学意义。Fuks等对138例符合米兰标准的小肝癌患者采用先行肝切除，复发后再行拯救性肝移植的策略，与同期191例小肝癌患者的一期肝移植比较，5年生存率分别为77%和60%，两组比较差异无统计学意义。Gaudio等报道80例小肝癌患者肝切除术后39例肝内复发，其中27例（69%）符合米兰标准，16例施行了拯救性肝移植，全组患者的5年生存率达66%，与同期147例小肝癌患者的一期肝移植疗效（5年为生存率73%）相近。Guerrini等报道了72例小肝癌肝切除，术后22例肿瘤肝内复发（符合米兰标准），另有4例术后出现肝功能失代偿、2例存在肝癌复发高危因素，均施行了拯救性肝移植，全组患者的5年无瘤生存率达80.6%，与同期198例小肝癌患者的一期肝移植比较差异无统计学意义。

超米兰标准可切除大肝癌、肝切除术后复发的肝癌（米兰标准或UCSF标准）可否施行拯救性肝移植，文献报道的相对较少。国外主要是个案报告。英国Goldsmith等报道1例可切除大肝癌合并右PVTT行右三叶肝切除联合门静脉切除重建，术后9个月发现残肝第三段门静脉分支癌栓复发但未发现残肝癌灶，经多学科诊疗团队讨论于术后14个月施行了拯救性肝移植，移植后患者无瘤生存5.5年，目前仍健在。国内Liu等报告了200例超米兰标准但符合UCSF标准［单个肿瘤直径≤6.5 cm，或多个肿瘤（≤3个）、最大肿瘤直径≤4.5 cm、总直径≤8 cm］的可切除大肝癌先行肝切除治疗，术后随访发现86例（43%）患者肝癌复发，其中71例（82.5%）符合UCSF标准，经多学科诊疗团队讨论，39例接受了拯救性肝移植，全组1、3、5年生存率分别为77%、62%、52%，虽然低于同期180例符合UCSF标准的一期肝移植患者（90%、81%、72%），然而39例拯救性肝移植患者的5年生存率与一期肝移植患者比较差异无统计学意义（61% *vs* 72%）。霍枫等报道了30例拯救性肝移植，其中13例肝切除术前符合米兰标准、17例肝切除术前符合杭州标准（肿瘤直径≤8 cm，或直径＞8 cm、肿瘤组织病理学Ⅰ或Ⅱ级、AFP≤400 μg/L），肝切除术后复发肝癌均为小肝癌（米兰标准），两组患者的1、3年生存率分别为83.1%、62.3%和87.8%、75.3%，差异无统计学意义。

3. 拯救性肝移植在早期肝癌多学科治疗中的作用和地位

受到供肝短缺、费用昂贵以及观念认识不足等因素影响，我国肝移植还不能作为小肝癌的常规治疗方法。小肝癌根治性治疗仍以肝切除和局部消融为主。Inoue等报告肝癌肝切除术后5年复发率超过50%，Lencioni等报告PRFA治疗5年累计复发率最高可达80%。即使切除或消融术后辅以抗病毒或IFN等辅助治疗，5年累计复发率仍高达50%。因此，进一步提高复发肝癌的预后是提高肝癌整体疗效的关键。目前认为拯救性肝移植、肝切除、局部消融都是解决复发小肝癌的有效方法。香港大学Chan等对87例复发小肝癌患者分别采取拯救性肝移植（19例）、再次肝切除（24例）和射频消融（44例）治疗，5年生存率分别为60%、48%和10.9%，研究认为拯救性肝移植疗效显著高于再次肝切除和射频消融，应作为术后复发小肝癌的首选方法。2010年国际肝病和肝移植领域十余家学会（协会）在瑞士苏黎世召开了肝癌肝移植多学科专家共识会议，会议对全球肝癌肝移植相关研究进行了充分的讨论，最终确定由9位非移植领域专家在循证医学基础上建立《肝癌肝移植全球多学科专家推荐指南》（简称《指南》），该《指南》不仅明确提出了肝移植是治疗肝硬化小肝癌的“金标准”，其中第16条还明确推荐了对肝切除术后肝内复发肝癌要施行拯救性肝移植，第18条推荐肝癌降期治疗成功的病例应接受肝移植治疗。

早期肝癌多学科综合治疗应重视拯救性肝移植策略。如何更好地应用拯救性肝移植策略，目前认为应把握好以下3个原则。首先，对复发肝癌要有拯救性肝移植治疗的意识，即对符合米兰标准的复发小肝癌要推荐拯救性肝移植。Poon等对135例小肝癌患者肝切除术后随访48个月，发现65例术后肝癌复发，其中79%仍符合米兰标准。Cha等对36例小肝癌患者肝切除术后密切随访，发现约85%的复发是肝内单个肿瘤，其中80%仍符合米兰标准。Chan等报道532例小肝癌患者分别接受肝切除或射频消融作为初始治疗，术后288例肝癌复发，其中160例（56%）完全符合米兰标准。由此可见，肝切除术后只要严密观察随访，复发肝癌多数符合拯救性肝移植治疗标准。其次，对有高危复发因素的病例要及早行拯救性肝移植，即对术后病理证实有高危复发因素的病例，要争取及早施行拯救性肝移植。研究表明，微血管侵犯、肿瘤直径＞3 cm、卫星结节、肿瘤分化差和肝硬化程度重等都是肝癌复发的独立危险因素。Fuks等认为如果上述独立危险因素数量≥3，应及早施行拯救性肝移植，而无须等到肿瘤复发时再考虑拯救性肝移植。及早施行拯救性肝移植可改善这些患者的预后。再次，可切除肝癌要有拯救性肝移植预案，即对可切除肝癌进行多学科讨论时就要将拯救性肝移植纳入治疗方案。以往的做法多将肝移植作为最后的

"稻草",直到各种方法已无法"回天"时,再建议患者去试试肝移植。Hu等报告中国肝移植注册(China Liver Transplant Registry, CLTR)系统中肝癌拯救性肝移植患者的5年生存率为45.8%,明显低于欧美国家,其原因多在于此。现今在肝癌多学科综合诊疗时代,拯救性肝移植完全有可能在多学科讨论伊始即作为重要内容参与其中,拯救性肝移植的参与不仅可以促使重视肝癌复发独立危险因素的诊断、促使密切随访早期发现复发小肝癌,而且可以为术后发生肝功能失代偿或肝衰竭行拯救性肝移植治疗提前做好准备。此外,拯救性肝移植作为预案,可以让患者和家属提前对肝移植有充分的认识,在心理上做好充分的准备。拯救性肝移植是多学科治疗中能显著改善肝癌整体疗效的重要举措和方法。

4. 外科技术发展与拯救性肝移植

由于拯救性肝移植患者先经历了肝切除创伤打击,术后可能存在腹腔严重粘连、门静脉高压加重,甚至肝功能不全,这些因素不仅增加了肝移植手术的难度和风险,也可能增加肿瘤播散的机会,因此关于拯救性肝移植的安全性及术后生存率曾一度存在争议。Adam等曾报告17例拯救性肝移植手术病死率为28.6%,显著高于一期肝移植(2.1%);5年生存率为41%,显著低于一期肝移植(61%)。国内邵卓等报告15例拯救性肝移植术后1个月内病死率为6.7%,也显著高于一期肝移植(1.6%)。然而,近10年来随着外科技术发展和围手术期处理方案的完善,使拯救性肝移植在手术时间、失血量、输血量、重症监护室监护时间、围手术期病死率、住院时间、术后并发症发生率及术后生存率等方面与一期肝移植相比差异已无统计学意义。

近年来,随着微创外科技术的发展与成熟,越来越多可切除肝癌开始采用腹腔镜手术切除、腹腔镜下消融或超声引导射频消融等治疗方式。腹腔镜肝切除、腹腔镜下射频消融或介入超声射频消融不仅可以减少手术创伤、降低术后肝功能不全风险,而且可以最大限度地减少腹腔粘连,降低后续拯救性肝移植的手术难度和出血量。Laurent等对12例小肝癌患者先行腹腔镜肝切除后再行拯救性肝移植,术中发现腹腔粘连明显较少,与同期12例先开腹肝切除后拯救性肝移植患者比较,病肝切除时间明显缩短(2.5 h *vs* 4.5 h)、移植手术出血量和输血量明显减少(1 200 mL *vs* 2 300 mL, 3 IU *vs* 8 IU)。Panaro等对12例肝硬化小肝癌患者先进行腹腔镜下超声引导射频消融治疗,先后消融了23个癌灶,术后6周CT复查显示19个癌灶(82.6%)获得彻底消融,所有患者接受了拯救性肝移植并获得满意的疗效,术后病理显示17个癌灶(74%)完全坏死。

总之,可切除肝癌进行多学科诊疗要重视拯救性肝移植预案,重视腹腔镜等微创外科技术的应用，重视复发高危因素和复发小肝癌诊断，重视患者及其家属对拯救性肝移植的了解。拯救性肝移植是小肝癌多学科综合治疗的一个重要组成部分，也是显著改善肝癌患者整体疗效的重要方法。

第三节　早期肝癌的局部消融治疗

近年来，以射频为代表的局部消融治疗广泛应用于肝癌的临床治疗，由于其高效、微创和安全，已经被认为是继手术、介入治疗后肝癌的第三大治疗手段。局部消融治疗是借助影像技术的引导对肿瘤靶向定位，用物理或化学的方法杀死肿瘤组织，影像引导技术包括超声、CT和MRI，治疗途径有经皮、经腹腔镜手术和经开腹手术3种。局部消融治疗的特点：一是直接作用于肿瘤，具有高效快速的优势；二是治疗范围局限于肿瘤，对机体影响小，可以反复应用。

局部消融治疗按其作用原理，可以分为物理消融和化学消融两大类。化学消融是最早应用于肝癌局部治疗的消融方法，它依靠液体的弥散及化学作用直接杀灭肿瘤，瘤内无水乙醇注射是其代表方法。无水乙醇注射是临床上应用时间最长、最为广泛的局部消融治疗手段，它主要是将无水乙醇直接注入瘤体内，应用无水乙醇引起肿瘤细胞脱水、蛋白固化和小血管栓塞而达到杀死肿瘤的目的，但是这种治疗的范围受乙醇弥散能力的限制而且分布不均匀，还会被肿瘤组织内的纤维间隔所阻挡，故一般需要反复多次治疗。物理消融是近十年内兴起的局部治疗手段，由于其安全性和有效性很快在临床上推广应用，目前主要有射频消融、微波凝固治疗、冷冻治疗等。射频消融治疗目前是肝癌局部消融治疗的代表性方法，主要应用于不能或不宜手术的肝癌或肝转移癌，特别在小肝癌的治疗中其疗效可以与手术相媲美，受到多方面的重视，被认为是目前最为有效、最具前景的局部治疗手段。相对于手术治疗，射频消融治疗具有安全、微创、操作简单易行、适应证广、对机体和肝功能影响甚微等优势，尤其是对肿瘤直径≤3.0 cm的小肝癌，仅需10多分钟，即可对整个肿瘤进行彻底杀灭，患者不用开腹，术后半小时就可下床活动，术后病死率为0～1%，术后并发症发生率仅为1%～3%。我国吴孟超和汤钊猷院士等肝癌研究权威人士都对射频消融治疗给予很高的评价和希望，并预言射频消融治疗所代表的微创外科将在肝癌整体治疗的模式和格局中占据越来越重要的地位。

下面就以射频消融为代表，介绍局部消融治疗在早期肝癌治疗中的应用情况。

一、局部消融治疗早期肝癌的疗效及其影响因素

（一）射频消融治疗早期肝癌的疗效

1993年，Rossi等首先报道了采用射频消融治疗肝癌，但是开始时多是作为肝癌姑息治疗的手段。到20世纪90年代中期，第二代射频消融电极针的出现，才使射频消融在肝癌治疗中受到重视，并逐渐广泛应用，被认为是小肝癌的一种根治性治疗手段。Rossi等1996年报道了射频消融治疗小肝癌患者的长期生存结果：39例肿瘤直径≤3.0 cm的小肝癌患者经射频消融术后1、3、5年生存率分别为97%、68%、40%，与以往的手术切除疗效相近。

随后的报道逐渐增多，国内外多个中心报道了肝癌射频消融的长期疗效，总体上来讲，小肝癌射频消融的疗效较好，大肿瘤的疗效差。Lencioni等报告了206例单个肿瘤病灶≤直径5 cm或3个病灶直径≤3 cm、肝功能Child A级或B级的肝癌患者，射频消融术后5年生存率为41%；其中对于单个病灶、肝功能Child A级者，术后5年生存率达到48%。日本学者Tateishi等报道的一组病例中，共有1 000个病灶的664例肝细胞癌（HCC）患者射频消融术后5年生存率达到54.3%；而对于病灶直径≤2.0 cm的患者，其术后长期生存情况更好。韩国学者也报道了相似的临床疗效。中国中山大学肿瘤防治中心回顾性分析了803例肝癌射频消融术后患者的长期生存情况，其中原发性肝癌672例、转移性肝癌131例；肿瘤最大径≤3.0 cm有500例，3.1～5.0 cm有200例，＞5.0 cm有103例。该研究结果显示，按中国抗癌协会肝癌专业委员会2001年通过的肝癌临床分期为Ⅰa、Ⅰb期的患者效果最好，5年生存率分别达到了61.92%和42.20%。从目前的研究结果可见，射频消融治疗肝癌的疗效已经得到肯定，尤其是在小肝癌治疗方面。**表9-3-1**列举了2007年前较为大宗的射频消融治疗小肝癌的长期生存和局部复发等情况。

表9-3-1 射频消融治疗小肝癌的疗效（2007年前）

作者	病例数（例）	肿瘤大小（cm）	随访时间（月）	复发率（%）	生存率
Rossi等（1996年）	39	≤3.0	22.6	41	5年为40%
Buscarini等（2001年）	88	≤3.5	34	39	5年为33%

（续表）

作　者	病例数（例）	肿瘤大小（cm）	随访时间（月）	复发率（%）	生存率
Lencioni等（2005年）	187	≤5.0	24	81	5年为48%
Tateishi等（2005年）	87	≤2.0	27.8	—	5年为83.8%
	215	2.1～5.0	27.8	—	5年为45.2%
Lin等（2005年）	62	≤3.0	28	45	3年为74%
Shiina等（2005年）	118	≤3.0	37.2	—	4年为74%
Chen等（2006年）	71	≤5.0	27.9	—	4年为67.9%

注："—"表示未报道。

射频消融治疗大肝癌疗效稍差。我国学者陈敏华等于2006年报道采用多面体几何模型多针、多点治疗大肝癌的布针方案，可以使消融范围达到7.0 cm以上，他们采用这种方法治疗了231例肝癌患者，肿瘤直径1.2～7.4 cm，平均4.0 cm，术后1、2、3、5年总体生存率分别为84.7%、65.4%、55.8%、40.7%，按照AJCC分期，Ⅰ期分别为92.9%、87.4%、80.2%、72.6%，其他期分别为80.4%、63.5%、55.3%、38.5%；多因素分析显示，Child-Pugh分级、肿瘤病理分级和治疗方案是影响预后的主要因素。Livraghi等报道了对肿瘤病灶直径≥3.1 cm患者行射频消融治疗中，其1个月后复查结果显示仅有47.6%的病灶达到完全坏死，但是所有病灶坏死范围都在50%以上；结果还显示直径为3.1～5.0 cm的病灶治疗成功率明显高于直径＞5.0 cm的肿瘤病灶。2007年后，随着射频设备技术的革新、各种引导方式的优化选择、射频消融技术的普遍推广及各个中心射频消融经验的积累，如今越来越多的大宗射频消融治疗肝癌的研究被报道，其中不乏随机对照研究，而射频消融治疗肝癌的疗效也获得了较大幅度的提高，**表9-3-2**列举了2007年后较为大宗的射频消融治疗小肝癌的患者长期生存情况。

表9-3-2　射频消融治疗小肝癌的疗效（2007年后）

作　者	病例数（例）	肿瘤大小（cm）	5年生存率（%）
Livraghi等（2008年）	218	≤2.0	68.5
Hiraoka等（2009年）	206	≤5.0	57.5

（续表）

作　者	病例数（例）	肿瘤大小（cm）	5年生存率（%）
Huang等（2010年）	413	≤5.0	53.3
Shiina等（2011年）	1 170	≤2.0	63.8
Cheng等（2012年）	496	≤2 cm（n=287） ＞2 cm（n=209）	58.7
Japan等（2012年）	5 548	≤3.0	61.1
Chen等（2012年）	71	≤2.0	71.9

（二）影响肝癌射频消融疗效的因素

可能影响肝癌患者射频消融疗效的因素包括肿瘤因素（包括病灶大小、位置、分期等）、治疗因素（包括治疗经验、消融范围、介导途径等）、患者全身状况（包括肝功能、合并症等）。以下就病灶大小、肿瘤位置、消融范围、术前肝功能及肿瘤分期进行详细阐述。

1. 病灶大小

病灶大小是最主要的因素，以下几个因素可能是相关的原因。① 单次射频毁损的范围受局限。射频的热毁损范围为3～5 cm，在肿瘤直径较小的情况下，单次热凝即可覆盖肿瘤及其边缘1 cm；而较大直径的肿瘤，虽然可以根据数学模型精确计算实施反复多点毁损，但因组织在炭化或坏死过程中出现汽化干扰观察，难以准确定位，而且各个球形的毁损区间可能会留下无法重叠到的盲区，致使肿瘤毁损不彻底，局部容易复发。② 较大的肿瘤更有可能形态不规则，如果热凝仅局限于该肿瘤的大体部分，那么不规则的某个边缘可能有存活的肿瘤细胞。Livraghi等在一项研究中指出，随着目标肿瘤直径的增大，完全消融坏死率急速下降，直径≤3.0 cm时完全消融率≥90%，肿瘤直径为3.1～5.0 cm时完全消融率为71%，而在肿瘤直径＞5.0 cm时完全消融率只有25%。

2. 肿瘤位置

邻近血管及其他重要组织、包膜下的肿瘤病灶的射频消融治疗效果较差，中央型病灶效果较好。肿瘤邻近血管，血液具有灌注调节冷却的效应，治疗病灶邻近血流量大的血管时，射频消融产生的热量会被血液带走，使消融实际范围减小，从而影响消融的效果。此外，射频消融治疗时为避免对邻近血管的损伤，有时就无法遵从毁损范围覆盖肿瘤边缘1 cm的原则，致使治疗不彻底。此外，肿瘤邻近血管，癌细胞易侵袭血管，血液循环转移也是引起肝内远处复发的因素。肿瘤位于肝包膜下是复发的又一危险因素，对于经皮射频消融治疗而言，肿瘤位于肝包膜下，为避免损伤邻近的器官、膈肌、腹壁等，热凝常不能完全覆盖肿瘤边缘1 cm的区域，致使治疗不彻底。

3. 消融范围

射频消融能否覆盖肿瘤边缘1 cm的区域对于治疗效果有很大的影响。肿瘤组织向周围浸润，而早期肉眼无法看到。据报道，小肝癌（直径＜3 cm）向肉眼可见的边界外浸润1 cm的发生率是60%，而大肝癌中向肉眼可见的边界外浸润2 cm的发生率是67%。因此，治疗的范围至少需覆盖肿瘤边缘1 cm的区域。足够的消融范围是获得良好治疗效果的保证。

4. 术前肝功能（Child-Pugh分级）

我国肝癌患者中大部分有HBV感染的背景，合并肝硬化者比例很高，射频消融治疗时部分患者的肝功能已发展到失代偿期，有许多研究都认为患者术前的肝功能Child-Pugh分级与疗效明显相关。主要原因可能是：① 很多患者合并严重的肝硬化，特别是Child-Pugh B级的患者，射频消融术后可能死于肝硬化及并发症，治疗的预后差，生存率低；② 射频消融治疗会对患者的肝功能产生影响，在对分级差的患者治疗时需避免对肝功能的过度损伤，治疗不能彻底；③ 肝癌合并肝硬化与肿瘤的多中心生长有关，容易复发。

5. 肿瘤分期

Cucchetti等的研究显示，TNM分期Ⅰ、Ⅱ期与Ⅲ～Ⅳ期肝癌射频消融治疗后的复发率的差异有统计学意义，即分期越晚预后越差。梁惠宏等采用经皮射频消融治疗不同类型肝癌183例，如按肿瘤最大直径分组，直径≤3.0 cm组的1、2和3年生存率明显高于直径为3.1～5.0 cm组以及直径＞5.0 cm组。根据我国的原发性肝癌的临床诊断与分期标准，Ⅰa期的患者1、2和3年生存率分别为97.65%、88.97%和76.26%，Ⅰb期分别为91.68%、62.65%和45.95%，Ⅱ期分别为80.28%、42.52%和24.97%，Ⅲ期分别为53.85%、0和0。

二、局部消融治疗与手术切除治疗早期肝癌的对照研究

虽然现在已经有很多的研究表明局部消融治疗小肝癌的疗效和手术切除相近，然而尚缺乏多中心的前瞻性随机对照研究或荟萃分析等更有力的循证医学证据，局部消融治疗能否完全代替手术切除还存在很大的争议。2006年，中山大学肿瘤防治中心报道了分别应用以射频消融为主和手术切除治疗直径

≤5.0 cm的小肝癌71和90例(射频消融组有21例联合经皮无水乙醇注射治疗，2例联合TACE)的前瞻性临床随机对照研究，结果术后1、2、3、4年生存率分别为95.8%、82.1%、71.4%、67.9% 和 93.3%、82.3%、73.4%、64.0%，两组间差异无统计学意义，但是射频消融组的术后并发症发生率明显低于手术切除组(3/71 *vs* 50/90)，术后住院时间明显较短[(9.18 ± 3.06)天 *vs* (19.70 ± 5.61)天]。因此，我们认为射频消融治疗小肝癌的疗效与手术相仿，可以部分代替手术切除，尤其是中央型的小肝癌、术后复发的小肝癌，可以首选射频消融治疗。随后，意大利的Livraghi等报道的一项多中心前瞻性临床研究证实：射频消融治疗直径≤2.0 cm的可切除小肝癌，患者的5年生存率达到68.5%，与手术切除相近；而术后并发症只有1.8%，明显低于手术切除组，因此他们认为射频治疗可代替手术切除治疗直径≤2.0 cm的小肝癌。2010年，韩国研究人员利用马尔科夫数学模型模拟比较了射频消融与手术切除治疗10 000例极早期肝癌患者的疗效(肿瘤直径<2 cm)，观察终点设置为总体生存年限，结果显示两者之间疗效的差异无统计学意义。这种基于数学模型的比较，从另一个角度阐述了射频消融具备媲美手术切除的治疗效果。

而近年来，国内也陆续开展了很多比较两种治疗方式疗效的临床研究。Fang等研究团队报道一组肿瘤最大直径≤3 cm、肝功能Child-Pugh A级或B级、符合欧洲肝病学会(European Association for the Study of the Liver, EASL)肝癌诊断的120例患者的随机对照试验，探究经皮射频消融与手术切除的治疗效果的差异，结果显示，两者的完全缓解率分别为95%和96.7%，对应的1、3、5年的总体生存率分别为97.5%、91.2%、82.5%和93.7%、86.2%、77.5%，对应的局部复发率分别为36.6%和35.0%，射频消融与手术切除治疗在局部控制及长期疗效上的差异无统计学意义。然而同样地，射频消融组患者术后疼痛和并发症发生率以及住院时间却明显少于手术组，提示对于小肝癌治疗，选择射频消融可能使患者的临床获益更多。而Wang等的随机对照研究则比较了射频消融和手术切除治疗符合米兰标准早期和极早期肝癌的疗效。该研究共纳入605例患者，其中143例为极早期肝癌(52例接受手术，91例结束射频消融治疗)；462例早期肝癌患者，约50%接受射频消融治疗，结果显示符合米兰标准定义的极早期和早期肝癌两组间总体生存率的差异无统计学意义，接受射频消融或手术治疗术后患者的1、3、5年生存率分别为89.96%、69.57%、54.78%和98.26%、92.17%、76.65%，对应的1、3、5年无瘤生存率分别为81.74%、46.08%、28.96%和85.22%、60.87%、51.30%。虽然结果显示在无瘤生存率上手术切除的疗效要优于射频消融，但在长期生存率上两者的差异并无统计学意义。

近年陆续有研究从不同层面解读射频消融的治疗效果。如2010年，日本Hiraoka等对患者进行年龄分层研究，结果提示老年肝癌患者（＞75岁）术后3年和5年的总体生存率分别为78.3%和57.5%，因此建议射频消融策略同样可在老年肝癌患者身上实施。国内学者Huang等研究射频消融与单纯手术切除疗效的差异，对1 061例符合米兰标准的肝癌患者进行回顾性分析，亚组分析发现射频消融在治疗肝功能Child-Pugh A级、实体肿瘤直径≤3 cm时，其疗效与手术治疗的差异无统计学意义。2012年，Peng等发表了射频消融治疗单个直径≤2 cm肝癌的疗效，结果显示患者的5年生存率达到71.9%，再次说明了射频消融治疗小肝癌，尤其是最大直径≤3 cm肿瘤的有效性。

这些研究结果表明射频消融治疗小肝癌的长期收益具有稳定性和可靠性。总体而言，目前医学界较一致的观点认为射频消融可替代手术成为部分可切除小肝癌的一线治疗方法，也可以成为不愿手术或是不能手术的早期肝癌患者的首选治疗手段。

对于极早期肝癌或存在不超过3个直径＜3 cm瘤体的情况下，射频消融是比切除术更安全、有效的治疗手段。然而，射频消融导致肿瘤完全并持续坏死的疗效很难准确预测。因为在技术层面上完全破坏肿瘤，理论上消融区必须包含肿瘤以及直径≥5 mm的正常肝组织，而射频消融产生的热效应区则具有一定大小的范围，且容易受到"热流失效应"等因素的影响。因此，肿瘤直径大小成为直接影响射频消融疗效的主要因素，肿瘤直径≤3.0 cm的患者的1、2、3年生存率明显高于直径为3.1～5.0 cm以及直径＞5.0 cm的患者。Livraghi等报道了对肿瘤直径≥3.1 cm患者行射频消融治疗，1个月后复查结果显示仅有47.6%的病灶达到完全坏死，但是所有病灶坏死范围都在50%以上；结果还显示直径为3.1～5.0 cm的病灶治疗成功率明显好于直径＞5.0 cm的肿瘤病灶。由此可见，相对于射频消融治疗小肝癌具有根治性消融、复发率低的优点来说，单纯射频治疗大肝癌术后完全坏死率低、不良反应大、肿瘤控制不理想、操作难度大，临床疗效未得到广泛认同。换言之，射频消融治疗大肝癌疗效不佳。但随着消融电极针的改良以及影像技术的革新，射频消融的范围不断扩大。不少研究人员尝试对大、中肝癌的射频消融策略进行思考和探索。我国学者陈敏华等在2006年报道了采用多面体几何模型多针、多点治疗大肝癌的布针方案，可以使消融范围达到7.0 cm以上。他们采用这种方法治疗肝癌231例，肿瘤直径1.2～7.4 cm，平均4.0 cm，术后患者的1、2、3、5年总体生存率分别为84.7%、65.4%、55.8%、40.7%，按照AJCC分期，Ⅰ期分别为92.9%、87.4%、80.2%、72.6%，其他期分别为80.4%、63.5%、55.3%、38.5%；多因素分析显示Child-Pugh分级、肿瘤病理分级和治疗方案是影响预后的主要因素。

除了消融范围外，是否消融完全还与定位的精确度密切相关，也是提高射频消融治疗效果的关键。因此，有学者提出可以通过腹腔镜在直视下进行消融，这样不但可以精确定位和扩大消融部位，而且能够直接和即时观察肿瘤消融情况，还可以发现术前未能被影像学发现的微小病灶和邻近肿瘤的器官（如胆囊及胃肠道）可以在术中用器械推开使其免受射频热量灼伤。Jiang等回顾性分析了27例接受腹腔镜下直视消融的位于尾状叶的肝癌（直径＜4 cm）患者，术后1、2、3、4和5年总体生存率分别为96.3%、88.9%、74.1%、74.1%和62.9%；对应的无疾病生存率分别为96.3%、88.9%、74.1%、74.1%和62.9%，治疗效果令人满意。目前仍缺乏对大、中肝癌的治疗数据，但直视下消融联合多点布针技术的临床应用价值值得评估。

与手术切除相比，局部消融治疗具有很多的优势：① 疗效好、创伤少。对于直径≤3.0 cm的肿瘤，约10 min即可将肿瘤完全消融杀灭，不用开腹，避免了巨大的手术创伤。② 射频消融治疗对周围肝组织无明显影响，肝功能损失小，术后恢复快，住院时间短，对生活质量影响小。③ 安全性高，治疗风险低，患者术后病死率、并发症发生率远低于手术切除。④ 适应证远较手术切除广，适合于各种单发或多发的小肝癌，即使是在肝功能欠佳或其他器官功能不全的情况下，也能安全有效地杀灭整个肿瘤。⑤ 易重复进行，特别是复发病灶，原先的治疗对再次治疗基本上不会增加治疗的难度。⑥ 可以在门诊进行，费用相对比较低廉，治疗所需设备简单易得。⑦ 消融坏死的肿瘤组织还可以作为一种自体瘤苗，刺激机体的免疫反应，增强对肿瘤的免疫应答。

但是射频消融治疗也存在很多的困难和不足，具体如下。① 治疗不彻底和局部复发率高。目前射频消融对于直径≤3.0 cm肿瘤的治疗效果已经获得了一致的认同，但是对于3.0～5.0 cm的小肝癌，射频消融还存在消融不完全、术后局部复发、难于保证足够的“安全边界”等问题；而且射频消融治疗肝癌术后的总体复发率较手术切除为高。② 射频消融术后的疗效评价。目前多采用射频消融术后1个月行肝脏双期增强CT或MRI来评价疗效，但是这些影像学检查均存在假阳性和假阴性的问题，而且这些结论并未获得病理学研究的证实；同时，近年来肝脏超声造影技术发展迅猛，是否能够替代CT、MRI等检查，还有待证实。③ 目前射频消融尚缺乏统一的操作标准和治疗规范，各家报道标准不一，文献资料难以统一和比较。④ 目前文献报道多为回顾性研究，缺乏大宗、多中心的前瞻性随机对照研究来评价射频消融的疗效。⑤ 应用时间尚短，缺乏长期随访结果资料，对其作用机制、并发症的预防等还有待于认识。

三、局部消融治疗与手术切除治疗早期肝癌的临床优化选择

目前，肝癌的治疗已经进入多学科综合治疗时代，仅靠单一的治疗手段难以获得满意的治疗效果。局部消融治疗和手术治疗均是肝癌治疗非常有效的局部治疗手段，合理地将这两种有效的治疗手段联合应用，可以相互取长补短，达到满意的治疗效果。

（一）局部消融治疗与手术治疗的适宜人群

手术切除仍然是目前肝癌的“标准治疗”，局部消融治疗虽然近年来在小肝癌的治疗方面取得理想的治疗效果，但是毕竟局部消融治疗应用时间较短，其长期疗效还需要进一步的研究，因此在小肝癌治疗方面，局部消融治疗仍然难以代替手术切除，但是可以作为不能或不宜手术、拒绝手术、复发、多发小肝癌患者的首选治疗手段。在大肝癌治疗方面，由于局部消融治疗的局限性，疗效尚不满意，应该尽可能选择手术切除。

1. 局部消融治疗的适应证和禁忌证

由于目前应用的消融治疗仪每次消融的范围仅为3.0～5.0 cm，因此建议如下。

（1）肝癌根治性局部消融治疗的适应证：① 不能或不宜手术的小肝癌；② 单发肿瘤，最大直径≤5 cm，或者肿瘤数目≤3个、最大直径≤3 cm；③ 没有脉管癌栓、邻近器官侵犯；④ 肝功能分级Child-Pugh A或B级。

（2）局部消融姑息性治疗的适应证：较为宽广，无手术切除指征且没有禁忌证的肝癌均可进行姑息性局部消融治疗。① 不能或不宜手术的肝癌；② 肿瘤最大直径≤7 cm或肿瘤数目≤5个，联合TACE、无水乙醇注射等其他治疗手段可应用于相对较大的肿瘤；③ 没有脉管癌栓或者邻近器官侵犯；④ 肝功能分级Child-Pugh A或B级。

（3）局部消融治疗的主要禁忌证：① 肿瘤巨大，或者弥漫型肝癌；② 伴有脉管癌栓或者邻近器官侵犯；③ 肝功能Child-Pugh C级，经护肝治疗无法好转；④ 大量腹水、严重黄疸和出血倾向、严重的伴发病、无法耐受治疗；⑤ 全身情况差或者恶病质。

（4）局部消融治疗的相对禁忌证：① 肿瘤邻近胆囊、胃肠、胆管、膈肌等部位或位于肝包膜下；② 第一肝门区肿瘤。伴有肝外转移的病灶不应视为禁忌，仍然可以采用局部消融治疗以控制肝内病灶情况，同时行系统性治疗。

必须指出的是：虽然局部消融治疗术后复发性肝癌较再切除的并发症少，

但曾经手术切除的肝脏与其他组织器官可能粘连严重，消融时可能引起胃肠道穿孔、出血等并发症，射频消融治疗时需引起注意。

2. 推荐首选手术切除的情况

（1）外周型小肝癌，特别是位于包膜下，位置表浅，经皮局部消融治疗易伤及周围组织器官，须通过开腹下或腹腔镜下消融。

（2）对于直径为3.1～5 cm的病灶，手术治疗的彻底性好于局部消融治疗。

（3）常规超声、CT定位病灶困难，局部消融治疗无法经皮引导治疗。

（4）无手术禁忌证的大肝癌。

（二）术前行局部消融治疗

术前行局部消融治疗主要包括两个方面：一是肝移植术前的局部消融治疗，二是局部消融治疗为主的综合治疗后的“二期切除”。

合并严重肝硬化的早期肝癌，肝移植是其首选的治疗方法，但是由于供肝紧缺，等待时间漫长，不少患者因肿瘤进展而失去了的移植机会。在等待供肝期间，应用射频消融杀灭大部分肿瘤，控制肿瘤进展，可以让更多的患者获得更长的等待时间，最终获得治愈的机会。有报道指出，移植前射频消融可以使76%的患者肿瘤病灶完全坏死，射频消融联合TACE可达到86%；11.9个月后，只有24%的患者由于肿瘤进展被排除在移植之外；而不做任何处理的患者，12个月后被排除在移植标准之外的达到57%。一项大宗临床研究指出，50例伴肝硬化的肝癌患者移植前行射频消融治疗，术后1年和3年的生存率分别为95%和83%，仅有2例患者因复发而死亡。由此可见，射频消融可以作为一种“桥梁治疗”（bridge therapy），可以增加患者获得肝移植的机会，同时并不增加移植手术的难度和术后并发症的发生率，也不降低术后患者的长期生存率。因此，目前认为在估计等待供肝的时间超过6个月时，建议先行射频消融控制肿瘤进展。但射频消融应用于肝移植前也存在一些问题：一是由于射频消融本身技术上的局限，对大病灶不能消融完全，而且对超声、CT等影像学检查不能发现的病灶无法进行消融，导致只适用于20%的肝移植患者；二是肝移植术后部分患者组织病理检查发现消融病灶周围有卫星病灶的残留，导致其术后复发率增大。对于这些问题，需要射频消融技术的改进以及对肿瘤消融机制的进一步深入研究。

所谓的“二期切除”是指对原先不能手术切除的肝癌，先采用各种治疗手段进行多学科综合治疗，待肿瘤缩小或降期达到能够手术切除后再行手术治疗。降期治疗的方法很多，目前最为常用的有TACE、局部治疗、放疗、化疗等，多学科的综合治疗优于单一的治疗手段。有众多的国内外研究表明，TACE联合射频消融治疗较单纯的TACE、局部消融治疗有更高的“二期切除”率，患者术后生存率更高，达到“1+1 > 1”的效果，是目前较为有效、成功的降期治疗手段。

（三）术中联合局部消融治疗

术中联合局部消融治疗的主要作用：① 局部消融治疗可用于扩大手术切缘，并能够减少术中出血；② 对于卫星子灶或分布在其他肝段的小病灶实行局部消融治疗，从而使所有能探及的病灶都能得到相对根治性治疗；③ 探查无法切除的病灶，可以采用局部消融治疗联合肝脏血流阻断等消灭大部分肿瘤。

在我国，大部分肝癌患者都合并有不同程度的肝硬化，肝脏储备功能较差，术后肝衰竭是肝癌手术切除后最主要的死亡原因。而目前认为肝癌手术切除时，0.5～1.0 cm的“安全切缘”有利于减少术后的局部复发，提高治疗效果。因此，对于一些较大肿瘤，或者由于肿瘤所处部位特殊难于达到足够的“安全边界”时，或者伴有较为严重的肝硬化背景、有术后肝衰竭风险的患者，为了保留尽量多的残肝体积，可以先行手术切除病灶，再对手术切缘进行局部消融治疗，既可以一定限度地扩大手术切缘，又尽可能地保留了正常的肝脏组织，降低了术后肝衰竭的风险和局部复发率。此外，还有学者报道采用新的射频治疗设备（Habib 4X），在手术切除病灶之前，先在预定的切除线上进行射频消融，再切除病灶，这样不仅可以扩大手术切缘，而且还可以减少肝切除过程中的出血量。但是这些研究目前多处于探索阶段，尚难以广泛应用。

对于巨大肝癌伴有多个卫星子灶的肝癌，可以先行手术切除大病灶，对于卫星子灶或分布在其他肝段的小病灶实行局部消融治疗，从而使所有能探及的病灶都能得到相对根治性的治疗。Taniai等曾经报道对于术中探查发现巨大肝癌伴有多个卫星结节的肝癌，采用手术切除大病灶、射频消融处理卫星结节的办法治疗肝癌30例，结果患者术后3年和5年累积生存率分别达到35.7%和7.7%，疗效满意。这种联合治疗的方式适当地扩大了肝癌手术探查的指征，也最大可能地杀灭了肉眼可见的病灶。但是也有学者认为由于此类肝癌病灶数目较多，而且必然存在潜在的、未能发现的病灶不能消融。另也有研究结果认为，术中联合射频消融治疗的患者长期生存率与对卫星病灶术中不处理、术后行辅助性TACE者比较差异无统计学意义。总之，此类研究病例相对较少，长期疗效还需要进一步研究。

对于术中探查发现无法手术切除的病灶，既往多采用术中肝动脉结扎、门静脉/肝动脉灌注化疗等，疗效较为有限。目前多采用局部消融治疗联合暂时性肝脏血流阻断，可以杀灭大部分肿瘤细胞。意大利学者Goldberg等的实验结果显示，阻断肝门者消融范围为（4.0 ± 1.3）cm，无阻断者为（2.5 ± 0.8）cm，消融范围明显增大（$P<0.05$）。但是，随着近年来影像学技术和肝外科技术的不断提高，肝癌的手术切除率也不断提高，术中探查发现无法手术切除的病例越来越少，因此射频消融在这方面的应用也越来越少。

（四）术后行局部消融治疗

术后行局部消融治疗主要是指对术后复发肝癌的局部消融治疗。由于肝癌的生物学特性，肝癌切除术后肝内复发率极高，是影响肝癌患者长期生存的主要原因。手术切除仍然是复发肝癌治疗的主要手段，且疗效较好，术后5年生存率为30%～70%，手术相关病死率为0～8.5%。Minagawa等研究报道了67例复发肝癌患者接受再切除治疗后，5年生存率达到56%，与初次手术切除效果相当，其中接受3、4次手术患者的平均生存时间也分别达到了2.5年和1.4年。该研究同时指出，再次手术时无门脉侵犯、首次手术治疗时肿瘤为单个、复发间隔时间≥1年的患者预后较好，具备以上所有条件患者的5年生存率可达到86%。Sugimachi等分析了78例复发肝癌的再切除效果，其5年生存率达到47.5%，认为在肝功能允许的情况下，再切除是复发肝癌患者获得长期生存的最好方式。

但是目前复发肝癌患者只有10.4%～27.4%能接受再次手术切除治疗，复发肝癌发现时多为肝内播散，病灶位于剩余肝脏的不同部位，不适宜再次手术切除，同时由于肝癌患者多有肝炎、肝硬化背景，首次肝癌术后剩余肝脏、肝储备功能不足以再次接受手术切除治疗。Choi等指出，由于部分复发肝癌患者的复发间隔时间较短（≤1年），再次切除后复发可能性较大，预后较差，因此这部分患者同样不适合再次手术切除。

局部消融治疗复发肝癌可能存在如下优势：① 肝癌切除术后患者接受比较严密的随访，肿瘤复发时较小，适合射频消融治疗；② 由于射频消融的微创性、简便性，可反复多次进行，适合肝癌需反复治疗的特点；③ 由于肝炎、肝硬化背景，肝癌切除术后剩余肝脏不足、肝脏储备功能不适合接受再次手术治疗，而射频消融治疗效果显著，可用于替代治疗；④ 安全、术后并发症少、可以重复治疗。射频消融对机体创伤小，避免了手术过程中对肿瘤挤压所造成的医源性播散，术后恢复快；其术后病死率0～1%，术后并发症发生率为0～12%。Choi等报道射频消融治疗术后复发的肝癌102例（119个病灶），结果显示治疗后1～5年累积生存率分别为93.9%、83.7%、65.7%、56.6%和51.6%，疗效相当满意。

韩国学者Song等对再次手术切除与射频消融治疗复发性肝癌的效果进行了回顾性分析，39例接受再次手术，178例接受射频消融，经倾向评分匹配

(PSM)校正后，两组的1、3、5、8年生存率分别为88.8%、88.8%、83.9%、56.3%和98.7%、85.7%、72.1%、68.6%，其1、3、5年无病生存率分别为66.1%、48.5%、43.1%和71.8%、45.1%、39.4%，再次手术与射频消融治疗复发性肝癌的长期生存率和无病生存率的差异无统计学意义。中山大学肿瘤防治中心肝胆科曾回顾性分析了采用射频消融治疗66例(88个病灶)、再次手术切除治疗44例(55个病灶)复发性小肝癌(肿瘤最大径≤5.0 cm，数目≤3个)，结果射频消融术后和再次手术切除术后患者1～5年的总体生存率分别为76.6%、48.6%、48.6%、39.9%、39.9%和78.6%、56.8%、44.5%、30.7%、27.6%，两者之间差异无统计学意义(P=0.79)。对肿瘤最大径≤3.0 cm的病例和肿瘤最大径3.1～5.0 cm的病例分别进行分析，均显示射频消融治疗和再次手术切除之间，总体生存率差异无统计学意义。但是再次手术切除组的严重并发症发生率高于射频消融治疗组(23/44 *vs* 2/66，P＜0.05)。因此我们认为，对于复发的小肝癌，射频消融治疗与再次手术切除疗效相当，但是射频消融具有微创的优势。

另外，术后复发可以分为肝内转移复发和多中心起源复发。复发原因不同，其生物学特性各异，导致两种复发性肝癌治疗效果亦不同。陈敏华等曾经对射频消融治疗术后复发肝癌疗效进行了分析，结果表明，早期复发(≤2年)的病例疗效较差，晚期复发(＞2年)的病例疗效较好。也有学者指出，早期复发(＜1年)多数是由于肝癌静脉侵犯导致术后肝内多发转移所引起，此类复发各种治疗均不理想，射频消融治疗效果亦欠佳，3年生存率仅为10.2%；而多中心起源复发是由肝硬化结节恶变产生，射频消融治疗此种复发效果明显，3年生存率为72.4%。因此，针对不同类型的复发性肝癌，有选择地进行射频消融治疗可明显提高肝癌患者的总体生存率。

第四节　经导管动脉化疗栓塞在早期肝癌治疗中的应用

经导管动脉化疗栓塞(TACE)是肝癌治疗最常用的方法之一，其方法是在X线导向下将导管选择性插入肝动脉或者肝癌的供血动脉中，由此注入栓塞剂和化疗药物，达到对肝癌栓塞加化疗的双重治疗作用。TACE已经成为巴塞罗那中期肝癌(BCLC C期)的标准治疗方法，同时TACE在中晚期肝癌和小肝癌联合治疗中也起着非常重要的作用。

一、TACE治疗早期肝癌

手术切除、射频消融和肝移植仍然是治疗小肝癌的根治性治疗方法，应该优先选择。TACE虽然主要用于中晚期肝癌，但是在多学科支持下对部分小肝癌仍起到一定的治疗作用。相对于手术切除、射频消融和肝移植，TACE对小肝癌的治疗定义为姑息性治疗，但是在临床实践中，仍有小部分小肝癌患者经过TACE治疗获得较好的疗效。

1. TACE用于治疗小肝癌的适应证

由于目前TACE仍然被定义为一种非根治性治疗方法，因此采用TACE治疗小肝癌必须慎重，符合以下条件时可选择TACE治疗：① 必须经过多学科会诊，不适宜手术或者患者不愿意接受手术治疗；② 消融治疗难以有效施行或者考虑TACE联合消融治疗；③ 肿瘤多发或者怀疑多发，富血管型肿瘤较为理想；④ 小肝癌行TACE治疗后必须严密随访、定期影像学检查，如果发现有残瘤应该再次进行多学科会诊予以补充治疗。

2. 小肝癌行TACE治疗的技术要点

（1）安全第一：应该充分认识到小肝癌TACE治疗并非是最佳的治疗手段，多数小肝癌行TACE是作为其他治疗的新辅助手段，因此，必须尽量减少并发症，保证TACE治疗的安全性，避免因过度治疗和过度用药而损害肝功能，尤其是引起胆道系统的不可逆损伤。

（2）尽量超选栓塞治疗：在TACE治疗小肝癌过程中，更加要求导管的超选择放置，可采用直径较小的微导管，有利于超选择地将导管插入肿瘤近端的靶动脉，使注入的栓塞剂和药物最大限度地全部进入肿瘤，避免药物发散到正常肝组织，最大限度地减小栓塞剂和药物对正常肝组织和胆道系统的损害。

（3）适量的药物：小肝癌的TACE治疗不同于对中晚期大肝癌的TACE，大肝癌治疗常常需要充足的药物、充分的血管栓塞效果，而小肝癌的肿瘤体积较小，所需要的化疗药物常不需较多，通常1～2种足矣。

1996年Okuda等回顾性总结分析了1985—1991年122例Okuda Ⅰ期肝癌患者，其中33例未接受任何治疗，42例接受了传统TACE治疗，30例手术切除，17例肝移植。在4组患者基线基本匹配的情况下，3个治疗组相对于非治疗组均可达到45%的5年累积生存率，并且传统TACE组的复发率及远处转移率明显低于手术切除组。另外，Hsu等报道了对于符合米兰标准的肝癌患者接受射频消融（n=315）或者TACE（n=215）作为一线治疗，单变量分析射频消融组较TACE组有更长的生存期，其中射频消融组1、3、5年的总生存率分别为93%、

89%和72%，而TACE组分别为63%、55%和43%（P=0.048）。提示射频消融治疗组具有更好的疗效。PSM后两组患者例数均为101例，配对资料结果显示，射频消融组1、3、5年的总生存率分别为85%、60%和41%，TACE组分别为86%、55%和36%（P=0.476），两组差异无统计学意义。从这组文献报道分析，符合米兰标准的肝癌行射频消融和TACE效果相当。但考虑到医学伦理问题，TACE很难作为一线方案治疗早期肝癌，也增加了目前和未来前瞻性随机对照临床研究的申请难度，所以目前对该结果也存在不同观点。

TACE治疗也存在其不足之处，如HCC病灶内血供不一致，首次TACE治疗时，血运丰富区域产生“窃血”现象，沉积了大量混悬液，而少血区域则进药不足；子灶常常因为“富血”的主灶“窃血”在首次TACE治疗时不充盈或少充盈药物，只有当主灶“富血”区域肿瘤血管全部或大部分闭塞，少血区和子灶才能充填较多的混悬液。经2～3次TACE治疗后，在有些病例中肝动脉已严重狭窄或闭塞，并有侧支循环形成；经3次以上TACE治疗后不但难以把药物注入残留的癌灶，反而常因药物较多地进入非癌肝而导致肝功能进一步损伤。TACE目前的定位仍然是姑息性治疗，肿瘤对化疗药物存在的耐药性及化疗药物的一级动力学难以将肿瘤细胞彻底杀灭，肿瘤完全坏死率不高。

同时，肿瘤血供丰富，或跨叶、多发时，常常接受多支血管供血，并可通过侧支吻合或变异途径获取多来源的血供。肝动脉无论是正常起源或异位起源，都是肝脏的营养血管。但较大的肝肿瘤常常侵犯膈肌或腹壁，并通过相应的血管获取血供，这类属于非肝脏的营养血管，称为寄生性血供或滋养动脉，给肝癌血管介入治疗带来很大难度，往往难以奏效。在动静脉瘘存在的情况下，栓塞治疗往往也难以实施。部分肝癌因“乏血供”，即使行TACE治疗也不易沉积，影响疗效。肿瘤血供丰富，血流冲刷，目标肿瘤血药浓度难以维持。以上诸多因素限制TACE治疗有效性的进一步提高。Golfieri等报道，肿瘤直径＜5 cm的肿瘤，患者通过肝移植后，组织病理学坏死率为64.7%，肿瘤的完全坏死率为42.6%；如果肝内为单个病灶，组织病理学坏死率同多个病灶相比分别为86.1%比57.1%。虽然TACE治疗进一步提高了局部控制率，但由于考虑到目前小肝癌局部治疗手段日益增多，因此更多选择了消融治疗，而对于特殊部位难以彻底消融或其他治疗手段如手术等治疗后局部复发的患者，或者手术及消融设备不齐全的乡镇医院，TACE治疗仍然是一种重要的控制肝癌发展的手段，有不可或缺的地位。TACE技术也在不断地更新和发展中，随着新一代的栓塞技术及栓塞药物的出现，传统TACE的某些缺点及不足正在逐渐地弱化或消失。

二、TACE在早期肝癌联合治疗中的应用

虽然TACE目前是不可手术切除中晚期肝癌的标准治疗方案，但是TACE仅仅是一种姑息的治疗手段，而早期肝癌的治疗均以达到根治为治疗目标。因此，TACE在早期肝癌的治疗过程中常常与其他的治疗手段联合应用，以期达到根治性的治疗。常用的联合治疗模式包括：① TACE联合局部消融治疗；② TACE联合外照射；③ TACE联合手术治疗；④ TACE联合其他治疗。

1. TACE联合局部消融治疗

单纯TACE治疗肝癌，病灶的完全坏死率较低，约为20%；而且TACE反复治疗易对正常肝实质造成损害，如合并有肝硬化，反复多次的TACE治疗进一步损害肝功能，加重肝硬化，相当一部分得以控制或疗效明显的肝癌患者往往死于肝硬化所致的肝衰竭或消化道出血。TACE联合局部消融治疗是目前应用较为广泛和成熟的联合治疗模式，两者的联合应用可以相互增强、相互补充。① TACE在治疗主要肿瘤的同时，对子灶或肝内扩散的小病灶有较好的治疗作用；② TACE治疗的栓塞作用能有效地减少肿瘤区血供，在此基础上再行局部消融治疗，将减少治疗过程中由于血液流动造成的热量流失，增强局部消融治疗的效果；③ 局部消融治疗的热能效应也将最大限度杀灭碘油沉积区或其周围残存的肿瘤细胞，因为碘油是热的良好导体，两者相互弥补，使较大肝癌的完全致死率明显提高，从而进一步提高肝癌的总体疗效；④ TACE和碘油栓塞后在CT导向下可更加精确地指导消融治疗。

TACE治疗为器官水平的整体治疗，被运用在微创治疗的第一步，其主要作用为减少肿瘤血供、降低肿瘤负荷；乳化碘油及化疗药物沉积在常规增强CT扫描难以发现的小病灶或子灶中，在治疗小病灶或子灶的同时示踪并指导下一步微创治疗。TACE联合局部消融治疗通常是在TACE治疗后3周左右施行，主要原因是在肝脏组织廓清碘油后行局部消融治疗可发现更小的子灶，将正常肝脏与病灶分开显示，有利于消融治疗的运用。如两种方法治疗肝癌的间隔时间过短，要考虑到肝功能前后的叠加损害。

Kirikoshi等回顾性报道了144例TACE联合射频消融或无水乙醇注射治疗组（联合组）和55例TACE组的疗效。联合组的入组标准为：① 符合米兰标准，但是有些肿瘤超声不能发现；② 单个肿瘤直径＞3 cm；③ 直径＞3 cm的单个肿瘤伴3个以上肝内微小转移灶。TACE组的入组标准：① 肿瘤数量≤3个，直径≤3 cm，超声均不能发现；② 肿瘤多个，大小相似，直径＞3 cm。生存分析：联合组的中位生存期为46.6个月，6个月、1年、2年和5年总体生存率分别为

100%、97.2%、86.7%和53.5%；TACE组的中位生存期为24.9个月，6个月、1年、2年和5年总体生存率分别为98.2%、90.2%、55.9%和16.3%，联合组中位生存期和总体生存率都优于TACE组，差异有统计学意义。亚组分析：对于不符合米兰标准的比较，联合组的中位生存期为37.0个月，6个月、1年、2年和5年的总体生存率分别为100%、96.6%、67.9%和47.2%；TACE组的中位生存期为20.8月，6月、1年、2年和5年的总体生存率分别为96.8%、82.8%、32.4%和0%。结论：对于单个肿瘤而言，不管是否符合米兰标准，联合组的疗效均明显优于TACE组。即对于单个肿瘤，不管其大小是否超过5 cm，TACE联合射频消融都比单用TACE的疗效更好。究其原因在于TACE毕竟是姑息性的治疗方式，而射频消融是可达到根治的治疗方式，因此TACE联合射频消融理当比TACE获得更佳的疗效。

TACE联合射频消融的序贯治疗，是目前研究较多、应用较为广泛的方法之一。中山大学肿瘤防治中心肝胆科回顾性报道了一项病例-对照研究探讨TACE联合射频消融是否优于单用射频消融。两组病例数都为120例，入组标准为单个肿瘤直径≤7 cm；或肿瘤数目≤3个，直径≤3 cm。结果显示，联合组患者的1、2、3、5年总体生存率分别为93%、83%、75%、50%，射频消融单独组的1、2、3、5年总体生存率分别为89%、76%、64%、42%，联合组的总体生存率明显高于射频消融单独组，差异有统计学意义；亚组分析结果显示：对于肿瘤直径＞5 cm且有多个肿瘤而言，联合组的生存率明显高于射频消融单独组，而对于直径＜5 cm的单个肿瘤而言，联合组和射频消融单独组的生存率比较，差异无统计学意义。因此，对于肿瘤直径＞5 cm、2～3个病灶，TACE联合射频消融的治疗效果优于单独射频消融。Takaki等报道了射频消融联合TACE治疗的直径＞5 cm的原发性肝癌的疗效。其病例入组标准是患者肝功能Child-Pugh A或B级，肿瘤数量＜3个，肿瘤最大径5.1～10 cm。结果显示，1、3、5年总体生存率分别为100%、62%、41%，相应的无疾病复发率分别为74%、28%、14%，TACE联合射频消融可提高病灶直径＞5 cm的肝癌患者的生存率。同样，Morimoto等报道了一项关于射频消融联合TACE治疗3～5 cm肝癌疗效的随机临床试验，将37例单个肿瘤直径为3～5 cm的患者随机分TACE联合射频消融组和单独射频消融组。结果显示两组患者的3年总生存率分别为93%和80%，差异无统计学意义；3年局部肿瘤进展率分别为6%和39%。因此，对于3～5 cm的肝癌，TACE联合射频消融较单独射频消融治疗能更好地降低肿瘤的局部进展率，究其原因主要归功于TACE。TACE在缩小肿瘤获得更大消融范围的同时又可以控制一些潜在的卫星病灶，在整体上降低肿瘤的复发率，控制疾病进展。

对于直径＜3 cm的肿瘤能否达到同样的效果呢？关于这方面的报道较少。Kim等回顾性报道了一项有关TACE联合射频消融和单独射频消融治疗2～3 cm肝癌的对比研究。TACE联合射频消融和单独射频消融治疗的中位随访期分别是37个月和38个月，期间两组出现局部肿瘤进展率分别是16%和41%，差异有统计学意义；两组1、3、5年无肿瘤生存率分别是95%、86%、38%和78%、61%、53%，TACE联合射频消融组明显高于单独射频消融组；两组1、3、5年总生存率相似，分别是93%、72%、63%和93%、73%、53%。结论：对于直径为2～3 cm的肿瘤，TACE联合射频消融组较单独射频消融组能更好地控制肿瘤进展，但是两者总体生存率相似。Shibata等报道了一项关于TACE联合射频消融与单用射频消融比较能否提高小肝癌疗效的前瞻性随机对照研究，TACE联合射频消融组46例患者（49个肿瘤），单独射频消融组43例患者（44个肿瘤），肿瘤直径0.8～3.0 cm；评估项目包括局部肿瘤进展率、无局部肿瘤生存率、总体生存率、无肿瘤相关事件生存率。结果显示，两组患者间以上评估指标的差异均无统计学意义，提示TACE联合射频消融与射频消融单用治疗直径＜3 cm的肝癌疗效相当，联合TACE对于直径＜3 cm的肝癌可能不需要。Takahashi等也报道了一项相似的研究，得出的结论为射频消融联合TACE与射频消融单用比较，两组局部复发率的差异无统计学意义。对于直径＜3 cm的肝癌，TACE联合射频消融未能取得理想的治疗增益，可能的原因目前报道主要有两点：第一，虽然肝癌主要是靠动脉供血，但是小肝癌在一定程度上也依赖于门脉供血，这一点也可解释为什么小肝癌“快进快出”的影像学表现不典型。因此，TACE栓塞肿瘤血管的效能可能不会明显。第二，随着肿瘤体积的增大，肝癌发生微小播散的可能性也逐渐增大。因此对于直径＞3 cm的肿瘤，TACE联合射频消融治疗可以降低肿瘤复发率，达到更好的治疗效果。但是对于直径＜3 cm的肿瘤，由于其发生微小播散的概率较小，因此联合治疗并不能明显提高治疗效果。

2. TACE联合外照射

放疗与TACE的联合应用是目前肝癌放疗研究的一个热点，许多学者对此进行了研究。理论上，TACE与放疗具有协同作用：① 放疗可抑制或杀灭TACE治疗后的残存癌细胞，提高局控率及远期效果，尤其是对于肿瘤边缘区域由门静脉血供、氧合较好的癌细胞，放疗的效果更好；② TACE治疗中应用的化疗药物具有放射增敏作用；③ TACE可杀灭大量癌细胞，促使残存的非增殖期细胞进入增殖期，乏氧细胞发生再氧合，有助于提高肝癌细胞对放疗的敏感性；④ TACE治疗后肿瘤缩小，有利于缩小放射野并提高照射剂量，降低对正常肝组织的损伤。

中山大学肿瘤防治中心刘孟忠等报道TACE加外照射治疗54例不能手术的原发性肝癌患者，同时选取60例同期治疗的单纯TACE患者治疗作为对照组，结果TACE+联合放疗组1、2、3年生存率分别为66.5%、48.4%、37.4%，TACE组分别为53.9%、37.2%和17.8%，两组相比差异有统计学意义（$P < 0.05$）。Seong等报道了158例局部放疗合并TACE治疗不能手术的肝癌，放疗后1、2、5年生存率分别为41.8%、19.9%、4.7%。对合并肝硬化者能否联合应用三维适形放射治疗（3DCRT）及常用TACE的问题，Seong等对50例患者进行了分析，50%等剂量线包括的范围中位照射剂量为（50.1 ± 8.3）Gy，有效率为66%，放疗后3例患者获得手术机会，肝功能改变13例，但没有急性反应超过3级者，3年生存率为43%，认为放疗联合TACE对合并肝硬化的肝癌患者有效。

2009年，Meng等对1996—2008年发表的关于TACE联合放疗对比单纯TACE治疗的文献进行了系统回顾和荟萃分析，共纳入了17项临床研究和1 476例患者，其中包括5项前瞻性随机对照研究和12项非随机对照研究。该分析显示，与单纯TACE治疗相比，TACE联合放疗可显著提高肿瘤的客观缓解率和3年生存率（OR=2.75，95% CI：2.1～3.6；P=0.000 1）；不良反应方面，联合治疗组的胃肠道、肝毒性较单纯TACE治疗组有所增加。

因此，TACE联合外照射是行之有效的综合治疗模式。但是TACE与放疗的结合方式目前尚无统一标准，一般多采用先行TACE治疗1～4次，4～6周后再行放疗，尚有很多的问题有待进一步研究。

3. TACE联合手术治疗

手术切除仍然是小肝癌最主要的根治性治疗手段，但是由于肝癌恶性程度高，早期易出现肝内转移，术后复发率高；即使是单个直径≤5 cm的小肝癌根治性切除术后5年复发率也可达43.5%。临床上有不少研究采用术后辅助性TACE治疗以降低术后复发率。

术后TACE辅助治疗是指在肝癌切除术后行TACE治疗，以期杀灭肝癌可能残存的肿瘤细胞，降低复发率。早期的多项研究认为肝癌切除术后辅助性TACE治疗能够降低术后肿瘤复发率，提高患者的长期生存率。但是近年的研究发现，不加选择地对所有肝癌根治术患者术后行TACE治疗并未降低术后肿瘤复发率和延长患者生存时间；相反，可能由于化疗降低了宿主免疫监视功能，在部分接受TACE的患者中，甚至出现术后肿瘤复发率增高的情况。故有必要选择合适的病例进行术后TACE治疗。Nanomi等提出，存在肿瘤术后复发的高危因素包括手术切缘＜1 cm、肝内播散、门静脉癌栓（PVTT）、肿瘤没有包膜。

对存在肝癌复发高危因素患者术后行TACE治疗，能提高患者的术后生存率。中山大学肿瘤防治中心李锦清等研究表明，对于肿瘤直径＞5 cm、肿瘤无包膜、有门静脉侵犯、有临床症状和体征的患者，术后行TACE治疗，能降低根治性切除术后肝内复发率，并提高患者的生存率。Ren等研究发现，对存在肝癌复发危险因素（单发肿瘤直径＞5 cm、多个肿瘤结节、有脉管侵犯）的患者术后行TACE治疗，可以显著延长患者的生存时间；而对于没有上述任何一项危险因素的患者，术后行TACE治疗并未对生存时间造成影响。因此，目前比较一致的观点是：术后辅助性TACE治疗并不能预防或者降低术后复发，不推荐作为常规的治疗；但是对于合并有高危复发因素的患者（包括合并癌栓、肿瘤多发、手术为姑息性切除、术后AFP水平升高等），可在术后1个月左右行辅助性TACE治疗，疗程以1～3次为宜。对于术后TACE治疗发现复发的患者，可根据肿瘤及患者的情况，先行TACE治疗，再结合射频消融、分子靶向治疗、立体定位放疗等多学科综合治疗。

由于小肝癌多为早期肝癌，因此手术切除前的新辅助TACE治疗较少应用。而且，目前已有的多项临床随机对照研究及荟萃分析结果均表明：对于可根治性切除的肝癌（肿瘤单发、无血管侵犯），术前TACE治疗并不能降低肝癌术后复发率；相反，术前TACE治疗增加了手术难度，引起术后并发症增多，甚至有可能会降低患者的术后生存率，同时有大约10%的患者在行TACE治疗后最终因为各种原因不能进行手术切除。因此，对于可根治性切除的肝癌（肿瘤单发、无血管侵犯）患者，术前不应行TACE治疗；而对于肝内病灶多发或者合并PVTT的肝癌患者，术前TACE的作用尚有争议。中山大学肿瘤防治中心Shi等的前瞻性非随机对照研究发现，对于肿瘤多发、初始可切除的肝癌患者，85例患者接受手术切除，83例接受TACE治疗，两组5年总生存率的差异无统计学意义，但是对于TACE术后肿瘤反应好再行手术切除患者的5年生存率则明显优于单纯手术切除组（P=0.04）。另外一项研究发现：对于合并PVTT可姑息切除的肝癌患者，TACE联合手术切除组（n=89）和单纯手术切除组（n=70）5年总体生存率的差异并无统计学意义，但是TACE术后反应良好再行手术切除的患者，其5年生存率优于单纯手术切除。因此认为，对于肝内病灶多发或者合并PVTT可姑息切除的肝癌患者，术前TACE治疗有协助诊断和治疗的作用，并能够对是否合适手术切除有筛选作用。

4. TACE联合其他治疗

对于病灶多发（＞3个），而且难于用手术切除、局部消融、外照射等方法处理的肿瘤，可以考虑行肝移植治疗（如果符合肝移植条件），或者全身系统性药物治疗(索拉非尼等)。由于相关的病例及研究报道较少,详细内容请参见相关章节。

第五节　放射治疗在早期肝癌治疗中的应用

放疗是肝癌的重要局部治疗手段之一。对肝癌实施放疗已有逾越半个世纪的历史。但在20世纪90年代之前,由于影像设备、放疗技术的落后和对放射生物学认识的不足,放疗在肝癌治疗中的价值颇有争议。近年来,随着3DCRT、调强放射治疗(IMRT)、容积旋转调强治疗(volumetric modulated arc therapy, VMAT)、图像引导放射治疗(IGRT)、体部立体定向放射治疗(SBRT)等精准放疗技术的广泛应用,放疗在肝癌综合治疗中的地位得到了日益提高。

与其他实体瘤相似,肝癌的外照射亦经历了从常规二维放疗技术到精确适形放疗技术的进展。常规放疗技术主要包括全肝照射、局部肝照射和全肝移动条照射。全肝放疗的历史可以追溯到1940年,最初主要应用于转移性肝癌的姑息性治疗。我国的原发性肝癌放疗始于20世纪60年代,多采用全肝或半肝的大面积照射,是当时中晚期肝癌患者的主要治疗手段。1973年上海肝癌协作组报道了3 254例肝癌的临床资料,其中放疗组的1年生存率为19%;照射剂量超过40 Gy者1年生存率为29.2%,疗效仅次于手术。韩琦等报道了全肝大野照射治疗37例晚期肝癌患者的疗效,放疗总剂量为30 Gy, 2 Gy/次,其中36例完成治疗,平均生存期仅6个月,疗效很差。Ohto等曾报道直线加速器治疗39例肝癌患者的疗效,采用局部肝照射技术,放疗总剂量为30～50 Gy,其中肿瘤直径＜5 cm者90%达到部分缓解,但80%的患者死于肝衰竭,不良反应非常显著。

20世纪70年代,国内开始试用全肝或次全肝移动条照射技术治疗肝癌,并进一步提高照射剂量以期降低毒性、提高疗效。高林瑞等采用^{60}Co移动条照射技术治疗中晚期肝癌患者60例,1年生存率达到43.3%。1992年,于尔辛等报道了157例肝癌患者进行全肝移动条照射结合中药治疗的结果,中位生存期为25.8个月,5年生存率高达30.8%,疗效十分满意。然而遗憾的是,同时期其他类似的研究未能重复该研究的疗效。与全肝或局部肝照射相比,全肝移动条照射的疗效较先前的确有一定改善,但许多学者一致认为移动条照射在理论和实践方面都存在严重缺陷,主要包括:① 剂量分布很不均匀,肿瘤内的放射生物效应呈不均质分布,影响疗效;② 治疗周期较长,剂量计算相对复杂;③ 皮下软组织受照剂量较高，易发生正常组织的损伤。基于放射生物学和放射物理学的角度，该技术逐渐被临床摒弃。

综上所述，常规放疗技术由于不能精确定位靶区，肿瘤周围正常组织受照射体积较多，限制了照射剂量的提高，照射剂量达不到肿瘤的根治剂量，仅能起姑息治疗的作用，疗效差且不良反应较大，目前临床上已基本不再使用传统二维技术治疗肝癌。因此，20世纪90年代之前，许多临床医师对肝癌的放疗一度持怀疑或否定态度。此后，随着医学影像技术的提高、放疗设备的进步、精确放疗技术的开展以及肿瘤综合治疗意识的增强，特别是介入、射频消融等疗法与放疗的结合，以及对肝癌放射生物学认识的加深，放疗在肝癌中的价值得到重新认可并占据了日渐重要的地位。

多项临床研究证明，肝癌的照射剂量与局部控制率、总生存率呈“量—效”正相关趋势，即存在明显的剂量效应关系。20世纪90年代，于尔辛等使用全肝移动条照射技术治疗大肝癌时发现，肝脏中心平面剂量＜20 Gy、20～34 Gy、＞35 Gy者的1年生存率分别为42.9%、70.4%、100%。Seong等治疗158例肝癌患者，照射剂量由受照射正常肝组织的体积决定。该研究结果显示，放疗有效者（106例）、无效者（52例）的平均照射剂量分别为（50.1 ± 6.6）Gy和（44.3 ± 9.0）Gy；照射剂量＜40 Gy、40～50 Gy、＞50 Gy组的有效率分别为29.2%、68.6%、77.1%，5年生存率分别为0、3.8%、6.4%，组间比较差异有统计学意义；单因素分析发现，照射剂量、肿瘤大小、有无PVTT是影响预后的因素；多因素分析则显示，照射剂量是决定生存率的唯一独立影响因素。Dawson等关于43例肝癌的报道中，多因素分析显示，提高照射剂量是改善疾病无进展生存率及总生存的独立因素，其中照射剂量≥70 Gy组的中位生存时间超过16.4个月，而低剂量组仅为11.6个月（P=0.000 3）。

由于常规放疗技术不能精确定位靶区，照射剂量达不到肿瘤的根治剂量，疗效差且不良反应较大，目前临床上已基本摒弃二维技术治疗肝癌。20世纪90年代末，3DCRT、IMRT等技术的推广应用较大地促进了肝癌放疗的进展。目前，临床上有多种精确放疗技术可应用于肝癌的治疗，主要包括3DCRT、IMRT、VMAT、SBRT等，并显示出满意的疗效。下面就3DCRT技术、SBRT技术和重粒子射线进行阐述。

一、3DCRT技术

3DCRT是20世纪90年代后肝癌放疗的主流技术。Mornex等采用3DCRT

技术治疗27例不宜手术的小肝癌伴肝硬化患者，照射剂量为66 Gy，常规分割。对于25例可评价患者，有效率高达92%，其中80%为完全缓解；肝功能分级为Child-Pugh A级者，Ⅲ度不良反应的发生率为19%，无Ⅳ度不良反应发生。陈龙华等报道，选择32例小肝癌患者进行3DCRT，剂量为45～63 Gy/6～9次，完全缓解率为87.5%，1、2、3年生存率分别为100%、97%、97%。孙爱民等采用3DCRT治疗30例老年小肝癌患者，3年生存率为80%。

二、SBRT技术

近年来SBRT技术的出现使肝癌的放疗跨进了一个新的阶段，关于应用SBRT技术治疗小肝癌的报道不断增多，已成为小肝癌首选的放疗技术。韩国Kwon等报道了42例不适宜手术切除或消融治疗的小肝癌采用SBRT技术的结果，照射剂量为30～39 Gy/3次，有效率为85.8%，患者1年和3年的生存率分别为92.9%、58.6%，仅1例患者发生RILD，肿瘤体积＜32 mL者的生存期显著优于体积≥32 mL者。Yoon等随后报道了93例小肝癌的结果，放疗总剂量为30～60 Gy，分次剂量为10～20 Gy。该组患者1年和3年的生存率分别为86.0%和53.8%，3年局部控制率为92.1%，6.5%的患者发生Ⅲ度以上不良反应。日本Kimura等关于65例小肝癌SBRT的报道中，56例为肝功能Child-Pugh A级，9例为肝功能Child-Pugh B级，照射剂量为48 Gy/4次或60 Gy/8次。该研究中患者的2年生存率和肿瘤的局部控制率分别为76.0%和100%；23.1%的患者发生Ⅲ度以上不良反应，主要发生于肝功能Child-Pugh B级的患者。Sanuki等的报道是迄今最大宗的病例研究，共入组185例初治小肝癌（肿瘤直径≤5 cm），肝功能Child-Pugh A级者剂量为40 Gy/5次，共137例；肝功能Child-Pugh B级者剂量为35 Gy/5次，共48例。该结果显示，3年的肿瘤局部控制率和患者的生存率分别为91%和70%；两组的肿瘤局部控制率和患者的生存率无明显差异，但肝功能Child-Pugh B级者急性不良反应的发生率较高。

上述研究均为SBRT技术治疗小肝癌的单臂研究，未设立对照组。2014年ASTRO会议上美国斯坦福大学医学中心报道了一项SBRT技术对比射频消融治疗的前瞻性、非随机对照研究。该研究共纳入184例原发性小肝癌患者，其中射频消融组137例，共215个病灶，平均肿瘤直径为2.1 cm；SBRT组47例，共63个病灶，平均肿瘤直径2.4 cm，总照射剂量为27～60 Gy，分3～5次完成。研究结果显示，SBRT组1年肿瘤局部控制率为72.1%，肿瘤复发时间与肿瘤直径无关；射频消融组的1年肿瘤局部控制率为72.9%，肿瘤复发时间与肿瘤直径(2 cm为临界点)密切相关。不良反应方面，SBRT组仅出现1例放射性肝病(RILD)，无其他严重不良反应，未出现治疗相关死亡；射频消融组共出现17种不良反应，包括脓肿、血气胸、胸腔积液以及十二指肠穿孔等，1例患者于治疗后1个月内死亡。目前尚无其他对照研究结果的报道。

目前的临床资料提示，SBRT技术治疗小肝癌的疗效确切，安全性良好，肿瘤局部控制率满意，患者的3年生存率接近手术切除或射频消融治疗，但多数研究尚未报道5年的生存情况。因此，对于合并中重度肝功能不全、合并其他器官疾病、年老体衰的原发性小肝癌患者，SBRT技术可作为小肝癌的替代治疗手段。但是，对于SBRT技术是否可替代消融治疗(特别是对于肿瘤直径＞2 cm者)，目前尚无充足的循证医学证据，还需要开展大规模的Ⅲ期随机对照研究来比较SBRT技术与射频消融治疗的安全性和疗效。

三、重粒子射线

关于质子束或碳离子射线治疗小肝癌的报道相对较少，主要来自日本。Komatsu等报道了150例直径≤5 cm的小肝癌接受质子或碳离子放疗的结果，其中质子放疗者的照射剂量为52.8～76.0 Gy，分4～20次完成，碳离子放疗者的剂量为52.8 Gy/4～8次。全组患者的5年生存率为50.9%，5年肿瘤局部控制率高达92.3%，疗效十分满意，而且安全性良好。多因素分析显示，年龄和肝功能分级是独立的预后因素。此外，该研究发现肿瘤部位靠近胃肠道者的复发率相对较高。

参考文献

[1] Bruix J, Sherman M. Management of hepatocellular carcinoma[J]. Hepatology, 2005, 42(5): 1208-1236.

[2] Cha C, Dematteo R P, Blumgart L H. Surgical therapy for hepatocellular carcinoma[J]. Adv Surg, 2004, 38: 363-376.

[3] Chen M H, Yang W, Yan K, et al. Large liver tumors: protocol for radiofrequency ablation and its clinical application in 110 patients—mathematic model, overlapping mode, and electrode placement process[J]. Radiology, 2004, 232(1): 260-271.

[4] Chen M S, Li J Q, Zheng Y, et al. A prospective randomized trial comparing percutaneous local ablative therapy and partial hepatectomy for small hepatocellular carcinoma[J]. Ann Surg, 2006, 243(3): 321-328.

[5] Choi D, Lim H K, Kim M J, et al. Recurrent hepatocellular carcinoma: percutaneous radiofrequency ablation after hepatectomy[J]. Radiology, 2004, 230(1): 135-141.
[6] Lau W Y, Leung T W, Yu S C, et al. Percutaneous local ablative therapy for hepatocellular carcinoma: a review and look into the future[J]. Ann Surg, 2003, 237(2): 171-179.
[7] Liang H H, Chen M S, Peng Z W, et al. Percutaneous radiofrequency ablation versus repeat hepatectomy for recurrent hepatocellular carcinoma: a retrospective study[J]. Ann Surg Oncol, 2008, 15(12): 3484-3493.
[8] Livraghi T, Solbiati L, Meloni M F, et al. Treatment of liver tumors with percutaneous radiofrequency ablation: complications encountered in a multicenter study[J]. Radiofrequency, 2003, 226(2): 441-451.
[9] Minagawa M, Makuuchi M, Takayama T, et al. Selection criteria for repeat hepatectomy in patients with recurrent hepatocellular carcinoma[J]. Ann Surg, 2003, 238(5): 703-710.
[10] Peng Z W, Zhang Y J, Chen M S, et al. Risk factors of survival after percutaneous radiofrequency ablation of hepatocellular carcinoma[J]. Surg Oncol, 2008, 17(1): 23-31.
[11] Shi M, Guo R P, Lin X J, et al. Partial hepatectomy with wide versus narrow resection margin for solitary hepatocellular carcinoma, a prospective randomized trial[J]. Ann Surg, 2006, 243(3): 321-328.
[12] Sugimachi K, Maehara S, Tanaka S, et al. Repeat hepatectomy is the most useful treatment for recurrent hepatocellular carcinoma[J]. J Hepatobiliary Pancreat Surg 2001, 8(5): 410-416.
[13] Zhang Y J, Liang H H, Chen M S, et al. Hepatocellular carcinoma treated with radiofrequency ablation with or without ethanol injection: a prospective randomized trial[J]. Radiology, 2007, 244(2): 599-607.
[14] 陈敏山，李锦清，梁惠宏，等. 经皮射频消融与手术切除小肝癌的疗效比较[J]. 中华医学杂志，2005，85(2): 80-83.
[15] 陈敏山，李锦清，张亚奇，等. 250例小肝癌的手术切除治疗效果[J]. 癌症，1998，17(5): 362-364.
[16] 陈敏山，李锦清，张亚奇，等. 右叶中深部小肝癌的简化手术切除[J]. 中华肝胆外科杂志，1998，4(6): 363-365.
[17] 陈敏山，李锦清，张耀军，等. 射频消融在小肝癌治疗中的地位[J]. 癌症，2007，26(5): 449-452.
[18] 郭荣平，陈敏山，林小军，等. 小肝癌的临床治疗[J]. 中国医学科学院学报，2006，28(3): 318-321.
[19] 黄洁夫. 肝脏胆道肿瘤外科学[M]. 北京：人民卫生出版社，1999.
[20] 黄志强. 肝脏外科手术学[M]. 2版. 北京：人民军医出版社，2007.
[21] 李国辉，陈敏山，李锦清，等. 肝癌手术切除的效果与和经验[J]. 中华肝胆外科杂志，2002，8(3): 190-191.
[22] 刘吉斌. 现代介入性超声诊断与治疗[M]. 北京：科学技术文献出版社，2004.
[23] 刘允怡，迟天毅. 肝脏Ⅸ段[J]. 中华外科杂志，2002，40(5): 342-343.
[24] 马曾辰，吴志全. 实用肝胆肿瘤外科学[M]. 上海：复旦大学出版社，2001.
[25] 孟宪民，陈德坤，宋怡，等. 肝脏广泛切除术[J]. 中华外科杂志，1958，6(10): 1094-

1098。
[26] 石明，张昌卿，李锦清. 肝细胞癌周围微小转移分布的研究[J]. 中华肿瘤杂志，2002，24(3)：257-260.
[27] 汤钊猷. 21 世纪初肝脏外科展望[J]. 中华肝胆外科杂志，2005，11(2)：73-74.
[28] 汤钊猷. 现代肿瘤学[M]. 2 版. 上海：复旦大学出版社，2000.
[29] 万德森. 临床肿瘤学[M]. 2 版. 北京：科学出版社，2005.
[30] 吴沛宏. 肝癌微创治疗与多学科综合治疗[M]. 北京：军事医学科学出版社，2003.
[31] 徐立，石明，张亚奇，等. 肝细胞癌手术切缘对患者术后复发与生存的影响[J]. 中华肿瘤杂志，2006，28(1)：47-49.
[32] 杨秉辉，夏景林. 原发性肝癌的临床诊断与分期标准[J]. 中华肝脏病杂志，2001，9(6)：324.

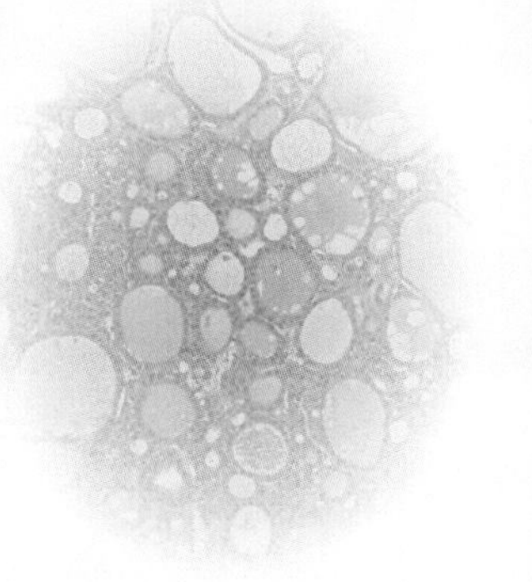

第十章

肝癌术后复发的治疗策略及措施

裴 骏 夏 锋

复发性肝癌是指肝癌经手术切除或射频消融等治疗后已清除的癌灶再次复发，其临床特点与原发性肝癌不同。据相关统计，肝癌行根治性切除术后的5年总生存率已能达到50%左右。然而由于术后肿瘤在肝内外的高复发率和高转移率，肝癌术后5年复发率可高达38%～61.5%。复发和转移已成为影响肝癌患者预后及生存的最主要因素。在过去十几年中，就肝癌复发的问题，人们已经在复发预测、早期发现、预防和治疗等多方面进行了深入研究，并取得了一定的成果。

[通信作者] 夏锋，Email: frankfxia@163.com

第一节 复发性肝癌的临床特征

一、复发性肝癌的病因及病理

肝癌肝内复发可分为Ⅰ～Ⅲ型。Ⅰ型(局部复发型)：复发灶与原发灶位于同一肝段或邻近肝段，从手术操作角度考虑，原发灶切除不彻底或术中遗漏同时存在的卫星灶可导致此类复发。Ⅱ型(肝内转移型)：复发灶在肝内呈弥漫性分布。此型的原因一般认为是第一次术前就已存在多发性肝内微小转移灶，或与术中操作时挤压肿瘤使部分癌细胞脱落并经门脉系统播散有关。Ⅲ型(异时型)：复发灶与原发灶相距2个肝段以上或位于不同的肝叶。此类型病灶呈多中心，其病理类型、部位与原发灶可能不同，故再次手术切除的效果与首次切除大致相同。

肝癌常见的转移部位除肝内播散和肺转移外，腹腔种植以及骨骼、淋巴结、肾上腺甚至脑转移也不少见。

二、临床表现

复发性肝癌与原发性肝癌一致，早期缺乏典型症状，常见的临床表现如下。

1. 肝区疼痛

大多数患者以肝区疼痛为首发症状，多为持续性钝痛、刺痛或腹胀。主要是由于肿瘤迅速增长，使肝包膜张力增加所致，肿瘤累及膈肌时疼痛可牵扯至右肩背部；当肿瘤坏死、破裂引起腹腔出血时，则表现为上腹部突发剧痛，出现腹膜刺激征等急腹症表现。由于症状发生于术后，应与术后粘连引起的疼痛相鉴别。

2. 全身消化道症状

全身消化道症状早期不易引起注意，主要表现为乏力、消瘦、食欲减退、腹胀等。部分患者可伴有恶心、呕吐、发热、腹泻等症状。晚期则出现贫血、黄疸及恶病质等。

3. 肝大

肝大为中晚期肝癌最常见的体征。我国绝大多数患者合并慢性乙型肝炎病毒(HBV)感染以及慢性肝炎后的肝硬化，因此肝大呈进行性。不少情况下，肝大或肝区肿块为患者偶然扪及而成为肝癌的首发症状。

此外，如发生肺、骨、脑等处转移可产生相应症状，大多数患者因肝炎后肝硬化还可能有血液三系（红细胞、白细胞、血小板）降低、脾功能亢进等特殊表现。

第二节　复发性肝癌的诊断

肝癌是目前国际上公认的可以采用临床诊断标准的实体瘤。复发性肝癌与初次肝癌的诊断标准相同，临床诊断肝癌主要依据3个方面，即慢性肝病背景、影像学特征和血清甲胎蛋白（AFP）水平。因肝癌巨大的异质性，影像学表现复杂多样，AFP水平差异较大，因此在实际应用时应综合分析，严格掌握标准。

一、肝炎病史

具有肝硬化、HBV和（或）HCV感染（HBV和/或HCV抗原阳性）的证据。

二、肝癌血清标志物检测

1. 血清AFP测定

血清AFP测定对肝癌有一定的针对性，当肝癌患者术后AFP持续性升高，并能排除妊娠、活动性肝病、生殖腺胚胎源性肿瘤等即可考虑肿瘤复发。但临床上约30%的肝癌患者AFP为阴性。

2. 异常凝血酶蛋白

PIVKA-Ⅱ检查是通过维生素K缺乏或拮抗剂Ⅱ诱导蛋白（PIVKA-Ⅱ），又称为右旋-1-羧基-凝血酶原（脱-γ-羧基凝血酶原，DCP），是肝脏合成的无凝血活性的异常凝血酶原。据相关研究表明，PIVKA-Ⅱ和AFP 的水平均较高，可以作为诊断的依据，而PIVKA-Ⅱ诊断的准确率更高。

三、影像学检查

1. 超声造影检查

超声造影可显示肿瘤大小、形态、肝静脉或门静脉有无癌栓等，其诊断率高达90%。该诊断能发现1 cm左右的微小癌灶。该检查较CT和MRI更快捷。

2. 上腹部增强CT检查

与超声比较，CT具有较高的分辨率，对肝癌的诊断符合率高达90%以上，可检出直径1 cm左右的微小癌灶，且对于门静脉、肝静脉及下腔静脉重建成像可显示管腔内是否有癌栓形成。

3. 肝肿瘤特异性MRI

该检查在诊断肝癌上具有一定的敏感度及特异度，所有肝癌的整体检出敏感度为77%～100%；对于1～2 cm的病灶，MRI敏感度降至45%～80%；而对于直径＜1 cm的小病灶，MRI的敏感度更低。

目前国际上公认的临床诊断标准为：同时满足以下条件中的肝炎病史，一种影像学诊断及AFP持续性升高或肝炎病史及任意两种影像学。

第三节　肝癌复发和转移的预测方法

一、分子预测

传统的肝癌临床分型虽然可以为制订临床治疗方案提供一定的依据，但通过临床观察可以发现，有些患者即使肿瘤分期和病理诊断相同，采取的治疗措施也一样，其预后却相差甚远。这说明在肝癌中存在不同的分子亚型影响肝癌的生物学行为，因此，从分子水平研究对预测肝癌的复发和转移具有重要意义。

随着分子生物技术的发展，发现许多与肝癌细胞侵袭性相关的分子标志物。但肝癌的复发和转移是多步骤、多环节的复杂过程，与多基因的异常动态表达密切相关，而之前研究大多数为单基因、单分子的研究模式，较难准确描述肝癌复发、转移的分子特征，至今仍无准确的临床指标用于预测肝癌的复发和转移。近年来随着高通量组学技术的飞速发展，对肿瘤有了更进一步的认识，通过构建基因/蛋白质网络来阐明肿瘤发生和发展过程中各个分子的作用及其重要程度。有研究采用基因芯片技术，利用肝癌的基因分子差异，能够更准确地预测肝癌术后早期的复发和转移。

二、生物标志物的预测

与以往从肿瘤大小、数量、血管侵犯、病理分期等方面预测肿瘤预后相比较，肿瘤相关的生物标志物检测具有更高的敏感度和特异度，尤其是血清指标更具有广阔的临床应用前景。如HBV感染导致的慢性炎症反应是HBV相关性肝癌发生和发展的重要因素，作为反映机体慢性炎症反应的一项重要指标，中性粒细胞与淋巴细胞比值（neutrophil to lymphocyte ratio，NLR）与肝癌预后相关；作为反映机体肝纤维化的一项指标，谷草转氨酶［又称天冬氨酸转氨酶（aspartate aminotransferase，AST）］和血小板（platelet，Plt）比值指数（AST/Plt ratio index，APRI）与肝癌的预后相关。相关研究表明，NLR、APRI越高，肝癌复发的风险也越高。

三、受体基因分析的预测

肿瘤的发生大多与染色体不稳定，基因位点突变有关，肝癌也不例外。在人类肝癌细胞内可以检测到多达20种突变的基因。目前，有相关报道以人工神经网络联合微卫星突变或缺失染色体分析的方法（ANN/TM-GTP法）对肝癌肝移植受者的预后进行回顾性分析，结果证实ANN/TM-GTP法对移植后肝癌复发的预测准确率高达89.5%，具有重要的预测价值。

肿瘤的发生和发展具有复杂性和多环节性，尤其是肝癌的异构性和遗传特征受个体影响以及危险因素广泛使它成为一种复杂的疾病。对于复发性肝癌，手术治疗仍然是最主要的手段，辅以局部肿瘤治疗和多形式的放化疗、免疫治疗等综合治疗。早期预防、早期发现、早期治疗是肿瘤治疗不变的法则，只要将以上治疗策略有机、序贯地联系在一起，复发性肝癌的治疗一定会获得更好的效果。我国肝癌切除术后复发患者多，病情复杂，通过开展更多的随机对照研究来开发、验证更多有效的复发性肝癌的诊断与治疗方法，建立复发性肝癌的生物样本库，加强对肝癌复发、转移的发生和发展内在相关分子机制的研究，特别是肝癌的分子分型、靶向治疗和相关的转化医学探索，将为精准治疗提供更多的证据，推动我国肝癌防治事业的发展。

第四节　复发性肝癌的手术治疗

早期诊断、早期治疗，并根据不同病情进行综合治疗是提高复发性肝癌疗效的关键，而早期施行根治术仍是目前首选的最有效的治疗方法。

一、手术切除

近年来许多研究表明，对于那些肝癌肝内复发后经评估能行手术切除的病例来说，手术切除仍是其最为有效的治疗方式。切除复发病灶后患者的5年总生存率可在18.2%～56%；而对于小肝癌复发来说，术后患者的5年总生存率最高可达85%，这与原发性肝癌的术后生存率相近。但肝癌复发的患者再次行手术治疗风险较大，这是因为其肝功能经历了首次手术切除或者术后介入栓塞治疗后受到了一定程度的打击，有的还处在代偿或失代偿的状态。因此对于复发后再行手术切除应当严格掌握手术适应证。

1. 手术适应证

根据笔者所在中心的临床经验结合国内外的相关文献报道认为，复发性肝癌的手术指征如下：① 患者全身情况良好能耐受手术，肝功能处于Child-Pugh A级或B级；② 评估肿瘤切除后的残肝体积能满足生存需要；③ 首次手术切除时未发现血管癌栓；④ 肝外无广泛转移性肿瘤。

（1）以下情况可行根治性肝切除术：① 单发肿瘤，周围界限清楚，受肿瘤破坏的肝组织少于30%；② 术前相关CT或MRI检查提示复发灶少于3个且局限在肝一段或一叶内。

（2）以下情况可行姑息性肝切除术：① 3～5个病灶，局限于相邻1～2个肝段，影像学提示无瘤肝组织达标准肝体积的50%以上。② 腹腔淋巴结转移者，如复发性肝癌可切除应做手术切除，同时进行腹腔淋巴结清扫；淋巴结难以清扫者，术后可行放疗。③ 周围脏器（结肠、胃、膈肌、肾上腺等）受侵犯，如复发灶可切除，应连同受侵犯脏器一并切除；远处单发转移性肿瘤（如肺转移），术后可行^{131}I粒子植入术。④ 肝癌合并BDTT、PVTT或IVCTT时，如患者一般情况允许，且肿瘤较局限，应积极手术取出癌栓。

肝癌患者合并严重肝硬化和脾功能亢进的患者，如有出血史或血液三系严重降低者，手术切除时可考虑行肝脾联合切除。

2. 手术方式

复发性肝癌再次手术一般都比第一次困难。由于肝脏与周围组织的粘连，尤其容易损伤正常的组织器官，如胆管、肠管和膈肌，因此手术时应小心谨慎。笔者的经验是可以肝脏膈面为分离的入路，紧贴肝脏进行分离。如果残肝的体积足够，再切除时仍然可以采取解剖性肝切除的方式，虽然可能切除肝组织过多，但是远期疗效会更好。这种术式尤其适用于首次手术为小肝癌切除后孤立复发的患者，但是对于那些残肝体积受限、复发的肿瘤直径＞5 cm、肿瘤跨肝段生长或邻近肝门的患者，局部切除依然是最安全、可靠的方式。此外，对于一些特殊的病例也可采用腹腔镜手术，如右肝肿瘤切除后于肝左外叶复发等，当然这与合适的病例选择以及医师的手术经验和能力密切相关。

二、超声引导下射频消融

射频消融的治疗原理是采用热效应使肿瘤出现凝固性坏死，最终清除肿瘤。射频消融治疗复发性肿瘤的优势有以下几个方面：① 有很好的重复性，能反复治疗，对于复发性肝癌尤为适用；② 创伤小，术后恢复快，且并发症的发生率低，住院时间短，治疗费用少，患者易于接受。越来越多的研究发现，对于早期小肝癌，射频消融和手术切除的治疗效果没有明显差别，部分报道甚至得出射频消融优于手术切除的结论，这使得射频消融治疗肝癌被广泛应用于临床。

1. 手术适应证

① 患者全身情况良好能耐受手术，肝功能处于Child-Pugh A级或B级；② 肝储备功能：吲哚菁绿15 min滞留率（indocyanine green retentionrate at 15 min, ICG-R15）≤30%，且重要脏器功能可耐受射频消融或者肝部分切除术；③ 无明显出血倾向：血小板计数＞50×10^9/L，凝血酶原时间延长＜5 s；④ 肝外无转移性肿瘤。

（1）以下情况可行根治性治疗：单发肿瘤且直径≤3 cm。

（2）以下情况可行姑息性治疗：① 单发肿瘤且直径为3～5 cm，或多发病灶＜5个，病灶直径≤5 cm；② 腹腔淋巴结转移者，且患者拒绝手术治疗，如复发性肝癌可行射频消融，术后可行淋巴结放疗；③ 远处转移性肿瘤（如肺转移），术后可行^{131}I粒子植入术。

2. 手术方式

选择国产立德公司生产的射频治疗仪，在彩色多普勒超声引导下进行治疗，先进行局部麻醉，给予利多卡因皮下注射，并给予瑞芬太尼监护麻醉，每个病灶消融3～10 min，对肿瘤及周围5～10 mm的肝脏组织进行消融。术后行超声造影，观察有无病灶残留，发现残留病灶则补充消融。

三、补救性肝移植

补救性肝移植（salvage liver transplantation, SLT）是指对肝功能良好的可切

除的原发性肝癌（单个肿瘤直径＜5 cm或肿瘤数≤3个、单个肿瘤直径≤3 cm，即米兰标准）首先采取肝癌切除治疗，术后肝癌肝内复发（标准同上）或出现肝衰竭时再行肝移植的治疗策略。

SLT与一期肝移植（primary liver transplantation，PLT）比较，具有以下优点：① 肝切除相对于肝移植来说，是一种能短期内施行且相对简单的治疗方法，患者更容易接受肝切除术。② 由于肝移植受者的增加和供肝紧缺的日益加重，肝移植受者术前等待时间较长，增加了等待移植过程中肿瘤进展的风险，肝癌切除术可使患者得到及时有效的治疗，部分患者因此推迟甚至避免行肝移植，一定程度上缓解了供肝的严重紧缺。③ SLT在肿瘤复发时实施，推迟了移植手术和免疫抑制剂带来的风险。

但由于患者存在肝切除手术史，腹腔组织粘连较重，解剖结构出现变化，增加术中出血和术后并发症。因此，SLT的疗效、患者的选择标准和手术时机的选择是这一治疗策略目前尚需解决的问题。

1. 选择标准

目前尚无系统性地研究肝癌患者行SLT的准入标准，目前很多中心都参照米兰标准选择患者，其中大致可以分为以下几类：① 肝癌切除术前和SLT前均符合米兰标准；② 肝癌切除术前和SLT前均不符合米兰标准；③ 肝癌切除前符合米兰标准，SLT前不符合米兰标准；④ 肝癌切除前不符合米兰标准，SLT前符合米兰标准；⑤ 肝癌切除前或SLT前不符合米兰标准，但通过射频消融、TACE和无水乙醇注射等降期治疗后，SLT术前符合米兰标准。

2. 手术时机

结合国内外研究和本中心在肝癌治疗方面的经验，笔者认为对术前存在严重肝硬化、肝功能储备较差、年龄较小的肝癌患者应尽可能首选PLT，若短时间内无合适的供肝，则行肝癌切除，并尽快行SLT（不需等到肿瘤复发）；如果肝癌切除术后病理证明有微血管浸润，组织学分级为中、低分化的患者也应尽快行SLT，无须等到肿瘤复发。而对肝功能储备较好、年龄较大者可选择先行肝切除，后期可接受TACE、射频消融、经皮无水乙醇注射和肿瘤细胞免疫等综合治疗以延缓肿瘤进展，为SLT争取足够的时间。同时进行严密的随访和监测，如证实为肝癌复发，对符合米兰标准或杭州标准者，可行SLT。只要对患者肿瘤和全身情况评估得当，SLT完全可取得与PLT相类似的良好效果。

3. 手术疗效

Poon等报道在肝功能良好且肝癌行肝切除术后复发者中，对符合米兰标准的患者行肝移植治疗，5年存活率为48%。Majno等比较了直接行肝移植治疗肝癌和肝切除术后复发再行SLT的疗效，发现两组受试者的术后平均存活时间的差异无统计学意义。

以上结果说明，肝切除联合SLT治疗肝癌的疗效值得肯定，同时还赢得了等待供肝的时间，缓解了目前严重的供肝短缺的矛盾。但该方法还有待积累更多的病例，用更长的时间在多中心进行观察研究。

四、经导管动脉化疗栓塞（TACE）

TACE是治疗不能切除肝癌的首选治疗手段。正常肝脏接受肝动脉和门静脉双重血液供应，前者约占25%，后者占75%，但肝癌90%以上供血来自肝动脉，门静脉供血仅占很少的一部分。动脉栓塞后癌区供血减少90%以上，而正常肝区仅减少30%～40%，故癌区对缺血更加敏感，更易坏死。癌区血管丰富又缺乏收缩能力，超液态碘油更容易沉积其上加强栓塞效果。TACE利用上述肿瘤供血的特点，用改良的Seldinger插管技术将导管选择性地插入肝动脉癌肿部位，灌注栓塞剂和抗癌药，达到栓塞和化疗双重目的。TACE近期有效率达75%以上，可与手术切除比拟，远期疗效也获得肯定。TACE已是一种很成熟的用于治疗不能手术的中晚期肝癌的方法，其安全性及有效性已得到世界公认。但是TACE也存在着一些不足，单纯TACE只能使部分肿瘤坏死，残存肿瘤很快通过建立侧支循环重新生长，导致治疗失败。此外，肿瘤多支动脉供血、供血血管栓塞不完全、已栓塞的血管部分再通、潜在的交通支开放等因素都会导致TACE治疗失败。

1. 手术适应证

患者全身情况良好能耐受手术，肝功能处于Child-Pugh A级或B级。

2. 手术方案

TACE按照国家规范化介入方案进行：① 肝动脉造影：采用Seldinger方法穿刺插管，导管置于腹腔动脉干或肝总动脉造影；② 灌注化疗：分析造影表现，明确肿瘤大小、部位、数目以及动脉供血后选择插管至肿瘤供血动脉内灌注化疗，不同的药物根据药物本身药代动力学进行灌注；③ 肝动脉栓塞：根据肿瘤的具体情况选择合适的栓塞剂，栓塞时必须选择尽量插管至肿瘤供血动脉内。

第五节　复发性肝癌的全身治疗和预防措施

一、复发性肝癌的全身治疗

1. 分子靶向治疗

（1）贝伐珠单抗（bevacizumab，avastin）是一种重组人源化IgG_1型单克隆抗体。相关研究表明，贝伐珠单抗不仅具有抑制肿瘤血管生成的作用，而且也是一种抑制肿瘤淋巴管形成的靶向治疗药物，能够显著减少肿瘤内新生淋巴管的数量，抑制肿瘤的生长。

（2）索拉菲尼（sorafenib）是首个口服的多靶点、多激酶抑制剂，作为第一个在肝癌治疗中获得优势生存的靶向药物，已被美国FDA确定用于肝癌患者的治疗。有多项研究报道晚期肝癌患者服用索拉菲尼后获得完全缓解。

随着分子靶向药物的不断问世，肝癌的分子靶向治疗在肝癌治疗中的地位逐渐提高。近来，瑞戈非尼已获批成为晚期肝癌的二线分子靶向药物。然而，分子靶向治疗还面临许多难以克服的困难，如多靶点依赖以及获得性耐药等均影响治疗效果。随着对肝癌生物学理解的深入，肝癌分子靶点的选择和方案的设计将更趋于合理，其在肝癌治疗中的地位也会进一步提高。

2. 化疗

肝癌的化疗目前还处于次要的地位，但由于肝癌有早期转移的倾向，药物治疗有其他局部治疗无法具有的全身治疗的优势，由于肝癌对传统的化疗药物不敏感，加之传统的化疗药物主要以DNA或蛋白质为靶点，具有选择性差、不良反应大的缺点，因而限制了其在肝癌治疗中的应用。

3. 放疗

正常肝脏是放射敏感器官，放射敏感性仅次于骨髓、淋巴组织和肾脏，肝脏细胞对射线有着显著的剂量-体积效应，其放射耐受量、再生能力与照射体积-剂量和肝脏的功能状态密切相关。全肝、1/3肝、2/3肝的放射耐受量分别为每3～4周30 Gy、每4～5周66～72.6 Gy和每3～4周48～52.8 Gy，全肝照射＞40 Gy时有75%的患者会出现肝功能不全。肝肿瘤的照射剂量与低分化鳞癌（如鼻咽癌）相近，致死剂量约为60 Gy/6周。因此，肝细胞的耐受量低于肝肿瘤细胞的致死剂量。由于肝脏整体不能耐受高剂量照射，而小剂量照射对肝内恶性肿瘤的治疗效果有限，因此过去未将放疗纳入肝癌的常规治疗。正常肝脏的再生能力强，只要保留足够多的正常肝脏不受照射，即使受照射部分肝脏失去功能也可以通过剩余的肝脏增生来代偿。因此，通过放疗技术的改进，对于不能切除的肝癌病灶，局部放疗仍然可以治愈。

（1）常见的放疗方式：① 三维适形放射治疗（3DCRT）。研究者们基于肝癌放射生物学特性，建立了正常肝脏组织的放射耐受剂量模型，用以控制照射剂量，使得放射相关性肝炎的发生率低于10%～15%。这用来评估3DCRT的照射剂量。② 体部立体定向放疗（SBRT）：在主体定位框架下，借助体架固定技术及图像引导技术辅助，通过单次大剂量、多次分割照射的精确放疗技术实现。③ 质子重离子放疗：是由质子或重离子组成的离子射线作为治疗媒介的一种放疗技术。质子是构成氢原子的离子；重离子是质量较大原子的离子，常用的有氦离子和碳离子。

（2）疗效：对于早期肝癌，SBRT比3DCRT有着更好的疗效和安全性，可能并不亚于一线治疗手段。对于Child-Pugh B期的患者，SBRT的安全性也优于3DCRT。SBRT治疗局部中晚期肝癌患者也有一定效果。质子重离子治疗具有独特的物理剂量分布，可以给予较光子放疗更高的处方剂量，且不良反应明显较轻。在Child-Pugh B级和C级的患者相比光子放疗更有优势。但是目前国内较少中心开展此治疗，且治疗成本高。在门静脉癌栓（PVTT）治疗上，对于不能手术治疗的患者，放疗+TACE作为优先考虑的治疗手段。

4. 免疫治疗

肿瘤的免疫治疗在于激发特异性免疫反应，增强免疫系统的自我调节能力，从而达到延缓和降低肿瘤复发、转移的目的。肝癌的免疫治疗主要包括免疫调节剂（胸腺肽α1、干扰素α等）、免疫检查点阻断剂（CTLA-4阻断剂、PD-1/PD-L1阻断剂等）、肿瘤疫苗（树突状细胞疫苗等）和细胞免疫治疗。随着肿瘤免疫学研究的进展，肿瘤免疫治疗成为热点研究课题，出现了多种多样的免疫治疗途径与方法，这些方法能够影响肝癌复发和治疗后的生存期。

5. 干细胞治疗

干细胞是一种具有自我更新能力和分化潜能的细胞，一个多世纪前Cohnheim首先提出了肿瘤起源于“干细胞”。肿瘤干细胞与干细胞具有许多相似的生物学特征：① 自我更新能力；② 多向分化潜能；③ 相似的生长调控机制。由于这些特征，肿瘤干细胞不能被有效地消灭，也是治疗肿瘤遇到的困难之一。因此，从实体肿瘤中分离出相应的肿瘤干细胞进行治疗。相关的治疗方法有两种，一种是减少或消灭肝癌干细胞，即通过肝癌干细胞表面标志物用药直接杀死；另一种是通过诱导剂使其分化为正常的干细胞。

想要消灭肝癌干细胞，必须找到细胞表面特有的“物质”。肝癌干细胞具有特殊的表面标志物，常用的有$OV6^{+}$、$CD133^{+}$、$CD9^{0+}$、$EpCAM^{+}$、lncRNA（ICAM-1-related ICR等。这些表面标志物具有自我更新、无限增殖以及高致瘤性，所以可以通过抑制特殊表面标志物的表达来减少肝癌干细胞，即利用靶向药物直接作用于表面标志物，从而达到治疗肝癌的目的。

肝癌干细胞是研究中一个重要的发现，随着研究的不断深入，将会更进一步了解肝癌干细胞的特性，并筛选出特异性更强的表面标志物，或者发现更为有效的诱导剂，为肝癌患者带来更有效的治疗。虽然要做到这些还面临着巨大的困难，但是也具有很大的潜能。

6. 中医药治疗

中医药治疗能够改善症状，提高机体的抵抗力，减轻放化疗的不良反应，提高患者的生活质量，但目前还缺乏高级别的循证医学证据。

二、肝癌复发的预防措施

在我国，绝大多数肝癌患者合并慢性HBV感染或慢性肝炎后肝硬化，因此，术后抗HBV治疗必不可少且能降低复发率。目前我国肝癌诊治领域的特点仍然是多方法、多学科共存，而以治疗手段建科的分科诊疗体制与实现有序规范的肝癌治疗之间存在一定的矛盾。因此，在复发性肝癌的治疗中，对于伴有复发高危风险的患者，联合TACE、索拉非尼与胸腺肽治疗，以及射频消融联合TACE治疗等都是综合治疗的典范，能让患者有更好的生存获益。

参考文献

[1] Cho Y K, Kim J K, Kim W T, et al. Hepatic resection versus radiofrequency ablation for very early stage hepatocellular carcinoma: a Markov model analysis[J]. Hepatology, 2010, 51: 1284-1290.

[2] Curley S. Radio equency ablation leads to excellent local tumor control and durable long—term survival in specific subsets of early stage HCC patients confirming to the Milan criteria[J]. Ann Surg, 2010, 252: 913-914.

[3] Emami B, Lyman J, Brown A, et al. Tolerance of normal tissue to therapeutic iradiation[J]. Int J Radiat Oncol Biol Phys, 1991, 21f11: 109-122.

[4] Forner A, Vilana R, Bianchi I, et al. Lack of arterial hypervascularity at contrast—enhanced ultrasound should not define the priorty for diagnostic work up of odules<2 cm[J].

J Hepatol, 2015, 62(1): 150 –155.
[5] Guo W, Liu S, Cheng Y, et al. ICAM-1-related noncoding RNA in cancer stem cells maintains ICAM-1 expression in hepatocellular carcinoma[J]. Clin Cancer Res, 2016, 22(8): 2041–2050.
[6] Ji F, Fu S J, Guo Z Y. Prognostic significance of preoperative aspartateaminotransferase to neutrophil ratio index in patients with hepatocellular carcinoma after hepatic resection[J]. Oncotarget, 2016, 7(44): 72276–72289.
[7] Majno P E, Sarasin F P, Mentha G, et al. Primary liver resection and salvage transplantation or primary liver transplantation inpatients with single small hepatocellular carcinoma and preserve dliver function: an outcome oriented decision analysis[J]. Hepatology, 2000, 31(4): 899–906.
[8] Minami Y, Kudo M. Ramofrequency ablation of hepatocellular carcinoma: current status[J]. World J Radiol, 2013, 2: 417–424.
[9] Nagasue N, Yukaya H, Ogawa Y, et al. Second hepatic resection for recurrent hepatoeellular carcinoma[J]. Br J Surg, 1986, 73(6): 434–438.
[10] Oishi N, Yamashita T, Kaneko S. Molecular biology of liver cancer stem cells[J]. Liver Cancer, 2014, 3(2): 71–84.
[11] Poon R T, Fan S T, LO C M, et al. Long—term survival and pattern of recurrence after resection of small hepatocellular carcinoma in patients with preserved liver function: implications for a strategy of salvage transplantation[J]. Ann Surg, 2002, 235(3): 373–382.
[12] Rodrignez-Luna H, Vargas H E, Byrne T, et al. Artificial neural network and tissue genotyping of hepatocellular carcinoma in liver—transplant recipients: prediction of recurrence[J]. Transplantation, 2005, 79(12): 1737–1740.
[13] Tang Z Y, Ye S L, Liu Y K, et al. A decade'S studies on metastasis of hepatocellular carcinoma[J]. J Cancer Res Clin Oncol, 2004, 130(4): 187–196.
[14] Ye G H, Gin L X, Forgues M, et al. Predicting hepatitis B virus positive metastatic hepatocellular carcinomas using gene expression profiling and supervised machine learning[J]. Nat Med, 2003, 9(4): 416–423.
[15] You M W, Kim S Y, Kim K W, et al. Recent advances in the imaging of hepatocellular carcinoma[J]. Clin Mol Hepatol, 2015, 21(1): 95–103.
[16] 郭子妲，王杰军，于观贞，等. Bevacizumab抑制高转移性人肝癌原位移植瘤的淋巴管形成[J]. 肿瘤，2006，26(8): 713–716.
[17] 金洁，李明省，陈振，等. 索拉菲尼治疗晚期肝癌完全缓解1例[J]. 中国肿瘤临床，2012，29(21): 1607–1607.
[18] 林晓渊. 异常凝血酶蛋白在HBV相关肝癌中的诊断价值研究[J]. 中国社区医师，2016，32(34): 134–135.
[19] 刘代忠，刘爱祥，彭俊平. 晚期肝癌索拉菲尼治疗完全缓解1例报告[J]. 肿瘤预防与治疗2013，26(5): 307–309.
[20] 吴孟超，陆嘉德. 肝细胞癌分子靶向治疗临床进展[J]. 中国医学论坛报，2007，33: 8.
[21] 夏锋. 肝癌的分子分型与肝癌的诊治[J]. 实用临床医药杂志，2010，14(13): 1–2.
[22] 严皓文，张秀萍. 肝细胞肝癌放射治疗进展[J]. 消化肿瘤杂志，2017，9(1): 59–63.

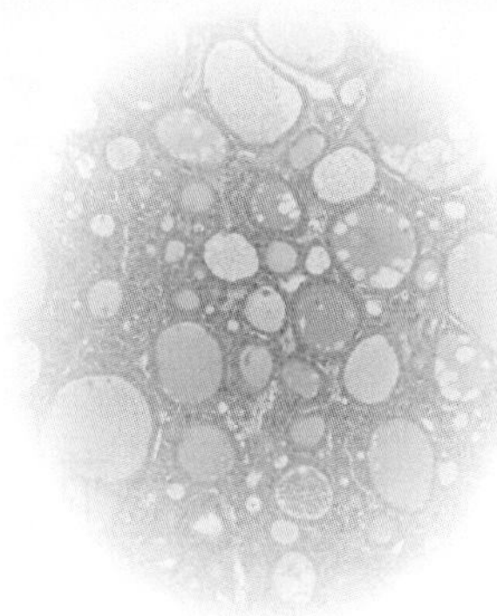

第十一章

肝癌的抗病毒治疗

卫旭彪　程树群

肝癌常见的病因包括乙型肝炎病毒(HBV)感染、丙型肝炎病毒(HCV)感染、过量饮酒以及黄曲霉毒素B_1暴露等。从全球范围来说,慢性乙肝导致的肝癌占病例总数的50%～80%,而慢性丙肝约占20%。由于HBV或HCV的高复制状态和由此导致的肝炎活动是肝癌发生的主要危险因素之一,研究证实通过抑制病毒复制、控制肝炎可以达到降低肝癌发生率和减少终末期肝病事件发生,改善患者预后的效果,并且有助于提高肝癌患者的整体生存率。

[通信作者]　程树群,Email: chengshuqun@aliyun.com

第一节 乙型肝炎病毒相关性肝癌的抗病毒治疗

一、HBV相关性肝癌抗病毒指征和常用抗病毒药物

抗病毒治疗的目标是通过持续抑制病毒复制，减轻坏死性炎症反应，阻止慢性乙肝向肝硬化、肝衰竭甚至肝癌发展。目前，慢性乙肝抗病毒治疗适应证中的主要指标为高HBV-DNA载量（$>10^5$拷贝/mL），同时伴有转氨酶升高（>2倍上限）或存在肝硬化。对于HBV相关性肝癌患者，由于其存在肝硬化基础，只要其HBV-DNA载量阳性，就应在综合治疗的基础上常规给予核苷酸类似物（nucleotide/nucleoside analogs，NAs）抗病毒药物。

常用HBV抗病毒药物主要包括干扰素（IFN）与NAs，IFN分为普通型和长效型；NAs类药物主要包括3种核苷类药物（拉米夫定、替比夫定、恩替卡韦）和2种核苷酸类药物（阿德福韦酯和替诺福韦）。NAs类药物可以口服给药、不良反应较小，随着恩替卡韦和替诺福韦等更新的NAs类药物被开发并批准上市，其有效率更高、耐药发生率低，NAs类药物已逐渐成为慢性乙肝抗病毒治疗的主流药物。

IFN是一种糖蛋白，具有抗病毒、抑制增殖和调节免疫的作用。IFN可增强巨噬细胞和T细胞的活性，增强机体的抗病毒能力，但其半衰期很短，为了延长IFN的半衰期，开发出长效聚乙二醇干扰素α（PEG-IFN-α）。虽然IFN有较高的抗病毒活性，且不易产生耐药性，但是该药不适用于肝硬化和肝功能不全患者，同时也会使部分患者产生不良反应，并且不能口服给药，因此近年来使用范围相对变小。

拉米夫定是第一个被批准用于治疗慢性乙肝的NAs类药物。它通过抑制逆转录酶活性来减少病毒DNA的复制，有较高的生物利用度，耐受性良好。但是其耐药发生率较高，研究表明拉米夫定连续使用治疗4年后耐药率可高达66%，耐药后的首选补救方案通常是选择其他NAs类药物联合治疗，如阿德福韦酯或替诺福韦。

替比夫定特异地、高选择性地与HBV结合，具有抗病毒活性较好、HBeAg血清学转换率高、可用于妊娠妇女和肾功能受损的患者等优点，但其总体耐药率

仍偏高，治疗2年后耐药发生率约25%，且存在诱发乳酸性酸中毒和重度肝大伴脂肪变性、停止治疗后肝炎加重、导致肌病等不良反应。

恩替卡韦2005年被批准用于治疗病毒复制活跃、转氨酶持续升高或有肝组织纤维化的成人慢性乙肝患者。该药抗HBV作用高效、耐药发生率极低，故可作为初治患者的首选药物。虽然该药的安全性和耐受性较好，但在治疗过程中也存在发生乳酸性酸中毒的风险。

阿德福韦酯由于起效时间较慢，不推荐作为初治患者的首选，但阿德福韦酯与拉米夫定、恩替卡韦、替比夫定等药物之间均无交叉耐药，故对上述药物耐药或疗效不佳者，可联合使用阿德福韦酯。长期使用者应警惕肾功能异常、低磷性骨病，甚至范科尼综合征（Fanconi syndrome）的发生，故临床上应注意监测肾功能。

替诺福韦是一种新型NAs类逆转录酶抑制剂，可有效对抗多种病毒。2008年被批准上市用于治疗慢性乙肝，该药抗病毒作用强，尚无耐药案例发生，安全性和耐受性良好，故可作为初治患者的首选药物，并且可用于拉米夫定、恩替卡韦、替比夫定以及拉米夫定联合阿德福韦酯耐药者的补救治疗。当然，作为NAs类药物，长期使用者仍应对肾功能和血磷指标进行监测。

二、高HBV载量对HBV相关性肝癌发生和预后的影响

临床研究证实，e抗原阳性或者HBV-DNA载量升高与肝癌发生的风险升高显著相关。Liaw等的临床随机对照研究证实，慢性HBV感染者长期应用拉米夫定能够降低肝功能不全和肝癌的发生率，拉米夫定组肝癌的发生率为3.9%，而安慰剂组达7.4%（$OR=0.49$，$P=0.047$）。对接受手术治疗的肝癌患者的队列研究显示，术前高病毒载量（$>10^4$拷贝/mL）是术后总生存率和无复发生存率的独立危险因素。台湾学者的研究显示，HBV-DNA载量升高与肝组织炎症、纤维化程度呈正相关，多因素分析显示HBV-DNA载量$>10^6$拷贝/mL以及Ishak肝炎评分>6是肝癌术后远期（>2年）复发的独立危险因素。此外，HBV持续活动会引起肝硬化，并对肝脏功能造成损害，而肝功能不全限制了治疗手段的选择，比如相当一部分肝功能不全患者无法耐受手术切除。

基础研究显示，HBV编码的HBx蛋白和肝癌发生微血管侵犯以及术后复发相关。*HBV*基因与宿主基因组整合导致肝细胞长期具备恶变潜能，深入研究HBV在肝癌发生和发展过程中作用的分子机制有助于提供更多的治疗靶点。一项基础研究显示，TGF-β-miR-34a-CCL22通路的活动伴有HBV持续感染可能是肝癌门静脉癌栓（PVTT）形成的潜在诱因，其机制是通过创造“免疫破坏”微

环境促进门静脉内散在肿瘤细胞进行克隆增殖。对肝癌手术标本进行的病理研究显示，e抗原阳性和可检测的HBV-DNA载量可导致微血管侵犯和PVTT的发生率显著升高，而微血管侵犯和PVTT的发生是导致肝癌预后变差的重要危险因素。回顾性研究和荟萃分析结果均显示，抗病毒治疗与肝癌中微血管侵犯发生率下降相关。因此，HBV的活动不仅可以导致肝癌发生率增加，而且对肝癌的生物学特性也有一定的影响。

此外，HBV-DNA载量与治疗后HBV再激活的发生率和严重程度相关，从而影响肝癌的预后。HBV再激活定义为血浆HBV-DNA载量由阴性转阳性或者较原有基础快速上升10倍以上，通常伴有转氨酶水平升高3倍以上，容易由全身化疗诱发。HBV再激活轻则导致症状不明显的肝炎，重则引发致命的急性重型肝炎。日本学者发现，接受肝脏切除术后HBV再激活率为28%（7/25），且与术后肝炎暴发相关。经导管动脉栓塞化疗（TACE）是治疗肝癌的常用手段，荟萃分析显示TACE也容易导致病毒再激活（OR=3.70，95% CI：1.45～9.42，$P<0.01$）。一项纳入了2 463例HBs Ag阳性患者的大规模回顾性研究显示肝部分切除术后1年内HBV再激活的发生率为19.1%，其中高HBV-DNA载量组（$>10^3$拷贝/mL）为29.4%，显著高于低HBV-DNA载量组（$<10^3$拷贝/mL）的16.7%（$P<0.05$）。值得注意的是，发生病毒再激活的患者术后因肝衰竭导致的病死率达11.8%，显著高于未发生病毒再激活患者的6.4%。

三、抗病毒治疗通过多种途径使HBV相关性肝癌患者获益

血浆高HBV-DNA载量是影响肝癌预后的重要危险因素，抗病毒治疗则被证实可改善预后，研究显示其主要通过以下途径发挥作用。

1. 通过降低HBV-DNA载量使HBV再激活率下降

肝癌术后病毒再激活对预后产生不良影响。研究人员发现，抗病毒治疗可将术后HBV再激活概率降至4.7%，而对照组高达20.6%，差异有统计学意义（$P<0.001$）。对于接受TACE治疗的患者同时接受抗病毒治疗也可以显著降低病毒再激活和激发肝炎的概率（OR=4.30，95% CI：2.28～8.13，$P<0.01$）。因此，抗病毒治疗除了通过抑制病毒复制使肝癌发生的风险下降，同时还可有效降低有潜在致命风险的HBV再激活。

2. 抗病毒治疗有效降低术后复发率

中国台湾地区在2012年报道的一项大规模临床回顾性研究中共纳入4 569例HBV相关性肝癌患者，结果显示接受抗病毒治疗的518例患者术后6年累计

复发率低于未服药的4 051例患者（45.6% *vs* 54.6%，$P < 0.01$）。回顾性队列研究显示，对于术前高HBV-DNA载量（$> 10^4$拷贝/mL）的患者，术后抗病毒治疗可显著改善其无复发生存率。海军军医大学东方肝胆外科医院的一项研究为此提供了更为有力的证据，该研究分为两个阶段，第一阶段为非随机队列研究，共纳入617例行肝部分切除术后的HBV相关性肝癌患者，使用NAs类药物抗病毒治疗组2～4年的无复发生存率分别为44.6%、37.2%和37.2%，显著优于对照组的25.5%、20.8%和16.6%（$P < 0.01$）；在第二阶段共纳入180例患者的临床随机对照研究中，抗病毒治疗组的1～4年无复发生存率分别为79%、55.6%、5.7%和37.3%，显著优于对照组的50%、19.5%、18.3%和12.1%（$P < 0.01$），癌周组织HBx蛋白高表达与患者的无复发生存率下降相关。对于低HBV-DNA定量（$< 2\ 000$ IU/mL）的肝癌患者，临床随机对照研究显示抗病毒治疗显著降低了术后远期（> 2年）的复发率，而对于早期（< 2年）复发率的影响并不显著。但也有一项大规模回顾性研究显示，术前大于3个月的抗病毒治疗也可以通过降低微血管侵犯的发生率，从而显著降低肝癌术后早期复发率。上述研究以较高级别的循证医学证据证明抗病毒治疗可有效降低HBV相关性肝癌的术后复发率。

3. 抗病毒治疗延长肝癌术后总体生存期

已有多项研究显示，抗病毒药物可使HBV相关性肝癌术后总体生存率获益。临床随机对照研究显示，对于接受手术的低HBV-DNA载量（$< 2\ 000$ IU/mL）的肝癌患者，术后口服抗病毒药物5年生存率为64.1%，而对照组为43.7%（$P = 0.004$）。海军军医大学东方肝胆外科医院的临床研究提示抗病毒治疗组的总生存率得到显著改善，在非随机队列研究中治疗组和对照组的4年总生存率分别为59.6%和46.6%（$P < 0.05$）；在临床随机对照研究中，治疗组1～4年的总生存率分别为97.5%、93.8%、86.4%和86.4%，显著高于对照组的85.4%、62.2%、52.4%和47.4%（$P < 0.001$）。当然，这一结论还需更大样本、使用标准治疗方案（包括特定药物和疗程）的临床随机对照研究进一步论证。

4. 改善肝脏功能，使患者耐受抗肿瘤治疗

术后剩余肝脏（FLR）功能是选择肝癌术后辅助治疗方式的重要依据，也是影响肝切除术预后的关键因素。抗病毒治疗可以有效改善白蛋白浓度、凝血酶原时间和转氨酶等肝功能指标。一项回顾性研究显示，与对照组比较，抗病毒治疗可以促进HBV的清除，并可以显著增加术后6个月时肝脏残余体积[$(78.0 \pm 40.1)\ cm^3/m^2$ *vs* $(35.8 \pm 56.0)\ cm^3/m^2$]。肝脏残余体积可提示术后肝功能情况，同时对预后有预测作用。因此，接受术后抗病毒治疗的患者有望具备更好的肝功能条件，可以接受更加积极的治疗，从而改善生存率。

第二节　丙型肝炎病毒相关性肝癌的抗病毒治疗

一、HCV抗病毒治疗降低肝癌发生率

慢性丙型肝炎患者中约20%将最终发展到肝硬化，HCV相关性肝硬化病例中每年肝癌发生率高达1%～5%。因此，通过抗病毒治疗清除HCV并达到持续病毒学应答（sustained virologic response，SVR），阻止或减慢肝脏纤维化/肝硬化的过程，对于降低肝癌的发生率和提高患者的生存率至关重要。若在HCV抗病毒治疗结束24周后复查RNA仍阴性，则定义为达到SVR。2011年前，PEG-IFN-α联合利巴韦林为慢性丙型肝炎的标准治疗方案，根据病毒基因型的不同，该治疗方案达到的SVR率为40%～80%。2011年后，直接抗病毒药物（direct-acting antiviral，DAA）开始应用于慢性丙型肝炎治疗，进一步提高了抗病毒治疗的SVR率。DAA是针对HCV生命周期中的病毒蛋白，靶向特异性治疗的小分子化合物，包括NS3/4A蛋白酶抑制剂、NS5A抑制剂、NS5B聚合酶核苷类似物抑制剂、NS5B聚合酶非核苷类似物抑制剂等。

二、抗病毒治疗对于HCV相关性肝癌术后复发率的影响

研究证实通过抗病毒达到SVR可改善HCV相关性肝癌患者的术后生存。Nakajima等通过多中心研究纳入了504例接受手术的患者，将患者分为术前达到SVR（n=58），术后达到SVR（n=54）和未达到SVR（n=186）3组，术前和术后SVR组的总生存率和无复发生存率均显著高于未达到SVR组。但有部分学者质疑使用DAA抗病毒可能与肝癌术后复发存在一定联系。比如2016年一项发表于《肝脏病学杂志》(*Journal of Hepatology*)的研究通过对344例接受DAA治疗的慢性丙型肝炎患者进行随访，其中59名既往有肝癌病史，结果显示24周后91%的患者达到SVR，但同时发现共有26例患者检测到肝癌（占7.6%，95% *CI*：4.99～10.84），其中既往肝癌病史组有17例（占28.81%，95% *CI*：17.76～42.07），既往无肝癌病史组有9例（占3.16%，95% *CI*：1.45～5.90），因此认为DAA的使用无法有效降低肝癌的发生率和复发率。但在2019年，该杂

志又发表了一项研究对此观点提出质疑，对于一组成功使用射频消融治疗后的HCV相关性肝癌病例进行回顾性分析，发现DAA组（n=147）1年和2年的复发率分别为39%和60%，而IFN组（n=156）为39%和61%，因此认为与传统的IFN抗病毒相比，DAA的使用不会增加肝癌术后早期复发率。

三、抗病毒治疗提高HCV相关性肝癌患者的生存率

日本学者回顾性研究了175例接受手术的HCV相关性肝癌患者，通过倾向评分匹配（PSM）的方法分析了38对患者，比较发现接受PEG-IFN-α治疗组3年和5年的总生存率分别为100%和76.6%，而未治疗组为91.7%和50.8%，两组之间差异有统计学意义（$P<0.05$）；但两组间无复发生存率差异无统计学意义（$P=0.886$）。另一项真实世界研究纳入了80例HCV活动的肝癌患者，44例患者接受了IFN联合利巴韦林治疗后23例达到SVR，抗病毒达到SVR组、抗病毒未达到SVR组和未抗病毒组患者的1年总生存率分别为91.3%、88.4%和73.1%（$P=0.012$），多因素分析显示仅SVR与总生存率升高显著相关（$P=0.014$）。

综上所述，HBV或HCV相关性肝癌患者抗病毒治疗的意义在于降低病毒相关性肝癌的复发率并提高生存率，减少终末期肝病事件的发生，改善肝功能，为抗肿瘤治疗创造条件。因此，在HBV或HCV相关性肝癌的诊疗过程中必须重视抗病毒治疗，多学科医师共同商讨治疗方案，通过包括抗病毒治疗在内的综合治疗控制肝癌进展，提高患者的生活质量并进一步改善预后。

参考文献

[1] Chen L, Zhang Q, Chang W, et al. Viral and host inflammation-related factors that can predict the prognosis of hepatocellular carcinoma[J]. Eur J Cancer, 2012, 48(13): 1977-1987.

[2] Conti F, Buonfiglioli F, Scuteri A, et al. Early occurrence and recurrence of hepatocellular carcinoma in HCV-related cirrhosis treated with direct-acting antivirals[J]. J Hepatol, 2016, 65(4): 727-733.

[3] El Kassas M, Tawheed A, Eltabbakh M, et al. Hepatitis C antiviral therapy in patients with successfully treated hepatocellular carcinoma: dancing with wolves[J]. J Hepatocell Carcinoma, 2019, 6: 183-191.

[4] European Association for Study of Liver. EASL Clinical Practice Guidelines: management of hepatitis C virus infection[J]. J Hepatol, 2014, 60(2): 392-420.

[5] European Association for the Study of the Liver. EASL 2017 Clinical Practice Guidelines on the management of hepatitis B virus infection[J]. J Hepatol, 2017, 67(2): 370−398.
[6] Huang G, Lai E C, Lau W Y, et al. Posthepatectomy HBV reactivation in hepatitis B-related hepatocellular carcinoma influences postoperative survival in patients with preoperative low HBV-DNA levels[J]. Ann Surg, 2013, 257(3): 490−505.
[7] Huang G, Li P P, Lau W Y, et al. Antiviral therapy reduces hepatocellular carcinoma recurrence in patients with low HBV-DNA levels: a randomized controlled trial[J]. Ann Surg, 2018, 268(6): 943−954.
[8] Huang L, Li J, Yan J, et al. Antiviral therapy decreases viral reactivation in patients with hepatitis B virus-related hepatocellular carcinoma undergoing hepatectomy: a randomized controlled trial[J]. J Viral Hepat, 2013, 20(5): 336−342.
[9] Kubo S, Nishiguchi S, Hamba H, et al. Reactivation of viral replication after liver resection in patients infected with hepatitis B virus[J]. Ann Surg, 2001, 233(1): 139−145.
[10] Kusumoto S, Tanaka Y, Mizokami M, et al. Clinical significance of hepatitis B virus (HBV)-DNA monitoring to detect HBV reactivation after systemic chemotherapy[J]. J Clin Oncol, 2011, 29(4): e100.
[11] Li N, Lai E C, Shi J, et al. A comparative study of antiviral therapy after resection of hepatocellular carcinoma in the immune-active phase of hepatitis B virus infection[J]. Ann Surg Oncol, 2010, 17(1): 179−185.
[12] Li Z, Lei Z, Xia Y, et al. Association of preoperative antiviral treatment with incidences of microvascular invasion and early tumor recurrence in hepatitis B virus-related hepatocellular carcinoma[J]. JAMA Surg, 2018, 153(10): e182721.
[13] Liaw Y F, Sung J J, Chow W C, et al. Lamivudine for patients with chronic hepatitis B and advanced liver disease[J]. N Engl J Med, 2004, 351(15): 1521−1531.
[14] Liu K, Duan J, Liu H, et al. Precancer antiviral treatment reduces microvascular invasion of early-stage Hepatitis B-related hepatocellular carcinoma[J]. Sci Rep, 2019, 9(1): 2220.
[15] Luo Y, Zhang Y, Wang D, et al. Eradication of hepatitis C virus (HCV) improves survival of hepatocellular carcinoma patients with active HCV infection — a real-world cohort study [J]. Cancer Manag Res, 2020, 12: 5323−5330.
[16] Mak L Y, Cruz-Ramon V, Chinchilla-Lopez P, et al. Global epidemiology, prevention, and management of hepatocellular carcinoma[J]. Am Soc Clin Oncol Educ Book, 2018, 38: 262−279.
[17] Nakajima M, Kobayashi S, Wada H, et al. Viral elimination is essential for improving surgical outcomes of hepatitis C virus-related hepatocellular carcinoma: multicenter retrospective analysis[J]. Ann Gastroenterol Surg, 2020, 4(6): 710−720.
[18] Nishibatake Kinoshita M, Minami T, Tateishi R, et al. Impact of direct-acting antivirals on early recurrence of HCV-related HCC: comparison with interferon-based therapy[J]. J Hepatol, 2019, 70(1): 78−86.
[19] Perz J F, Armstrong G L, Farrington L A, et al. The contributions of hepatitis B virus and hepatitis C virus infections to cirrhosis and primary liver cancer worldwide[J]. J Hepatol, 2006, 45(4): 529−538.

[20] Petruzziello A. Epidemiology of hepatitis B virus (HBV) and hepatitis C virus (HCV) related hepatocellular carcinoma[J]. Open Virol J, 2018, 12: 26–32.
[21] Tanimoto Y, Tashiro H, Aikata H, et al. Impact of pegylated interferon therapy on outcomes of patients with hepatitis C virus-related hepatocellular carcinoma after curative hepatic resection[J]. Ann Surg Oncol, 2012, 19(2): 418–425.
[22] Wang Z, Duan Y, Zhang J, et al. Preoperative antiviral therapy and microvascular invasion in hepatitis B virus-related hepatocellular carcinoma: a meta-analysis[J]. Eur J Pharmacol, 2020, 883: 173382.
[23] Wei X, Li N, Li S, et al. Hepatitis B virus infection and active replication promote the formation of vascular invasion in hepatocellular carcinoma[J]. BMC Cancer, 2017, 17(1): 304.
[24] Wu C Y, Chen Y J, Ho H J, et al. Association between nucleoside analogues and risk of hepatitis B virus-related hepatocellular carcinoma recurrence following liver resection[J]. JAMA, 2012, 308(18): 1906–1914.
[25] Wu J C, Huang Y H, Chau G Y, et al. Risk factors for early and late recurrence in hepatitis B-related hepatocellular carcinoma[J]. J Hepatol, 2009, 51(5): 890–897.
[26] Xu J, Liu H, Chen L, et al. Hepatitis B virus X protein confers resistance of hepatoma cells to anoikis by up-regulating and activating p21-activated kinase 1[J]. Gastroenterology, 2012, 143(1): 199–212, e194.
[27] Yang H I, Lu S N, Liaw Y F, et al. Hepatitis B e antigen and the risk of hepatocellular carcinoma[J]. N Engl J Med, 2002, 347(3): 168–174.
[28] Yang P, Li Q J, Feng Y, et al. TGF-beta-miR-34a-CCL22 signaling-induced Treg cell recruitment promotes venous metastases of HBV-positive hepatocellular carcinoma[J]. Cancer Cell, 2012, 22(3): 291–303.
[29] Yang T, Lu J H, Zhai J, et al. High viral load is associated with poor overall and recurrence-free survival of hepatitis B virus-related hepatocellular carcinoma after curative resection: a prospective cohort study[J]. Eur J Surg Oncol, 2012, 38(8): 683–691.
[30] Yin J, Li N, Han Y, et al. Effect of antiviral treatment with nucleotide/nucleoside analogs on postoperative prognosis of hepatitis B virus-related hepatocellular carcinoma: a two-stage longitudinal clinical study[J]. J Clin Oncol, 2013, 31(29): 3647–3655.
[31] Yu L H, Li N, Shi J, et al. Does anti-HBV therapy benefit the prognosis of HBV-related hepatocellular carcinoma following hepatectomy[J]. Ann Surg Oncol, 2014, 21(3): 1010–1015.
[32] Zhang S S, Liu J X, Zhu J, et al. Effects of TACE and preventive antiviral therapy on HBV reactivation and subsequent hepatitis in hepatocellular carcinoma: a meta-analysis[J]. Jpn J Clin Oncol, 2019, 49(7): 646–655.
[33] 肝细胞癌抗病毒治疗专家组. HBV/HCV相关性肝细胞癌抗病毒治疗专家共识[J]. 中华肝脏病杂志,2014,22(5): 321–326.
[34] 孙燕,陈陶阳,陆培新,等. 肝癌高发区乙肝病毒载量与肝癌发病风险的14年队列随访研究[J]. 中华医学杂志,2012, 92(27): 1874–1877.

第十二章

肝癌的分子靶向治疗

袁振刚

自从SHARP研究开启肝癌靶向治疗时代，先后有多种小分子靶向药物或血管生成抑制剂被用于肝癌的治疗探索，但均折戟Ⅲ期临床研究，包括舒尼替尼、布立尼布、厄洛替尼等。索拉非尼和仑伐替尼是目前被美国FDA、欧洲药品管理局（EMA）、中国国家药品监督管理局（NMPA）批准的一线治疗药物；而在二线治疗研究方面，RESORCE试验证明了瑞戈非尼在肝癌经索拉非尼治疗进展患者中的疗效，这也是近10年来第二个被批准用于肝癌治疗的分子靶向药物。随后，卡博替尼以及雷莫芦单抗（用于AFP ≥ 400 μg/L）也陆续被美国FDA批准用于索拉非尼治疗进展后的二线靶向药物。尽管道路曲折，相信随着对肝癌基础研究的深入，肝癌精准靶向治疗的目标终将实现。

［通信作者］ 袁振刚，Email: yuanzg@163.com

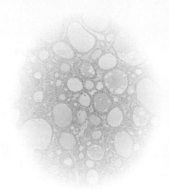

第一节　肝癌靶向治疗相关的驱动基因

由于肝癌发生和发展的分子机制非常复杂，涉及多条信号通路的改变，而每一条信号通路的改变又包含了广泛的基因变异。与此同时，肝癌还存在大量肿瘤内和肿瘤间的异质性，目前还不能确定每一个肝癌患者的驱动基因是否相同。因此，相比于非小细胞肺癌、乳腺癌、肠癌等实体瘤对驱动基因的研究所取得的成就，对肝癌驱动基因的研究只能说还处于起步阶段。Llovet等荟萃了多项研究，这些研究对大约1 000份肝癌标本进行了深度基因测序分析，发现每例肿瘤患者平均有30～40个基因突变，其中 5～8个可能是驱动突变。目前发现的主要潜在驱动基因如表**12-1-1**所示。最常见的突变为端粒酶逆转录酶（telomerase reverse transcriptase，*TERT*）启动子（56%）、*TP53*（27%）、*CTNNB1*（26%）、*ARID2*（7%）、*ARID1A*（6%）和*AXIN1*（5%）基因等。深度测序研究揭示了涉及染色质重塑（*ARID1A*和*ARID2*）、蛋白质泛素化［Kelch样ECH相关蛋白1（kelch-like ECH-associated protein 1，*KEAP1*）］、Ras/MAPK信号转导（*RPS6KA3*）、氧化应激［核因子红系2相关因子2（nuclear factor erythroid 2-related factor 2，*NFE2L2*）］和JAK/STAT通路（*JAK1*）相关基因突变。这些突变基因参与细胞内稳态的关键过程，维持肝癌细胞恶性表型和转化。*TERT*启动子或*TP53*还参与细胞周期调控。Wnt通路的基因，如*CTNNB1*和*AXIN1*与细胞分化密切相关，一旦发生突变，可以阻止细胞分化。其他基因如*ARID2*和*ARID1A*，可以将DNA的组装到染色质中，干扰它们的表达会影响基因的表达。对氧化应激的调控异常可以直接导致DNA突变，并扩大细胞的损伤。

表12-1-1　深度基因测序分析肝癌基因突变

信号通路	靶　点	发生率(%)
端粒酶稳定	*TERT*启动子	432/774（55.8）
P53/细胞周期调控	*TP53* *CDKN2A* *ATM* *RB1*	251/928（27） 13/928（1.4） 30/928（3.2） 28/928（3）

（续表）

信号通路	靶　点	发生率(%)
Wnt/β-catenin信号通路	*CTNNB1*	244/928(26.3)
	AXIN1	45/928(4.8)
	APC	15/928(1.6)
染色质重塑	*ARID1A*	54/928(5.8)
	ARID2	62/928(6.7)
	KMT2A	27/928(2.9)
	KMT2C	28/928(3)
	KMT2B	12/928(1.3)
Ras/PI3K/mTOR通路	*RPS6KA3*	30/928(3.2)
	PTEN	9/928(1)
	PIK3CA	14/928(1.5)
	Ras	12/928(1.3)
氧化应激	*NFE2L2*	32/928(3.4)
	KEAP1	29/928(3.1)
JAK/STAT信号通路	*JAK1*	14/928(1.5)
PDGFR信号	*PDGFRA*	9/928(1)
IGF信号	*IGF2R*	10/928(1.1)

除上述基因突变外，癌基因拷贝数改变也较常见，主要集中在染色体11q13和6p21区域，如**表12-1-2**所示。其他常见的基因扩增如*Myc*原癌基因蛋白和间充质-上皮转移因子等。*TERT*启动子基因除突变外，有7%的肝癌患者出现扩增。11q13的扩增主要影响包括*CCND1*蛋白和*FGF19*在内的癌基因改变，有研究尝试采用FGFR4抑制剂治疗11q13有*FGF19*改变的患者。另外，有4%～8%的肝癌患者存在*VEGFA*高表达。有研究显示，*VEGFA*高表达可以促进依赖VEGF信号介导的肝细胞生长因子分泌的肿瘤扩散。这些都是肝癌潜在的治疗靶点。

表12-1-2　肝癌患者基因扩增或缺失

信号通路	靶　点	发生率(%)
高水平扩增		
VEGF信号	*VEGFA*	17/547(3.1)
FGF信号	*FGF19*	36/636(5.6)

（续表）

信号通路	靶　点	发生率(%)
细胞周期调控	*CCND1*	46/636（7.2）
TERT信号	*TERT*启动子	10/547（1.6）
纯合子缺失		
TP53细胞周期调控	*CDKN2A* *TP53* *RB1*	26/547（4.7） 20/547（3.7） 20/547（3.7）
Wnt/β-catenin通路	*AXIN1*	16/547（2.9）

最近，美国癌症基因组图谱（The Cancer Genome Atlas，TCGA）研究网络在著名的《细胞》（*Cell*）杂志发表了肝癌驱动基因的研究数据。研究者通过全外显子测序和DNA拷贝数分析的方法分析了363例肝癌患者，并通过DNA甲基化、RNA、miRNA和蛋白质组表达分析了196例肝癌患者。共发现有12 136个基因带有非沉默突变，其中26个基因通过MutSigCV算法被确定为显著突变基因（significantly mutated genes，SMG）（**见图12-1-1**）。在这26个SMG中，有8个基因是之前未被确认的肝癌驱动基因，其中2个基因（*LZTR1*和*EEF1A1*）是

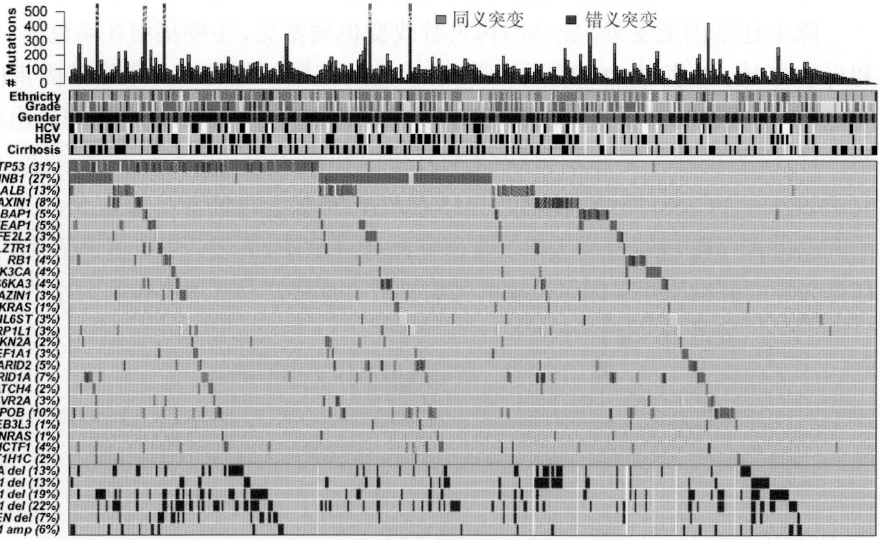

图12-1-1　肝癌患者全外显子测序基因突变

注：引自*Cell*，2017 TCGA数据。

在其他肿瘤中反复出现的体细胞突变基因。除了上述26个SMG，另有2个基因（*SF3B1*和*SMARCA4*）由MutSigCV分析显示为接近显著，为其他肿瘤中的驱动突变。SMG中的*ALB*和*APOB*基因是肝细胞分泌血液白蛋白和极低密度脂蛋白（very low density lipoprotein，VLDL）功能的关键调节因子。另外，研究者还观察到高比例的肝癌带有*CPS1*高度甲基化伴RNA表达降低，这可能导致谷氨酰胺被分流到嘧啶的从头合成。研究者认为肝细胞恶变为肝癌细胞的过程中，关键步骤之一可能是通过遗传（*ALB*、*APOB*）或表观遗传（*CPS1*）或其他机制进行代谢重编程。研究中发现了一系列潜在的治疗靶点。*TP53*基因是肝癌中最常见的SMG，31%的肿瘤有此突变。目前正在研发的靶向修复*TP53*活性策略，可能对这些肿瘤有效。此外，研究人员发现一些具有正常*TP53*基因的肿瘤表现出*TP53*低表达而*MDM4*过度表达。MDM4的蛋白质产物与TP53蛋白结合并阻断其活性，目前已有MDM4蛋白小分子抑制剂在进行临床研究。

研究中发现27%的肝癌中存在*CTNNBB1*突变，发生率仅次于*TP53*。目前正在研发针对*CTNNBB1*的Wnt信号通路抑制剂。研究还发现高达44%的肿瘤中发现*TERT*启动子突变，这和前文所述相似，这些突变与端粒延长相关。*TERT*启动子突变也与*CDKN2A*基因的沉默密切相关。*CDKN2A*基因是一种抑癌基因，其蛋白产物有助于调控细胞周期，这两个变异都有助于肝癌细胞的永生化（immortality），而正在进行临床试验的端粒酶抑制剂有助于扭转这种改变。除了上述*TP53*、*MDM4*、*CTNNBB1*以及端粒酶，其他潜在的治疗靶点包括*MET*、*VEGFA*、*MCL1*和*IDH1*等。TCGA项目为了解肝癌的分子机制和指引未来的研究方向提供了丰富而坚实的数据，为肝癌靶向治疗奠定了基础。

第二节　肝癌靶向治疗相关的分子信号通路

与肝癌发病机制相关的主要信号转导通路包括表皮生长因子及其受体（EGF/EGFR）通路、肝细胞生长因子（HGF）/c-MET通路、血管内皮生长因子及其受体（VEGF/VEGFR）通路、血小板衍化生长因子及其受体（PDGF/PDGR）通路和Ras/Raf/MEK/ERK）信号途径、Wnt/β-catenin信号通路、PI3K/Akt/mTOR信号通路以及JAK/STAT、Hedgehog（Hh）信号通路等。这些通路的激活最终会导致对细胞凋亡的抵抗、细胞增殖和血管新生，增加肿瘤细胞的侵袭性和转移。在过去的10年中，针对上述通路中的关键分子以及信号转导进行了大量研究，以开发这些异常的信号转导抑制剂，并取得了一定的进展。

一、EGF和EGFR通路

EGFR（也称为ErbB1和Her1）属于受体酪氨酸激酶（RTK）的ERB家族，其中包括ErbB2（也称为Her2）、ErbB3（也称为Her3）和ErbB4（也称为Her4）。除了ErbB3之外，家族成员都具有酪氨酸激酶（TK）活性。所有的成员有一个共同的结构，细胞外的配体结合域、跨膜域和酪氨酸激酶活性的胞内域。EGFR和配体结合形成了同源或异源二聚体。二聚化导致EGFR自动磷酸化，激活下游信号通路，包括PI3K/Akt/mTOR和Ras/Raf/MEK/ERK通路。除了没有配体的ErbB2外，所有其他成员都能与一个生长因子家族结合。EGFR配体包括EGF、转化生长因子-α（TGF-α）、双调蛋白（AR）、肝素结合EGF（HB-EGF）、表皮调节素（EREG）和β细胞素（BTC）等，后3个配体还能够结合ErbB4/Her4。神经调节蛋白（NRG）配体NRG-1和NGR-2可以结合ErbB3/Her3和ErbB4/Her4，而NGR-3和NGR-4只识别ErbB4/Her4。在肝癌中研究最多的是EGFR/ErbB1。EGFR在肝癌中过表达，与肿瘤浸润和复发有关，EGFR途径激活是肝癌患者生存的预后预测因子。还有研究显示，高水平的EGF与肝硬化的发生和发展时间相关。因此，EGFR是肝癌潜在的分子靶标。EGFR功能异常主要由点突变、扩增或增加配体-受体相互作用导致，可以通过应用单克隆抗体如抗EGFR（西妥昔单抗）或ERBB2/HER-2/neu（曲妥珠单抗）来有效阻断EGFR信号通路。此外，EGFR通路激活途径也能通过酪氨酸激酶小分子抑制剂阻断，如厄洛替尼（erlotinib）、拉帕替尼（lapatinib）、吉非替尼等。

二、VEGF/ VEGFR和PDGF/PDGFR通路

1971年，美国波士顿儿童医院Folkman教授提出了肿瘤生长依赖血管生成的理论，奠定了抗肿瘤血管生成在肿瘤治疗中的重要地位。近年来，一大批抗肿瘤血管生成药物诞生，并在临床上得到广泛应用，证明了抗血管生成治疗的有效性。在肝癌中的研究也不例外，目前抗血管生成成为肝癌治疗研究的一个重要方向。肿瘤血管生成包括自发血管生成（从原有血管出现新的分支）和非自发血管生成。调节血管生成的分子有血管内皮生长因子（VEGF）家族、血小板衍生因子（PDGF）、成纤维细胞生长因子（FGF）及其受体等，与肿瘤细胞增殖、浸润、转移和复发均密切相关，其中VEGF途径在血管生成中起着至关重要的作

用。肝癌组织血供丰富，VEGF和微血管密度比在其他器官癌组织中高，血管生成相关因子（如VEGF、VEGFR、FGF、PDGF等）在肝癌组织中均过度表达，且与肝癌的恶性生物学行为如组织学分级、门静脉癌栓（PVTT）、肿瘤包膜侵犯等密切相关。以抗新生血管生成为靶点的研究取得了一定的临床效果，被认为是肝癌治疗的理想途径之一。以此类分子为靶点抑制肿瘤血管生成，这些药物包括索拉非尼、仑伐替尼、瑞戈非尼、舒尼替尼、布立尼布、利尼伐尼、阿帕替尼、沙利度胺、重组人血管内皮抑素、贝伐珠单抗等。

三、HGF/c-MET通路

HGF/c-MET信号通路由酪氨酸受体激酶c-MET及配体HGF组成。HGF是肝细胞受损后再生的一个关键性分子，由肝星状细胞分泌。HGF负责肝脏保护，并且在肝组织损伤时增加，研究显示HGF在肝癌的进展中起到了抗凋亡的作用。MET原癌基因（MET proto-oncogene，*c-MET*）于1980年被发现，其所编码的c-MET蛋白是RTK家族成员，在多种肿瘤中c-MET呈过表达，如胃癌、结直肠癌、胰腺癌及乳腺癌等。有研究表明，c-MET在肝癌中也呈异常表达，与癌旁组织相比，肝癌组织中c-MET转录水平增加30%～100%，其蛋白水平增加25%～100%，c-MET高表达与肝癌的转移及预后有关。c-MET蛋白分别由一条相对分子质量为50 000的亚基和一条相对分子质量为140 000的亚基组成，其亚基胞外区作为配体可识别并结合HGF，而胞内区具有酪氨酸激酶活性，磷酸化后可激活一系列的下游信号通路，导致细胞增殖、存活、扩散能力增强及血管再生等。活化后的c-MET激活下游PI3K、MAPK通路，参与肝细胞的生长、增殖、迁移及血管生成，从而导致肝癌进展。最新研究表明，HGF刺激引起的c-MET通路激活增强了肝癌细胞的自我更新能力和干细胞样特征，使细胞中的某些干细胞相关基因表达升高，并且上调了肝癌细胞中肝癌干细胞的比例。体外研究表明，用c-MET抑制剂治疗c-MET高表达的肝癌，导致肿瘤细胞生长和增殖减少，这表明*c-MET*在高表达的肝癌中是一个很好的靶标。因此，该信号通路成为药物研发的热门靶点，针对该通路的在研药物包括c-MET抑制剂、c-MET抗体和HGF抗体。目前包括替伐替尼（tivantinib）、卡博替尼、galunisertib等多个c-MET靶向抑制剂正处于研发和临床试验中。

四、Ras/Raf/MEK/ERK通路信号通路

Ras/Raf/MEK/ERK信号通路也被称为丝裂原活化蛋白激酶（mitogen-activated

protein kinase, MAPK）通路。MAPK属于丝氨酸/苏氨酸蛋白激酶，其特点是它的丝氨酸/苏氨酸和酪氨酸须同时被磷酸化，才能获得酶活性。MAPK通路是肝癌发展中最重要的通路之一，由Ras、Raf、MEK和ERK等组成，其信号转导以三级激酶级联放大形式进行，可在受到EGF、IGF、VEGF和PDGF等生长因子激活后，将信号由细胞外转导至细胞核，进而调控靶基因的表达。该通路的失调将影响细胞增殖、分化等，并最终导致肿瘤发生。Ras/Raf/MEK/ERK信号通路的活化与肝癌的发生和进展密切相关，约50%的早期肝癌患者存在该通路活化，而在晚期肝癌中该通路几乎在全部患者中活化。在肝癌中MAPK信号通路异常表现为上游信号通路异常（如EGFR信号通路）、Raf蛋白过表达、Raf蛋白抑制分子失活等。有研究显示HBV和HCV感染等危险因素也是通过该通路促进肝癌发生。HBx是HBV基因组编码的4种蛋白质之一，HBx表达激活Ras/Raf/MEK激酶信号级联反应。据报道，在HCV中，核心蛋白e也可以诱导MAPK通路活化，因此可能是导致肝癌的原因。这些研究表明，在治疗HBV和HCV感染所致的肝癌治疗中，可将影响Raf/MEK/ERK通路作为治疗策略。在肝癌患者中，*Ras*基因突变频率较低，仅有2%。目前，对通过靶向MAPK信号通路治疗肝癌的药物进行了广泛研究，包括Raf和MEK 1/2激酶抑制剂，针对该通路的靶向治疗取得了一定的进步，药物包括索拉非尼和司美替尼等。

五、PI3K/Akt/mTOR信号通路

PI3K/Akt/mTOR信号通路在调控细胞生长、增殖、代谢等方面具有重要作用，可被多种酪氨酸受体活化，如EGFR和胰岛素样生长因子受体（insulin-like growth factor receptor, IGFR）。当接受上游信号后，磷酸肌醇3激酶（PI3K）将PIP2转化为PIP3，PIP3可与Akt结合，将其招募至细胞膜上并活化。激活后的Akt可激活其底物哺乳动物雷帕霉素靶蛋白（mammalian target of rapamycin, mTOR），从而发挥生物学功能。mTOR是一种非典型丝氨酸/苏氨酸蛋白激酶，是一类进化上非常保守的蛋白激酶家族，广泛存在于各种生物细胞中，直接或间接地参与了多个与细胞增殖和生长有关的环节的调控。mTOR可整合细胞外信号，磷酸化下游靶蛋白核糖体p70S6激酶，如S6K1及4E-BP1，影响基因转录与蛋白质翻译，从而参与调控细胞生长、增殖等过程。mTOR与蛋白质合成、免疫、细胞运动、代谢、细胞凋亡及自噬等均有联系。PI3K/Akt/mTOR信号通路在多种肿瘤细胞中有异常表达，与肿瘤的增殖与血管生成密切相关，其调控异常与肝癌的肝内转移、血管浸润和恶性程度密切相关。抑癌基因*PTEN*为该通路

的抑制因子，其失活可导致PI3K/Akt/mTOR信号通路的持续活化。研究发现，PTEN在约50%的肝癌患者表达下调，同时伴随磷酸化Akt和mTOR的过表达。TSC1/TSC2也是该通路的负调节因子，在肝癌中发现存在两者的失活突变或基因缺失。阻断该信号通路，特别是抑制mTOR的活化，有可能特异地抑制肿瘤细胞的生长。目前，PI3K抑制剂RG7321和Akt抑制剂哌立福新（perifosine）正处于临床研发初期阶段。依维莫司（everolimus）、西罗莫司（sirolimus）、坦西莫司（temsirolimus）等是mTOR抑制剂的代表。

六、Wnt/β-Catenin信号通路

Wnt/β-catenin信号通路由Wnt蛋白、Wnt蛋白配体（Fizzled，FZD蛋白）和相关调控蛋白如糖原合酶激酶3（GSK-3）蛋白和β-catenin组成，磷酸化的β-catenin是由泛素-蛋白酶体降解的底物。Wnt/β-catenin信号通路是生长发育过程中的重要信号通路，其异常活化与癌症的发生、发展密切相关。当该通路被上游信号激活后，Wnt蛋白自体结合，下游β-catenin被激活并进入细胞核。在细胞核中，二聚化的β-catenin与转录因子淋巴增强因子（LEF）或T细胞因子（TCF）结合，调控重要基因如*CyclinD*的表达。Wnt/β-catenin信号通路与肝癌的发生密切相关，近40%～50%的肝癌患者该通路有异常活化，包括CTNNB1活化突变、FZD受体过表达以及cadherin-1失活。Wnt活化后导致β-catenin磷酸化丧失，阻止β-catenin的降解，β-catenin聚集在细胞质内并转位至细胞核，导致细胞的异常增殖，促进肝癌的发生和转移。在肝癌发生过程中，Wnt/β-catenin信号通路异常活化是一个重要的分子事件，HBV和HCV感染都可以引起β-catenin水平的异常增高，促进肝癌的发生。以Wnt/β-catenin信号通路为靶点的临床前研究正在进行中，将具有广阔的应用前景。

七、Hedgehog（Hh）信号通路

Hh信号通路由Hh配体、两个跨膜受体（Ptch和Smo）和核转录因子Gli等组成，在肝脏的早期发育中至关重要，有助于肝脏和胰腺组织形成。在健康的成人肝组织中，除了在组织再生和修复过程中，Hh信号通路一般是不活跃的。Hh信号通路需要两种细胞受体，一种是Ptch-1受体，一种是跨膜的域蛋白受体（Smo）。当该通路被活化时，Hh配体将与Ptch受体结合，解除Ptch对Smo的抑制作用。随后Smo进入胞质激活转录因子Gli，诱导靶基因表达，从而调控细

胞生长、增殖和分化。虽然在肝细胞中对Hh信号的研究还处于初级阶段，但一些研究已经表明，Hh通路的激活与肝癌形成有关。在正常的肝脏组织中Hh信号通路不活化，而在肝癌组织中该通路异常活化。Hh信号通路参与HBV编码X（HBx）蛋白诱导的肝癌发生，阻断该通路可抑制HBx激活的细胞迁移和肿瘤发生。在肝癌细胞系中发现了*Smo*的过表达和活化突变，两者均导致原癌基因*c-Myc*的过表达，并在肝癌发生过程中起重要作用。抑制Smo可有效降低*c-Myc*的表达。因此，对Hh信号通路的抑制可能是肝癌的一种新的、潜在的治疗策略。研究显示，应用Hh阻断抗体阻断Hh信号可以使3株肝癌细胞周期阻滞于G_0/G_1期，而且诱导肝癌细胞凋亡。Smo拮抗剂维莫德吉（vismodegib，GDC-0449）已被美国FDA批准用于基底细胞癌的治疗，其对肝癌的临床试验也在开展。

八、IL-6/JAK/STAT信号通路

炎症和癌症之间的关系最早是在1863年由Rudolph Virchow提出的，这种致癌模式现在已被广泛接受。当前的流行病学数据也证明了慢性炎症和肿瘤发展之间的联系，包括肝癌。2010年，Michael Karin团队在《细胞》（*Cell*）杂志上发表了一项研究，进一步强化了炎症途径在肝脏致癌作用中的重要作用。白介素6（interleukin-6，IL-6）是研究最为广泛的炎症因子，研究表明其信号通路与肝癌的发生、发展、复发和不良预后密切相关。在细胞外，IL-6与受体gp80/gp130结合，导致与gp130胞内区结合的JAK2激酶活化，进而磷酸化STAT3，促进其进入细胞核，调节靶基因转录。与正常肝脏组织相比，慢性肝损伤和肝癌组织中的IL-6表达上调，*IL-6*基因敲除可降低致癌物质诱导肿瘤生成的能力。HBx蛋白可诱导IL-6/JAK2/STAT3通路活化，并上调*miRNA-21*的表达，进而将肝细胞转化为具有肿瘤细胞特征的瘤样细胞。IL-6受体gp80和gp130在肝细胞中表达较高，并且在60%的炎症性肝细胞腺瘤中均发现gp130的组成性活化突变，导致JAK和STAT3持续活化。在60%的肝癌中发现STAT3活化，且其活化程度与癌症的恶性程度相关，敲除肝细胞中*STAT3*基因可以抑制肝癌的发生。因此，IL-6/JAK2/STAT3信号通路异常是肝癌发生的关键因素，其中的配体、受体、信号转导转录因子、负调节蛋白等均与肝癌的发生和发展密切相关。针对IL-6/JAK/STAT似乎是肝癌治疗的一个很有前景的策略。目前，靶向该通路的药物，如IL-6抗体、JAK2抑制剂（AZD1480）、STAT3抑制剂等，正在进行对包括肝癌在内的多种癌症治疗的临床研究。

九、其他相关信号通路

1. ERT信号通路

端粒酶逆转录酶（telomerase reverse transcriptase，TERT）是端粒酶复合物中起催化作用的亚基，具有维持染色质完整性和基因组稳定性的功能。在正常组织中TERT处于失活状态，而在增殖的细胞和近90%的人类癌症细胞中重新活化。TERT可通过表观遗传学调控和启动子区发生体细胞突变两种机制重新活化，后一种方式已在黑色素瘤、脑胶质瘤和其他多种实体瘤中发现。近期的研究表明，近60%的肝癌中存在TERT启动子突变，是肝癌中出现频率最高的体细胞突变。TERT突变常与其他原癌基因突变协同作用，诱导细胞转化，如β-catenin编码基因*CTTNB1*。在肝癌中，*CTTNB1*的突变频率为27%，是第二大常见突变。在TERT启动子区突变和TERT蛋白表达水平上升的情况下，*CTTNB1*突变可启动肝癌发生。同时，无论是在TERT启动子区发生和不发生突变的肝癌中，TERT蛋白的表达水平均上升，表明TERT的重新活化是肝癌发生的标志事件。如在乙肝相关的肝癌中，TERT启动子区突变频率较低，而HBV-DNA在此区段的频繁插入可导致TERT转录升高。一个重要的问题是TERT启动子区突变是否是一个可成药的靶点。目前已开发以端粒酶为靶点的药物包括免疫治疗、基因治疗和小分子抑制剂。

2. P53信号通路

转录因子*P53*是重要的抑癌基因，在应对细胞压力时可通过起始细胞周期阻滞、细胞凋亡和衰老以维持基因组的稳定性。在约50%的人类癌症中存在*P53*突变，其中95%发生在DNA结合结构域，影响P53的转录因子活性。在肝癌中，*P53*的突变频率为31%，是最常见的突变。HBx可以结合到*P53*的C端，使其定位于胞质中并抑制其活性。P53的活性还受到E3泛素连接酶MDM2的负调节，其在多种肿瘤中存在过表达。因此，靶向P53信号通路治疗可通过稳定P53活性和抑制MDM2活性两种途径进行。

3. Glypican-3信号通路

Glypican-3（GPC-3）是磷脂酰肌醇蛋白聚糖家族成员，通过糖基磷脂酰肌醇（GPI）锚定于细胞膜上，在细胞的生长、分化和迁移中发挥重要作用。GPC-3可通过Wnt、Hh、IGF或FGF信号通路促进肝癌生长，并且其表达与肝癌术后的不良预后相关。免疫组织化学研究表明，70%～100%的肝癌表达GPC-3，而癌旁组织中没有表达。这使得GPC-3不仅是肝癌潜在的预后预测生物标志物，也是药物研发的靶点。GC33（R05137382）是靶向GPC-3的重组人源化单抗，可通过抗体依赖性细胞介导的细胞毒作用（antibody dependent cell mediated cytotoxicity，ADCC）对肿瘤细胞进行杀伤。

第三节　肝癌分子靶向药物治疗

早期肝癌可以通过手术、射频消融、微波消融等手段得到有效治疗，但晚期肝癌的治疗方案极其有限，肝癌对人类健康造成了巨大威胁。肝癌的分子机制十分复杂，各分子通路间相互作用，通过复杂的调控网络影响肝癌的发生与发展。近年来，肝癌的分子靶向治疗受到广泛的重视，针对上述通路的分子靶向药物不断得以研发和临床应用，目前有100多项分子靶向药物的Ⅰ～Ⅳ期临床研究正在全球开展。索拉非尼开创了肝癌靶向治疗时代，基于SHARP研究结果，2007年被美国FDA批准用于晚期肝癌的一线治疗，但分子靶向抗肿瘤治疗模式并非对所有肝癌患者有效。但此后，无论是一线还是二线治疗，绝大多数分子靶向药物的临床试验以失败告终。直至2017年RESORCE研究获得成功，瑞戈非尼成为索拉非尼失败后的标准二线治疗，这是近10年来第二个获美国FDA批准的靶向药物。随后，又有仑伐替尼、卡博替尼、雷莫芦单抗等药物相继获批。随着人们对肝癌生物学的认识越来越多，不断从肝癌的靶向药物临床研究中汲取经验，肝癌的靶向治疗越来越令人鼓舞。

一、针对EGF/EGFR通路的靶向药物

1. 厄洛替尼（erlotinib）

厄洛替尼是一种特异性的EGFR和人类表皮生长因子受体1（HER1）拮抗剂，对多种实体肿瘤，如非小细胞肺癌（non-small cell lung cartinoma，NSCLC）、头颈部肿瘤及胰腺癌均具一定的疗效。在细胞和动物实验中证实EGFR和HER1在肝癌的发生和发展中起着重要作用。Zhu等对720例肝功能Child-Pugh评分A级的进展期肝癌患者进行索拉尼联合厄洛替尼与索拉非尼+安慰剂的随机、双盲Ⅲ期临床试验显示：试验组总反应率高于对照组（6.6% *vs* 3.9%，P=0.102），但疾病控制率结果不理想（43.9% *vs* 52.5%，P=0.21），两组中位总生存期接近（9.5个月 *vs* 8.5个月，HR=0.929，P=0.408），中位进展时间（time to progress，TTP；3.2个月 *vs* 4.0个月，HR=1.135，P=0.18）。提示索拉非尼联合厄

洛替尼可控制肝癌进展但并不能明显延长患者的总生存期。另有研究将厄洛替尼（150 mg/d）联合贝伐珠单抗（5 mg/kg，每2周）治疗51例进展期肝癌患者，中位无进展生存期为2.9个月，中位总生存期为10.7个月。治疗相关的不良反应包括皮疹、腹泻和消化道出血等。

2. 吉非替尼（gefitinib）

吉非替尼是一种EGFR酪氨酸激酶抑制剂，目前主要用于治疗有*EGFR*敏感突变的晚期或已转移的NSCLC。体外研究显示，吉非替尼联合伊立替康可抑制肝癌细胞的增殖，体现出在肝癌治疗中的潜力，但其在肝癌中的临床应用有待进一步研究。

3. 拉帕替尼（lapatinib）

拉帕替尼可双重抑制细胞内EGFR和HER2的ATP位点，阻止两者的同源和异源二聚化，抑制肿瘤细胞的生长。Ramanathan等报告的Ⅱ期临床试验中，拉帕替尼1 500 mg/d连续口服治疗40例进展期肝癌患者，总反应率为5%，中位进展时间为2.3个月，中位总生存期为6.2个月。另一项接受拉帕替尼治疗的26例肝癌患者的研究结果显示：6例患者获得了4个月以上的疾病稳定期，中位无进展生存期、总生存期分别为1.9个月和12.6个月，治疗相关不良反应包括腹泻、恶心和皮疹等。所有患者耐受拉帕替尼的治疗，但受益患者比例太低，且在患者样本中未发现*EGFR*和*HER2/Neu*的突变。拉帕替尼在分子水平的作用机制及其与临床的结合还有待深入研究。

4. 西妥昔单抗（cetuximab）

西妥昔单抗是一种作用于细胞外EGFR的重组IgG_1单克隆抗体，与EGFR竞争结合，阻断细胞内信号转导途径，抑制肿瘤生长、侵袭和转移，诱导肿瘤细胞凋亡。目前主要用于全*Ras*野生的晚期结直肠癌治疗中，特别是左半结肠。Zhu等对30例进展期肝癌患者的Ⅱ期临床试验显示：中位总生存期为9.6（4.3～12.1）个月，中位无进展生存期为1.4（1.2～2.6）个月，其中5例患者获得了2.8～4.2个月的疾病稳定期。大部分患者耐受性较好，未发生治疗相关的Ⅳ级以上不良事件，但无完全缓解及部分缓解，中位无进展生存期和中位总生存期延长并不明显。另外一项Ⅱ期临床试验显示：西妥昔单抗联合吉西他滨和奥沙利铂（GEMOX）方案治疗45例未接受过系统治疗的中晚期肝癌患者，总反应率为20%，40%的患者疾病稳定，中位无进展生存期和总生存期分别为4.7个月和9.5个月。治疗相关的不良反应包括血小板减少、中性粒细胞减少、贫血，部分患者还表现有神经毒性和皮肤症状。

二、针对血管生成通路的靶向药物

肝癌是一种富血管肿瘤，目前大部分正在进行Ⅱ期和Ⅲ期临床试验的药物均主要作用于抗肿瘤血管生成环节。

1. 贝伐珠单抗（bevacizumab）

贝伐珠单抗为一种重组人源化IgG_1型单克隆抗体，与VEGF结合，阻止其与相应受体结合，抑制VEGF的生物学活性，减少肿瘤血管生成，抑制肿瘤生长。此外，贝伐珠单抗有助于肿瘤及其周围组织的血管正常化，有利于化疗药物的传递。目前美国FDA已批准用于结直肠癌、卵巢癌、肺癌、肾癌、脑胶质瘤及宫颈癌等多种恶性肿瘤的治疗。Siegel等报道了贝伐珠单抗治疗肝癌的临床研究结果，肿瘤中位进展时间为6.9个月，1～3年的总生存率分别为53%、28%和23%。临床研究显示，*VEGFR2*基因表达水平高患者的中位无进展生存期较*VEGFR2*基因表达水平低患者的长，因此，*VEGF*和*VEGFR*基因表达水平检测对患者接受贝伐珠单抗治疗有一定的指导意义。Pinter对32例进展期肝癌患者进行随机、双盲Ⅱ期临床试验，试验组为TACE联合贝伐珠单抗，TACE加安慰剂设为对照组。结果显示试验组中位生存期反而短于对照组（5.3个月 *vs* 13.7个月，HR=1.7，P=0.195），在肝功能Child-Pugh评分A级的患者中差异更明显（7.3个月 *vs* 26.5个月，HR=2.6，P=0.049）。Knox等应用贝伐珠单抗联合替西罗莫司（temsirolimus）对28例进展期肝癌患者进行Ⅱ期临床试验，结果显示：16例患者的无进展生存期超过6个月，所有受试者的中位无进展生存期和总生存期分别为7个月和14个月。药物不良反应主要有血细胞减少症、疲劳、口腔黏膜炎和腹泻等。贝伐珠单抗的确切作用有待于Ⅲ期临床研究进一步证实。

2. 雷莫芦单抗（ramucirumab）

雷莫芦单抗是一种VEGFR-2拮抗剂，通过特异性结合VEGFR-2并阻断VEGFR与其配体VEGF-A、VEGF-C和VEGF-D的结合，从而阻断VEGFR-2的激活。体内和体外研究均显示雷莫芦单抗可抑制动物模型的血管生成，目前已被批准联合化疗治疗胃癌、NSCLC和结直肠癌。在一项全球、随机化、双盲Ⅲ期研究（REACH研究）中，比较雷莫芦单抗+最佳支持治疗（best supportive care，BSC）与安慰剂+BSC作为二线治疗用于既往接受索拉非尼一线治疗进展的肝癌患者的疗效，共有565例患者入组，主要研究终点为总生存期，次要研究终点包括无进展生存期、进展时间、客观缓解率和安全性。结果显示，雷莫芦单抗组的中位总生存期为9.2个月，而安慰剂组为7.6个月（HR=0.866，95% CI：0.717～1.046，P=0.139），未能达到设计终点；但在AFP≥400 μg/L的亚组中，雷莫芦单抗表现为生存获益，中位总生存期为7.8个月，而安慰剂组仅为4.2个月（HR=0.674，95% CI：0.508～0.895，P=0.006）。雷莫芦单抗组中最常见的3级以上不良事件包括高血压（12%）和虚弱（5%）。基于亚组分析结果，开展了新的Ⅲ期临床试验（REACH-2研究，NCT02435433）用来评价雷莫芦单抗治疗基线AFP升高的晚期肝癌患者的受益情况。REACH-2是一项随机、双盲、安慰剂对照的Ⅲ期临床研究，在20个国家的92个中心进行。入组标准：年龄≥18岁；组织学或细胞学确诊为肝癌；如无组织学诊断结果，则具有肝硬化和肝癌的典型影像学特征；巴塞罗那临床肝癌分期为B期或C期；Child-Pugh评分A级；ECOG体力状态评分0或1分；AFP≥400 μg/L；先前只接受过索拉非尼治疗。共292例患者入组，随机分为雷莫芦单抗组197例，安慰剂组95例。中位随访7.6个月时，雷莫芦单抗组的中位总生存期显著长于安慰剂组（8.5个月 *vs* 7.3个月，HR=0.710，P=0.019 9）；雷莫芦单抗组的无进展生存期亦显著优于安慰剂组（2.8个月 *vs* 1.6个月，HR=0.452，P＜0.001）。REACH-2研究达到了主要终点，美国和欧盟已批准雷莫芦单抗用于索拉非尼治疗进展后肝癌的二线方案。REACH-2是第一个基于分子生物标志物筛选的在肝癌患者人群中获得阳性结果的Ⅲ期临床研究，为基线AFP升高的患者带来了新选择。

3. 甲磺酸阿帕替尼（apatinib）

甲磺酸阿帕替尼（简称阿帕替尼）是一种小分子VEGFR酪氨酸激酶抑制剂PTK787的衍生物，其靶点包括VEGFR-1、VEGFR-2、PDGFR、c-Kit和c-Src等，其中对VEGFR-2的活性是PTK787的13.7倍，能抑制肿瘤血管生成从而抑制肿瘤生长。Ⅰ期临床药代动力学表明它对多种肿瘤有较好疗效，且耐受性良好，目前已被中国国家药品监督管理局（National Medical Products Administration，NMPA）批准用于治疗二线化疗失败的晚期胃癌患者。一项阿帕替尼治疗晚期肝癌的随机、开放、多中心Ⅱ期临床试验取得了令人鼓舞的效果。研究分850 mg组与750 mg组两个剂量试验组，其中850 mg组70例，750 mg组51例。主要研究终点为进展时间，次要研究终点为总生存期、客观缓解率、疾病控制率、生活质量和安全性。共入组121例患者，850 mg组与750 mg组的中位进展时间分别为4.2个月和3.3个月，中位总生存期分别为9.7和9.8个月，客观缓解率分别为8.6%和0，疾病控制率分别为48.6%和37.3%。两组的不良反应发生率分别为95.7%和90.2%，常见不良反应主要有转氨酶升高、高血压、蛋白尿、手足综合征等。基于这一研究结果，2014年启动了一项阿帕替尼二线治疗晚期肝癌患者的随机、双盲、平行对照、多中心的Ⅲ期临床研究（AHELP研究），主要在中国31家肿瘤中心开展，共纳入393例既往接受过至少一线系统性治疗后失败或不可耐受的晚期肝癌患者，按2∶1随机分别入组阿帕替尼试验组（750 mg，1次/d）和安慰剂对照组（模拟片，1次/d）。既往的系统治疗包括靶向治疗和/或系统化疗，要求Child-Pugh评分为A级或B级（≤7分），BCLC分期为B期或C期，ECOG PS评分为0～1，至少一个可测量病灶（基于RECIST 1.1）。结果显示，阿帕替尼能够显著延长患者的中位总生存期，达到8.7个月，而安慰剂组为6.8个月；中位无进展生存期为4.5个月，也明显长于对照组的1.9个月。同时，阿帕替尼组的客观缓解率达10.7%，显著高于对照组的1.5%。这表明阿帕替尼治疗不仅具有较高的客观有效率，且获得明显的生存获益，耐受性良好。基于AHELP研究结果，NMPA目前已批准阿帕替尼用于肝癌二线治疗。

4. 布立尼布（brivanib）

布立尼布是一种口服的小分子VEGFR和FGFR的双重抑制剂，可同时阻断VEGFR-2和FGFR-1 RTK的活化，抑制VEGF和FGF信号转导途径，从而发挥抑制肿瘤细胞生长和抗新生血管生成的双重作用。Ⅱ期临床试验证明，布立尼布对肝癌有一定的效果，随即4项布立尼布治疗肝癌的Ⅲ期临床研究同时开展。第1项是比较布立尼布与索拉非尼作为晚期肝癌患者一线治疗的随机、双盲、多中心Ⅲ期临床研究，全球共入组1 050例患者，按1∶1随机入组，主要观察终点为总生存期。结果布立尼布组和索拉非尼组的中位总生存期分别为9.5个月和9.9个月（*HR*=1.06，95% *CI*：0.93～1.22，*P*=0.3730）（**见表12-3-1**）。首要终点指标总生存期未达到非劣效研究设计要求（*HR*的95% *CI*上限超过了1.08），研究最终宣告失败。第2项是在索拉非尼治疗无效或不能耐受的晚期肝癌受试者中比较布立尼布+BSC和安慰剂+BSC的随机、双盲、多中心Ⅲ期临床研究，全球共入组339例患者，按2∶1随机入组，主要观察终点为总生存期。第3项是在亚洲患者中比较布立尼布+BSC和安慰剂+BSC治疗索拉非尼无效或不能耐受晚期肝癌患者的随机、双盲、多中心Ⅲ期临床研究，共入组252例患者，仍按2∶1随机入组，主要观察终点为总生存期。第4项是手术无法切除的肝癌患者应用布立尼布与安慰剂作为经导管动脉化疗栓塞（TACE）辅助治疗的随机、双盲、多中心Ⅲ期临床研究，全球共计划入组870例患者，按1∶1随机入组，主要观察终点为总生存期，次要终点为进展时间、至血管侵犯和肝外转移时间、TACE治疗的总次数和比率以及安全性。令人遗憾的是后3项研究均因未达到预期目标而终止。

5. 利尼伐尼（linifanib，ABT-869）

利尼伐尼是VEGF和PDGFR酪氨酸激酶的新型三磷酸腺苷（adenosine triphosphate，ATP）竞争性抑制剂，但对于经典的细胞质酪氨酸激酶和丝氨酸/苏氨酸激酶无显著活性。一项Ⅱ期临床研究观察了利尼伐尼对晚期肝癌的疗效

表 12-3-1　肝癌靶向药物治疗主要Ⅲ期临床研究汇总

临床研究	药　物	分子靶点（信号通路）	试验设计	n	中位生存期（月）	HR	P值
一线治疗							
SHARP	索拉非尼 安慰剂	BRAF、VEGFR、PDGFR	优效	299 303	10.7 7.9	0.69	0.001
Asian-Pacific	索拉非尼 安慰剂	BRAF、VEGFR、PDGFR	优效	150 76	6.5 4.2	0.68	0.01
Sunitinib	舒尼替尼 索拉非尼	c-Kit、VEGFR、PDGFR BRAF、VEGFR、PDGFR	优效	530 544	7.9 10.2	1.3	0.001
BRISK-FL	布立尼布 索拉非尼	FGFR、VEGFR BRAF、VEGFR、PDGFR	非劣效	577 578	9.5 9.9	1.06	0.31
LIGHT	Linifanib 索拉非尼	VEGFR、PDGFR BRAF、VEGFR、PDGFR	非劣效	1 035	9.1 9.8	1.04	0.52
SEARCH	索拉非尼＋ 厄洛替尼 索拉非尼	EGFR、BRAF、VEGFR、PDGFR BRAF、VEGFR、PDGFR	优效	362 358	9.5 8.5	0.92	0.2
REFELT	仑伐替尼 索拉非尼	VEGFR-1～3、FGFR-1～4、PDGFRα、RET、KIT	非劣效	478 476	13.6 12.3	0.92	—
ZGDH3	多纳非尼 索拉非尼	BRAF、VEGFR、PDGFR	优效	334 334	12.1 10.3	0.83	0.036

（续表）

临床研究	药　物	分子靶点（信号通路）	试验设计	n	中位生存期（月）	HR	P值
二线治疗							
BRISK-PS	布立尼布 安慰剂	FGFR、VEGFR	优效	263 132	9.4 8.2	0.89	0.33
EVOLVE1	依维莫司 安慰剂	mTOR	优效	362 184	7.6 7.3	1.05	0.68
REACH	雷莫芦单抗 安慰剂	VEGFR2	优效	277 276	9.2 7.6	0.86	0.13
RESORCE	瑞戈非尼 安慰剂	Raf、KIT、RET、PDGFR、VEGFR1	优效	379 194	10.6 7.8	0.62	0.001
CELESTIAL	卡博替尼 安慰剂	VEGFR-1～3、MET、AXL、KIT、TIE2、FLT-3	优效	470 237	10.2 8.0	0.76	0.005
REACH2	雷莫芦单抗 安慰剂	VEGFR-2	优效	197 95	8.5 7.3	0.71	0.019
AHELP	阿帕替尼 安慰剂	VEGFR-1、VEGFR-2、PDGFR、c-Kit、c-Src	优效	261 132	8.7 6.8	0.79	0.047 6
辅助治疗							
STORM	索拉非尼 安慰剂	BRAF、VEGFR、PDGFR	优效	556 558	33.4 33.8	0.94	0.26

（约90%受试者为亚裔），44例入组患者中38例可以评价疗效，结果客观缓解率为7.9%，中位进展时间为5.4个月，中位总生存期为10.4个月，初步显示了利尼伐尼具有抗肝癌活性的功能。随后开展了一项由Cainap教授为主要研究者的随机、开放、多中心的全球Ⅲ期临床研究（LIGHT研究），比较利尼伐尼与索拉非尼一线治疗晚期肝癌的疗效。共入组1 035例晚期肝癌患者，其中一半患者有乙肝背景，血管侵犯或肝外转移的患者占70.1%。患者按照1∶1的比例随机接受利尼伐尼（17.5 mg口服，1次/d）或索拉非尼（400 mg口服，2次/d）治疗。观察的主要终点为总生存期，次要终点为进展时间、客观缓解率、无进展生存期和生活质量。利尼伐尼组中位总生存期为9.1个月，而索拉非尼组中位总生存期为9.8个月（HR=1.046，95% CI：0.896～1.221，P=0.52）（**见表12-3-1**）。利尼伐尼组的进展时间显著长于索拉非尼（5.4个月 *vs* 4.0个月，HR=0.759，P＜0.001）。利尼伐尼组3级或4级不良事件更常见，利尼伐尼组发生严重不良事件和导致剂量中断、减量以及治疗终止的不良事件较索拉非尼组更多（P＜0.001）。利尼伐尼组与索拉非尼组比较，高血压（20.8% *vs* 10.6%）、疲劳（9.6% *vs* 4.8%），肝性脑病（7.3% *vs* 3.3%）、乏力（7.1% *vs* 2.1%）、腹水（6.1% *vs* 3.3%），血小板减少（5.3% *vs* 2.1%）、低钾血症（4.7% *vs* 2.3%）、呕吐（4.3% *vs* 0.8%）和低血糖（3.1% *vs* 0.8%）发生率更高（均P＜0.05）。该试验因未能达到预期目标而宣告失败。

6. 沙利度胺（thalidomide）

沙利度胺是一种谷氨酸衍生物，可以干扰VEGF、FGF的促血管生成作用，抑制肿瘤血管生成，同时刺激T细胞增殖和IL-12分泌，抑制中性粒细胞趋化作用，降低单核细胞的吞噬作用，具有抗血管生成和免疫调节双重疗效。沙利度胺在进展期肝癌患者显示了抗肿瘤活性。一项沙利度胺治疗未接受过系统治疗的43例进展期肝癌患者的Ⅱ期临床试验显示：客观缓解率为9%，疾病控制率为33%，中位无进展生存期为1.9（1.7～2.1）个月，中位总生存期为4.6（2.3～6.9）个月。血管指数（vascularity index，VI）高的患者客观缓解率较好。Pinter等的研究显示，28例中晚期肝癌患者在接受沙利度胺治疗后，2例患者分别获得了2.6个月和5.4个月的疾病稳定期，全部患者的中位总生存期为5.1个月，肝功能好的患者生存优势更明显，不良反应有疲劳、头晕、恶心和便秘等。

除以上针对VEGF/VEGFR信号通路的靶向药外，尚有帕唑帕尼、阿昔替尼、多韦替尼（TKI258）、西地尼布（cediranib，AZD2171）及多纳非尼等多个抗血管生成药物进行了Ⅰ、Ⅱ期临床研究。帕唑帕尼是一种小分子血管生成多激酶抑制剂，对VEGFR-1、VEGFR-2、VEGFR-3、PDGFR-A、PDGFR-B及c-Kit下游的多种激酶有较强的抑制作用。一项亚洲晚期肝癌的Ⅰ期临床研究初步显示，帕唑帕尼对肝癌有效且具有良好的耐受性。阿昔替尼是VEGFR1～3高选择酪氨酸激酶抑制剂，一项单臂Ⅱ期临床研究显示，阿昔替尼对经过一线抗血管生成治疗失败的晚期肝癌患者有一定疗效，但另一项与安慰剂对照的Ⅱ期临床研究却未能发现有延长患者生存期的作用。

三、针对HGF/c-MET信号通路的靶向药物

1. tivantinib（ARQ 197）

tivantinib为口服的高选择性、非ATP竞争性抑制剂，体外实验及体内实验研究显示其能抑制由HGF诱导的c-MET激活，具有抗肿瘤增殖活性。一项多中心、随机、安慰剂对照、双盲、Ⅱ期临床研究共纳入107例经一线系统治疗失败的晚期肝癌患者。ECOG评分＜2，主要研究终点为进展时间，次要终点为疾病控制率、无进展生存期、总生存期、客观缓解率及安全性。患者随机分为3组，分别接受tivantinib 360 mg（n=38例）、240 mg（n=33）及安慰剂（n=36例）治疗，均每天2次口服。结果tivantinib组的中位进展时间为1.6个月，中位总生存期为6.8个月，疾病控制率为44%；安慰剂组中位进展时间为1.4个月，中位总生存期为6.2个月，疾病控制率为31%。在c-MET高表达的患者中，接受tivantinib治疗者的中位进展时间长于接受安慰剂治疗者（2.7个月 *vs* 1.4个月，P=0.030）。尽管tivantinib二线治疗未能显著延长试验组患者的总生存期，但在亚组分析中*MET*基因高表达的肝癌患者能够从tivantinib治疗中显著获益，这也燃起了一些学者对于基因检测指导肝癌精准治疗的无限期待。随后，一项随机、双盲、安慰剂对照的Ⅲ期临床试验（METIV-HCC）启动，入组人群是在前期的全身治疗（包括索拉非尼）过程中进展或无法耐受的患者，且肿瘤组织免疫组织化学染色证实c-MET高表达者（在≥50%的肿瘤细胞中MET≥2），近期研究结果公布。入组患者为晚期肝癌、Child-Pugh评分A级、ECOG评分≤1；骨髓、肝脏、肾脏功能良好。入组的患者按照2∶1随机分配接受口服tivantinib或者安慰剂，根据血管浸润、肝外扩散、AFP（＞200 μg/L）进行分层，患者接受治疗直至疾病进展或者出现不可接受的不良反应。共有1 209例患者同意入组，589例MET高表达，43例初步随机分配剂量240 mg 2次/d口服，而后因中性粒细胞减少率高而减少剂量；340例随机分配剂量120 mg 2次/d口服：226例接受tivantinib治疗，114例接受安慰剂（ITT人群）。结果显示，在tivantinib组和安慰剂组中位总生存期分别为8.4个月和9.1个月（HR=0.97，P=0.81），中位无进展生存期分别为2.1个月和2.0个月（HR=0.96，P=0.72）；在血管浸润（HR=1.19）、肝外扩散（HR=1.09）和

AFP＞200 μg/L（*HR*=1.00）的患者中，没有观察到总生存期的差异。在tivantinib组和安慰剂组中，＞3级不良事件发生率分别为55.6%和55.3%。在tvantinib组中，最常见的＞3级不良事件是腹水（7.1%）、整体恶化（5.8%）、贫血（4.9%）。在晚期c-MET高表达的肝癌患者中，接受索拉非尼治疗的进展期患者与安慰剂组比较，口服tivantinib 120 mg并不能改善总生存期或者无进展生存期，研究未能延续其在Ⅱ期研究中的表现，这项持续4年的肝癌精准医疗实践最终折戟沉沙。

2. 卡博替尼（cabozantinib）

卡博替尼又称XL184，是一种多靶点的小分子受体酪氨酸激酶（RTK）抑制剂，已知靶点包括*MET*、*RET*、*VEGFR-1*、*VEGFR-2*、*VEGFR-3*、*KIT*、*AXL*、*FLT-3*、*TIE-2*、*TRKB*等。该药对多种类型肿瘤有抗肿瘤活性，2012年美国FDA批准卡博替尼用于不可手术切除的恶性局部晚期或转移性甲状腺髓样癌的治疗；2016年4月，FDA又批准卡博替尼用于治疗既往接受过抗血管生成治疗的晚期肾癌患者。在一项Ⅱ期临床研究中，共纳入41例晚期肝癌患者，接受卡博替尼（100 mg/d口服）治疗，结果发现12周的疾病控制率为68%，其中32例疾病稳定，2例获得完全缓解，中位总生存期为15.1个月（95% *CI*：8.9～19.3）。随后进行了二线治疗晚期肝癌的Ⅲ期CELESTIAL试验，共入组707例患者，随机接受60 mg/d卡博替尼（*n*=470）或安慰剂（*n*=237）治疗，中位年龄为64岁，82%为男性患者。入组患者为Child-Pugh评分A级、ECOG评分0～1、具有足够器官功能的进展期肝癌患者，按照2∶1的比例随机分组，分别接受卡博替尼（60 mg/d）或安慰剂治疗，主要终点为总生存期，次要终点为无进展生存期和客观缓解率。结果显示，卡博替尼组与安慰剂相比，总生存期延长了2.2个月（10.2个月 *vs* 8.0个月），死亡风险降低24%（*HR*=0.76，95% *CI*：0.63～0.92，*P*=0.004 9），中位无进展生存期明显延长（5.2个月 *vs* 1.9个月），疾病进展或死亡风险降低56%（*HR*=0.44，95% *CI*：0.36～0.52，*P*＜0.000 1），客观缓解率明显升高（4% *vs* 0.4%，*P*=0.008 6）。在先前仅接受过索拉非尼治疗的晚期肝癌的患者中，卡博替尼组与安慰剂组比较，中位总生存期和中位无进展生存期均明显延长（11.3个月 *vs* 7.2个月，*HR*=0.70，95% *CI*：0.55～0.88；5.5个月 *vs* 1.9个月，*HR*=0.40，95% *CI*：0.32～0.50）。卡博替尼（16%）组有较多患者由于治疗相关不良事件而终止治疗。卡博替尼组和安慰剂最常见的3/4级治疗相关不良事件包括掌跖感觉丧失性红斑（17% *vs* 0）、高血压（16% *vs* 2%）、天冬氨酸氨基转移酶活性增强（12% *vs* 7%）、疲劳（10% *vs* 4%）和腹泻（10% *vs* 2%）。基于上述研究，2019年美国FDA批准卡博替尼用于既往接受过索拉非尼治疗的肝癌患者。

四、针对PI3K/Akt/mTOR信号通路靶向药物

依维莫司是由瑞士诺华公司研发的一种雷帕霉素衍生物，是一种口服的mTOR抑制剂，2009年3月被美国FDA批准用于晚期肾癌的二线治疗，后又批准用于乳腺癌和胰腺神经内分泌肿瘤的治疗。研究表明，mTOR在15%～41%的肝癌中过表达。该药对多种肝癌细胞株和移植肝癌有抑制作用，能减慢肿瘤的生长。Shiah等用依维莫司对39例进展期肝癌患者进行治疗，高频率组（2.5～10 mg/d）和低频率组（20～70 mg/周）的疾病控制率分别为71.4%和44.4%，发生率≥10%的不良事件有血小板减少、低磷血症、转氨酶水平升高。对于HBV-DNA复制活跃的患者，肝炎复发率高达46.2%。另有研究将依维莫司+索拉非尼用于肝移植后的肝癌复发患者，中位总生存期为19.3个月，中位进展时间为6.77个月。治疗相关的不良反应包括高血糖和黏膜炎。这些Ⅱ期临床研究均显示对肝癌具有一定的疗效。哈佛医学院总医院癌症中心Zhu等对此开展了一项随机、双盲、Ⅲ期临床试验（EVOLVE-1），旨在评估依维莫司对索拉非尼治疗失败的晚期肝癌患者的疗效。全球共有546例患者参加研究，按2∶1随机入组，主要观察终点为总生存期，结果显示两组中位总生存期比较差异无统计学意义，依维莫司组为7.6个月，对照组为7.3个月；中位进展时间分别为3.0个月和2.6个月；疾病控制率分别为56.1%和45.1%。依维莫司组与安慰剂组最常见的3/4级不良反应事件包括贫血（7.8% *vs* 3.3%）、乏力（7.8% *vs* 5.5%）和食欲下降（6.1% *vs* 0.5%）。两组发生HBV再激活分别为29例和10例。该研究表明，对于索拉非尼治疗后病情进展或不能耐受的肝癌患者而言，依维莫司并不能改善该人群的整体生存情况。依维莫司联合索拉非尼与索拉非尼单药比较，亦未能延长肝癌患者的中位总生存期（10个月 *vs* 12个月，$P > 0.05$）；无进展生存期、进展时间及疾病稳定期均无明显改善。PI3K/Akt/mTOR信号通路与肝癌相关性早已被证实，肝癌中存在异常活化的mTOR信号通路，但能抑制该通路的依维莫司二线治疗未能取得阳性结果，也许这条信号通路仅是促进肝癌发生和发展的“旁路”或有其他机制，值得进一步研究。

五、针对多信号通路靶向药物

1. 索拉非尼

索拉非尼是第一个亦是目前唯一的被多个国家批准可以用于一线治疗肝癌的分子靶向药物。索拉非尼能抑制Raf/MEK/ERK信号转导通路中Raf-1、

B-Raf的丝氨酸/苏氨酸激酶活性，同时能抑制VEGFR-1、VEGFR-2、VEGFR-3、PDGFR、FLT3、RET和c-KIT等多种激酶的活性，从而发挥抑制肿瘤细胞增殖及抗肿瘤血管生成的双重作用。一项Ⅱ期临床试验，137例初治晚期肝癌患者入组，同时对33例患者治疗前的活检组织进行免疫组织化学检查，测定其磷酸化ERK表达水平，结果显示：部分缓解2例（2.2%），轻微缓解5例（5.8%），无效59例（43.1%），疾病稳定时间＞4个月，疾病控制率35.8%，中位进展时间为4.2个月，总生存期为9.2个月。同时发现磷酸化ERK水平和索拉非尼疗效之间有一定的关系，ERK在93%的肝癌患者和53%的肝硬化患者中呈激活状态，且在基线期时如磷酸化ERK水平升高，则患者对索拉非尼的敏感度或应答更好，磷酸化ERK强表达者进展时间更长。随后的国际多中性双盲研究（SHARP研究）和亚太地区的Ⅲ期临床试验（亚太研究）均证实索拉非尼在治疗中晚期肝癌中疗效肯定（**见表12-3-1**）。SHARP研究对602例未接受过系统治疗的进展期肝癌患者进行对照试验，结果显示索拉非尼组较安慰剂组总生存期明显延长（10.7个月 *vs* 7.9个月，$P<0.001$），治疗相关的不良反应包括腹泻、体重减轻、手足综合征和低磷血症等。亚太地区的研究显示，226例未进行过系统治疗的进展期肝癌患者中，索拉非尼组（400 mg，2次/d）和安慰剂组患者的中位总生存期分别为6.5个月和4.2个月（$P=0.014$），中位进展时间为2.8个月和1.4个月（$P=0.000\ 5$）。

鉴于索拉非尼在延长中晚期肝癌患者生存期上的肯定疗效，很多研究提出了用索拉非尼联合其他治疗药物或手段以进一步延长患者的生存期。Abou-Alfa等开展了索拉非尼联合阿霉素和阿霉素单药治疗肝癌的Ⅱ期研究，共入组ECOG评分0～2、肝功能Child-pugh评分A级、既往未进行系统性治疗及化疗栓塞的96例中晚期肝癌患者。试验组第一阶段接受阿霉素60 mg/m^2+索拉非尼400 mg×2次/d、3周1个疗程，6个周期后改为索拉非尼400 mg×2次/d，维持治疗直至进展；对照组接受阿霉素60 mg/m^2联合安慰剂3周1个疗程，6个周期后安慰剂维持。结果显示，阿霉素+索拉非尼组的中位进展时间分别为8.6个月和4.8个月（$P=0.076$），中位总生存期分别为13.7个月和6.5个月（$P=0.004\ 9$）。随后进行的Ⅲ期研究（CALGB 80802）采用索拉非尼+阿霉素和索拉非尼单药治疗，结果在2016年的美国临床肿瘤学会会议上公布，356例未经系统治疗、Child-Pugh评分A级的晚期肝癌患者按1∶1入组，结果显示索拉非尼+阿霉素组和索拉非尼单药组的中位无进展生存期分别为3.6个月和3.2个月（$HR=0.9$，95% CI：0.72～1.2），中位总生存期分别为9.3个月和10.5个月（$HR=1.06$，95% CI：0.8～1.4），研究宣告失败。

索拉非尼联合TACE治疗肝癌方面的研究主要有全球的SPACE和亚洲区的START研究，两者比较了索拉非尼联合TACE和TACE单独/联合安慰剂治疗不可切除肝癌的疗效。SPACE结果显示，与安慰剂组相比，索拉非尼组的疾病进展风险降低了20.3%，但总生存期并没有延长。START研究显示，与TACE单独治疗相比，2年生存率显著提高；而中国区亚组分析结果提示中位进展时间为10.6个月，中位无进展生存期为10.3个月，中位总生存期为16.5个月。TACE联合索拉非尼治疗不可切除肝癌表现出良好的安全性及耐受性，联合治疗可获得较长的生存期与疾病稳定状态。但是如何选择对索拉非尼有活性的生物标志物，TACE与索拉非尼如何结合才能取得最好的治疗效果尚需进一步的临床研究明确。

早期肝癌患者经手术等治疗后70%的患者肿瘤复发，因此研究者尝试索拉非尼用于早期肝癌患者术后辅助治疗的有效性研究。在STORM随机对照研究中，共1 114例患者随机接受了索拉非尼（400 mg × 2次/d）或相应剂量安慰剂共4年的辅助治疗。结果显示，索拉非尼组和安慰剂组在主要终点（无复发生存期）方面差异无统计学意义（33.4个月 *vs* 33.8个月，HR=0.940，95% CI：0.780～1.134；单侧P=0.26）；同样，两组的总生存期差异也无统计学意义（**见表12-3-1**）。该临床试验未达到主要终点，索拉非尼辅助治疗不能延长肝癌切除术或消融术后患者的无复发生存期。目前，在没有预测性生物标志物可以确定对索拉非尼有应答的情况下，尚无法确定应用索拉非尼辅助治疗可能有效的人群。

2. 舒尼替尼

舒尼替尼和索拉非尼同样是一种多靶点的酪氨酸激酶抑制剂，主要作用于*VEGFR-1*～*3*、*PDGFR*、*KIT*、*FLT3*和*RET*，这些靶点与血管生成密切相关，通过抑制这些靶点的活性，阻滞信号转导，可以抑制肿瘤血管生成而达到抗肿瘤作用。目前已被批准治疗晚期肾癌、胃肠间质瘤及胰腺神经内分泌肿瘤等。一项对26例进展期肝癌患者进行舒尼替尼治疗的研究中，22例患者肿瘤无生长，10例患者肿瘤有明显坏死（坏死部分体积≥肿瘤体积的30%），中位进展时间为6.4个月。2008年开展了一项比较舒尼替尼与索拉非尼用于治疗晚期肝癌的国际多中心、随机、开放、Ⅲ期临床研究，共入组1 083例晚期肝癌患者（舒尼替尼组529例，索拉非尼组544例），其结果在2011年的美国临床肿瘤学会会议上公布，舒尼替尼组与索拉非尼组的中位总生存期分别为8.1个月和10.0个月（P=0.002），中位进展时间分别为4.1个月和4.0个月（P=0.178 3）；舒尼替尼组的严重不良反应事件发生率为44%，高于索拉非尼组的36%，由于疗效并没有比索拉非尼提高，而且不良反应明显，该临床试验于2010年4月被迫提前终止。

3. 瑞戈非尼

瑞戈非尼（regorafenib）是索拉非尼的氟代药物，是索拉非尼新的衍生物。除了抑制VEGFR-1～3外，还可以抑制各种癌及其微环境中的多种激酶，包括TIE-2、Raf-1、BRAFV600E、KIT、RET、PDGFR及FGFR，每种激酶单独和联合调控肿瘤的生长、基质微环境的形成及疾病的进展。瑞戈非尼已被美国FDA批准用于晚期结直肠癌以及甲磺酸伊马替尼和舒尼替尼治疗失败的胃肠间质瘤的三线治疗。2017年4月28日美国FDA批准瑞戈非尼扩大适应证用于索拉非尼经治的肝癌患者，这是FDA在近10年来批准的第二个肝癌分子靶向药物。

瑞戈非尼在欧洲、亚洲进行了多中心Ⅱ期临床试验，纳入患者均为索拉非尼治疗后进展的肝癌患者。主要终点事件为药物安全性和耐受性，次要终点事件为药物的有效性，包括进展时间、无进展生存期、客观缓解率、疾病控制率和总生存期。结果显示，经瑞戈非尼治疗后，36例患者中31例可以评价疗效，其中PR 1例（2.8%）、疾病稳定（SD）25例（69.4%）、疾病进展（PD）5例（13.9%），疾病控制率为72.2%，中位进展时间为131 d，3、6个月无进展生存率为65%和44%，中位总生存期为419 d，3、6个月总生存率为88%和79%。随后开展的RESORCE研究是该药获批的关键研究。该研究是一项随机、双盲、对照组Ⅲ期临床试验，由21个国家共152所医疗中心共同完成。自2013年5月至2015年12月，共入组573例肝癌患者，均为索拉非尼耐受或治疗进展，肝功能Child-Pugh评分A级。按照2∶1比例随机将患者分配进瑞戈非尼组（160 mg/d，n=379）或安慰剂组（n=194）。根据地理区域、ECOG评分、血管侵犯、肝外疾病和AFP水平将患者分层。主要终点是ITT人群的总生存期。结果显示，瑞戈非尼显著改善了晚期肝癌患者的总生存期，中位总生存期为10.6个月，优于安慰剂组的7.8个月（HR=0.62，95% CI：0.50～0.78，P＜0.001）；次要终点中，无进展生存期显著延长（3.1个月 *vs* 1.5个月），疾病进展时间显著延长（3.2个月 *vs* 1.5个月），疾病控制率显著提高（65.2% *vs* 36.1%，P＜0.001），客观缓解率显著提高（10.6% *vs* 4.1%，P=0.005）。安全性方面，瑞戈非尼组患者均出现不良事件，安慰剂组不良事件发生率为93%（n=179）。瑞戈非尼组和安慰剂组最常见的临床相关3/4级突发不良事件分别为高血压（15.2% *vs* 4.7%）、手足皮肤反应（12.6% *vs* 0.5%）、疲劳（9.1% *vs* 4.7%）、腹泻（3.2% *vs* 0）。在治疗过程中两组共有88例死亡事件，其中瑞戈非尼组50例（13%），安慰剂组38例（20%）。瑞戈非尼是近些年来唯一一个在索拉非尼失败后作为二线系统治疗手段能改善晚期肝癌患者生存的靶向药物。未来的临床试验应该将其与别的系统联合治疗，甚至联合三线疗法。瑞戈非尼治疗的不良事件与索拉非尼相似，但更需要密切监测（RESORCE研究中手足皮肤反应发生率为53%，而SHARP研究仅为21%）。索拉非尼的皮肤不良事件与患者预后较好有关，而瑞戈非尼是否存在这一现象尚有待观察。

4. 仑伐替尼

仑伐替尼由日本卫材公司研发，是一个多靶点的口服RTK抑制剂。仑伐替尼抑制参与肿瘤增殖的其他促血管生成和致癌信号通路相关RTK（PDGFR、KIT和RET）外，还能够选择性抑制血管内的VEGFR-1～3和FGFR-1～3的激酶活性。在一项转移性放射性碘难治性甲状腺癌患者的Ⅲ期临床研究中，仑伐替尼比安慰剂显著延长无进展生存期（18.3个月 *vs* 3.6个月，HR=0.21，P＜0.001）。基于这一研究，目前仑伐替尼已经在全球多个国家获批，用于进展性放射性碘难治性分化型甲状腺癌的治疗。NCCN指南推荐其作为转移性放射性碘难治性乳头状、滤泡状和嗜酸细胞甲状腺癌的治疗首选。除甲状腺癌外，仑伐替尼联合依维莫司还获批用于既往接受过一次抗血管生成治疗的晚期肾细胞癌。一项亚洲地区（日本与韩国）对晚期肝癌患者的Ⅱ期临床研究显示，46例晚期肝癌患者使用仑伐替尼（12 mg/d）治疗，中位数进展时间为7.4个月（95% CI：5.5～9.4），中位总生存期为18.7个月（95% CI：12.7～25.1）；17例（37%）患者获得部分缓解，19例（41%）患者病情稳定；总有效率为37%，疾病控制率为78%；最常见的不良事件是高血压（76%）、掌足红肿综合征（65%）、食欲下降（61%）和蛋白尿（61%）。基于这一结果，2012年启动了一项多中心、随机、开放性、Ⅲ期非劣效临床试验（REFLECT研究），比较仑伐替尼和索拉非尼在不可切除肝癌受试者中作为一线治疗药物的有效性和安全性。该项研究在亚太地区、欧洲和北美的20多个国家154个研究中心进行。研究入组了既往未接受过治疗的不可切除性晚期肝癌患者，按1∶1随机分配接受口服仑伐替尼（体重≥60 kg者12 mg/d，体重＜60 kg者8 mg/d）或索拉非尼（400 mg，2次/d）治疗，28天一个疗程。只有接受治疗的患者才纳入安全性分析。主要终点是总生存期，非劣效界值为1.08。研究共招募了1 492例患者，其中954例符合入组标准的患者随机分配至仑伐替尼组（n=478）或索拉非尼组（n=476）。结果显示，仑伐替尼组患者的中位生存期为13.6个月（95% CI：12.1～14.9），索拉非尼组为12.3个月（95% CI：10.4～13.9），研究达到非劣效终点（HR=0.92，95% CI为0.79～1.06）**（见图12-3-1）**。亚组分析观察到一致的研究结果，对于AFP≥200 μg/L亚组，仑伐替尼组总生存期显著长于索拉非尼组，达到优效（10.4个月 *vs* 8.2个月，HR=0.78，95% CI：0.63～0.98）。在次要研究终点分析上，仑伐替尼组的中位无进展生存期（7.4个月 *vs* 3.7个月）、客观缓解率（40.6% *vs* 12.4%）、疾病控制率（73.8% *vs* 58.4%）均显著优于索拉非尼组（P＜0.001）。

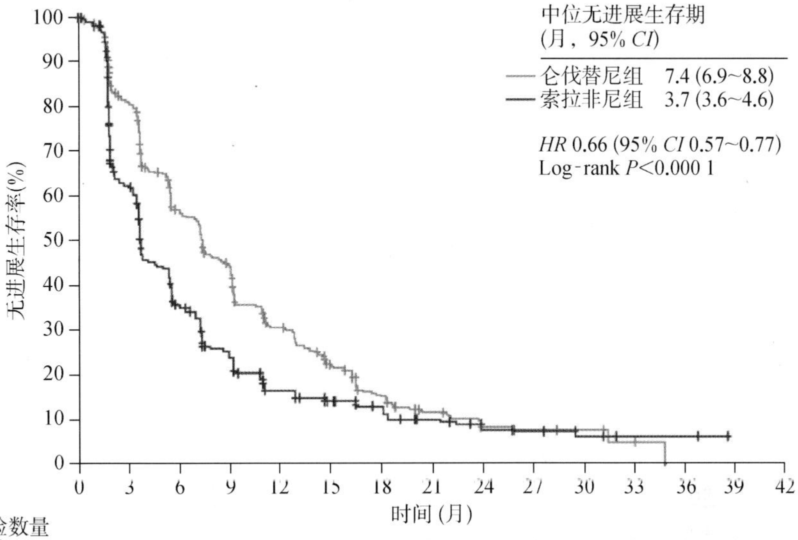

风险数量														
仑伐替尼组	478	345	223	172	106	69	44	28	14	9	4	2	0	0	0
索拉非尼组	476	262	140	94	56	41	33	22	14	9	4	2	2	0	0

图12-3-1　REFELT研究中仑伐替尼组和索拉非尼组无进展生存期比较

仑伐替尼组最常见的任何级别不良反应有高血压（42%）、腹泻（39%）、食欲减退（34%）和体重减轻（31%），索拉非尼最常见的不良反应为肢端红肿症（52%）、腹泻（46%）、高血压（30%）和食欲减退（27%）。该研究提示，在初治晚期肝癌患者中，仑伐替尼带来不劣于索拉非尼的总生存获益，不良反应与此前研究中观察到的一致。这是继2007年索拉非尼成为晚期肝癌标准治疗以来，第一个显示与一线标准治疗总生存非劣效阳性结果的研究。基于这项非劣效研究美国FDA和欧洲药品管理局（European Medicine Agency，EMA）批准仑伐替尼作为晚期肝癌的一线标准治疗，并于2018年9月在中国获批。2017年美国临床肿瘤学会公布了LBA4001的临床研究数据，共954名入组，患者随机按1∶1分到仑伐替尼组（体重≥60 kg，12 mg/d；体重＜60 kg，8 mg/d）和索拉非组（400 mg/d），入组患者之前均没有接受过系统治疗，仑伐替尼组中位治疗时间为5.7（0～35）个月，索拉非尼为3.7（0.1～38.7）个月。结果显示，仑伐替尼组（n=478）中位生存期、中位无进展生存期和客观缓解率分别为13.6个月、7.4个月和24%，索拉非尼组（n=476）分别为12.3个月、3.7个月和9%。两组患者中出现不良事件的例数相似，仑伐替尼组常见的不良事件为高血压（42%）、腹泻（39%）、食欲下降（34%）、体重减轻（31%）和疲乏（30%）。仑伐替尼组有3%的患者因不良事件而停药，索拉非尼组有9%的患者因不良事件而停药。研究结论认为仑伐替尼作为一线药物治疗肝癌，在总生存期上显示了非劣效性，在无进展生存期、疾病进展时间以及客观缓解率上有显著提高及临床获益。随着最终研究结果的发表，仑伐替尼有望挑战索拉非尼一线治疗晚期肝癌的地位。

5. 多纳非尼(donafenib)

多纳非尼是由泽璟制药开发的口服多靶点多激酶抑制剂类小分子抗肿瘤药物，是全新结构的1类新药，为索拉非尼的氘代药物(**见图12-3-2**)。临床前药理研究证实，多纳非尼可以同时抑制VEGFR、PDGFR等多种RTK的活性，也可直接抑制各种Raf激酶，并抑制下游的Raf/MEK/ERK信号转导通路，抑制肿瘤细胞增殖和肿瘤血管的形成，发挥双重抑制、多靶点阻断的抗肿瘤作用。ZGDH3是一项在中国37家研究中心开展的关键性Ⅱ/Ⅲ期临床试验，入组人群为不可手术或转移性肝癌患者。研究的主要终点为总生存期，次要终点包括无进展生存时间、客观缓解率、疾病控制率、安全性及耐受性等。研究共纳入668例(多纳非尼334例，索拉非尼334例)，患者随机分至多纳非尼组(0.2 g，2次/d口服)及索拉非尼组(0.4 g，2次/d口服)。结果显示，多纳非尼组与索拉非尼组相比，患者总生存显著延长1.8个月(FAS集：12.1个月 *vs* 10.3个月，*HR*=0.831；ITT人群：12.0个月 *vs* 10.1个月，*HR*=0.839)。多纳非尼组风险比索拉非尼组下降了17%。安全性方面，两组患者的不良反应基本相似，多纳非尼组常见的不良反应有手足皮肤反应(50.5%)、腹泻(36.6%)、AST升高(40.5%)、血胆红素升高(39.0%)、血小板计数减少(37.8%)。与索拉非尼组相比，多纳非尼组在严重不良反应和导致减量或暂停用药的不良事件发生率均显著降低。

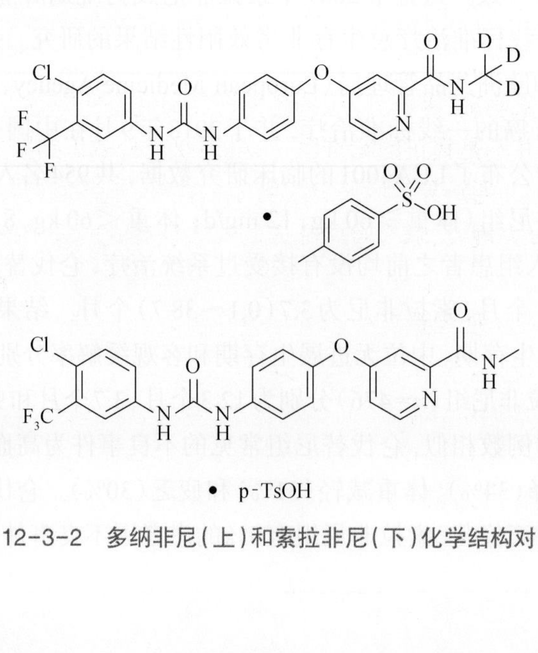

图12-3-2　多纳非尼(上)和索拉非尼(下)化学结构对比

六、分子靶向治疗在肝癌中的现状及展望

最近几年来，肝癌的靶向治疗取得了长足的进步，治疗药物不断丰富。自索拉非尼开创了肝癌分子靶向治疗时代以来，尽管经历了10多年的沉沦，多种靶向药物包括舒尼替尼、利尼伐尼及布立尼布等相继失败，和其他实体肿瘤靶向治疗药物百花齐放的态势相比，在肝癌治疗领域的成就可谓“惨淡”。但最近3年来，靶向药物治疗肝癌获得了多个突破性进展，索拉非尼不再一枝独秀。瑞戈非尼率先打破沉寂，奠定了索拉非尼治疗进展后的二线治疗地位，随后REFLECT研究确定了仑伐替尼在肝癌一线治疗中的地位，成为继索拉非尼后第二个对肝癌有效的药物。之后，卡博替尼、雷莫芦单抗以及国内新药多纳非尼、阿帕替尼都逐渐站稳脚跟，肝癌治疗药物的选择越来越多。

从既往研究的成败中可以窥见，同时阻断肿瘤信号网络中的多个关键靶点可能是攻克肝癌最有希望的方向。在目前应用于肝癌治疗研究的分子靶向药物中，多种激酶抑制剂均能够同时作用于肝癌的不同信号通路。如前文所述，肝癌发生的分子机制复杂、涉及信号通路多、基因变异性大，单个靶点的治疗药物虽然能够暂时抑制某个信号通路，但其他通路可能出现快速激活或上调，导致肿瘤进展或药物治疗失败，*c-MET*的单靶点抑制剂tivantinib用于肝癌治疗研究的失败再度证实，依靠对单个靶点突变的检测来指导药物治疗可能是错误的选择。

2016年9月，《自然》(*Nature*)与《新英格兰医学杂志》(*The New England Journal of Medicine*)两大顶级期刊先后刊文对相关研究的综合分析，认为30%～50%的肝癌患者能找到与肿瘤恶化相关的突变基因，但仅3%～13%能够找到精准治疗的药物，最终能够获益的患者更是少之又少。肝癌的驱动基因和主要通路至今尚未明确，因此，肝癌的靶向药物研究任重道远。仅仅依靠基因检测进行用药指导并不是真正的精准医疗，必须要充分认识到肝癌的组织特异性、异质性、基因突变和通路异常以及肝脏背景的病变，这些均需要在靶向治疗中加以考虑，只有经过大规模、随机对照临床研究验证有效的分子靶向药物才能真正使肝癌患者获益。

近年来，随着免疫检查点抑制剂的异军突起，肝癌的治疗又增加了药物选择。相对于靶向单药，联合免疫治疗方案展现出更确切和显著的疗效。靶向联合免疫方案不但在晚期肝癌患者药物治疗中取得突破性进展，而且在联合局部治疗和围手术期治疗(包括术前新辅助治疗、转化治疗和辅助治疗)中展现了广阔的前景。靶向联合方案不再局限于中晚期肝癌的全身治疗，还可以通过与局部治疗的有机结合应用于早中期肝癌的治疗，并贯穿于肝癌的全程治疗管理中。

随着药物疗效的不断提高，肝癌的多学科治疗模式有望迎来新的格局，局部治疗与药物治疗的有机结合，将为肝癌患者提供更多有效治疗方式的选择，靶向治疗也必将会有更大的发展。

参 考 文 献

[1] Abou-Alfa G K, Meyer T, Cheng A L, et al. Cabozantinib in patients with advanced and progressing hepatocellular carcinoma[J]. N Engl J Med, 2018, 379(1): 54−63.

[2] Boige V, Malka D, Bourrediem A, et al. Eficacy, safety, and biomarkers of single-agent bevacizumab therapy in patients with advanced hepatocellular carcinoma[J]. Oncologist, 2012, 17(8): 1063−1072.

[3] Bruix J, Qin S, Merle P, et al. Regorafenib for patients with hepatocellular carcinoma who progressed on sorafenib treatment (RESORCE): a randomised, double-blind, placebo-controlled, phase 3 trial[J]. Lancet, 2017, 389(10064): 56−66.

[4] Buitrago-Molina L E, Vogel A. mTOR as a potential target for the prevention and treatment of hepatocellular carcinoma[J]. Curr Cancer Drug Targets, 2012, 12(9): 1045−1061.

[5] Cainap C, Qin S, Huang W T, et al. Linifanib versus sorafenib in patients with advanced hepatocellular carcinoma: results of a randomized phase Ⅲ trial[J]. J Clin Oncol, 2015, 33: 172−179.

[6] Capurro M, Martin T, Shi W, et al. Glypican-3 binds to Frizzled and plays a direct role in the stimulation of canonical Wnt signaling[J]. J Cell Sci, 2014, 127: 1565−1575.

[7] Chen W L, Zheng R, Baade P D, et al. Cancer statistics in China, 2015[J]. CA Cancer J Clin, 2016, 66(2): 115−132.

[8] Cheng A L, Kang Y K, Chen Z, et al. Efficacy and safety of sorafenib in patients in the Asia-Pacific region with advanced hepatocellular carcinoma: a phase Ⅲ randomised, double-blind, placebo-controlled trial[J]. Lancet Oncol, 2009, 10(1): 25−34.

[9] Cheng A L, Kang Y K, Chen Z, et al. Efficacy and safety of sorafenib in patients in the Asia-Pacific region with advanced hepatocellular carcinoma: a phase Ⅲ randomised, double-blind, placebo-controlled trial[J]. Lancet Oncol, 2009, 10: 25−34.

[10] Cheng A L, Kang Y K, Lin D Y, et al. Sunitinib versus sorafenib in advanced hepatocellular cancer: results of a randomized phase Ⅲ trial[J]. J Clin Oncol, 2013, 31: 4067−4075.

[11] Chuah B, Lim R, Bover M, et al. Multicentre phase Ⅱ trial of Thalidomide in the treatment of unresectable hepatocellular carcinoma[J]. Acta Oncol, 2007, 46(2): 234−238.

[12] Deng G L, Zeng S, Shen H. Chemotherapy and target therapy for hepatocellular carcinoma: newadvances and challenges[J]. World J Hepatol, 2015, 7(5): 787−798.

[13] Desai J R, Ochoa S, Prins P A, et al. Systemic therapy for advanced hepatocellular carcinoma: an update[J]. J Gastrointest Oncol, 2017, 8(2): 243−255.

[14] Faivre S, Ravmond E, Boucher E, et al. Safety and eficacy of sunitinib in patients with advanced hepatocellular carcinoma: an open-label, multicentre, phase Ⅱ study[J]. Lancet

Oncol, 2009, 10(8): 794−800.

[15] Grothey A, van Cutsem E, Sobrero A, et al. CORRECT Study Group.Regorafenib monotherapy for previously treated metastatic colorectal cancer(CORRECT): an international, multicentre, randomised, placebo controlled, phase 3 trial[J]. Lancet, 2013, 381(9863): 303−312.

[16] Guichard C, Amaddeo G, Imbeaud S, et al. Integrated analysis of somatic mutations and focal copy-number changes identifies key genes and pathways in hepatocellular carcinoma[J]. Nat Genet, 2012, 44: 694−698.

[17] Johnson P J, Qin S, Park J W, et al. Brivanib versus sorafenib as first-line therapy in patients with unresectable, advanced hepatocellular carcinoma: results from the randomized phase III BRISK-FL study[J]. J Clin Oncol, 2013, 31: 3517−3524.

[18] Johnson P J, Qin S, Park J W, et al. Brivanib versus sorafenib as first-line therapy in patients with unresectable, advanced hepatocellular carcinoma: results from the randomized phase Ⅲ BRISK · FL study[J]. J Clin Oncol, 2013, 31(28): 3517−3524.

[19] Kan Z, Zheng H, Liu X, et al. Whole-genome sequencing identifies recurrent mutations in hepatocellular carcinoma[J]. Genome Res, 2013, 23: 1422−1433.

[20] Kudo M, Finn R S, Qin S, et al. Lenvatinib versus sorafenib in first-line treatment of patients with unresectable hepatocellular carcinoma: a randomised phase 3 non-inferiority trial[J]. Lancet, 2018, 391(10126): 1163−1173.

[21] Llovet J M, Decaens T, Raoul J L, et al. Brivanib in patients with advanced hepatocellular carcinoma who were intolerant to sorafenib or for whom sorafenib failed: results from the randomized phase Ⅲ BRISK-PS study[J]. J Clin Oncol, 2013, 31: 3509−3516.

[22] Llovet J M, Ricci S, Mazzaferro V, et al. Sorafenib in advanced hepatocellular carcinoma[J]. N Engl J Med, 2008, 359(4): 378−390.

[23] Llovet J M, Villanueva A, Lachenmayer A, et al. Advances in targeted therapies for hepatocellular carcinoma in the genomic era[J]. Nat Rev Clin Oncol, 2015, 12: 436.

[24] Marks E I, Yee N S. Molecular genetics and targeted therapy in hepatocellular carcinoma[J]. Curr Cancer Drug Targets, 2016, 16(1): 53−70.

[25] Park J W, Finn R S, Kim J S, et al. Phase II, open-label study of brivanib as first · line therapy in patients with advanced hepatocellular carcinoma[J]. Clin Cancer Res, 2011, 17(7): 1973− 1983.

[26] Philip P A, Mahoney M R, Allmer C, et al. Phase Ⅱ study of Erlotinib (OSI-774) in patients with advanced hepatocellular cancer[J]. J Clin Oncol, 2005, 23(27): 6657−6663.

[27] Pinter M, Wichlas M, Schmid K, et al. Thalidomide in advanced hepatocellular carcinoma as antiangiogenic treatment approach: a phase Ⅰ/Ⅱ trial[J]. Eur J Gastroenterol Hepatol, 2008, 20(10): 1012−1019.

[28] Ramanathan R K, Betani C P, Sinqh D A, et al A phase Ⅱ study of lapatinib in patients with advanced biliary tree and hepatocellular cancer[J]. Cancer Chemother Pharmacol, 2009, 64(4): 777−783.

[29] Santoro A, Rimassa L, Borbath I, et al. Tivantinib for second-line treatment of advanced hepatocellular carcinoma: a randomised, placebo-controlled phase 2 study[J]. Lancet Oncol

2013, 14: 55−63.
[30] Siegel R L, Miller K D, Jemal A. Cancer statistics, 2017[J]. CA Cancer J Clin, 2017, 67(1): 7−30.
[31] Takada J, Hidaka H, Nakazawa T, et al. Modified response evaluation criteria in solid tumors is superior to response evaluation criteria in solid tumors for assessment of responses to sorafenib in patients with advanced hepatocellular carcinoma[J]. BMC Res Notes, 2015, 8: 609.
[32] Takigawa Y, Brown A M. Wnt signaling in liver cancer[J]. Curr Drug Targets, 2008, 9: 1013−1024.
[33] Toh H C, Chen P J, Carr B I, et al. Phase 2 trial of linifanib (ABT-869) in patients with unreseetable or metastatic hepatocellular carcinoma[J]. Cancer, 2013, 119(2): 380−387.
[34] Torre L A, Bray F, Siegel R L, et al. Global cancer statistics, 2012[J]. CA Cancer J Clin, 2015, 65: 87−108.
[35] Villanueva A. Hepatocellular carcinoma[J]. N Engl J Med, 2019, 380(15): 1450−1462.
[36] Zhu A X, Kang Y K, Yen C J, et al. Ramucirumab after sorafenib in patients with advanced hepatocellular carcinoma and increased alpha-fetoprotein concentrations (REACH-2): a randomised, double-blind, placebo-controlled, phase 3 trial[J]. Lancet Oncol, 2019 Feb; 20(2): 282−296.
[37] Zhu A X, Kudo M, Assenat E, et al. Effect of everolimus on survival in advanced hepatocellular carcinoma after failure of sorafenib: the EVOLVE-1 randomized clinical trial[J]. JAMA, 2014, 312: 57−67.
[38] Zhu A X, Park J O, Ryoo B Y, et al. Ramucirumab versus placebo as second-line treatment in patients with advanced hepatocellular carcinoma following first-line therapy with sorafenib (REACH): a randomised, double-blind, multicentre, phase 3 trial[J]. Lancet Oncol, 2015, 16: 859−870.
[39] Zhu A X, Rosmorduc O, Evans T R, et al. SEARCH: a phase Ⅲ, randomized, double-blind, placebo-controlled trial of sorafenib plus erlotinib in patients with advanced hepatocellular carcinoma[J]. J Clin Oncol, 2015, 33: 559−566.
[40] Zhu A X, Stuark K, Blaszkowskv L S, et al. Phase 2 study of cetuximab in patients with advanced hepatocellar carcinoma[J]. Cancer, 2007, 110(3): 581−589.

第十三章

腹腔镜和机器人外科

赵一鸣　王　鲁

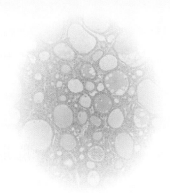

1991年，Reich等在全世界首次报道腹腔镜下肝良性肿瘤切除术。1996年，Azagra等报道世界首例腹腔镜解剖性肝切除术。我国则由周伟平于1994年首先报道腹腔镜下肝血管瘤切除术。此后，腹腔镜肝切除术在肝脏疾病中的应用逐渐开展。理论上，腹腔镜肝切除术适应证与开腹肝切除术的适应证应该一致，关键是术者应结合病变或肿瘤的大小和位置、操作空间和难度、自身经验与水平而灵活掌握，最重要的是要将患者的安全放在第一位。

［通信作者］　王鲁，Email: cms024mm@163.com

第一节　腹腔镜肝切除术的现状和未来挑战

近20年,腹腔镜肝切除术在全球范围内广泛开展,并在肝脏外科中占据了重要位置,但地区性差异较为显著,且尚存在一些争议。各指南对于腹腔镜肝切除术的手术分类趋于一致,但在术式命名上,国内指南更强调符合肝脏解剖学特点,而国外指南则更侧重于肝切除的范围和难度。在适应证具体选择上争议较多,主要是由于对技术难度的掌握与风险认识存在分歧与差距,但各指南均指出应谨慎扩大腹腔镜肝切除术的适应证。在器械的选择与设备方面,建议术者应根据患者的情况、自身的经验及所在医疗机构的设施灵活掌握,而术中超声则应是腹腔镜肝切除术的必备影像设备。在术中操作要点方面,各指南均强调术者的经验与技能的重要性,而控制出血是腹腔镜肝切除成功的关键,及时中转开腹对于难以控制的出血则是明智与必需的选择。此外,各指南均强调专业培训的重要性和渐进性,最重要的是保证患者的安全。

1991年,Reich等在全世界首次报道腹腔镜下肝脏良性肿瘤切除术。1996年,Azagra等报道世界首例腹腔镜解剖性肝切除术(laparoscopic anatomical hepatectomy, LAH)。我国则由周伟平于1994年首先报道腹腔镜下肝血管瘤切除术。此后,腹腔镜肝切除术在肝脏疾病中的应用逐渐开展。2008年在美国路易斯维尔召开了第一届国际腹腔镜肝切除专家会议(International Consensus Conference on Laparoscopic Liver Resection, ICCLLR2008),并起草了全球首份腹腔镜肝切除术指南文件(路易斯维尔宣言),为腹腔镜肝切除术的发展奠定了基础。之后,腹腔镜肝切除术在全世界较为广泛地开展并在各个地区形成不同的经验。中华医学会外科学分会肝脏外科学组结合我国自身经验,于2013年共同讨论形成了《腹腔镜肝切除专家共识与手术操作指南(2013版)》,并分别以中、英文发表,且最近正在补充修订。国际上,2014年在日本盛冈召开了第二届国际腹腔镜肝切除专家会议(ICCLLR2014),来自世界各国的著名专家结合大量的循证医学证据,将各个地区的经验规范化,并指出腹腔镜肝切除术的进一步发展方向。最近,欧洲与南美洲等又陆续发布了"法国指南"和"南美-澳洲-欧洲联合指南"(以下简称"联合指南")。

目前,国内外各项指南对于腹腔镜肝切除术的分类趋于一致,即分为:①全腹腔镜肝切除术(pure laparoscopic liver resection, PLLR),完全在腹腔镜下完成肝切除；② 手辅助腹腔镜肝切除术（hand-assisted laparoscopic live resection，HALLR），将手通过特殊的腹壁切口伸入腹腔，以辅助腹腔镜手术操作，完成肝切除；③ 腹腔镜辅助肝切除术（hybrid procedures），在腹腔镜或手辅助腹腔镜下完成肝切除术的部分操作，而肝切除的主要操作通过腹壁小于常规的切口完成。

尽管PLLR为当今主流选择，但HALLR和腹腔镜辅助肝切除术两种类型在某些特殊情况，诸如复杂病例肝切除、供肝切取以及腹腔镜外科医师的培训过程中等尚拥有一定的优势，可在某种程度上提高手术安全性并减少完全中转开腹手术的比例。但随着腹腔镜技术水平的不断提高，腹腔镜辅助肝切除术应用已越来越少，估计将很快成为历史。

我国指南依据开腹肝切除手术的术式命名，推荐将腹腔镜肝切除术的手术方式分为以下两种。① 非解剖性肝切除术：包括肝楔形切除、局部切除或病灶剜除，适用于病变位于Ⅱ、Ⅲ、Ⅳb、Ⅴ、Ⅵ段的病灶，以及部分部位比较表浅的Ⅶ、Ⅷ、Ⅳa段病灶，病变未侵犯主要肝静脉。② 解剖性肝切除术：指预先处理第一、二肝门部血管，再行相应部分肝切除的术式，包括肝左外叶切除、左半肝切除、肝右后叶切除及右半肝切除。目前部分单位已成功开展腹腔镜下解剖性肝段切除术，在技术熟练程度上完全可以与对应的开腹解剖性肝段切除术相媲美，尽管在具体操作上存在差异，但两者的术式命名原则并无不同。

ICCLLR2014则主要根据肝切除的范围将肝切除的手术方式分为：① 小范围肝切除（minor resections），即肝段切除数＜3个；② 大范围肝切除（major resections），即肝段切除数≥3个。

需要指出的是，我国指南的分类与开腹手术分类相对应，符合肝脏解剖学，便于理解术式，更有利于规范操作。而国外指南的分类则便于理解肝切除的范围和难度，对判断手术风险有裨益。实际上两种分类方法各有千秋，在临床工作中均将两种分类综合起来，以明确肝切除的“部位与范围”，达到综合判断手术难度与风险的目的。

第二节 腹腔镜肝切除术的适应证和禁忌证

一、适应证

早期的ICCLLR2008将手术适应证局限于：孤立结节、病变直径≤5 cm、位于肝Ⅱ～Ⅵ段。随着腹腔镜肝切除术的逐渐开展和技术水平的不断进步，其适应证也不断扩大，如在北美地区，大多数术者对肿瘤大小和数目并无特殊限制。

我国指南将适应证描述为：① 良性疾病，包括有症状或直径＞10 cm的肝海绵状血管瘤，有症状的局灶性结节增生、腺瘤，有症状或直径＞10 cm的肝囊肿以及肝内胆管结石等；② 恶性疾病，包括原发性肝癌、继发性肝癌及其他少见的肝脏恶性肿瘤。

"联合指南"指出：① 对于良性疾病，即使随着腹腔镜肝切除术的迅猛发展，也不应扩大其适应证，适应证包括有症状的肝囊肿、肝血管瘤、肝局灶性结节增生、肝腺瘤、肝内胆管结石合并肝脏萎缩；② 对于结直肠癌肝转移，其适应证较为严格，包括肿瘤＜5 cm、肿瘤位于肝脏外周、如为多发肿瘤手术应能确保彻底切除；③ 对于其他恶性肿瘤（如肝内胆管癌、肝门胆管癌、非结直肠癌肝转移）和供肝切取，尚存在争议。

值得强调的是：理论上腹腔镜肝切除术适应证与开腹肝切除术的适应证应该一致，关键是术者应结合病变或肿瘤的大小和位置、操作空间和难度、自身经验与水平而灵活掌握。最重要的是要将患者的安全放在第一位。

二、禁忌证

我国与国外指南界定的腹腔镜肝切除术禁忌证相一致，包括不能耐受气腹者、腹腔内粘连难以暴露分离病灶者、病变紧贴或直接侵犯大血管者、病变紧贴3个肝门者、肝门部受侵犯或病变本身需要行大范围的肝门部淋巴结清扫者。肝癌自发破裂出血者因有导致肿瘤腹腔内播撒的风险，不建议行腹腔镜下手术。

近年来，随着腹腔镜肝切除技术水平的提高和经验的积累，一些以往曾被认为是禁忌证的情况，诸如双侧或中心性生长肿瘤、紧贴或直接侵犯大血管、紧贴第一至第三肝门或需要行大范围的肝门部淋巴结清扫者，现虽未被国内外指南纳入适应证范围，但已被较多有丰富经验的肝脏中心所突破。由此可见，打破腹腔镜肝切除技术上的禁忌证只是时间问题，但就具体病例而言，对复杂病例仍需采取个体化原则，谨慎选择。

第三节　腹腔镜肝切除术的操作要点

一、断肝器械和技巧

肝实质离断技术是决定腹腔镜肝切除术成败的关键。断肝器械较多，选择可因人而异，但目前主流的选择是超声刀和超声外科吸引器（surgical ultrasound suction system，CUSA）。断肝前，肝脏充分游离十分必要，同时预留第一肝门Pringle阻断带是保证手术安全的重要前提。断肝开始时，需要整个团队的稳定配合；肝实质表面血管较少，可以直接用超声刀离断；而肝实质核心部位需要术者利用断肝器械尽量在充分解剖每一束管道后再进行离断，避免大束离断。一旦出血要稳定心态，较小的出血可以用双极电凝或百克钳烧灼止血，较难控制的出血需要缝合止血。

肝实质离断技术是腹腔镜肝脏外科的核心，手术本身的主要难点，也是决定腹腔镜肝切除术成败的关键。目前腹腔镜肝切除术的整体技术水平显著提高，多个中心报道了即使在开腹条件下都很难完成的解剖性腹腔镜下肝脏Ⅶ、Ⅷ段以及尾状叶切除的经验。

1. 断肝器械的选择

理想的断肝器械是腹腔镜肝脏外科的重要支柱，许多外科医师以及器械公司都在不断探索与研发。目前主要的断肝器械包括超声刀（harmonic ACE）、CUSA、结扎速血管闭合系统（Ligasure）、Tissue Link、内镜下直线切割闭合器（Endo-GIA）、腹腔镜多功能手术解剖器（laparoscopic Peng's multifunctional operative dissector，LPMOD）、微波刀（microwave tissue coagulator）和水刀（water jet dissector）等。其中，微波刀和Tissue Link目前已很少应用，主流的选择是超声刀和CUSA。超声刀是通过超声频率发生器使金属刀头以55.5 kHz的超声频率进行机械振荡，使局部组织被凝固后切开，产生止血、切割、分离的效果，对周围组织损伤小（约1 mm），4～5 mm以内的血管可安全地凝固、闭合、离断，是国内外最常用的断肝器械。CUSA是利用低频超声（频率为25 kHz和35 kHz）的"空化效应"有选择性地粉碎和分离组织，但对血管和胆管无损伤，有助于肝脏血管的显露与裸化，避免误伤血管而导致大出血，这一点在肝脏切除过程中具有独特的优势。因此，CUSA可以说是目前断肝最确切、符合"精准肝切除"理念的器械。

2. 断肝技巧

应用超声刀切肝时，首先通过选择性肝门阻断或术中超声确定肝脏的预切线，用电刀间断标记，然后用超声刀由前向后、由浅入深切开肝脏被膜。由于肝被膜基本无较大血管，可先用超声刀的工作刀头在快凝档位下缓慢刺入肝实质，同时在保持工作状态的条件下缓慢夹闭超声刀。之后继续离断肝脏表层的肝实质，此时须注意不要草率离断核心部位的肝实质，应尽量避免“孤军深入”状态。因为一旦发生较大的出血，将没有足够的空间进行止血（包括缝合等方法），故应先进一步离断切除线以下2 cm范围的表层肝实质，从而获得更多的操作空间。由于距肝表面2 cm范围内肝实质通常无较大的脉管，因此离断时仍可采用切开肝表面被膜的方法。保持超声刀的工作状态，用工作刀头缓慢刺入并夹闭超声刀，基本不会有太大的出血。然而，在更深入一些的肝实质内部，会存在较多的核心血管，由于各种管道均藏匿于肝实质中，盲目地运用超声刀进行大块组织夹闭容易造成血管半离断。因此，再用此种方法则不太适合。在肝脏核心部分行肝实质离断时，超声刀更适合作为一个精细的解剖器械。术者可以借助开腹肝切除时所应用的经典“钳夹法”，即在非工作模式条件下尝试用超声刀的刀头去夹闭少量肝组织，利用经验和手感将隐藏在肝实质内的较粗管道分离出来，再行夹闭、剪断。血管在离断前需要先将其全管径分离再进行夹闭、离断，否则会因夹闭不全而导致出血。细小管道可以借助分离钳或直角钳完成分离动作，而分离较大的管道时即使直角钳也会略显长度不够，此时，应用金手指往往可以达到满意的效果。关于夹闭血管时的血管夹选择，Hem-o-lok夹闭管径较大的血管效果较好；对于较小的血管，尤其是静脉，由于管壁较薄Hem-o-lok可能夹闭不全，钛夹效果比较好，为防止脱落建议保留侧双重夹闭。对于含有较大管道的肝实质离断也可选择Endo-GIA，但其仅能闭合较薄厚度的肝实质。因此，最理想的是先将肝组织进行“打薄”处理，显露出主要肝蒂组织后，再应用Endo-GIA进行闭合。

然而，即使是很小心的操作，应用超声刀仍难免会误伤较大的静脉而导致大出血，相比之下CUSA更符合精准肝切除时代的理念。与超声刀相比，CUSA在适当强度下只粉碎肝细胞而将血管和胆管保留下来，把碎片和渗血吸除后能清晰地显露肝内管道，从而减少术中钳夹的盲目性。然而，也有学者指出，CUSA对于合并肝硬化严重的肝脏切割速度较缓慢，从而影响手术时间。值得一提的是，在CUSA使用过程中，很重要的一点是注意刮吸的方向，一定要平行于主要管道的方向，错误的刮吸方向是导致出血的主要原因。同时，刮吸时一定要尽量轻柔，无法吸掉的肝组织中往往含有管道系统。另外，CUSA常需要配合超声刀或双极电凝、百克钳等器械一起应用，操作相对复杂。对于相对简单和常规的腹腔镜肝切除来说，笔者更推荐超声刀，因其可以明显减少手术时间；而对于一些非常规或较复杂的病例则适合运用CUSA稳扎稳打，从而降低大出血的风险。

二、特殊部位腹腔镜肝切除

随着腹腔镜肝切除数量的增加及对该技术认识的深入，ICCLLR2014根据肿瘤大小、切除肝脏的范围和位置、侵犯血管的程度及肝硬化程度，提出腹腔镜肝切除难度分级系统。根据笔者的经验，切除肝段的位置和手术难度关系最为密切。因腹腔镜的局限性及解剖结构的特殊性，某些特殊部位的切除难度增加，建议此类手术在有丰富腹腔镜肝切除经验的中心开展。这些特殊部位的腹腔镜肝切除包括Ⅰ、Ⅶ、Ⅷ、Ⅳa段。

腹腔镜肝脏Ⅰ段（尾状叶）切除的关键主要是周围血管的解剖。较小的肿瘤（直径＜3 cm）建议从左侧入路，离断左三角韧带及左冠状韧带游离至第二肝门，打开小网膜囊（肝胃韧带）完全暴露尾状叶。沿肝十二指肠韧带左侧游离尾状叶的门脉及动脉分支，予以夹闭后切断。继续仔细游离尾状叶与下腔静脉之间的肝段静脉，妥善夹闭后切断。沿下腔静脉左前壁上方切断肝尾状叶。如肿瘤较大（直径≥3 cm），左侧入路无足够的空间游离，建议完全游离右肝，沿右侧入路进行切除较为安全，这需要术者具备熟练的右肝游离技巧。

肝脏Ⅶ段是腹腔镜完成切除最困难的肝段之一，引起位于右后叶上半部，膈肌及肋骨弓覆盖，较难暴露。因此，右半肝游离是腹腔镜肝脏Ⅶ段切除的核心部分。右半肝游离后，借助术者左右手交替牵扯可使右肝以下腔静脉为轴向左侧翻转，使右后叶移到右前叶位置。

腹腔镜肝脏Ⅷ段及Ⅳa段切除因紧邻第二肝门，容易损伤肝中及肝左静脉，导致致命性出血及气体栓塞。打开冠状韧带，暴露第二肝门肝静脉根部，术中超声精确判断肝静脉走向，循肝静脉进行肝段切除。

国外某些学者尝试利用胸腔镜经膈肌行肝脏Ⅶ段和Ⅷ段肿瘤切除术，可获得满意的手术视野。但因为损伤膈肌，术后并发症风险较大，该手术的应用尚需进一步观察。

三、解剖性肝切除

肝切除主要有两种方法，即解剖性肝切除（anatomic resection）和非解剖性肝切除（non-anatomic resection）。前者主要是指按照肝脏分段进行肝切除，包含了单肝段切除及多肝段（半肝）切除。有学者发现，肝肿瘤患者行解剖性肝切除术后生存及复发均优于非解剖性肝切除。自1996年国外学者报道了腹腔镜解剖性肝切除术（LAH）后，腹腔镜肝切除术尤其是解剖性肝切除术逐渐成为国内外肝脏微创外科发展的潮流。目前，我国各大医院在腹腔镜肝切除术的适应证、手术技巧、切除范围等方面已经取得长足进步，并成功地突破了中肝切除、高位肝段切除等手术禁区，对手术质量的要求越来越高。完成LAH，使之达到开腹解剖性肝切除的手术质量标准，已成为肝胆外科医师不断追求的目标。腹腔镜下半肝切除术是腹腔镜肝切除术的代表性术式之一，如何安全、精准地完成腹腔镜解剖性半肝切除术（laparoseopic anatomical hemihepatectomy，LAHH），使之达到开腹肝切除术的质量，一直在探索中。

LAHH中最为艰难的部分是断肝操作，因而主操作孔的设置应与此操作对应。主操作孔根据断肝平面设置，使操作器械和断肝平面平行最有利，左半肝和右半肝切除通常将主操作孔设置在右锁骨中线肝缘下5 cm左右区域，无论术者是左侧还是右侧站位，此操作孔往往相对恒定。主操作者右手优势者站在患者右侧更方便操作，左手优势者则宜左侧站位。

根据主操作孔及病灶的位置来设定副操作孔位置，尽量依循以下几个原则：主、副操作孔和操作点成等边三角形；主、副操作孔距离＞5 cm；操作点距离穿刺点为操作杆的一半距离；如主操作者习惯为右手操作，其副操作孔位于主操作孔的右侧，助手位于左侧；若主操作习惯左手完成，则副操作孔宜置于左侧，监视器在主、副操作孔之间，助手站位于右侧。

因为助手处于主操作者对侧，其主要工作是为主操作者提供良好的暴露和反向牵拉力。但对于复杂腹腔镜手术，也要考虑到主操作者可能因为位置和操作孔的相对固定，有些操作不便实施，助手的操作孔也可能会成为手术某个步骤的主要操作孔。故有“双主刀”之说，即助手可以适时成为手术的主要操作者。所以助手的操作孔也应该兼顾到暴露、牵拉、操作的多重作用而合理布局。

阻断肝脏血流是LAHH控制术中出血的重要方法，主要指第一肝门入肝血流的阻断。是否同时进行第二肝门肝静脉阻断尚无统一的观点。腹腔镜下肝静脉的阻断难度较高，大多不容易实现，且存在肝静脉甚至下腔静脉破裂导致手术失败的风险，故第二肝门肝静脉阻断临床已日趋少用。

绝大多数患者的入肝血流集中在第一肝门，故LAHH时控制第一肝门的血流将有助于大大减少断肝过程中的出血。目前应用于临床的肝血流阻断方法包括第一肝门全入肝血流阻断（Pringle法）、选择性半肝入肝血流阻断（Glisson

鞘内法、鞘外法）等。Pringle法包括全体外Pringle法和器械辅助的Pringle法。由于腹腔镜下操作的局限性，各种第一肝门阻断器械陆续被报道应用于LAHH中。笔者中心常用选择性半肝入肝血流阻断（Glisson鞘内法），有时辅以器械门静脉阻断钳阻断、长哈巴狗钳阻断、导尿管+结扎锁和粗棉带套扎等实施Pringle法以减少断肝时出血。笔者认为在需要两种方法结合使用时，宜先行选择性阻断半肝以获得明确的半肝分界线，再行间断Pringle法为明智之举。

四、出血控制

肝脏是血供丰富的器官，难以控制的术中出血是腹腔镜肝切除术最常见的中转开腹因素。因此，有效地预防术中出血以及在出血发生后如何及时地止血是决定手术能否成功及安全的关键，其中预防术中出血是重点。进行入、出肝血流阻断控制是预防出血的最关键技术，尤其是入肝血流阻断。

1. 入肝血流阻断

入肝血流阻断中以Pringle法最常见，操作简单，止血效果确切，但此方法长时间阻断入肝血流容易导致肝脏缺血再灌注损伤、肠源性细菌易位以及胃肠道淤血等并发症发生，对肝功能损害较大，甚至造成术后肝衰竭。对于非解剖性肝切除，因病灶通常较局限，肝切除范围较小，故一般不对第一肝门以及第二肝门的脉管结构进行解剖，可以先于第一肝门处预置肝门阻断带，如有难以控制的出血则采用Pringle法进行肝门阻断。笔者提出了腹腔镜下区域血流阻断技术，成为目前解剖性肝切除术中推荐的方法。有研究发现，区域性血流阻断技术相较Pringle法在术中出血量及输血率方面占有优势，对于伴肝硬化以及术前肝功能较差的患者，区域性血流阻断技术能有效减少术后并发症发生。此方法的操作为预先解剖出欲切除区域的入肝血管并予以阻断。在解剖入肝血管的操作中，可分为Glisson鞘内解剖法与鞘外解剖法。鞘内解剖法是打开Glisson鞘后解剖游离其内的肝动脉、门静脉和胆管，并分别予以阻断，此法的优势是可以做到精细的解剖和可靠的阻断，但需要较高的操作技巧。鞘外解剖法是在肝内外解剖游离出完整的Glisson鞘后予以阻断，操作简便、安全，有时降低肝门板有利于缩短鞘外解剖时间，降低血管和胆管损伤的风险。

区域性入肝血流阻断目前多采用直接解剖患侧Glisson鞘，大部分容易实施。有时因为肿瘤病灶的影响，或多次肝胆手术引起紧密粘连，或肝胆管结石引起局部炎症纤维化时，可导致第一肝门结构解剖困难，难以进行区域性入肝血流阻断。对策如下：① 继续分离致密粘连，进行区域性入肝血流阻断。② 从肝门部尾侧入路开始解剖，解剖出肝固有动脉后，向头侧寻及肝左或肝右动脉，同样解剖出门静脉主干后向头侧寻及门静脉左或右支，再分别游离阻断。③ 放弃解剖，必要时在采用非选择性入肝血流阻断下劈开肝正中裂前下部后再解剖肝门，分别游离、夹闭、离断肝动脉、门静脉的相应属支；也可行Glisson鞘外解剖肝蒂，利用腹腔镜下切割闭合器离断。④ 放弃解剖，采用非选择性入肝血流阻断的方法控制出血。

2. 出肝血流阻断

出肝血流控制是一个难点。腹腔镜下解剖第二肝门难度很大，因此，术者须根据自身经验和技术水平选择性地进行腹腔镜下第二肝门解剖及肝静脉的游离与阻断。行腹腔镜右半肝切除术时，出肝血流的控制还涉及第三肝门解剖和右侧肝短静脉的处理，在掌握游离右肝的技术前提下行前下或右侧入路解剖右侧部肝短静脉往往比较安全。当然，确实难以肝外解剖进行第二、第三肝门处理时，也不必勉强，在切肝后期处理即可。对于部分复杂的腹腔镜右半肝切除，游离右肝进行第二、第三肝门处理有时比较困难，采用上述前入路方法，劈开肝正中裂离断肝组织后再处理肝右静脉、肝短静脉也是一个不错的选择。出血控制还涉及离断肝组织时的出血预防及处理，此时重要的是术者应对肝脏解剖尤其是切除线附近的解剖了然于胸，仔细阅读术前影像学检查资料，必要时行术中超声检查以判断血管走行方向；在断肝过程中仔细操作，充分运用各种断肝器械的特点进行精准解剖，切忌操之过急。对于右半肝切除，必要时可以再采用绕肝提拉的方法控制断面出血。虽然极少的学者曾经报道腹腔镜下绕肝提拉技术，但是并没有足够详细的技术介绍。Dokmak等于2014年报道了一种应用鼻胃管进行腹腔镜下绕肝提拉的方法，取得满意的效果。部分复杂的腹腔镜右半肝切除术中运用金手指（the Goldfinger dissector, GF）在腹腔镜下通过“5步法”建立肝后隧道，完成绕肝提拉，再采用前入路的方法进行手术，取得了初步满意的效果。

五、并发症的防治

1. 出血

出血是腹腔镜肝切除术中最常见的并发症。不可控制的出血是中转开腹最常见的原因。术中出血主要发生于肝实质离断过程中创面的渗血或出血，也可见于较大动静脉的损伤以及肿瘤的破溃出血等，后两种情况非常紧急，应考虑中转开腹。术后出血最常见的原因是术中肝创面止血不彻底、焦痂或血管结扎线脱落、上消化道应激性溃疡出血、凝血功能障碍等。须特别强调的是，我国的乙肝发病率很高，行腹腔镜肝切除术的患者多合并不同程度的肝硬化。部分研究表明，合并肝硬化患者行腹腔镜肝切除术具有更高的风险，手术时间和住院时间均长于非合并肝硬化患者，出血量也多于非合并肝硬化患者，且有更多的机会发生其他如肝衰竭等并发症。与开腹手术相比，腹腔镜下控制出血的难度更大，器械无法做到像手一样灵活地阻断肝门、压迫断面、缝合止血。我国《腹腔镜肝切除专家共识与手术操作指南(2013版)》认为“除切除直径≤3 cm的病灶或左外叶切除可不阻断入肝及出肝血流外，切除直径＞5 cm的病灶或行解剖性肝切除时，为减少肝切除过程中的出血，常需阻断入肝及出肝血流”。以往采用的肝门阻断技术具有肝脏缺血再灌注损伤及胃肠道淤血等不良反应，而选择性血管阻断在肝切除术中对控制出血具有显著效果。肝脏离断创面的细心处理十分重要。断面的形成与手术器械息息相关，目前超声刀较为常用。2014年第二次国际腹腔镜肝切除专家会议上(ICCLLR2014)提出在肝脏切除时，维持10～14 mmHg(1 mmHg=0.133 kPa)的二氧化碳气腹对反流性出血有相当不错的控制作用，也有研究表明气腹产生的压力能减少小静脉出血和腹部其他器官的血液回流。同理，在撤去气腹前，应对肝脏创面进行严格检查，用手术器械电凝止血或结扎止血，在严重出血的情况下可以通过增加气腹压力或短暂降低人工气道压力的方法来减少反流性出血。此外，无论是开腹手术还是腹腔镜肝切除术，都应维持较低中心静脉压(＜5 cmH_2O)，有利于降低来自肝静脉的反流性出血，较低中心静脉压可以通过头高脚低体位，静脉注射硝酸甘油或呋塞米，严格限制液体，低血容量静脉切开术或夹住下腔静脉等来实现。

除上述以外，严格把控手术适应证、正规全面的术前检查、术前详细的影像学检查、选择手术最佳路径等有助于预防和减少术中和术后出血，尽可能减少术中输血。有研究表明，避免术中输血与降低术后肿瘤复发率相关。当发生不可控制的出血(如血管破裂或肿瘤破溃等)时应立即压迫止血后中转开腹，或出血量较大时也应考虑中转开腹。若发生术后腹腔或肝创面出血，应尽早行腹腔镜下探查并止血。

2. 气体栓塞

气体栓塞是由于腹腔内气体经肝静脉破口进入血液循环系统造成的。但是少量的二氧化碳低速地进入血液对机体影响不大，因此文献报道中有意义的气体栓塞发生率非常低。然而，一旦发生大量的气体栓塞，患者病死率极高，应引起足够重视。早期腹腔镜肝切除以局部切除为主，很少处理大血管，较少发生气体栓塞，随着腹腔镜技术的发展，其肝切除范围与手术指征不断扩大，往往需要预先阻断入肝和出肝血流，操作中易损伤肝静脉。根据流体动力学原理，在气腹环境下大量的气体容易快速吸入静脉，形成气栓；气体通过右心腔进入肺血管，导致完全性肺动脉栓塞，进而引发急性心衰，致患者死亡。另外，研究表明氩气在血液中的溶解度只有二氧化碳的1/17，使用氩气刀可增加气体栓塞发生风险，已有相关案例报道。因此，在气体栓塞的预防方面应做到以下几点：解剖第二肝门时小心谨慎，避免撕裂肝静脉，分离出肝静脉后可用1～2枚钛夹预先阻断；离断肝实质时注意及时结扎较大的肝静脉分支；减少使用氩气刀，或使用前优先处理肝断面的活动性出血；适当提高中心静脉压，以减少静脉与气腹间的压力差等。

当患者出现呼气末二氧化碳浓度(fractional con-centration of end-tidal carbon dioxide, $FetCO_2$)及氧饱和度降低伴有快速型心律失常改变时，须考虑到气体栓塞的可能。明确气体栓塞诊断时，应立即停止气腹，降低腹腔气压，液体淹没破孔，同时寻找受损血管及时结扎；并通过加大呼气末正压通气、增加静脉输液量等提高静脉内压力；若气体栓塞严重，可通过中心静脉导管抽吸气泡甚至直接右心穿刺将气泡吸出；采用左侧卧位，必要时中转开腹完成手术。

3. 穿刺孔肿瘤播散

腹部穿刺孔肿瘤播散是指腹腔镜手术后早期肿瘤复发，仅发生在腹壁上1个或多个穿刺孔瘢痕组织或切口区域，与腹膜转移无关。肝脏恶性肿瘤在手术过程中或从腹腔取出时不慎破溃，是造成腹腔或穿刺孔种植的主要原因。还有学者提出，手术操作和沾染器械频繁出入是穿刺孔肿瘤细胞直接沾染的重要原因，脱落细胞直接种植可能是术后穿刺孔肿瘤播散发生的重要机制。研究认为，二氧化碳沿穿刺套管泄漏造成的肿瘤细胞种植于穿刺孔，这种现象称为“烟囱效应”，从某种意义而言，这也明显提高了手术器械的带瘤率及穿刺孔的转移率。此外，也存在二氧化碳气腹促进肿瘤细胞皮下生长、抑制患者免疫系统等观点，但均缺乏临床证据。综上，预防关键是防止肿瘤破裂以及减少器械与肿瘤实质接触机会，故应严格遵循肿瘤切除的整块切除原则、非接触原则，以及切除时要有足够的切缘(＞1 cm)。

在术前及术中要完善影像学检查，明确肿瘤的位置、形状及与周围血管的关系，从而确定边缘。标本应装入标本袋中取出，防止局部种植。肿瘤切除后需行腹腔灌洗，尽可能清除游离癌细胞。有效缩短气腹时间，采用加热湿化的二氧化碳，减少肿瘤细胞的雾化状态。

4. 胆漏

腹腔镜肝切除术后胆漏发生的主要原因在于创面坏死物质或钛夹脱落，肝断面胆管断端结扎不完全或闭合的细小胆管术后重新开放所致。事实上，部分文献表明相较于开腹肝切除术，胆漏在腹腔镜肝切除术中的发生率更低，原因在于腹腔镜下局部视野放大，肝实质内微小血管及胆管辨认更加清晰，有利于术者在第一时间对其处理，从而减少术后胆漏的发生。在术中可以使用纱布轻轻按压肝断面几分钟，并观察白色纱布是否变色，若变黄说明存在胆漏，找出漏口并电凝或结扎，如此反复直至纱布不变色。

术中放置引流管、术后严密观察引流液性状可及时发现胆漏的发生。来自肝创面的少量胆漏一般能自行愈合，但须警惕术中损伤附近主要胆管的可能，可行磁共振胰胆管成像（MRCP）或内镜逆行胰胆管造影（ERCP）明确诊断；若术后早期胆汁引流较多且伴随腹膜炎症状时，可能为钛夹脱落所致，常需腹腔镜探查，并重新结扎漏口。

第四节 机器人辅助腹腔镜肝切除的应用

由于腹腔镜固定关节器械的自由度较小、人手颤动放大、学习曲线长等内在局限，限制了其在复杂肝切除术中的拓展。机器人手术系统克服了传统腹腔镜技术的内在缺陷，优势如下：仿真手腕器械有7个自由度，可以模拟人手腕的灵活操作，并可滤过人手颤动，达到甚至超越了人手的灵活度和精确度；视频成像系统提供10倍放大的高清三维图像；机械臂系统可以提供持续而稳定的牵拉；医师控制台符合人体工学等。因此，机器人手术系统理论上更适用于复杂肝脏手术。

2002年，Giulianotti等完成了首例机器人肝切除术。目前，文献报道的机器人肝切除手术数量逐年增加，总数＞600例。2014年第二届国际腹腔镜肝切除专家会议（ICCLLR2014）指出，机器人肝切除术优于或不劣于腹腔镜手术，且学习曲线较短，易于学习。Tsung等发现完全机器人肝切除术的完成率高达93.0%，而完全腹腔镜肝切除的完成率为49.0%，故认为机器人手术系统有助于提高微创大范围肝切除术的完成率。

有研究认为，机器人手术系统有利于位于肝脏后上段（如Ⅶ、Ⅷ段）等困难部位的肿瘤切除。位于肝脏后上段的肿瘤由于解剖位置及弯曲的肝实质离断切线，实施腹腔镜手术较困难，通常需实施大范围肝切除或手助完成，切除的正常肝脏体积较大。而机器人手术系统由于器械可弯曲，在做保留肝实质的非解剖性肝切除时具有优势。Giulianotti等报道机器人手术系统操作更精细、对肝门及肝后下腔解剖更安全、控制出血更有效、显微缝合使胆管及血管吻合重建更方便，适合用于肝门部胆管癌根治术及胆道重建。此外，机器人手术系统的可弯曲器械能够部分克服单孔腹腔镜操作三角缺失及器械碰撞的问题，使单孔肝切除变得容易。

当然，机器人肝脏手术亦存在一定的局限性，例如，缺少触觉反馈、需要有丰富腹腔镜经验的助手、变换体位或操作孔需重新安装床旁机器臂、现阶段可使用的肝实质离断工具少于腹腔镜或开放手术、手术时间长于腹腔镜手术、手术费用较高等。

参考文献

[1] Agrwal A K, Javed A, Kalayarasan R, et al. Minimally invasive versus the conventional open surgical approach of a radical cholecystectomy for gallbladder cancer: a retrospective comparative study[J]. HPB, 2015, 17(6): 536–541.

[2] Allard M, Cunha A S, Gayet B, et al. Early and long-term oncological outcomes after laparoscopic resection for colorectal liver metastases: a propensity score-based analysis[J]. Ann Surg, 2015, 262(5): 794–802.

[3] Andreou A, Brouquet A, Abdalla E K, et al. Repeat hepatectomy for recurrent colorectal liver metastases is associated with a high survival rate[J]. HPB (Oxford), 2011, 13(11): 774–782.

[4] Belghiti J. Synchronous and resectable hepatic metastases of colorectal cancer: should there be a minimum delay before hepatic resection[J]. Ann Chir, 1990, 44(6): 427–429.

[5] Buell J F, Cherqui D, Geller D A, et al. The international position on laparoscopic liver surgery: The Louisville Statement, 2008[J]. Ann Surg, 2009, 250(5): 825–830.

[6] de Santibañes E, Clavien P A. Playing play-doh to prevent postoperative liver failure: the "ALPPS" approach[J]. Ann Surg, 2012, 255(3): 415–417.

[7] Hariharan D, Constantinides V, Kocher H M, et al. The role of laparoscopy and laparoscopic ultrasound in the preoperative staging of patients with resectable colorectal liver metastases: a meta-analysis[J]. Am J Surg, 2012, 204(1): 84–92.

[8] Hwang D W, Han H S, Yoon Y S, et al. Laparoscopic major liver resection in Korea: a multicenter study[J]. J Hepatobiliary Pancreat Sci, 2013, 20(2): 125–130.

[9] imura F, Miyazaki M, Suwa T, et al. Reduced hepatic acutephase response after simultaneous resection for gastrointestinal cancer with synchronous liver metastases[J]. Br J Surg, 1996, 83(7): 1002–1006.

[10] Ishizawa T, Gumbs A A, Kokudo N, et al. Laparoscopic segmentectomy of the liver from segment I to Ⅷ[J]. Ann Surg, 2012, 256(6): 959–964.

[11] Itano O, Oshima G, Minagawa T, et al. Novel strategy for laparoscopic treatment of pT2 gallbladder carcinoma[J]. Surg Endosc, 2015, 29(12): 3600-3607.
[12] Jang J Y, Heo J S, Han Y, et al. Impact of type of surgery on survival outcome in patients with early gallbladder cancer in the era of minimally invasive surgery: oncologic safety of laparoscopic surgery[J]. Medicine (Baltimore), 2016, 95(22): e3675.
[13] Kawaguchi Y, Hasegawa K, Wakabayashi G, et al. Survey results on daily practice in open and laparoscopic liver resections from 27 centers participating in the second International Consensus Conference[J]. J Hepatobiliary Pancreat Sci, 2016, 23(5): 283-288.
[14] Lee W, Han H S, Yoon Y S, et al. Role of intercostal trocars on laparoscopic liver resection for tumors in segments 7 and 8[J]. J Hepatobiliary Pancreat Sci, 2014, 21(8): E65-E68.
[15] Machado M A, Makdissi F F, Surjan R C, et al. Transition from open to laparoscopic ALPPS for patients with very small FLR: the initial experience[J]. HPB (Oxford), 2017, 19(1): 59-66.
[16] SaChuha A, Laurent C, Rault A, et al. A second liver resection due to recurrent colorectal liver metastases[J]. Arch Surg, 2007, 142(12): 1144-1149.
[17] Schadde E, Ardiles V, Robles-Campos R, et al. Early survival and safety of ALPPS: first report of the International ALPPS Registry[J]. Ann Surg, 2014, 260(5): 829-836.
[18] Shaw I M, Rees M, Welsh F K, et al. Repeat hepatic resection for recurrent colorectal liver metastases is associated with favourable long-term survival[J]. Br J Surg, 2006, 93(4): 457-464.
[19] Tranchart H, Fucks D, Vigano L, et al. Laparoscopic simultaneous resection of colorectal primary tumor and liver metastases: a propensity score matching analysis[J]. Surg Endosc, 2016, 30(5): 1853-1862.
[20] Xiao L, Li J W, Zheng S G. Totally laparoscopic ALPPS in the treatment of cirrhotic hepatocellular carcinoma[J]. Surg Endosc, 2015, 29(9): 2800-2801.
[21] Xiao L, Xiang L J, Li J W, et al. Laparoscopic versus open liver resection for hepatocellular carcinoma in posterosuperior segments[J]. Surg Endosc, 2015, 29(10): 2994-3001.
[22] Yin Z, Liu C, Chen Y, et al. Timing of hepatectomy in resectable synchronous colorectal liver metastases (SCRLM): simultaneous or delayed[J]. Hepatology, 2013, 57(6): 2346-2357.
[23] Yoon Y S, Han H S, Cho J Y, et al. Is laparoscopy contraindicated for gallbladder cancer? A 10-year prospective cohort study[J]. J Am Coll Surg, 2015, 221(4): 847-853.
[24] Zacharoulis D, Sioka E, Tzovaras G, et al. Laparoscopic left lateral sectionectomy with the use of Habib 4X: technical aspects[J]. J Laparoendosc Adv Surg Tech, 2013, 23(6): 549-552.

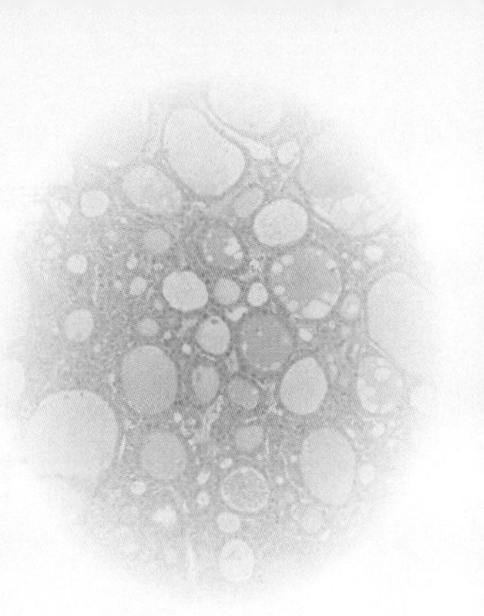

第十四章

肝癌合并门静脉癌栓的多学科诊治

孙居仙　程树群

门静脉癌栓（PVTT）的形成机制非常复杂，涉及诸多种基因及通路，血清标志物也在研究中。程氏分型是一种临床上实用性很强的PVTT分型方法。索拉非尼是国际公认的治疗药物但效果局限；手术治疗是目前国内常用的治疗方法，用于原发灶可切除、Ⅰ型和Ⅱ型的PVTT患者，术前放疗+手术降期治疗可适用于部分Ⅲ型PVTT患者；放疗及经导管动脉化疗栓塞（TACE）常联合应用于肝癌原发灶无法切除或Ⅲ型及Ⅳ型的PVTT患者；静脉化疗适用于合并远处转移的PVTT患者；局部治疗亦可用于部分PVTT患者，但还需进一步验证。总之，PVTT的形成机制尚需进一步研究明确，治疗上除索拉非尼外，肝癌合并PVTT的治疗目前尚缺乏高质量循证医学证据，多学科综合治疗是未来发展的方向。本章总结了肝癌合并PVTT诊治的最新研究进展。

［通信作者］　程树群，Email: chengshuqun@aliyun.com

第一节　肝癌合并门静脉癌栓的诊断与分型

肝癌是目前国内最常见的恶性肿瘤之一，约占全世界新发病例的一半，病死率仅次于肺癌，位居第2位。随着影像学及外科技术的发展，肝癌的预后有了一定的改善。但是文献显示，近20年来肝癌患者生存率的提高已经遇到了“瓶颈”，主要原因是70%～80%的肝癌患者就诊时已经处于进展期或晚期，合并脉管癌栓发生率高，其中胆管癌栓（BDTT）发生率为1.84%～13%，肝静脉/下腔静脉癌栓（HVTT/IVCTT）发生率为0.7%～20%，而门静脉癌栓（PVTT）最为常见，发生率可达44%～62.2%。肝癌患者一旦出现PVTT，病情发展迅速，短时间内即可发生肝内外转移、门静脉高压、黄疸、腹水，中位生存时间仅为2.7个月。脉管癌栓是目前公认的肝癌预后不良的主要危险因素。本章主要讨论肝癌合并PVTT的诊断及治疗。

一、肝癌合并PVTT的诊断

1. 肝癌合并PVTT的影像学诊断

PVTT是肝癌发生和发展过程中的表现之一，对PVTT的诊断必须结合肝癌的诊断。若肝癌诊断明确，又有PVTT的征象，则肝癌合并PVTT的诊断成立。PVTT的影像学检查方法包括B超、CT平扫及增强、MRI的T_1WI/T_2WI/DWI及增强、数字减影血管造影（digital subtraction angiography，DSA）等，其中增强需包括动脉期、门静脉期及延迟期这3期扫描，CTA及MRA可全面了解肝动脉、门静脉及肝静脉，特别对PVTT的全貌显示较好。规范化的检查方法是全面了解肝癌及PVTT的技术保证，是正确诊断的基础。一般在肝癌诊断的基础上，若有下列影像学特征者，则PVTT诊断成立：① B超示门静脉内充满或部分填充性占位，大多呈低回声，彩色多普勒测定示占位性病变内有血流且呈动脉性频谱；② CT增强时门静脉期门静脉内可见条状低密度充盈缺损影，部分患者在动脉期时可见门静脉早期显影以及细线样的高密度影，提示有动门静脉瘘和PVTT供血动脉，延迟期肝静脉及下腔静脉如有癌栓，其内可见充盈缺损影；③ MRI示门静脉占位性病变T_1WI中呈腔内等或低信号，质子像及T_2WI中呈条状高信号，增强示充盈缺损，表现与CT相似；④ DSA表现为与门静脉平行的线条状低密度影，密度不均匀的充盈缺损或圆形、卵圆形边界清楚的充盈缺损；⑤ 肝癌切除术后，虽然肝内未见有肿瘤转移或复发，但门静脉内有占位性病变，首先考虑为肝癌术后复发、癌栓形成。

2. 肝癌合并PVTT的血清学预测

至今对PVTT的预测诊断尚无特异性血清标志物。在肝癌诊断现有标志物基础上，对合并PVTT的血清标志物国内外已进行了相关研究。Liu报道AFP＞32.91 μg/L且CA125＞113.65 IU/mL或AFP＞20 000 μg/L 对诊断PVTT的特异度分别为97%和96%，敏感度分别为52%和76%。Kim报道血栓前体蛋白(thrombus precursor protein，TPP)＞5.4 μg/mL的敏感度及特异度分别为82.1%和3.7%。Zhou报道凝血酶活动指数（plasminogen activator inhibitor，PAI）的敏感度高达96.0%，但特异度仅为38.8%，难以应用于临床。Mínguez报道了由35个基因（14个表达上调，21个表达下调）组成的Pannel，其诊断PVTT的准确率和阴性预测值分别为69%和77%。其他报道与PVTT发生率相关的因子包括脱-γ-羧基凝血酶原（DCP）、α-L-岩藻糖苷酶（AFU）、白介素8（interleukin-8，IL-8）等尚需进一步临床验证。目前虽然尚无单个因子可以准确预测PVTT，但是有报道多个方法组合可能增加PVTT预测的准确率，如Shirabe提出DCP＞101 mAU/mL、肿瘤直径＞3.6 cm和最大标准摄取值（SUVmax）＞4.2，若符合其中两条，其预测微血管侵犯的敏感度和特异度分别高达100%和90.9%，但至今临床上未得到推广应用。

二、肝癌合并PVTT的分型

PVTT发生的部位、范围与治疗预后密切相关。目前国际上常用的肝癌分期如TNM分期、BCLC分期、JIS分期等大多认可PVTT的重要性，但是都未进一步细化分层，影响了PVTT患者的分析比较，也影响了肝癌的科学分期。

目前，作为肝癌分期的细化，针对PVTT的分型方法有程氏分型及日本VP分型。程氏分型依据PVTT侵犯门静脉范围分为4型（**见图14-1-1**）：Ⅰ型，癌栓累及二级及二级以上门静脉分支，其中癌栓累及门静脉三级及三级以上分支为Ⅰa型，癌栓累及门静脉二级分支为Ⅰb型；Ⅱ型，癌栓累及一级门静脉分支，其中癌栓累及一叶一级门静脉分支（如门静脉左干或右干）为Ⅱa型，癌栓累及二叶一级门静脉分支（即累及门静脉左干和右干）为Ⅱb型；Ⅲ型，癌栓侵犯至门静脉主干，其中癌栓累及门静脉主干、门静脉左右干汇合处以下不超过2 cm

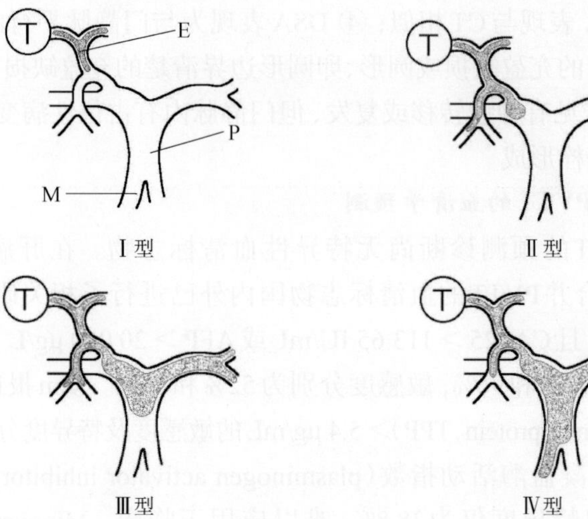

图14-1-1　门静脉癌栓（PVTT）分型示意图

注：T，肝脏肿瘤；E，癌栓组织；P，门静脉主干；M，肠系膜上静脉。

为Ⅲa型，癌栓累及门静脉主干、门静脉左右干汇合处以下超过2 cm为Ⅲb型；Ⅳ型，癌栓侵犯至肠系膜上静脉（Ⅳa）或下腔静脉（Ⅳb）；另外，微血管癌栓归为I_0型。相对于日本的VP分型，程氏分型将微血管癌栓单独列出（为I_0）并将临床上难以区分诊断的VP1和VP2合并为Ⅰ型，将包含多级门静脉的VP4型细分为Ⅲ/Ⅳ型，尤其是突出了肠系膜静脉内癌栓（Ⅳ型），有较好的临床预后评估的相关性和为治疗方法提供选择。

程树群教授团队把肝癌TNM分期、肝功能、患者整体情况和相关疾病加入分期中，建立了肝癌合并PVTT的“刘-程”新分期（**见图14-1-2**）。该分期将患者分为5期，即① 极早期（0期）：PS评分0，肝功能Child-Pugh A/B级，主要针对肿瘤可切除，术后病理证实合并微血管癌栓的患者；② 早期（Ⅰ期）：PS评分0，肝功能Child-Pugh A/B级，主要针对肿瘤和PVTT可切除的患者；③ 中期（Ⅱ期）：PS评分1～2，肝功能Child-Pugh A/B级，主要针对肿瘤及PVTT不可切除的患者；④ 晚期（Ⅲ期）：PS评分1～2，肝功能Child-Pugh A/B级，主要针对伴肝外转移的患者；⑤ 临终期（Ⅳ期）：PS评分3～4，肝功能Child-Pugh C级。其中Ⅰ期和Ⅱ期根据PVTT是否侵犯门静脉主干又细分为A、B两个亚期，即未侵犯主干划分为ⅠA和ⅡA期，侵犯主干划分为ⅠB和ⅡB期。作为国际上该领域首个由中国学者建立的临床分期，克服了BCLC分期单一、宽泛的缺点，并具有以下优点：① 能够预测患者的预后；② 评估肿瘤的发展情况，制订治疗方案；③ 根据分期对患者分层管理，精准治疗。

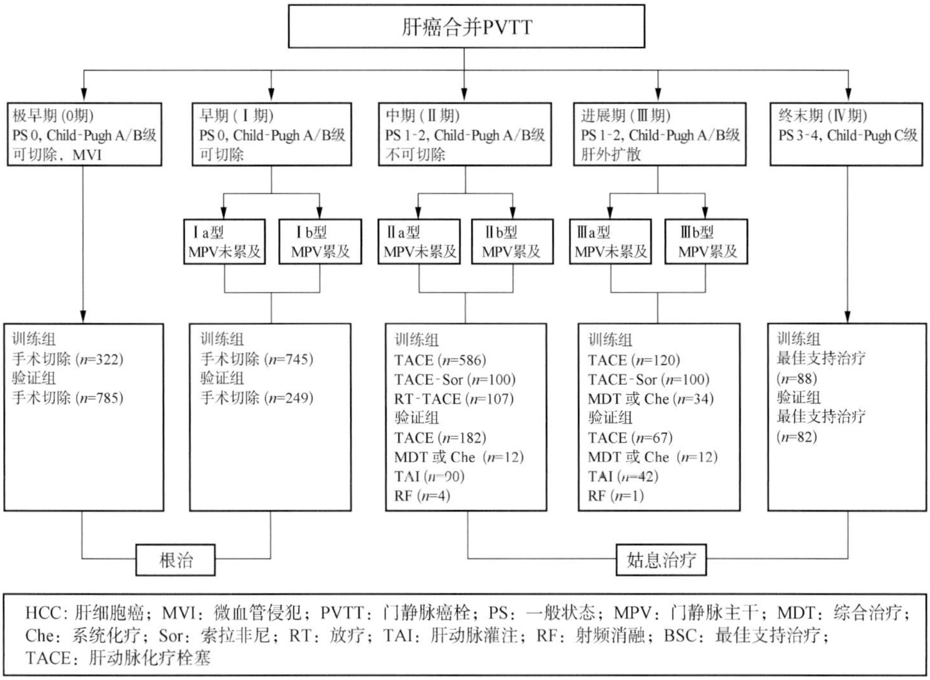

图14-1-2 肝癌合并门静脉癌栓(PVTT)的“刘-程”新分期

第二节 肝癌合并门静脉癌栓的多学科治疗

肝癌合并PVTT的治疗原则应以肝功能基础为前提，根据肿瘤情况和PVTT分型，首次治疗尽量选择能最大可能去除或控制肝癌原发病灶及PVTT的方法，强调通过联合多学科的综合治疗手段，延长患者的生存期并改善生活质量。

一、手术治疗

手术切除是目前治疗肝癌合并PVTT的主要治疗方法，也是所有治疗方法中最有可能治愈的方法。癌栓绝大多数以主瘤为基部朝门静脉主干方向发展，决定了外科手术切除有可能既切除主瘤又同时清除癌栓的目的。即使不能完全清除癌栓，也可达到消瘤减负、疏通血管、降低门静脉压力的作用，提高患者的生存质量。目前文献显示手术治疗效果优于TACE治疗。Liu等报道PVTT患者接受手术及TACE治疗后1、3、5年的生存率分别为85%和60%、68%和42%、61%和33%($P < 0.05$)。陈敏山等报道接受手术治疗的PVTT Ⅰ/Ⅱ型患者的1、3、5年生存率分别为81.5%、51.2%、37.9%，明显高于TACE组的41.1%、8.9%、3.6%；但对于PVTT Ⅲ/Ⅳ型患者，这两种治疗的效果类似。另一项包括160例肝癌合并PVTT患者的荟萃分析结果显示，PVTT Ⅰ/Ⅱ型患者的手术疗效优于TACE治疗，而PVTT Ⅲ/Ⅳ型患者的生存时间无明显差别。因此，现认为PVTT Ⅰ/Ⅱ型适合手术治疗，并有较好的疗效。

1. 手术方式

PVTT的手术方法临床上主要有以下3种：

(1) 主瘤与癌栓一并切除：如右前叶肝癌，癌栓局限于门静脉右前分支，在做右前叶切除时一并将门静脉右前叶支及其癌栓整块切除；肿瘤位于右肝，癌栓已延伸至门静脉右支，若肝功能允许，则可行右半肝切除并门静右支癌栓切除；左肝癌合并门静脉左支癌栓，做左半肝切除一并切除主瘤和门静脉左支及其癌栓。

(2) 经肝断面门静脉取栓：肿瘤切除后仍在肝门阻断下敞开肝断面门静脉支或左手示指、拇指轻轻捏住门静脉主干或肝十二指肠韧带，用适当型号取栓钳伸入管腔内取癌栓组织，逐步深入门静脉主干及对侧分支；取尽癌栓后放松肝门阻断，让门静脉血涌出，若有残留的癌栓组织可被门静脉血冲出；如放松肝门后仍无门静脉血流出或血流不畅，则表明主干内仍有较大的癌栓阻塞，应再深入主干取栓，直至有血流涌出。在放松肝门阻断后，门静脉血流有可能将残留的癌栓组织冲入对侧门径分支，故在复流后应再向对侧门静脉支取栓。在确信已取尽癌栓后(有时需用术中B超确认门静脉内无癌栓)，肝断面门静脉用无损伤血管钳夹持，4-0血管缝线连续缝合关闭。

(3) 门静脉主干切开取栓：若经肝断面门静脉不能取尽主干内癌栓，可直接切开主干取栓；有时原发灶较小且位于肝表面，但形成的癌栓可延伸至主干，此时可在局部切除原发灶后直接切开门静脉主干取栓。方法是切开肝十二指肠韧带右侧的浆膜，适当游离胆总管后将之牵向左侧，分离、显露其后内方的门静脉右后壁，在肝门阻断下纵向切开门静脉取栓。癌栓取尽后用5-0无损伤缝线连续缝合门静脉切口。

目前文献报道肝癌合并PVTT的围手术期病死率为0～7.3%，其中PVTT Ⅰ/Ⅱ型患者病死率低于3%；PVTT Ⅰ/Ⅱ型患者的5年总体生存率为10%～59%，PVTT Ⅲ/Ⅳ型为0～26.4%。Zhang等将接受手术治疗的肝癌合并PVTT患者分为En Bloc组（A组，n=113）和Peeling Off组（B组，n=139），结果显示A组的复发率显著低于B组（9.7% *vs* 23.9%，P=0.005），因此认为En Bloc应为PVTT患者手术的标准术式。肿瘤切缘与术后生存相关，手术切缘要求至少1 mm。Kondo等将PVTT手术患者依据手术切缘1 mm分为两组，其中手术切缘≥1 mm组生存时间明显长于手术切缘＜1 mm组（497天 *vs* 227天，P＜0.05）。3D成像引导下的解剖性肝切除可提高切除率和根治性切除率，有利于减少术后并发症及提高手术疗效。海军军医大学附属东方肝胆外科医院分析了74例PVTT手术患者（3D组31例，CT组43例），结果显示3D组患者的手术时间少于CT组，2年生存率则明显高于CT组（40% *vs* 18%，P=0.023）。

2. 预防复发措施

由于PVTT患者术后复发率高达56.9%，降低复发率是提高PVTT患者手术疗效的关键，也是目前PVTT治疗的难点。

（1）术前放疗：针对目前手术治疗有争议的Ⅲ型PVTT患者，笔者的一项前瞻性研究探讨了术前放疗降期治疗的可行性。该研究共纳入了82例接受手术切除的Ⅲ型PVTT患者，结果显示术前放疗组的2年生存率显著高于对照组（45.9% *vs* 8.9%，P=0.023）。术前放疗再降期手术切除的优点在于：放疗同时照射原发灶及PVTT，治疗PVTT的同时可以控制原发灶的生长以免贻误手术时机，部分病例可实现PVTT降期以达到根治性切除目的，在降低复发率的同时不增加术后肝衰竭风险。

（2）术前辅助性TACE：术前TACE可能对降低复发率有益。Zhang等的回顾性研究共纳入290例接受手术切除的肝癌合并PVTT患者，其中85例术前施行了TACE，结果显示术前TACE组的1、3、5年的总生存率分别为61.2%、31.7%和25.3%，明显高于对照组的48.3%、18.7%和13.9%（P＜0.001）；亚组分析结果认为术前介入仅延长了Ⅰ、Ⅱ型PVTT患者的术后生存时间，而对Ⅲ型PVTT患者无效。

（3）术后辅助性TACE：可能会进一步降低患者复发率。Peng等将104例接受手术的PVTT患者随机分为术后辅助性TACE组（n=51）及空白对照组（n=53），结果显示术后辅助性TACE组的5年生存率明显高于对照组（21.5% *vs* 8.5%，P=0.009）。Li等将112例PVTT手术患者随机分为对照组（n=37）、术后TACE组（n=35）及术后TACE+经门静脉系统化疗（PVC）组（n=40），结果显示3组患者的3年无瘤生存率分别为17.8%、23.7%和46.1%，术后TACE组和术后TACE+PVC组均明显高于对照组（P＜0.05）。

（4）术后其他辅助性治疗措施：① 索拉非尼，虽然STORM试验结果为阴性，但是针对术后高复发风险人群的研究仍在继续并取得了部分阳性结果。Liao等将肝癌术后高复发风险患者（如术前合并PVTT等）分为索拉非尼组（$n=14$）和对照组（$n=28$），结果显示索拉非尼组无瘤生存期较对照组平均延长3.4个月。② 抗病毒药物，术后服用抗病毒药物可降低肝癌术后复发率。我们一项纳入180例肝癌手术患者的随机对照研究结果显示，肝癌患者术后口服抗病毒药组的4年生存率明显高于对照组（86.4% *vs* 47.4%，$P<0.001$），亚组分析显示术后口服抗病毒药物对PVTT手术患者亦有效。③ 术后放化疗可能对降低复发率有效。目前仅有小规模回顾性研究结果支持，尚需进一步大规模的前瞻性研究进行验证。

二、TACE

TACE是中晚期肝癌的主要治疗方式之一，1953年由Seldinger首先应用。PVTT组织与肝内原发灶一样具有肝动脉和门静脉双重血供，肝动脉的供给具有其主要作用，是肝癌PVTT患者施行TACE的理论基础。目前认为只要肝功能尚可，且肝门区已经存在门静脉侧支循环即可考虑选用TACE治疗。文献报道TACE围手术期病死率＜1.2%，TACE术后综合征发生率28.9%～94%。TACE治疗PVTT的效果差异很大，完全缓解率为0，部分缓解率为19.5%～26.3%，疾病稳定率为42.5%～62.7%。PVTT Ⅰ/Ⅱ型患者的平均生存时间为10.2个月，而PVTT Ⅲ/Ⅳ型患者的平均生存时间为5.2个月。目前，越来越多的研究也证实TACE治疗对于PVTT患者是安全有效的。Liang等回顾性分析了57例接受TACE治疗的PVTT患者，结果发现完全缓解或部分缓解患者的中位生存期为11.2个月，明显长于疾病进展患者的3.1个月；多因素分析结果显示TACE有效率为影响预后的重要因素。Niu等研究结果显示，接受TACE治疗的PVTT患者的总生存期显著长于保守治疗者（8.67个月 *vs* 1.4个月，$P<0.001$），且接受TACE治疗的PVTT分型为Ⅰ～Ⅳ型肝癌患者的中位生存时间分别为19.0、11.0、7.1和4.0个月（$P<0.01$）。荟萃分析结果显示，TACE治疗效果明显优于TACI，因此建议术中使用栓塞剂，且栓塞剂直径越小、超选越靠近供瘤动脉，栓塞结果越好，对肝功能影响越小，预后相应亦较好。

肝癌合并PVTT患者虽然预后差，但通过积极有效的治疗仍可延长患者的生命，提高患者的生活质量。TACE对PVTT的治疗仍具有重要作用，与手术、放疗、局部治疗等的综合治疗能明显提高PVTT的疗效。

三、放疗

1. 内照射

目前国内外报道的体内放射粒子包括碘-131（^{131}I）、碘-125（^{125}I）、钇-90（^{90}Y）等，途径主要通过肝动脉插管或经皮穿刺直接植入。经动脉放疗性栓塞（TARE）既可栓塞肿瘤血管又可通过放射线杀死肿瘤。文献报道^{90}Y-TARE治疗PVTT的效果及安全性均优于TACE，患者的中位生存时间为3.2～10.4个月。Lewandowski等回顾性分析了86例肝癌合并PVTT患者，^{90}Y-TARE组的有效率和总体生存期分别为61%和35.7个月，明显优于TACE组的37%和15.7个月（$P < 0.05$）。最近一篇纳入14项研究共722例接受^{90}Y治疗的PVTT患者的荟萃分析显示，PVTT患者对^{90}Y治疗耐受良好，完全缓解率、部分缓解率、疾病稳定率和疾病进展率分别为3.2%、16.5%、31.3%和28%；总体中位生存时间为9.7个月，其中Child-Pugh A级患者的总生存期为12.1个月，明显优于Child-Pugh B级患者的6.1个月（$P < 0.05$）。因^{90}Y玻璃微球国内尚未上市，相关研究多为国外报道。国内应用较多的为^{125}I粒子条或支架植入。滕皋军等报道了25例接受TACE联合门静脉^{125}I粒子支架治疗的肝癌合并PVTT患者，手术成功率为92%且无严重手术相关并发症，门静脉^{125}I粒子支架的平均通畅时间为8.0个月，患者的中位生存时间为12.5个月。Hu等将100例癌栓患者分为两组，TACE联合^{125}I粒子植入组及单纯TACE组各50例，结果发现TACE联合^{125}I粒子植入组中位生存时间为13.0个月，明显高于单纯TACE组的6.0个月，且两组不良反应发生率的差异无统计学意义。

2. 外照射

全肝照射的耐受剂量仅为30～35 Gy，无法达到有效的肿瘤照射剂量（35～65 Gy）。随着放疗技术的发展，目前可以选用三维适形放射治疗（3DCRT）、图像引导放射治疗（IGRT）、质子束放射治疗等方法。这些技术可以对病灶达到有效照射剂量，而对肝功能影响损害较小，按照射范围分为PVTT和肝脏肿瘤同时照射或仅行PVTT照射，两种方法均可采用。靶区定位建议采用CT和MRI图像融合技术，或结合TACE后的碘油沉积来确定肝癌大体肿瘤的范围。临床肿瘤体积为肝癌大体肿瘤外加5～10 mm；计划靶区应结合内靶区移动度、各中心摆位误差以及随机误差确定；放疗的范围目前尚存争议，应视情况决定靶区。对于原发灶小并且紧邻PVTT，放疗应包括原发灶和PVTT，总有效率可达45.5%～50%。如果原发灶体积大或远离PVTT，则考虑单独进行PVTT放疗。

文献报道，放疗对于肝癌合并PVTT的患者的客观缓解率为40%～60%，若对放疗敏感其中位生存时间可达15～20个月；而最新的质子束放射治疗有效率可达90%以上，5年生存率达22%～35%。目前文献报道，放疗多与TACE联用于治疗PVTT，效果优于单种治疗。我们的一项倾向评分匹配（PSM）分析共纳入216例肝癌合并PVTT患者，单纯TACE组与TACE联合放疗组各108例，结果显示联合组的中位生存期为10.9个月，优于单纯TACE组的4.1个月；亚组分析显示，Ⅱ、Ⅲ型PVTT患者接受联合治疗后的中位生存期分别可达12.5个月和8.9个月，均明显优于单纯TACE组的4.4个月和4.0个月；进一步研究发现先行放疗较先行TACE对肝功能影响更小。Wu等将182例肝癌合并PVTT患者分为3DCRT组（A组，n=68）、TACE组（B组，n=74）和3DCRT联合TACE组（C组，n=40），结果显示C组的治疗客观缓解率（完全缓解+部分缓解）为50%，高于A组的35.3%和B组的39.2%（$P<0.05$）；C组的中位生存时间为13个月，亦明显优于A组的7个月及B组的6个月（$P<0.05$）；多因素分析显示联合治疗是影响预后的重要影响因素。最近一篇纳入了共1 760例PVTT患者的荟萃分析显示，TACE联合放疗较单纯TACE增加了PVTT治疗的客观缓解率（OR=4.22，95% CI：3.07～5.80，$P<0.001$），同时可明显延长了PVTT患者的总体生存时间（HR=0.69，95% CI：0.57～0.83，P=0.001），但3～4级的骨髓抑制发生率，联合组高于单纯TACE组（OR=5.80，95% CI：2.478～13.56，$P<0.001$）。

放疗相关重要的损伤为放射性肝病（RILD）。避免RILD发生的关键是在设计放疗计划时，把正常肝脏受照剂量限制在耐受范围内。由于我国肝癌患者多数具有肝硬化的基础，肝脏的放射耐受剂量显著低于国外的报告，肝脏耐受剂量（全肝平均剂量）：Child-Pugh A级患者为23 Gy，Child-Pugh B级患者仅为6 Gy。RILD高危因素包括原有的肝脏功能差，正常肝脏的受照体积大、剂量高，患者同时伴发血管的癌栓等。

四、局部治疗

PVTT的局部治疗包括门静脉支架植入、瘤内无水乙醇注射、经皮微波凝固疗法/经皮射频消融治疗（PMCT/PRFA）、激光消融、高能聚焦超声等，优点在于微创、可重复操作且部分可实现阻塞门静脉再通，缺点则在于风险不易控制、长期疗效不确切等，目前多以临床研究为主，多与其他治疗方式如TACE、放疗等联用。Yu等比较了^{125}I粒子内照射联合门静脉支架（A组，n=123）与3DCRT联合门静脉支架（B组，n=53）治疗肝癌合并PVTT的疗效，两组患者同时接受TACE治疗。结果发现，A组的中位生存时间为11.7个月，明显优于B组的9.5个月（P=0.002）；A组的门静脉支架通畅时间也明显长于B组（10.3个月 *vs* 8.7个月，P=0.003）；且两组并发症发生率的差异无统计学意义（P=0.005）。Sun等回顾性分析了34例接受^{125}I粒子内照射联合门静脉支架治疗的PVTT患者，同时进行TACE治疗，结果发现90、180和360天的总体生存率和门静脉支架通畅率分别为94.1%、61.8%、32.4%和97.1%（33/34）、76.9%（24/34）和29.4%（10/34），且无严重并发症发生。Giorgio等将99例肝癌合并PVTT患者随机分为索拉非尼组（n=50）和射频消融联合索拉非尼组（n=49），结果显示联合组患者的1、2、3年生存率分别为60%、35%和26%，明显高于索拉非尼组的37%、0和0；多因素分析结果显示联合治疗是预后的重要影响因素。随着新技术、新方法的不断开发，局部治疗在PVTT综合治疗中将会越来越受到重视。

五、系统治疗

1. 靶向治疗

SHARP研究和ORIENTAL研究的结果均证明，索拉非尼能够延缓肿瘤的进展，延长晚期肝癌患者的生存期。2008年8月中国国家药品监督管理局（NMPA）正式批准索拉非尼用于晚期肝癌的一线治疗，这也是我国首个获批的肝癌靶向治疗药物。REFLECT研究证实，仑伐替尼的疗效非劣于索拉非尼，且有效率获得突破性进展。仑伐替尼已于2018年9月在我国获批用于晚期肝癌的一线治疗。但索拉非尼或仑伐替尼应答率仅为2%～5%，平均可延长PVTT患者2.8个月的总体生存期。在我国，索拉非尼或仑伐替尼作为一种治疗PVTT的基本药物多与其他治疗方法联用，如手术、TACE、放疗等。2017年1月Bruix等在《柳叶刀》上发表RESORCE的研究结果，共纳入索拉非尼治疗进展后的肝癌患者573例，随机分为瑞戈非尼组379例和安慰机组193例，结果显示二线口服瑞戈非尼可显著改善总生存期（10.6个月 *vs* 7.8个月，P＜0.000 1）和无进展生存期（3.1个月 *vs* 1.5个月，P＜0.000 1），且安全可控。此外，国产分子靶向药物阿帕替尼也被证实对晚期肝癌包括PVTT患者有一定的疗效，但在其使用过程中需警惕不良反应的发生。

2. 静脉化疗

既往认为肝癌不适合系统性化疗，随着新一代铂类药物（奥沙利铂）的出现，越来越多的文献报道静脉化疗可使进展期肝癌患者获益。EACH研究结果显示，进展期肝癌患者（含PVTT患者）接受FOLFOX4方案化疗组的中位生存时间为6.1个月，长于对照组的4.97个月（P=0.07）。为进一步解决肝癌的化疗敏感性低且易产生耐药等的问题，笔者的一项基础研究显示全反式维甲酸可以诱导肝癌细胞分化而提高对铂类药物的敏感性，这为提高肝癌化疗的效果提供了理论基础，将来有望应用于临床。现一般认为静脉化疗适用于肝功能Child-Pugh A或B级、合并肝外转移的PVTT患者。

3. 免疫治疗

目前，细胞程序性死亡受体-1（PD-1）和细胞程序性死亡受体配体-1（PD-L1）通路的免疫检查点阻断剂已成为肝癌免疫治疗领域的一大热点。Checkmete-040和Keynote-224研究显示纳武利尤单抗和帕博利珠单抗用于晚期肝癌二线治疗的总生存期分别为15.6个月和12.9个月，较瑞戈非尼的10.6个月显著延长，并已被美国FDA批准为索拉非尼治疗失败的晚期肝癌患者的二线治疗药物。贝伐珠单抗是靶向血管内皮生长因子（VEGF）的单克隆抗体，联合阿替利珠单抗（atezolizumab）有相互协同抗肿瘤的作用。IMbrave150研究证实，同索拉非尼相比，阿替利珠单抗联合贝伐珠单抗可显著延长患者的中位总生存期；此外，联合治疗组患者的中位无进展生存期和客观缓解率也显著改善，且安全性可耐受。基于该研究，NMPA于2020年10月批准贝伐珠单抗联合阿替利珠单抗作为晚期肝癌患者的一线治疗药物。

六、多学科团队联合诊疗

多学科团队联合诊疗自20世纪90年代始于美国后已成为目前疾病诊治的趋势，而肝癌合并PVTT患者的治疗更适合于多学科团队联合诊疗。通过多学科的协同诊疗，有利于最大限度地发挥多学科的专业优势，同时可使患者最大化获益。海军军医大学附属东方肝胆外科医院联合全国多个肝癌诊疗中心对1 500余例肝癌合并PVTT患者及其治疗效果进行了回顾性病例匹配研究，结果显示对于Ⅰ、Ⅱ型患者手术疗效最好，Ⅲ型患者放疗联合TACE效果最佳，因此提出了肝癌合并PVTT患者的规范化治疗路径图（**见图14-2-1**）。首先评估PVTT患者的肝功能状态，Child-Pugh A级患者可根据肿瘤是否可切除、PVTT类型及有无远处转移等选择相应的综合治疗。原发灶可切除的PVTT Ⅰ/Ⅱ型患者首选手术治疗，PVTT Ⅲ型患者可根据情况选择手术、TACE或放疗+TACE降期后再手术切除；肝癌原发灶不能切除的PVTT Ⅰ、Ⅱ型患者首选放疗+TACE，PVTT Ⅲ、Ⅳ型患者根据实际情况行放疗和系统药物治疗；肝功能Child-Pugh B级患者首先给予改善肝功能治疗，肝功能转为Child-Pugh A级则可行相应治疗，肝功能仍为Child-Pugh B级则不建议手术或TACE治疗；肝功能Child-Pugh C级PVTT患

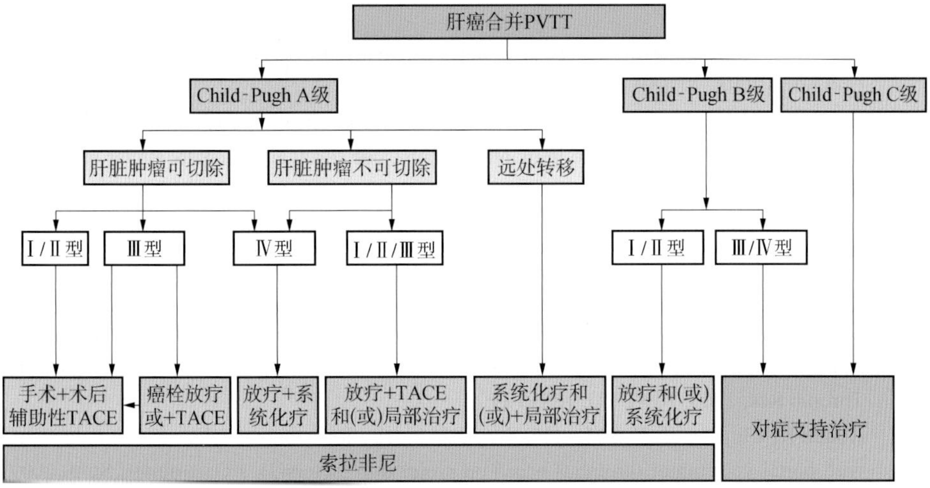

图14-2-1 肝癌合并门静脉癌栓（PVTT）患者的多学科团队联合诊疗

者仅行对症支持治疗；合并远处转移、Child-Pugh A级和一般情况较好的Child-Pugh B级PVTT患者可考虑行系统化疗或加局部治疗；贝伐珠单抗+阿替利珠单抗（T+A）、索拉非尼及仑伐替尼适用于Child-Pugh A级和B级的各种类型PVTT患者，瑞戈非尼或阿帕替尼用于索拉非尼或仑伐替尼治疗失败的二线治疗。

综上所述，PVTT是当前肝癌诊疗领域的研究热点，国际上对肝癌合并PVTT的治疗仍存在争议，新的循证医学证据在不断出现和补充，与PVTT相关的随机对照研究也在陆续展开。多学科团队联合诊疗是肝癌治疗的必然趋势，通过积极有效的多学科综合治疗，肝癌合并PVTT患者有望获得更为满意的预后。

参考文献

[1] Bruix J, Qin S, Merle P, et al. RESORCE Investigators. Regorafenib for patients with hepatocellular carcinoma who progressed on sorafenib treatment (RESORCE): a randomised, double-blind, placebo-controlled, phase 3 trial[J]. Lancet, 2017, 389(10064): 56–66.

[2] Florman S, Weaver M, Primeaux P, et al. Aggressive resection of hepatocellular carcinoma with right atrial involvement[J]. Am Surg, 2009, 75(11): 1104–1108.

[3] Giorgio A, Merola M G, Montesarchio L, et al. Sorafenib combined with radio-frequency ablation compared with sorafenib alone in treatment of hepatocellular carcinoma invading portal vein: a western randomized controlled trial[J]. Anticancer Res, 2016, 36(11):

6179–6183.
[4] Hashimoto T, Minagawa M, Aoki T, et al. Caval invasion by liver tumor is limited[J]. J Am Coll Surg, 2008, 207(3): 383–392.
[5] Hu H T, Luo J P, Li H L, et al. Transarterial chemoembolization combined with computed tomography-guided 125 iodine implantation enhances survival in hepatocellular carcinoma patients with portal vein tumor thrombus[J]. Oncotarget, 2017, 8(17): 29258–29268.
[6] Jia Z, Jiang G, Tian F, et al. A systematic review on the safety and effectiveness of yttrium-90 radioembolization for hepatocellular carcinoma with portal vein tumor thrombosis[J]. Saudi J Gastroenterol, 2016, 2222(5): 353–359.
[7] Kim H K, Lee K R, Yang J H, et al. Plasma levels of D-dimer and soluble fibrin polymer in patients with hepatocellular carcinoma: a possible predictor of tumor thrombosis[J]. Thromb Res, 2003, 109(2–3): 125–129.
[8] Kondo K, Chijiiwa K, Kai M, et al. Surgical strategy for hepatocellular carcinoma patients with portal vein tumor thrombus based on prognostic factors[J]. J Gastrointest Surg, 2009, 13(6): 1078–1083.
[9] Lau W Y, Sangro B, Chen P J, et al. Treatment for hepatocellular carcinoma with portal vein tumor thrombosis: the emerging role for radioembolization using yttrium-90[J]. Oncology, 2013, 84(5): 311–318.
[10] Lewandowski R J, Kulik L M, Riaz A, et al. A comparative analysis of transarterial downstaging for hepatocellular carcinoma: chemoembolization versus radioembolization[J]. Am J Transplant, 2009, 9(8): 1920–1928.
[11] Li N, Feng S, Xue J, et al. Hepatocellular carcinoma with main portal vein tumor thrombus: a comparative study comparing hepatectomy with or without neoadjuvant radiotherapy[J]. HPB (Oxford), 2016, 18(6): 549–556.
[12] Li Q, Wang J, Sun Y, et al. Efficacy of postoperative transarterial chemoembolization and portal vein chemotherapy for patients with hepatocellular carcinoma complicated by portal vein tumor thrombosis—a randomized study[J]. World J Surg, 2006, 30(11): 2004–2011.
[13] Li X L, Guo W X, Hong X D, et al. Efficacy of the treatment of transarterial chemoembolization combined with radiotherapy for hepatocellular carcinoma with portal vein tumor thrombus: a propensity score analysis[J]. Hepatol Res, 2016, 46(11): 1088–1098.
[14] Liang H, Cui P, Guo Q, et al. Prognostic factors of hepatocellular carcinoma patients with portal vein tumor thrombosis treated with transcatheter arterial chemoembolization[J]. Asia Pac J Clin Oncol, 2017, 13(5): e331–e341.
[15] Liao Y, Zheng Y, He W, et al. Sorafenib therapy following resection prolongs disease-free survival in patients with advanced hepatocellular carcinoma at a high risk of recurrence[J]. Oncol Lett, 2017, 13(2): 984–992.
[16] Liu P H, Lee Y H, Hsia C Y, et al. Surgical resection versus transarterial chemoembolization for hepatocellular carcinoma with portal vein tumor thrombosis: a propensity score analysis[J]. Ann Surg Oncol, 2014, 21(6): 1825–1833.
[17] Liu Y, Wang X, Jiang K, et al. The diagnostic value of tumor biomarkers for detecting

hepatocellular carcinoma accompanied by portal vein tumor thrombosis[J]. Cell Biochem Biophys, 2014, 69(3): 455−459.

[18] Lu J, Guo J H, Zhu H D, Zhu G Y, et al. Safety and efficacy of irradiation stent placement for malignant portal vein thrombus combined with transarterial chemoembolization for gepatocellular carcinoma: a single-center experience[J]. J Vasc Interv Radiol, 2017, 28(6): 786−794, e3.

[19] Luo X J, Tan W F, Yi B, et al. Surgery of hepatocellular carcinoma complicated with cancer thrombi in bile duct: efficacy for criteria for different therapy modalities[J]. Langenbecks Arch Surg, 2009, 394(6): 1033−1039.

[20] Mínguez B, Hoshida Y, Villanueva A, et al. Gene-expression signature of vascular invasion in hepatocellular carcinoma[J]. J Hepatol, 2011, 55(6): 1325−1331.

[21] Niu Z J, Ma Y L, Kang P, et al. Transarterial chemoembolization compared with conservative treatment for advanced hepatocellular carcinoma with portal vein tumor thrombus: using a new classification[J]. Med Oncol, 2012, 29(4): 2992−2997.

[22] Peng B G, He Q, Li J P, et al. Adjuvant transcatheter arterial chemoembolization improves efficacy of hepatectomy for patients with hepatocellular carcinoma and portal vein tumor thrombus. Am J Surg, 2009, 198(3): 313−318.

[23] Peng Z W, Guo R P, Zhang Y J, et al. Hepatic resection versus transcatheter arterial chemoembolization for the treatment of hepatocellular carcinoma with portal vein tumor thrombus[J]. Cancer, 2012, 118(19): 4725−4736.

[24] Qin S, Bai Y, Lim H Y, et al. Randomized, multicenter, open-label study of oxaliplatin plus fluorouracil/leucovorin versus doxorubicin as palliative chemotherapy in patients with advanced hepatocellular carcinoma from Asia[J]. J Clin Oncol, 2013, 31(28): 3501−3508.

[25] Shi J, Lai E C, Li N, et al. Surgical treatment of hepatocellular carcinoma with portal vein tumor thrombus[J]. Ann Surg Oncol, 2010, 17(8): 2073−2080.

[26] Shi J, Lai E C, Li N, et al. A new classification for hepatocellular carcinoma with portal vein tumor thrombus[J]. J Hepatobiliary Pancreat Sci, 2011, 18(1): 74−80.

[27] Shuqun C, Mengchao W, Han C, et al. Tumor thrombus types influence the prognosis of hepatocellular carcinoma with the tumor thrombi in the portal vein[J]. Hepatogastroenterology, 2007, 54(74): 499−502.

[28] Wang K, Guo W X, Chen M S, et al. Multimodality treatment for hepatocellular carcinoma with portal vein tumor thrombus: a large-scale, multicenter, propensity matching score analysis[J]. Medicine (Baltimore), 2016, 95(11): e3015.

[29] Wei X B, Xu J, Li N, et al. The role of three-dimensional imaging in optimizing diagnosis, classification and surgical treatment of hepatocellular carcinoma with portal vein tumor thrombus[J]. HPB (Oxford), 2016, 18(3): 287−295.

[30] Xue T C, Xie X Y, Zhang L, et al. Transarterial chemoembolization for hepatocellular carcinoma with portal vein tumor thrombus: a meta-analysis[J]. BMC Gastroenterol, 2013, 13: 60.

[31] Yin J, Li N, Han Y, et al. Effect of antiviral treatment with nucleotide/nucleoside analogs on postoperative prognosis of hepatitis B virus-related hepatocellular carcinoma: a two-stage

longitudinal clinical study[J]. J Clin Oncol, 2013, 31(29): 3647-3655.

[32] Zhang X B, Wang J H, Yan Z P, et al. Hepatocellular carcinoma with main portal vein tumor thrombus: treatment with 3-dimensional conformal radiotherapy after portal vein stenting and transarterial chemoembolization[J]. Cancer, 2009, 115(6): 1245-1252.

[33] Zhang Y F, Guo R P, Zou R H, et al. Efficacy and safety of preoperative chemoembolization for resectable hepatocellular carcinoma with portal vein invasion: a prospective comparative study[J]. Eur Radiol, 2016, 26(7): 2078-2088.

[34] Zhang Y, Guan D X, Shi J, et al. All-trans retinoic acid potentiates the chemotherapeutic effect of cisplatin by inducing differentiation of tumor initiating cells in liver cancer[J]. J Hepatol, 2013, 59(6): 1255-1263.

[35] Zhang Z M, Lai E C, Zhang C, et al. The strategies for treating primary hepatocellular carcinoma with portal vein tumor thrombus[J]. Int J Surg, 2015, 20: 8-16.

[36] Zhao Q, Zhu K, Yue J, et al. Comparison of intra-arterial chemoembolization with and without radiotherapy for advanced hepatocellular carcinoma with portal vein tumor thrombosis: a meta-analysis[J]. Ther Clin Risk Manag, 2016, 13: 21-31.

[37] Zhou L, Jin Y, Cui Q C, et al. Low expression of PAI-2 as a novel marker of portal vein tumor thrombosis and poor prognosis in hepatocellular carcinoma[J]. World J Surg, 2013, 37(3): 608-613.

[38] 全国肝癌合并癌栓诊治研究协作组. 肝细胞癌合并门静脉癌栓多学科诊治中国专家共识(2016版)[J]. 中华医学杂志,2016,96(18): 1-6.

第十五章

二步肝切除技术在肝癌中的应用

洪德飞

我国肝癌患者中有80%～90%发生在乙型肝炎病毒(HBV)感染、肝硬化的基础上，由于肝功能不同程度受损，这使得多数患者不能耐受大面积的肝组织切除术。我国地域广阔，区域经济发展不平衡，早期肝癌诊断率低于20%，由于局部中晚期肝癌行手术切除往往需要切除半肝以上的肝组织，因此能获得手术切除的肝癌患者仅10%～15%。要提高肝癌患者的治疗效果必须提高肝癌的切除率，使有些确诊时不能切除的肝癌转化为可以根治性切除。为了实现这个目标，临床上肝胆外科医师联合放射科、介入治疗科等相关学科一直在研究转化技术——二步肝切除术。该项技术在不加重肝功能损伤的前提下，必须在短期内使肿瘤缩小，或者使剩余肝脏(FLR)快速增生，达到既能根治性切除肝癌，又有足够的FLR体积维持患者的生存。因此快速、安全、有效的FLR增生技术一直是肝胆外科研究的热点和难点。这不仅可以显著提高肝癌的切除率、提高肝癌的治疗效果，而且可以替代部分肝移植，节约肝源和血源，大幅度降低医疗费用。

[通信作者] 洪德飞，Email: hongdefi@163.com

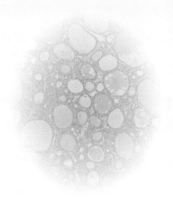

第一节　二步肝切除术的研究历程

一、肝切除术前肝储备功能的评估

虽然肝癌治疗方法包括手术切除、肝移植、射频、微波、冷冻、经导管动脉化疗栓塞（TACE）、靶向药物治疗、免疫生物治疗等，但从临床治疗效果和经济、社会资源（肝源、血源等）综合因素考虑手术切除是首选的根治性治疗手段，也是目前临床最主要的治疗手段。我国肝癌患者中80%～90%发生于HBV感染、肝硬化的基础上，肝功能不同程度受损，这使得多数患者不能耐受大面积的肝组织切除术；我国地域广阔，区域经济发展不平衡，早期肝癌诊断率低于20%，因为局部中晚期肝癌行手术切除，往往需要切除半肝以上的肝组织，因此能获得手术切除的肝癌患者仅10%～15%。

肝癌切除术前评估在根治性切除的同时，必须确保肝癌切除后剩余肝脏（FLR）能够保证患者的生理需要，不会发生因术后肝衰竭而死亡。因为一直以来，术后肝衰竭是肝癌切除后主要的死亡原因，在无肝硬化病例中其发生率为5%，在有肝硬化病例中其发生率为10%。由于近几年术前系统科学评估肝脏储备功能和肝胆外科技术的提高，肝癌切除的围手术期病死率从20世纪80年代的15%下降至目前的3%～5%，有些研究中心甚至为0。临床评估肝脏储备功能的手段主要包括肝细胞储备功能、肝硬化程度和FLR体积测定。

（1）肝细胞储备功能评估：常用的包括肝功能Child-Pugh分级和15 min吲哚菁绿（ICG）滞留率。

（2）肝硬化程度：采用血常规、胃镜、CT、MRI、B超、肝纤维化扫描和肝静脉压力梯度检查来评估。

（3）FLR体积测定：术前可采用640层CT扫描三维重建较为准确地测量FLR体积和计算标准肝体积（standard liver volume，SLV）。研究表明：FLR/ SLV比例与围手术期病死率和并发症的发生率有直接关系：对于正常的肝脏，要求FLR/SLV＞25%，或FLR质量占体质量的比例＞0.5%；对于慢性肝病无肝硬化的患者，要求FLR/SLV＞35%；对于肝硬化没有门静脉高压症、胆汁淤积、重度脂肪肝或化疗导致的肝脏病理变化的患者，要求FLR/SLV＞40%；若合并肝硬化和门静脉高压症，则须保留更高比例的FLR体积。

要提高肝癌患者的治疗效果，必须提高肝癌的切除率，使有些确诊时不能切除的肝癌转化为可以根治性切除，为了实现这个目标，临床上肝胆外科医师联合放射科、介入治疗科等相关学科一直在研究转化技术——二步肝切除术。该技术在不加重肝功能损伤的前提下，必须在短期内使肿瘤缩小，或者使FLR快速增生，达到既能根治性切除肝癌，又有足够的FLR体积维持患者的生存。若转化时间过长，肿瘤会继续发展，使肝癌患者失去根治性切除肝癌的机会。因此，快速、安全、有效的FLR增生技术一直是肝胆外科研究的热点和难点。该项技术不仅可以显著提高肝癌的切除率、提高肝癌的治疗效果，而且可以替代部分肝移植，节约肝源和血源，大幅度降低医疗费用。

二、传统二步肝切除技术

传统二步肝切除技术包括经导管动脉栓塞化疗（TACE）和局部消融使肿瘤降期，利用正常肝脏组织具有强大的再生能力的特点行瘤侧肝内门脉支栓塞（PVE）和门静脉结扎（portal vein ligation，PVL）。二步肝切除术是使未来FLR增生的两条途径。

研究表明：TACE治疗需要4～8周，甚至更长时间，仅使8%～18%的患者有手术切除肝癌的机会，5年生存率为25%～57%。

1990年，Makuuchi等报告的PVE技术是使FLR体积增生的首个突破性技术，瘤侧门静脉栓塞术后4～8周，可使FLR体积增加20%～46%，由于该技术并发症少，至今仍是临床常用的方法。

FLR增生的第2个技术突破点是2000年法国Adam等报告的应用二步肝切除术治疗多发性肝肿瘤。在使用二步肝切除术期间，肝脏有足够时间增生，达到切除肝脏内所有肿瘤的目的。不久后法国的Jaeck等开展了另一种二步肝切除术治疗多发左半肝或右半肝肿瘤。即在切除左半肝的子灶肿瘤后栓塞门静脉右支，使无肿瘤的左半肝迅速增大而切除右半肝。之后瑞士的Clavien、法国的Kimmanesh等在第一步手术中使用局部切除左半肝的肿瘤，结扎门静脉右支，数周后左半肝增生足够时第二步扩大切除右半肝。与TACE和门静脉栓塞一样，这些传统的二步肝切除术的最大缺点是：① 两次手术时间相距太长，平均4周以上，甚至2～4个月，过长的等待时间使得肿瘤进展；② 另一个缺点就是FLR增生不足，PVE和PVL仅能使FLR体积平均增加35%～38%。这两个因素可能导致30%～40%的患者失去二步肝切除的机会。其主要原因包括肝癌受肝动脉和门静脉的双重血供；肝动脉系统与门静脉系统存在动、静脉瘘，门静脉与门静脉之间有交通支。传统二步肝切除技术由于没有离断肿瘤侧和健侧的门静脉交通支，因而使健侧肝脏体积增生缓慢。

三、联合肝脏分隔和门静脉结扎二步肝切除术（ALPPS）的创建及特点

2007年德国Hans Schlitt等手术治疗1例高位胆管癌患者时，术中发现左半肝的FLR体积太小，不足以支持患者术后恢复而无法切除。他在术中做了一个决定，只行左肝管空肠吻合术。吻合中因技术原因，他沿镰状韧带右侧离断肝脏行肝肠内引流术，并结扎了右门静脉，目的是希望肝脏Ⅱ、Ⅲ段术后增生。术后8天行CT检查惊奇地发现左半肝巨大增生，因此决定为患者实施第二步扩大右半肝切除后，患者术后恢复满意（但没有报道）。这无意的二步肝切除术，2012年被Clavien等著名肝胆外科医师命名为ALPPS。2011年南非开普敦的第九届欧非肝胆胰会议时由德国的Baumgart等用海报的形式第一次报道了3例患者行ALPPS的疗效，2012年Schnitzbauer等首次正式论文报告，随后国内外相继开展ALPPS。ALPPS适应证主要包括：① FLR体积不足的继发性肝恶性肿瘤（原发癌为结直肠癌、胰腺神经内分泌癌或小肠肿瘤等）患者和肝脏原发癌（肝细胞性肝癌、胆管细胞性肝癌等）、肝门胆管癌；② FLR体积不够的肝内胆管结石、多囊肝等良性疾病。禁忌证包括：① FLR存在不可切除的转移瘤；② 不可切除的肝外原发或转移瘤；③ 严重的门静脉高压症；④ 不能获得阴性切缘；⑤ 存在导致手术高风险的基础疾病或不能耐受麻醉。

ALPPS的主要步骤：第一步手术先结扎门静脉右支，再在镰状韧带的右侧原位劈离肝左外叶和左内叶，7～14天后待FLR体积迅速增生至安全范围，再施行第二步手术，安全切除巨大或多发的肝癌。据国际ALPPS网站登记的病例资料统计：70%左右的ALPPS应用于结直肠癌转移性肝癌的切除，由于没有潜在的肝硬化背景，因此ALPPS较传统二步肝切除（PVE和PVL）能明显缩短FLR增生时间，可使FLR体积在第一次手术后1～2周内迅速增大47%～110%，继而安全切除肿瘤。

ALPPS引起FLR急速增生的可能机制包括：① 门静脉右支结扎后，FLR血流大量增加，体内嗜肝因素重新分配，只流入FLR中，引起FLR增生；② 肝实质离断时可产生大量的炎症介质如IL-6、TNF-α，以上各种因素均可促使FLR在短期内迅速增大；③ 门静脉在离断的两个部分肝脏中完全因手术而隔开，阻断了门静脉间的交通支以及可能存在的肝动脉门静脉瘘，引起门静脉供应FLR的流量大幅增加；④ 由于带瘤肝保留肝动脉血供，可帮助FLR调节血流动力学，并

可成为一个临时的辅助性肝脏，帮助增生中的FLR进行新陈代谢。

ALPPS的应用使得FLR体积在短期内迅速增生至安全范围，为不能手术的大肝癌或多发性肝癌提供了R0切除的机会。ALPPS被视为肝脏外科的“里程碑”术式、革命性的手术策略和肝胆技术的创新。然而，ALPPS需要患者在短期内接受二次巨大创伤手术，严重并发症发生率和病死率分别高达13%～40%和0～30%，因此自ALPPS应用于临床以来一直争议不断，至今缺乏单中心大宗病例或多中心随机对照试验报告。

Schadde等首次回顾性分析了国际ALPPS登记网站41个中心2012年10月—2013年12月登记的202例有完整信息的ALPPS资料，其中结直肠癌肝转移141例(70%)，原发性肝癌17例(8%)，肝门部胆管癌11例(5%)，肝内胆管细胞性肝癌8例(4%)，神经内分泌肿瘤8例，胆囊癌6例，其他11例。2011—2013年ALPPS数量分别为28例(15%)、112例(55%)和62例(30%)，其中右半肝切除106例(52%)，右3叶切除86例(43%)，其他10例(5%)；腹腔镜手术4例，机器人辅助手术1例，其余均为开腹手术。第一步术后6～13天，平均7天，FLR增生49%～116%，平均80%。二步手术完成率为98%(197/202)，90天Clavien-Dindo Ⅲa级或以上的并发症发生率为40%(80/202)；＜60岁的结直肠癌转移性肝癌和＞60岁结直肠癌转移性肝癌的Clavien-Dindo Ⅲa级或以上的并发症发生率分别为29%(23/78)和36%(51/141)。90天病死率为9%，分组病死率：结直肠癌转移性肝癌为8%(11/141)，原发性肝癌为12%(2/17)，肝门部胆管癌为27%(3/11)，肝内胆管细胞性肝癌为13%(1/8)，胆囊癌为33%(2/6)；1、2年总生存率分别为73%和59%。分析资料表明：影响FLR增生因素包括年龄＞60岁、第一次术中应用肝门阻断、化疗以及有脂肪肝、肝纤维化等基础肝病。影响严重并发症的因素包括：非转移性肝癌、年龄＞60岁、第一步手术时间超过5 h、术中输注红细胞。研究结果表明，ALPPS对年龄＜60岁的结直肠癌转移性肝癌患者与传统二步切肝法患者的并发症发生率和病死率相同，但对年龄＞60岁或非转移性肝癌患者会显著增加并发症发生率和病死率。

我国自周俭首次报告ALPPS治疗原发性肝癌以来，少数肝胆外科强的医疗中心陆续开展了ALPPS治疗原发性肝癌，由于我国肝癌80%～90%有肝硬化背景，肝再生能力以及机体免疫力远低于转移性肝癌患者，手术风险远远高于对转移性肝癌患者行ALPPS。为降低手术风险，我国学者对ALPPS进行了技术改进，洪德飞等报告1例第一步手术应用前入路肝实质离断，不对右肝进行游离，应用人工血管隔开肝脏断面，预防术后粘连和继发感染，避免第一步手术游离右肝周韧带挤压带来的肿瘤播散。Vennarecci等提出了前入路+绕肝提拉带ALPPS。Chan等对前入路术式进行了改良，由于严格掌握适应证，取得了较好的结果。他们报告17例应用前入路切肝法ALPPS治疗肝癌，其中伴慢性乙肝8例，伴肝硬化9例。入选条件包括肝功能Child-Pugh A级，ICG滞留率＜25%，FLR/SLV＜40%，血小板计数≥100×10^9/L。第一步术后平均6天，FLR体积平均增大48.7%；扩大右半肝切除、右半肝切除、右3叶切除分别为8、6、3例。术后Clavien-Dindo Ⅲ级以上并发症发生率为11.8%（2例），病死率为5.9%（1例）。

四、大变异的ALPPS

经典的ALLPS手术步骤：第一步手术先结扎门静脉右支，再在镰状韧带的右侧原位劈离肝左外叶和左内叶，7～14天后，待FLR体积迅速增生至安全范围，再施行第二步手术，安全切除右肝巨大或多发的肝癌。为了提高肝癌的切除率，临床创建了几种大变异的ALPPS。第一种保留右半肝的ALPPS：即第一步结扎门静脉主支，同时切除右半肝多发子灶，沿门静脉主裂分隔肝脏；第二步切除左半肝。第二种保留肝脏Ⅳ、Ⅴ、Ⅷ段的变异ALLPS：即第一步结扎门静脉右后支、切除左外叶，同时切除左内叶、右前叶转移子灶，沿右门静脉裂分隔肝脏；第二步切除右后叶。第三种为保留Ⅱ～Ⅳ段的ALPPS：即第一步结扎门静脉右支，同时沿门静脉主裂分隔肝脏。第四种为切除中肝叶（Ⅰ、Ⅳ、Ⅴ、Ⅷ段）的ALPPS：即第一步结扎Ⅴ段和Ⅷ段门静脉支，同时分隔左内叶与左外叶、右前叶与右后叶。第五种变异为保留孤立肝段的ALPPS：多应用于多发性转移性肝癌的手术切除。

五、腹腔镜ALPPS

Machado等于2012年成功实施腹腔镜ALPPS治疗2例FLR不足的转移性肝癌患者。Marcel等回顾性分析了2011年7月—2016年6月完成的30例ALPPS的临床资料，其中腹腔镜ALPPS和开腹ALPPS分别为10例和20例。行腹腔镜ALPPS 10例患者中，术后无死亡和肝衰竭患者，无Dindo-Clavien 3A以上并发症发生。20例行开腹ALPPS患者中，10例发生Dindo-Clavien 3A以上并发症，1例死于术后肝衰竭伴感染性休克，2例因第一步术后发生严重并发症而未完成二步肝切除术。30例ALPPS手术患者中，结直肠癌肝转移26例，肉瘤肝转移2例，神经内分泌癌肝转移1例，胆囊癌1例，均无肝硬化。除2例异时性肝转移外，其余术前均接受化疗。结果显示，开腹组和腹腔镜组FLR增生分别为152%（56%～215%）和118%（42%～157%），开腹组术后8例并发肝衰竭。住院时间分别为14（10～31）天和11（8～20）天，差异均有统计学意义。二步肝切除术后，开腹组和腹腔镜组术后肝衰竭分别为8例和0例，术后腹水分别为5例和1例，术后胆瘘分别为6例和2例，术后感染分别为11例和1例，术后出血分别为5例和1例，差异均有统计学意义。Marcel等建议有丰富腹腔镜肝切除手术经验的外科医师实施腹腔镜ALPPS可能会降低患者的并发症发生率和病死率，提高手术安全性。

黄泽坚等报告7例腹腔镜辅助ALPPS治疗FLR不足的肝硬化肝癌。行腹腔镜下的第一步肝脏离断和门静脉结扎术。第一步术后7～14天FLR平均增生35.6%（1%～104%），4例FLR增生达标后行开腹肝切除术，7～14天FLR平均增生70.6%（51%～104%）；4例接受第二步肝切除术后无胆瘘、腹腔感染和肝衰竭等严重并发症，无死亡病例。4例肝切除术后90天内发生肿瘤复发，其余3例在术后1年内发生肿瘤复发，至肿瘤复发时间平均为178.7（32～315）天。因此，腹腔镜治疗原发性肝癌的可行性仍需要进行探索。

总之，与PVE、PVL和传统二步肝切除术相比，ALPPS显著优点是：第一步术后6～16天内可使FLR增生47%～110%，二步肝切除率达95%以上。但ALPPS存在明显的缺点：① 由于ALPPS患者先后要在短期内接受两次大手术，术后严重并发症发生率和病死率分别高达13.6%～44%和0～30%；② ALPPS违背了“no touch（非接触）”肿瘤治疗原则，甚至有学者称他为“all touch technique（全触摸技术）”，理论上该手术可增加癌细胞扩散的风险；术后1年复发率高达40%，长远治疗肿瘤的效果有待观察；③ 70%左右病例应用于转移性肝癌，应用于肝硬化肝癌的临床资料缺乏。D'Haese等根据国际ALPPS网站登记的数据，比较了ALPPS应用于35例原发性肝癌与225例转移性肝癌的临床疗效，结果表明平均FLR增生分别为47%和74%，患者的90天病死率分别为31%和7%，差异均有统计学意义。因此，有专家建议ALPPS仅作为PVE或术中发现FLR体积过小的补救。ALPPS与门静脉右支联合4段门静脉栓塞相比：术后B级和C级胆瘘、腹腔感染、再次手术率分别为24%、20%、28%和5.8%、0、2.9%。

笔者认为，ALPPS使FLR快速增生的理念是划时代的，如何利用ALPPS使FLR快速增生的机制，通过技术创新使ALPPS的严重并发症发生率和病死率分别降至常规肝癌切除手术的10%和3%左右，对我国有肝硬化背景肝癌的治疗具有特别重要的意义。

第二节　非分离式肝实质分隔创新技术在ALPPS的应用

针对ALPPS发生过高严重并发症和病死率的主要原因，第一步通过手术分离的方法进行肝实质分隔，由于肝脏分离后两个肝断面显著增加胆瘘、出血、继而并发腹腔感染、肝衰竭等并发症的发生；第一步术后形成胆瘘、腹腔感染会加剧第二步肝切除术后肝衰竭的发生，国内外肝胆外科专家创建了非分离式肝实质分隔技术，初步研究结果令人鼓舞，现介绍如下。

一、绕肝带肝实质分隔技术

1. 开腹绕肝止血带肝实质分隔技术

2014年Robles等报告了22例联合绕肝止血带肝实质分隔和门静脉结扎二步肝切除术（associating liver tourniquet and portal ligation for staged hepatectomy, ALTPS）。即在第一步术中如果左半肝有转移灶，先手术局部切除左半肝转移灶，游离右肝动脉和门静脉右支，结扎离断门静脉右支，其中有10例结扎了右肝管。然后沿着镰状韧带右侧切开深度约1 cm的肝脏组织，将止血带沿着肝脏实质的离断处环绕并抽紧捆扎。研究结果表明，22例第一步术后2周FLR平均增大61%（33%～189%）。14例二步肝切除后并发胆瘘、腹腔感染；5例术后并发肝衰竭，其中2例死亡。研究还发现，结扎右肝管并没有协同增加FLR增生，反而增加了胆瘘、感染等并发症的发生，这与其他学者研究结果一样。

2. 腹腔镜绕肝带肝实质分隔技术

2014年，蔡秀军等报告了腹腔镜下联合绕肝带肝实质分隔和门静脉结扎的二步肝切除术（蔡氏改良ALPPS）。以切左肝为例，第一步手术中腹腔镜游离第一肝门，解剖出左肝动脉（**见图15-2-1A**）、门静脉左支和左肝管，结扎离断门静脉左支（**见图15-2-1B**）。切除胆囊，随后离断冠状韧带、左三角韧带游离左半肝。在第二肝门处解剖出左肝静脉，使用带导芯的鼻胃管经过左肝静脉右侧（**见图15-2-1C**），紧贴肝表面向后绕道左侧尾状叶前方，避开左肝动脉后，靠近左肝蒂根部绕到肝前面，将绕肝带两尾端并拢，自右锁骨中线腹壁戳孔拉出体外，套上36号胸引管（作为施压外套管）。拉紧绕肝带，拉紧前使用术中超声明确肿瘤完全位于绕肝带一侧，避免因牵拉过度导致的左肝管成角术后出现梗阻性黄疸（**见图15-2-1D**）。由于绕肝止血带的牵拉造成捆扎面肝组织的缺萎缩血坏死，绕肝带可能松弛，可在术后第5～6天将绕肝带向下收紧一次，以达到更好的捆扎效果。蔡秀军等统计12例肝硬化肝癌应用蔡氏改良ALPPS，其中1例因绕肝带实施困难中转ALPPS分离式分隔肝实质，2例中转开腹绕肝带肝实质分隔。全组病例无胆瘘发生。

使用腹腔镜下绕肝止血带分隔肝实质，具备以下几点优势：① 微创优势，减少切口并发症和腹腔粘连；② 肝脏的捆绑作用，可有效阻断左右肝实质间交通血流，有助于残肝的快速增生；减少胆瘘的发生；③ 二步肝切除在断肝过程中借助于绕肝带，采用Belghiti提拉法，对肝断面产生一个张力，有助于快速、精准断肝，减少术中出血。

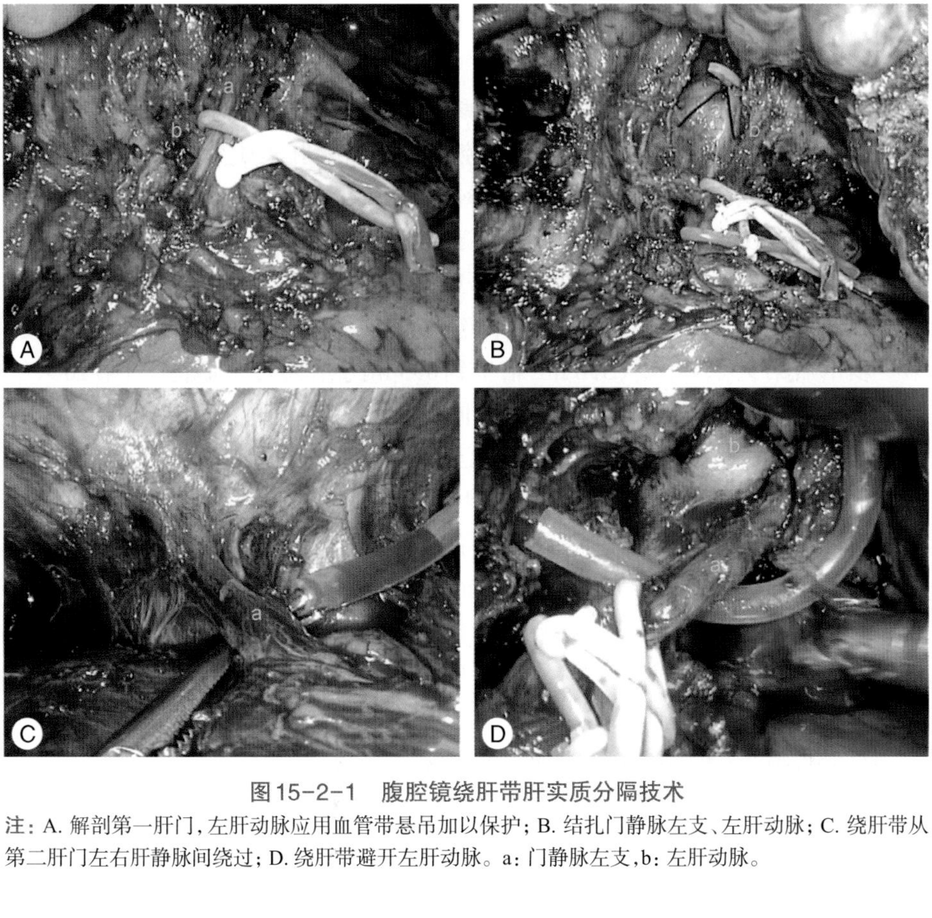

图15-2-1 腹腔镜绕肝带肝实质分隔技术

注：A. 解剖第一肝门，左肝动脉应用血管带悬吊加以保护；B. 结扎门静脉左支、左肝动脉；C. 绕肝带从第二肝门左右肝静脉间绕过；D. 绕肝带避开左肝动脉。a：门静脉左支，b：左肝动脉。

二、微波或射频消融肝脏分隔技术

1. 开腹微波或射频消融肝实质分隔技术

2015年，Gall等报告了开腹射频消融肝脏分隔联合门静脉结扎术（radio-frequency-assisted liver partition with portal vein ligation，RALPP）代替ALPPS的第一步。5例RALPP和5例PVE结肠癌肝转移患者进行匹配对照研究。结果表明，RALPP第一步术后（21.8 ± 9.4）天FLR平均增生62.3%（53.1%～95.4%），而PVE后（55.4 ± 15.6）天FLR平均增生24.6%（8.4%～35.4%）；两组均没有并发术后胆瘘、出血、腹腔感染等严重并发症，随访90天内均无死亡病例。2016年，Chen等报告了1例联合微波消融肝脏分隔和门静脉结扎二步肝切除术（associating microwave ablation and portal vein ligation for staged hepatectomy，AMAPS）。患者术前诊断肝硬化肝癌，第一步术后第2周和第3周FLR/SLV从术前的29.1%增加到40.9%和51.2%。第一步术后第3周施行右半肝切除术，术中无粘连，术中出血200 mL，手术时间100 min。患者术后无并发症，术后7天出院。

2. 腹腔镜或机器人下微波/射频消融肝实质分隔技术

2015年，Gringeri等报告了1例腹腔镜微波消融肝实质分隔联合门静脉结扎二步肝切除术术（laparoscopic microwave ablation and portal vein ligation for staged hepatectomy，LAPS）。患者为66岁男性，右肝20 cm占位（术后病理提示肝癌，G_1期），肿瘤侵犯了右肝静脉和肝中静脉。第一步：术中超声确认肿瘤边缘距离消融面3 cm，使用微波消融肝实质分隔，消融后结扎离断门静脉右支。第一步术后第9天，FLR从390 mL增生到693 mL（增大77.7%），术后第10天施行了右半肝切除术，术后第12天出院。同年，Cillo等报告了1例LAPS治疗结肠癌肝转移患者，第一步术后第15天FLR体积增加了90.4%。肝切除术后未发生围手术期并发症和死亡。

2016年，Jiao等报告了腹腔镜射频消融肝实质分隔和门静脉结扎的二步肝切除术（radio-frequency-assisted liver partition with portal vein ligation，RALPP）成功治疗结肠癌肝转移患者和肝门胆管癌患者，无并发症和死亡患者。据了解，Jiao等应用RALPP已成功治疗了20例FLR不足的肝癌患者，均效果良好（待发表）。

3. 经皮微波/射频消融肝实质分隔技术

2016年，洪德飞等先后在国内外报告了经皮微波/射频消融肝实质分隔联合门静脉栓塞计划性肝切除术（percutaneous microwave /radio-frequency ablation liver partition and portal vein embolization，PALPP）治疗FLR不足的巨大或多发性肝癌、肝门胆管癌患者（**见图15-2-2**）。第一步，经皮穿刺微波或射频肝实质分隔后；第二步，隔天后经皮穿刺门静脉造影（**见图15-2-3A**），检查交通支是否已闭塞，并栓塞肿瘤侧门静脉。FLR体积达标后进行第三步肝肿瘤切除术（**见图15-2-3B～E**）。在成功治愈3例后，第一步和第二步改为同期进行，即经皮穿刺微波或射频消融肝实质分隔后，同期进行肿瘤侧门静脉栓塞。目前应用PALPP治疗肝硬化肝癌11例、转移性肝癌1例和肝门胆管癌2例，第一步介入术后2周内FLR平均增大54%（23.7%～106.2%），术后无严重并发症。结果显示，11例完成了肝切除术，余2例体积达到切除标准，但ICG-R_{15}未达标未行肝切除术，经过TACE治疗已带瘤生存7个月和9个月；11例肝切除术后2例并发胆瘘，引流治愈；1例并发肝功能不全转肝病科治疗3周后治愈出院，无其他严重并发症和死亡病例。术后病理研究表明，为避免下腔静脉损伤，经皮穿刺微波或射频消融肝实质分隔技术无法如ALPPS第一步手术一样完全分隔肝脏，距下腔静脉1 cm以内的肝实质无法消融分隔，但并不影响FLR增生的效率。如2015年

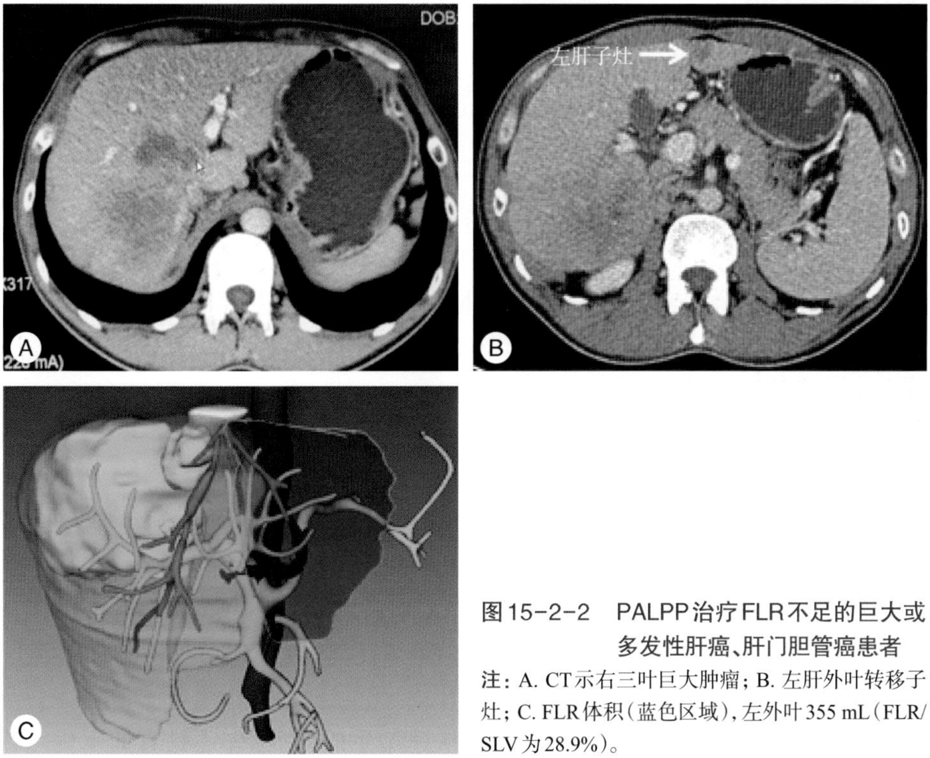

图15-2-2　PALPP治疗FLR不足的巨大或多发性肝癌、肝门胆管癌患者

注：A. CT示右三叶巨大肿瘤；B. 左肝外叶转移子灶；C. FLR体积（蓝色区域），左外叶355 mL（FLR/SLV为28.9%）。

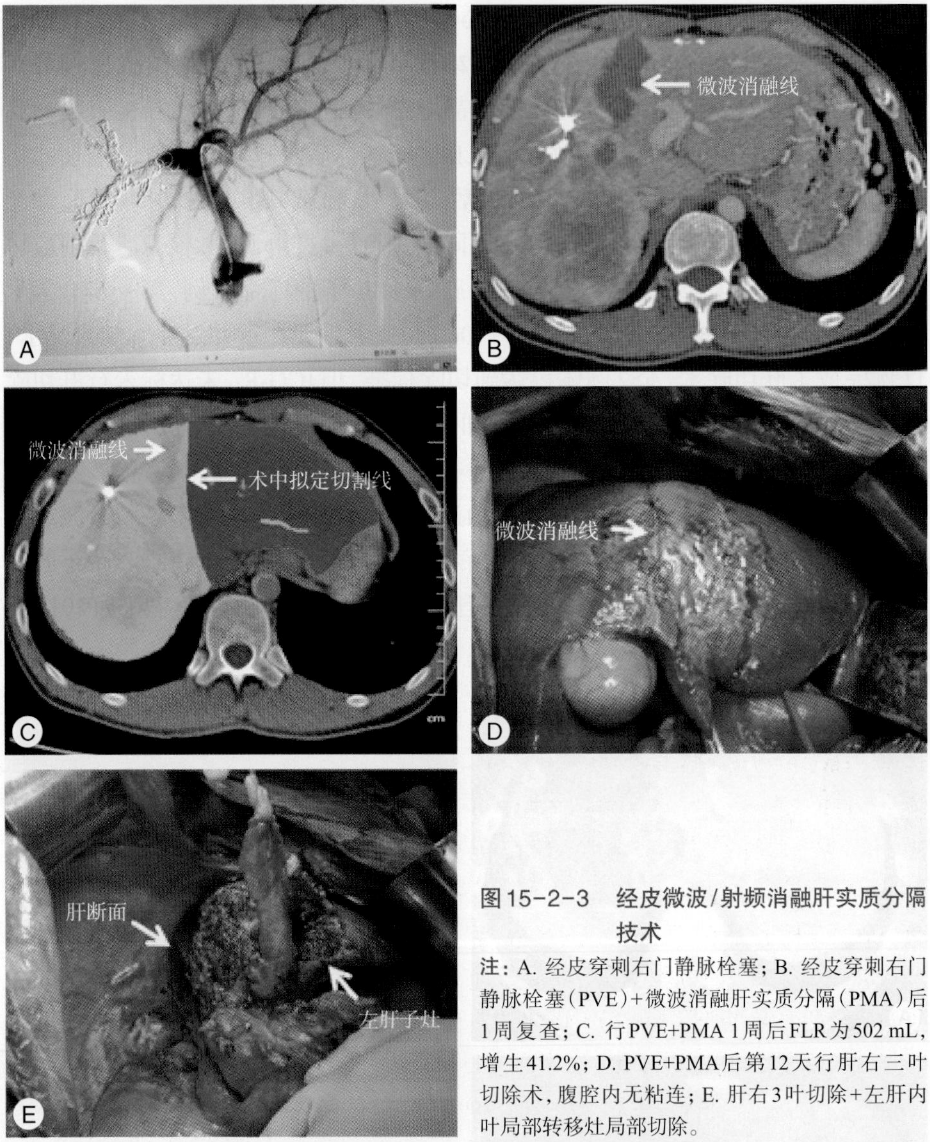

图15-2-3　经皮微波/射频消融肝实质分隔技术

注：A. 经皮穿刺右门静脉栓塞；B. 经皮穿刺右门静脉栓塞（PVE）+微波消融肝实质分隔（PMA）后1周复查；C. 行PVE+PMA 1周后FLR为502 mL，增生41.2%；D. PVE+PMA后第12天行肝右三叶切除术，腹腔内无粘连；E. 肝右3叶切除+左肝内叶局部转移灶局部切除。

Petrowsky等比较了18例肝部分分隔的ALPPS（p-ALPPS）与18例经典ALPPS（病例均为结肠癌肝脏转移）。p-ALPPS术中分离了肝脏实质的50%～80%。第一步术后7天p-ALPPS组和ALPPS组FLR分别增大60%和61%。p-ALPPS组无院内死亡病例，ALPPS组病死率为22%（4/18），其中1例为心力衰竭，3例因肝衰竭后继发多脏器衰竭死亡。

与ALPPS相比，PALPP使FLR短期快速增生的前提下，还具有如下优点：

① 第一步介入术后无肝周粘连、胆瘘等严重并发症，因此肝切除术没有严格的时间限制（为避免第一步术后严重粘连，第二步肝切除术最好限制在2周内）；② 微波或射频原位消融分隔肝实质及PVE原位栓塞肿瘤侧门静脉支，符合肿瘤非接触原则，可有效避免ALPPS第一步手术游离肝脏可能引起的肿瘤播散；对FLR有转移子灶可同时应用乙醇注射或微波、射频等消融暂时控制；③ 由于肝分隔面交通支已被消融阻断，沿肝分隔消融面进行肝切除可显著减少出血、胆漏；④ 微波或射频消融产生的炎症介质入血，加速FLR的增生；⑤ 由于PALPP显著降低了并发症发生率和医疗费用，变为常规性的肝切除，患者接受度高，对有些预计切缘不满意的巨大肝癌切除也可应用，以提高肝癌的R0切除率；⑥ 由于第一步是应用介入技术，术后对肝功能无影响，也无其他严重并发症，因此即使因种种原因无法完成肝切除术也可选择TACE等治疗手段控制肿瘤。

三、末梢门静脉栓塞肝实质分隔技术

2016年，彭淑牖等报告了末梢门静脉栓塞计划性肝切除术（terminal branches portal vein embolization for planed hepatectomy，TEPPL）治疗FLR不足的肝硬化肝癌［**见图15-2-4（A）**］，以末梢门静脉栓塞有效堵塞肝分隔面交通支。具体步骤：按照门静脉三维成像模型确定栓塞方案［**见图15-2-4（B）和图15-2-4（C）**］，根据门静脉栓塞不同部位选择不同肝段穿刺点。确定穿刺点后采用局部麻醉，使用21 G Chiba肝穿刺针入肝，到达预定部位后注入少量对比剂，确定为门静脉分支后，引入0.018 in导丝，交换经皮经肝穿刺胆管引流套管，送入门静脉主干，交换5 F导管鞘，应用5 F造影导管在肠系膜上静脉附近行门静脉造影并测压；再交换微导管并超选择至需要栓塞的分支内，于透视下缓慢注入适量外科胶（α-氰基丙烯酸正丁酯胶）+碘化油乳化剂（按1∶4比例混合）进行栓塞，先漂流栓塞门静脉末梢，再逐渐往门静脉分支主干栓塞，直至靶血管血流停滞［**见图15-2-4（D）**］。然后视情况用钢圈栓塞门静脉右支主干，结束操作。第一步施行PVE同时应用栓塞剂对肝脏第Ⅴ、Ⅷ段（或第Ⅳ段）的门静脉末梢进行栓塞，之后用钢圈栓塞门静脉右支主干，就能达到阻断左右两侧交通支的效果，从而迫使门静脉血全部流入无瘤侧门静脉［**见图15-2-4（E）**］。初步研究结果表明，TEPPL具有媲美ALPPS增加FLR的能力和效率，且避免ALPPS带来的手术创伤，是一种安全、有效的方法，有望解决现有ALPPS存在的一系列问题。目前已应用TEPPL治疗原发性肝癌9例，继发性肝癌1例，末梢门静脉栓塞2周后FLR平均增大为48.2%（30.2%～86.7%）［**见图15-2-4（F）和图15-2-4（G）**］，1例异

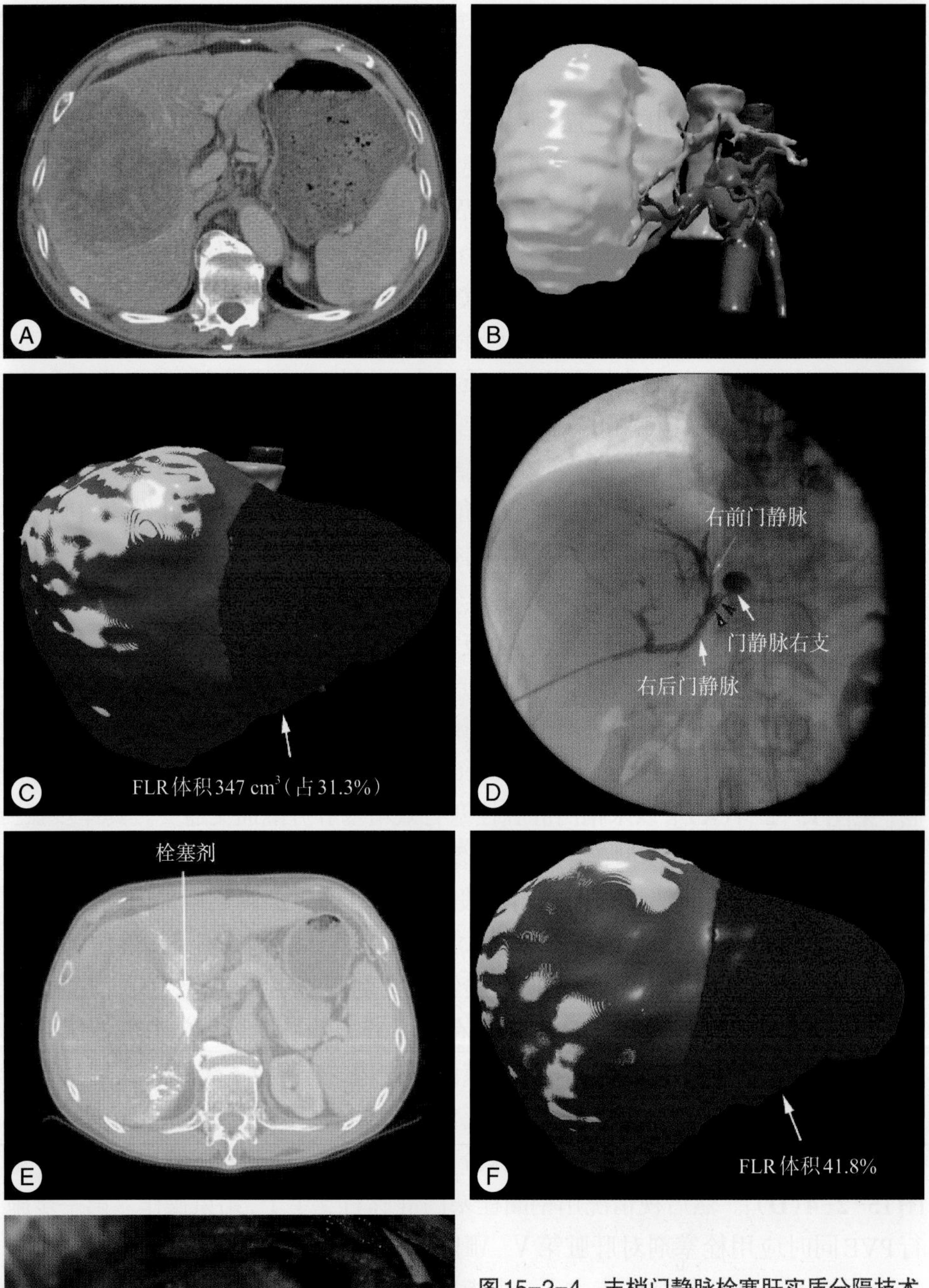

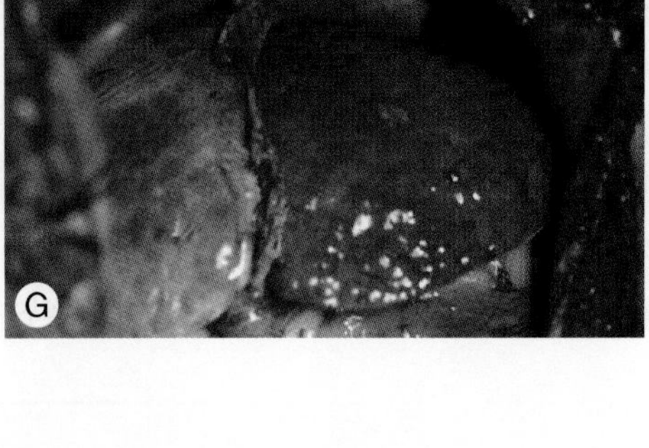

图15-2-4　末梢门静脉栓塞肝实质分隔技术

注：A. 术前CT检查图像，可见肿瘤位于右肝；B. 术前肝脏三维重建图像，可见肿瘤与血管的关系；C. 三维重建图像显示FLR体积占31.3%；D. TEPPL后血管造影图像，可见门静脉右支栓塞完全；E. TEPPL后第14天CT检查图像，可见栓塞处（白色箭头）；F. 三维重建图像，FLR体积占41.8%；G. 肝切除术中见腹腔无粘连，左肝外叶增大。

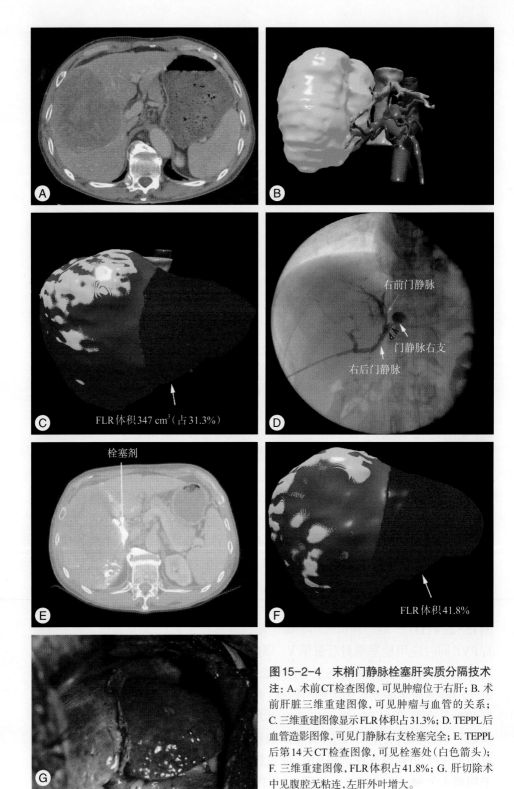

位栓塞出现短暂胆红素升高；9例完成肝切除术，肝切除术后并发症为1例术后胆漏、1例短暂性胆红素升高，病死率为0。

总之，ALPPS具有革命性理念和代价性技术的双重属性，非分离式肝实质分隔创新技术应用ALPPS是FLR快速增生的革命性理念，在取得FLR增生与ALPPS同样效率的前提下，显著降低了ALPPS过高的严重并发症发生率和病死率的沉重代价，尤其是PALPP、TEPPL技术仅需一次介入、一次肝外科手术就能完成FLR不足的中晚期肝癌的手术切除，体现了以患者为核心，充分发挥了多学科专家智慧、技术和团队精神的现代外科发展理念。虽然非分离式肝脏分隔技术处于研究初期，国内外报告的病例数并不多，远期疗效有待观察，然而其初步研究结果非常令人鼓舞，也指明了非分离式肝脏分隔技术必将取代经典ALPPS分离式肝实质分隔技术的发展方向和推广前景。目前，针对不同病期（主要是门静脉有无癌栓）、不同肝胆肿瘤性质和部位、不同医院技术条件，如何应用3D数字化重建技术、合理选择非分离式肝实质分隔技术，使患者最大程度获益；如何优化非分离式肝实质分隔技术开展多中心研究，以及深入研究非分离式肝实质分隔技术对FLR增生的机制以及如何影响肝肿瘤的生物学行为，都值得国内外学者和各大肝胆外科中心进行探讨、研究和解答。

参考文献

[1] Adam R, Laurent A, Azoul ay D, et al. Two-stage hepatectomy: a planned strategy to treat irresectable liver tumors[J]. Ann Surg, 2000, 232(6): 777−785.

[2] Aloia T A, Vauthey J N. Associating liver partition and portal vein ligation for staged hepatectomy (ALPPS): what is gained and what is lost[J]. Ann Surg, 2012, 256(3): e9.

[3] Alvarez F A, Ardiles V, Sanchez C R, et al. Associating liver partition and portal vein ligation for staged hepatectomy (ALPPS): tips and tricks[J]. J Gastrointest Surg, 2013, 17(4): 814−821.

[4] Ardiles V, Schadde E, Santibanes E, et al. Commentary on "Happy marriage or" dangerous liaison ": ALPPS and the anterior approach" [J]. Ann Surg, 2014, 260(2): e4.

[5] Baumgart J, Lang S, Lang H, et al. A new method for induction of liver hypertrophy prior to right trisectionectomy: a report of three cases[J]. HPB (Oxford), 2011, 13(Suppl2): 145.

[6] Boggi U, Napoli N, Kauffmann E F, et al. Laparoscopic microwave liver ablation and portal vein ligation: an alternative approach to the conventional ALPPS procedure in hilar cholangiocarcinoma[J]. Ann Surg Oncol, 2016, 23(Suppl 5): 884.

[7] Chen J X, Ran H Q, Sun C Q. Associating microwave ablation and portal vein ligation for staged hepatectomy for the treatment of huge hepatocellular carcinoma with cirrhosis[J].

Ann Surg Treat Res, 2016, 90(5): 287-291.

[8] Cillo U, Gringeri E, Feltracco P, et al. Totally laparoscopic microwave ablation and portal vein ligation for staged hepatectomy: a new minimally invasive two-stage hepatectomy[J]. Ann Surg Oncol, 2015, 22(8): 2787-2788.

[9] Clavien P A, Petrowsky H, Deoliveira M L. et al. Strageyies for safer liver surgery and partial liver transplantation[J]. N Engl J Med, 2007, 356(15): 1545-1559.

[10] D'Haese J G, Neumann J, Weniger M, et al. Should ALPPS be used for liver resection in intermediate-stage HCC[J]. Ann Surg Oncol, 2016, 23(4): 1335-1343.

[11] de Santibanes E, Clavien P A. Playing Play-Doh to prevent postoperative liver failure: the "ALPPS" approach[J]. Ann Surg, 2012, 255(3): 415-417.

[12] Dokmak S, Belghiti J. Which limits the "ALPPS" approach[J]. Ann Surg, 2012, 256(3): e6.

[13] Ettorre G M, Guglielmo N, Felli E, et al. Is there still a room to improve the safety of ALPPS procedure? A new technical note[J]. Eur J Surg Oncol, 2015, 41(11): 1556-1557.

[14] Gall T M, Sodergren M H, Frampton A E, et al. Radio-frequency-assisted liver partition with portal vein ligation (RALPP) for liver regeneration[J]. Ann Surg, 2015, 261(2): e45-e46.

[15] Gringeri E, Boetto R, D'Amico F E, et al. Laparoscopic microwave ablation and portal vein ligation for staged hepatectomy (LAPS): a minimally invasive first-step approach[J]. Ann Surg, 2015, 261(2): e42-e43.

[16] Hong de F, Zhang Y B, Peng S Y, et al. Percutaneous microwave ablation liver partition and portal vein embolization for rapid liver regeneration: a minimally invasive first step of ALPPS for hepatocellular carcinoma[J]. Ann Surg, 2016, 264(1): e1-e2.

[17] Imamura H, Seyama Y, Kokudo N, et al. One thousand fifty-six hepatectomies without mortality in 8 years[J]. Arch Surg, 2003, 138(11): 1198-1206.

[18] Jaeck D, Oussoultzoglou E, Rosso E, et al. A two stage hepatecomy procedure combined with portal vein embolization to achieve curative resection for initially unresectable multiple and bilobar colorectal liver metastases[J]. Ann Surg, 2004, 240(6): 1037-1049.

[19] Jemal A, Bray F, Center M M, et al. Global caner statistics[J]. CA Cancer Clin, 2011, 61: 69-90.

[20] Jiao L R, Hakim D N, Gall T M, et al. A totally laparoscopic associating liver partition and portal vein ligation for staged hepatectomy assisted with radiofrequency (radiofrequency assisted liver partition with portal vein ligation) for staged liver resection[J]. Hepatobiliary Surg Nutr, 2016, 5(4): 382-387.

[21] Lau W Y, Lai E C, Lau S H. Associating liver partition and portal vein ligation for staged hepatectomy: the current role and development[J]. Hepatobiliary Pancreat Dis Int, 2017, 16(1): 17-26.

[22] Li J, Girotti P, Konigsrainer I, et al. ALPPS in right trisectionectomy: a safe procedure to avoid postoperative liver failure[J]. J Gastrointest Surg, 2013, 17(5): 956-961.

[23] Liovet J M, Schwartz N, Mazzaferro V. Resection and liver transplantation for hepatocellular carcinoma[J]. Semin Liver Dis, 2005, 25(2): 181-200.

[24] Machado M A, Makdiss F F, Surjam K C, et al. Transition from open to laparoscopic

ALPPS for patients with very small FLR: the initial experience[J]. HBP(Oxford), 2016, S1365-182x(16), 31905−31910.

[25] Machado M A, Makdissi F F, Surjan R C, et al. Totally laparoscopic ALPPS is feasible and maybe be worthwhile[J]. Ann Surg, 2012, 256: e13.

[26] Marcel A C, Machado, Fabio F, et al. Transition from open to laparoscopic ALPPS for patients with very small FLR: the initial experience[J]. HPB, 2016, 19(2): 59−68.

[27] Petrowsky H, Gyori G, de Oliveira M, et al. Is partial-ALPPS safer than ALPPS? A single-center experience[J]. Ann Surg 2015, 261(4): e90−e92.

[28] Robles R, Parrilla P, Lopez-Conesa A, et al. Tourniquet modification of the associating liver partition and portal ligation for staged hepatectomy procedure[J]. Br J Surg, 2014, 101(9): 1129−1134; discussion 1134.

[29] Schadde E, Ardiles V, Robles-Campos R, et al. Early survival and safety of ALPPS: first report of the International ALPPS Registry[J]. Ann Surg, 2014, 260(5): 829 −836; discussion 836−828.

[30] Schadde E, Ardiles V, Slankamenac K, et al. ALPPS offers a better chance of complete resection in patients with primarily unresectable liver tumors compared with conventional-staged hepatectomies: results of a multicenter analysis[J]. World J Surg, 2014, 38(6): 1510−1519.

[31] Schadde E, Malago M, Hernandez-Alejandro R, et al. Monosegment ALPPS hepatectomy: extending resectability by rapid hepertrophy[J]. Surgery, 2015, 157: 676−689.

[32] Schadde E, Schnitzbauer A A, Tschuor C, et al. Systematic review and meta-analysis of feasibility, safety, and efficacy of a novel procedure: associating liver partition and portal vein ligation for staged hepatectomy[J]. Ann Surg Oncol, 2015, 22(9): 3109−3120.

[33] Schlegel A, Lesurtel M, Melloul E, et al. ALPPS: from human to mice highlighting accelerated and novel mechanisms of liver regeneration[J]. Ann Surg, 2014, 260(5): 839−46; discussion 846−847.

[34] Schnitzbauer A A, Lang S A, Goessmann H, et al. Right portal vein ligation combined with in situ splitting induces rapid left lateral liver lobe hypertrophy enabling 2-staged extended right hepatic resection in small-for-size settings[J]. Ann Surg, 2012, 255(3): 405−414.

[35] Shindoh J, Vauthey J N, Zimmitti G, et al. Analysis of the efficacy of portal vein embolization for patients with extensive liver malignancy and very low future liver ramnant volume, including a comparison with the associating liver partition and portal vein ligation for staged hepatectomy approach[J]. J Am Coll Surg, 2013, 217: 126−134.

[36] Shindoh J, Vauthey J N, Zimmitti G, et al. Analysis of the efficacy of portal vein embolization for patients with extensive liver malignancy and very low future liver remnant volume, including a comparison with the associating liver partition with portal vein ligation for staged hepatectomy approach[J]. J Am Coll Surg, 2013, 217(1): 126 −133; discussion 133−134.

[37] Stockmann M, Lock J F, Riecke B, et al. Prediction of postoperative outcome after hepatectomy with a new bedside test for maximal liver function capacity[J]. Ann Surg, 2009, 250(1): 119−125.

[38] Truant S, Oberlin O, Sergent G, et al. Remnant liver volume to body weight ratio > or =0.5%: A new cut-off to estimate postoperative risks after extended resection in noncirrhotic liver[J]. J Am Coll Surg, 2007, 204(1): 22-33.
[39] Tsui T Y, Heumann A, Vashist Y K, et al. How we do it: double in situ split for staged mesohepatectomy in patients with advanced gallbladder cancer and marginal future liver ramnant[J]. Langenbecks Arch Surg, 2016, 401(4): 565-571.
[40] Ulmer T F, de Jong C, Andert A, et al. ALPPS procedure in insufficient hypertrophy after portal vein embolization(PVE)[J]. World J Surg, 2017, 41: 250-257.
[41] Vennarecci G, Levi Sandri G B, Ettorre G M. Performing the ALPPS procedure by anterior approach and liver hanging maneuven[J]. Ann Surg, 2016, 263(1): e11.
[42] 蔡秀军，彭淑牖，虞洪，等. 完全腹腔镜下行ALPPS治疗伴肝硬化的原发性肝癌可行性临床探讨[J]. 中国实用外科杂志，2014，34(7)：637-640.
[43] 樊嘉，吴志全，汤钊猷，等. 不同治疗模式对不能切除的肝癌二期手术预后的影响[J]. 中华外科杂志，2001，39(10)：745-748.
[44] 洪德飞，范小明，罗祖炎，等. 经皮微波或射频消融肝实质分隔联合门静脉栓塞计划性肝切除术治疗余肝体积不足肝癌及胆管癌3例报告[J]. 中国实用外科杂志，2016，36(1)：96-101.
[45] 洪德飞，黄东胜，彭淑牖. 前入路或正中裂入路在复杂肝胆外科手术中的应用[J]. 中华医学杂志，2013，93(28)：2177-2178.
[46] 洪德飞，刘合春，彭淑牖，等. 联合肝脏离断和门静脉结扎二步肝切除术治疗肝硬化肝癌疗效分析(附1例报告)[J]. 中国实用外科杂志，2014，34(8)：739-743.
[47] 黄泽坚，曹君，李闻达，等. 腹腔镜辅助联合肝脏离断和门静脉结扎的二期肝切除术治疗伴有轻-中度肝硬化的原发性肝细胞癌(附7例报告)[J]. 中国实用外科杂志，2016，36(1)：102-105，110.
[48] 刘允怡，刘晓欣. 对"联合肝脏离断和门静脉结扎的二步肝切除术"的述评[J]. 中华消化外科杂志，2013，12(7)：481-484.
[49] 彭淑牖，洪德飞，许斌，等. 经正中裂入路单独完整肝尾状叶切除术的策略探讨(附19例报告)[J]. 中华外科杂志，2007，45(19)：1321-1324.
[50] 彭淑牖，黄丛云，李江涛，等. 末梢门静脉栓塞术在计划性肝切除术中的应用初探[J]. 中华外科杂志，2016，54(9)：664-668.

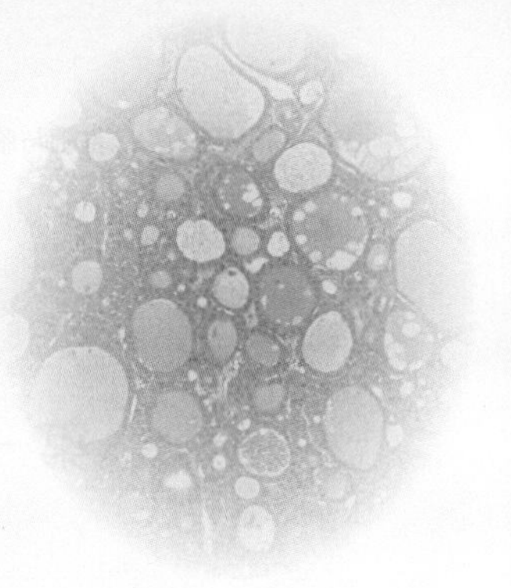

第十六章

肝移植

文天夫

目前肾脏、肝脏、心脏和骨髓移植已被公认为是一种有效的治疗，甚至对很多患者而言，是唯一有效的治疗手段。肝肾、胰肾、肝肠、小肠和多器官联合移植也广泛开展。器官短缺成为移植学上的一大难题，全世界各国，包括中国，都成立了器官分配互联网组织，严格按照患者病情的严重程度进行供器官分配而获得移植机会；同一供者可提供多种器官组织；亲属可作为活体供者，已部分弥补器官的短缺。异种器官移植还处于实验阶段。本章主要介绍了肝移植的免疫排斥、供受体的选择、移植的适应证以及术后管理与预后等。

［通信作者］ 文天夫，Email: tianfu1962@163.com

第一节　移植与肝移植概述

将一个个体的细胞、组织或器官采用手术、输注等方法移植到自体或另一个个体的某一部位，称为移植术（transplantation）。移植的细胞、组织或器官称为移植物（graft），提供移植物的个体称为供者或供体（donor），接受移植物的个体称为受者，也称为受体（recipient）或宿主（host）。

输血是很早就开展的细胞移植。

1902年法国的Alexis Carrel创立了血管吻合技术，并成功地开展了器官移植的动物实验。在第二次世界大战中，将人异体皮肤移植至烧伤患者，结果全部坏死；后来Medawar深入研究动物异体皮肤移植，获得免疫耐受，从而奠定了现代移植生物学基础。虽然20世纪30年代临床上已经开始进行异体器官移植，但都因排斥反应而失败。直到1954年，Murray在同卵双生兄弟之间成功进行了活体肾移植，器官移植才真正进入临床应用阶段。20世纪60年代，硫唑嘌呤、泼尼松和抗淋巴细胞血清等第一代免疫抑制剂问世，以及对器官保存与缺血再灌注损伤认识的提高，大大改善了移植物和受体的效果。1963年，Starzl进行的首例肝移植获得成功。1978年，Calne研究的新一代免疫抑制剂环孢素A（cyclosporine A）问世，使移植器官存活率提高了15%～30%。1988年，Belzer创造了UW液（the University of Wisconsin solution），使器官低温保存时间大为延长。1989年，他克莫司（tacrolimus）应用于临床，使移植疗效成倍增长。

目前肾脏、肝脏、心脏移植和骨髓移植已被公认为是一种有效的治疗，甚至是很多患者唯一有效的治疗手段，但器官短缺成为移植学上的一大难题。

1963年美国的Starzl等施行了首例肝移植，1988年巴西的Raia等施行了首例小儿活体肝移植，1997年中国香港大学范上达等施行首例成人间活体右半肝移植（带肝中静脉）。中国内地于1977年在武汉同济医院开展了首例尸体肝移植，1995年南京医科大学王学浩等施行中国内地首例小儿活体肝移植，2002年四川大学华西医院严律南等施行首例成人间活体右半肝移植（不含肝中静脉），2006年施行世界首例活体右半肝与尸体左半肝合成肝移植以及活体肝移植治疗布-加综合征等。

器官移植，特别是大器官移植，反映了一个医院和一个地区的医学综合实力与水平，有着广阔的发展前景。

第二节　移植免疫学基础

根据供者、受者之间遗传的差异，一般分为：① 自体移植（autologous transplantation），也包括同卵双生间的异体移植，两者之间基因完全相同，移植后不发生排斥反应；② 同种移植（allogenic transplantation），种相同，基因不同，如人与人之间的移植，也称同种异体移植，移植后会发生排斥反应；③ 异种移植（heterogenous transplantation/xenograft）：不同种之间的移植，如人与狒狒之间的移植，移植后会发生强烈的排斥反应。

一、移植抗原

移植抗原包括主要组织相容性复合体抗原（major histocompatibility complex antigen，MHC antigen；简称MHC抗原）、次要组织相容性抗原（minor histocompatibility antigen，mH antigen；简称mH抗原）、血型抗原（blood-group antigen）及种属间组织不相容抗原等。

1. MHC抗原

移植成功的主要免疫障碍就是MHC分子和肽。人类MHC在第6对染色体的短臂上，其基因产物称为人类白细胞抗原（human leucocyte antigen，HLA）。其Ⅰ类抗原存在于身体的几乎所有细胞。3个Ⅰ类位点是A、B和C，即HLA-A、HLA-B和HLA-C，对移植极为重要；Ⅱ类抗原主要存在于树突状细胞、巨噬细胞、B细胞和其他抗原提呈细胞（antigen-presenting cell，APC）中。3个Ⅱ类位点是DR、DQ和DP，即HLA-DR、HLA-DQ和HLA-DP。HLA配型（HLA typing）的目的就是测定供者与受者抗原相容程度，力图将排斥反应减小到最低程度。

2. mH抗原

抗原由等位基因变异的细胞蛋白肽构成，引起细胞介导的移植物排斥反应，但不具有MHC抗原结构。这些抗原单独刺激，仅引起微弱的排斥反应。

3. 血型抗原

3个主要血型抗原O、A和B，几种血型抗原基因编码糖基化酶，修饰不同的酶解物。O型个体表达未被修饰的核；A型表达一附加外部糖；B型表达另一附加糖；AB型具有两个附加外部糖分子的酶。身体里仅存在针对血型抗原的B

细胞反应和抗体，没有针对血型抗原的T细胞反应。AB型血的人，对其他血型抗原不形成抗体；O型血的人产生抗A、抗B抗体；A型和B型血的人，仅彼此对对方的抗原产生抗体。A、B、O抗原是在血管内皮上表达的唯一抗原，这些抗原可能成为受者原已存在的抗体的靶标，从而损伤植入的器官。因此，实质器官的移植，要求交叉血型配伍良好，是移植免疫的基本原则。但在临床实践中，也有例外：① 并非所有植入的器官都同等受血型抗体介导的排斥反应的影响，例如肝脏就是个例外，有时有交叉血型障碍时也可进行移植；② A型血有A_1、A_2两个亚型，O型和B型血的人可能不形成抗体对A_2遗传因子起作用，因此，在这一特殊情况下即使交叉血型障碍也可进行移植。

二、移植免疫的主要细胞

T细胞和B细胞是对移植组织起反应的两种主要成分，参与这一反应的还有单核巨噬细胞、树突状细胞和自然杀伤细胞等。

1. T细胞

主要T细胞亚群$CD4^+$和$CD8^+$参与移植排斥反应。$CD4^+$ T细胞直接对移植物MHC Ⅱ类抗原起反应，或对自体Ⅱ类分子的修饰型起反应。$CD4^+$ T细胞是启动移植排斥反应的主要细胞，一旦缺乏，将不会发生移植排斥。$CD8^+$ T细胞能直接对移植物的MHC Ⅱ类抗原起反应，或对自身Ⅰ类分子修饰型起反应。$CD8^+$ T细胞绝大多数是细胞毒性T细胞、巨噬细胞和B细胞，在移植物排斥反应中主要作用是直接溶解供者细胞。激活的巨噬细胞和$CD4^+$ T细胞通过迟发型超敏反应引起移植排斥。

2. B细胞

B细胞产生的抗体在移植排斥反应中也起着重要作用，它直接对供者的血型抗原或供者的MHC抗原起反应。血型抗体产生在生命的早期阶段，而抗MHC抗体的产生则需要另一个体的组织暴露，可能发生在妊娠期间、输血或器官移植中。最初参与对血型抗原和MHC抗原反应的抗体主要是IgM，如果有活化的T细胞参与，B细胞趋向于转向不同的IgG产物。如果抗供者抗体在移植前就存在，可能引起超急性排斥反应；如果抗供者抗体在移植中迅速出现则引起快速血管排斥反应；如果抗供者抗体出现在移植后数周或数月，可引起慢性排斥反应。

3. APC

APC主要包括树突状细胞、巨噬细胞和B细胞，其中树突状细胞功能最强。

外周树突状细胞抗原提呈能力很强，是唯一能激活初始型T细胞的细胞。外源性抗原摄入APC，经处理后成为抗原肽，主要与MHC Ⅱ类分子结合，提呈给$CD4^+$ T细胞，激发相应的$CD4^+$ T细胞增殖；而内源性抗原经MHC Ⅰ类分子提呈给$CD8^+$ T细胞。树突状细胞在不同的器官有不同的名称，在肝脏称为库普弗细胞（Kupffer cell）。其他有B细胞和内皮细胞，在某些情况下也可能有抗原提呈功能。

三、移植排斥的机制

细胞免疫是移植排斥，尤其是急性排斥反应的主要机制。当移植抗原进入受者体内以后，经过抗原提呈，T细胞的识别、活化和增殖，启动排斥反应，由$CD8^+$ T细胞直接杀伤靶细胞，完成对移植物的排斥。$CD4^+$ T细胞通过诱发迟发型超敏反应性炎症参与排斥过程。

能否进行有效的抗原提呈，直接关系到免疫激活和（或）免疫耐受的诱导。T细胞识别包括直接途径和间接途径。① 直接识别：即宿主的$CD4^+$ T细胞直接识别供者细胞表面的MHC Ⅱ分子。这条途径介导早期的急性排斥反应。② 间接识别：即供者MHC Ⅱ降解肽段被受者摄取，表达于APC膜表面，被T细胞抗原受体识别。间接识别主要在慢性排斥反应中起作用。T细胞的完全激活需要两个独立但又协同作用的信号，第一信号由抗原提供；第二信号即共刺激信号，由APC的共刺激分子提供。如果T细胞同时接收到双信号，则T细胞活化并产生多种细胞因子，开始复杂的排斥反应；如在APC提呈抗原时缺乏共刺激信号，则表明免疫无反应性；如T细胞与APC的相互作用过程中，由于局部微环境、发育的不同阶段、刺激信号的强弱等不同因素的影响，可导致反应细胞克隆被抑制或移植物被接受。T细胞经活化、增殖与分化可产生细胞毒性T细胞，这种细胞与靶细胞相互接触，通过穿孔素、颗粒酶或Fas配体（Fas ligand，Fas L）的作用，损伤靶细胞，使移植物功能逐渐丧失。

除APC和T细胞外，抗体、补体等多种体液免疫成分在排斥反应中也起重要作用。

四、移植排斥的分类

不同的组织、器官移植引起的排斥反应有所不同，大体上可分为宿主抗移植物反应（host versus graft reaction，HVGR）或通称的排斥反应（rejection），以及移植物抗宿主反应（graft versus host reaction，GVHR）或移植物抗宿主病（graft versus host disease，GVHD）。

1. 宿主抗移植物反应

临床上把宿主抗移植物反应（排斥反应）分为超急性、加速血管、急性和慢性4类。这种分类不单纯是时间概念，还包含着不同的发生机制、临床特点和组织学特点。急性排斥反应经治疗后可能逆转；加速血管排斥反应也可治疗；超急性排斥反应目前还无法治疗，但大多数是可以预防的；慢性排斥反应的处理仍然是一个难题。

（1）超急性排斥反应（hyperacute rejection）：由于受者的血液循环中预先存在抗供者的抗体，这种抗体黏着供者内皮抗原，激活补体系统，引起内皮激活，导致细胞分离，释放促凝血因子引起血管内凝血，出现超急性排斥反应。可发生于受者与供者血型不合、再次移植、反复输血、多次妊娠和长期血液透析的个体。在复流后24 h，甚至数分钟即可发生，切口可见严重的弥漫性出血。肾、心、肺和胰腺的同种异体移植都可发生超急性排斥反应。然而，肝脏对超急性排斥反应具有良好的耐受性，即使受者与供者血型不合也不会发生超急性排斥反应。

器官移植的超急性排斥反应关键在于预防，供者与受者血型必须相同。禁忌对抗淋巴细胞抗体强阳性、交叉配型阳性者行器官移植。免疫抑制药物对这类排斥反应效果不佳，唯一的治疗措施是再移植。

（2）加速血管排斥反应（accelerated vascular rejection）：又称血管排斥反应（vascular rejection）或体液排斥反应（humoral rejection），这类排斥反应罕见。加速血管排斥反应由体液介导，且依赖于新的迅速产生的抗供者抗体，通常发生在移植手术后1周之内。其特点是小动脉纤维蛋白样坏死伴血管内血栓形成，细胞浸润相对较少。

与超急性排斥反应不同，当血管内皮受到突然袭击，激发大量的抗体，数日后，这种抗体袭击导致不同类型的内皮激活，产生许多与炎症有关的因子，包括炎症细胞因子、黏附分子，引来非特异性的炎症细胞，还会引起细胞表面分子表达的变化，调节凝固级联。病理证实有血管内皮损伤并伴血管内凝血。某些加速血管排斥反应可以治疗，如应用血浆置换法，换掉已经形成的抗供者抗体，使用预防B细胞反应的药物（如环磷酰胺等），增加抗T细胞免疫抑制药物。

（3）急性排斥反应（acute rejection）：主要由T细胞免疫反应所致，一般在移植后4天至2周左右出现，80%～90%发生于移植后1个月内，并往往在几周乃至术后1年内多次出现。T细胞介导的免疫应答在急性排斥反应中发挥主要作用。急性排斥反应的主要症状是突发寒战、高热、移植物肿大的局部胀痛、移植器官功能减退,若是肝移植患者则表现为明显的血清转氨酶、胆红素水平迅速上升。接受现代免疫抑制药物治疗的移植患者,急性排斥反应的症状常不明显,如果发现移植器官功能减退,要及时进行检查,查明原因,必要时进行组织活检。急性排斥反应的组织学主要表现为弥漫性间质性水肿和圆细胞浸润,后者包括小淋巴细胞、浆细胞、巨噬细胞、单核细胞和中性粒细胞等。移植物的小动脉和毛细血管内有纤维蛋白与血小板沉积,并引起梗死。

(4) 慢性排斥反应(chronic rejection):是移植物功能丧失的常见原因,可发生在移植术后数月至数年。对慢性排斥反应的病因尚有争论,如急性排斥反应的反复发作、药物毒性、反复感染(肝移植的胆管炎)、慢性梗阻(胆管、胰管)、移植时供器官严重缺血损伤、边缘供器官,以及患者不适应免疫抑制药物等。其中哪些是主要原因,尚有不同的看法。其免疫损伤主要形式是血管慢性排斥,表现为血管内皮损伤。临床表现为移植器官功能缓慢减退,增加免疫抑制药物常难奏效。病理特征则因植入的器官不同而各具特点,移植肝表现为小胆管消失。慢性排斥反应致移植器官功能丧失的唯一有效的治疗方式是再次移植。

2. 移植物抗宿主病

移植物抗宿主病可发生于骨髓、脾、胸腺和小肠移植,肝、肾移植中也可发生。主要临床表现是感冒后发热、腹泻、皮疹、血细胞减少等。诊断依靠皮肤活检、再次HLA配型等。基本治疗是撤除免疫抑制剂,用大剂量糖皮质激素类药物和IL-2受体拮抗剂,并加强辅助治疗。

五、免疫抑制治疗

排斥反应是器官移植失败的主要原因。各种免疫抑制剂正确的联合应用,可以最大限度地降低排斥反应的发生率,并减轻药物不良反应。

1. 基础免疫抑制方案

根据免疫抑制剂在预防和治疗排斥反应中的地位,将其分为四线药物:一线药物包括环孢素A(cyclosporin A,CsA)和他克莫司(tacrolimus,FK506);二线药物包括吗替麦考酚酯(mycophenolate mofetil,MMF)、硫唑嘌呤(azathioprine,Aza)、IL-2受体拮抗剂[如巴利昔单抗(basiliximab)、达克珠单抗(daclizumab)、雷帕霉素];三线药物为糖皮质激素类药物,以泼尼松为代表;四线药物包括抗胸腺细胞免疫球蛋白(antilymphocyte globulin,ALG)、抗人成熟T细胞共同分化抗原CD3的单克隆抗体（OKT3）等。

尽管许多中心的免疫抑制方案不尽相同，但都是以一线药物为主，配合应用二、三线或四线药物的联合用药方案。二联用药通常为他克莫司/CsA+泼尼松，三联用药为FK506/CsA+泼尼松+Aza/MMF。

2. 排斥反应的治疗

急性排斥反应的治疗方案较多，一般都能控制和治疗急性排斥反应：① 大剂量糖皮质激素类药物冲击治疗；② OKT3或ALG治疗；③ 改为他克莫司或增加他克莫司剂量。急性排斥反应重复治疗会增加感染和发生肿瘤的危险性，特别是移植术后淋巴增生性疾病（lymphoproliferative disease）。抗排斥治疗常使受者身体和经济上付出高昂的代价。

慢性排斥反应的治疗效果较差，通常措施为：① 第二次激素冲击治疗；② 转换CsA为他克莫司，或他克莫司转换为CsA；③ 加用MMF。尽管如此，大多数慢性排斥反应的患者需再次移植。

3. 临床常用免疫抑制药物简介

（1）CsA：是钙调磷酸酶抑制剂，阻止多种早期T细胞激活基因（IL-2、3、4和IFN-γ）的转录，抑制巨噬细胞产生IL-1。CsA的常用剂量为6～10 mg/（kg · d）（用量参照血药浓度）；主要不良反应是肾毒性，其他如高血压、高尿酸血症和血脂代谢异常。

（2）FK506：是一种大环内酯类抗生素，单位剂量比CsA强100倍左右，也是钙调磷酸酶抑制剂，阻止受异常刺激的T细胞IL-2受体表达。FK506的常用剂量为0.15 mg/（kg · d）；主要不良反应是肾毒性、神经毒性作用，如头痛、失眠、震颤和高血压等。

（3）Aza：抑制嘌呤、DNA和RNA合成。Aza的常用剂量为2～5 mg/（kg · d），维持剂量为0.5～3 mg/（kg · d）；主要不良反应是骨髓抑制和肝功能损害。

（4）MMF：抑制T细胞和B细胞增殖及抗体生成，抑制细胞毒性T细胞增殖。MMF的常用剂量可达2 g/d；主要不良反应在胃肠道，如恶心、腹泻、胃肠出血，以及骨髓抑制表现，如白细胞和血小板计数减少。其仿制药有吗替麦考酚酯分散片（商品名为赛可平）。

（5）糖皮质激素：主要对T细胞和巨噬细胞起作用，改变细胞因子合成相关基因的转录和翻译，阻止混合淋巴细胞反应和细胞毒性T细胞的生长，抑制IL-1和IL-6的合成。常用的糖皮质激素类药物有琥珀酸钠氢化可的松、甲泼尼松龙琥珀酸钠、泼尼松、泼尼松龙和地塞米松等，此类药物常在术前、术中开始应用。术后急性排斥反应时，短期冲击疗法静脉滴注琥珀酸钠氢化可的松，用量可达3 g以上。泼尼松龙的常用剂量为1～2 mg/(kg·d)。糖皮质激素类药物的主要不良反应是促进感染、应激性溃疡、糖尿病、高血压、库欣综合征面容和多毛症等。

(6) 抗淋巴细胞球蛋白或ALG：多克隆血清，来自马、羊、兔，能清除T细胞和B细胞；常用剂量为10～20 mg/(kg·d)；主要不良反应是发热、寒战、头痛、皮疹、胸痛、瘙痒、白细胞和血小板计数减少、恶心、呕吐、腹泻、静脉炎、荨麻疹，甚至过敏性休克等。

OKT3为鼠IgG的免疫球蛋白，抑制T细胞活性和多种细胞因子的产生与表达，常用剂量为5 mg/d。OKT3的主要不良反应是细胞因子释放综合征，又称首剂反应，表现为高热、寒战、腹泻、恶心、呕吐、呼吸困难、肺水肿、脑膜炎、昏迷等，对症治疗多可缓解。禁用于对本品过敏者。

(7) 雷帕霉素：可推迟首次急性排斥反应发作时间，减少中度到重度排斥反应发作的次数。抗体对抗共刺激分子，包括白细胞功能关联抗原、细胞间黏附分子-1、CD4和CD52，与CsA有免疫抑制协同作用，有可能是抗慢性排斥反应的免疫抑制剂。其主要不良反应有高血脂、血小板和白细胞计数减少、肝功能异常等。

六、移植耐受

手术技术、器官灌注与保存技术的改进，以及HLA配型和免疫抑制剂的联合应用，极大地提高了移植物的存活率和存活时间，但长期应用免疫抑制剂引起较高的并发症发生率和病死率，特别是引起感染和恶性肿瘤，如能实现供者特异性免疫抑制，且能同时完整地保留受者免疫系统的全部功能，这就是移植耐受(transplantation tolerance)，可以避免因长期使用非特异性免疫抑制剂带来的诸多问题。移植耐受的特点：① 对一些特定的抗原长期不发生免疫反应；② 对其他抗原可发生正常的免疫反应；③ 无须使用现行的免疫抑制剂。

所有成功诱导耐受的试验都是针对T细胞的。4种基本机制可导致T细胞在移植中的耐受。① 清除：通过凋亡，去除特异性的T细胞；② 无能：T细胞的功能性无反应而不伴有细胞死亡；③ 调节或抑制：抗原特异性T细胞仍然保留在外周血液循环中，但其免疫反应性被抑制或改变了，这种调节是抗原特异性模式；④ 忽略：T细胞忽略一种抗原，尽管这一抗原在体内表达，但T细胞却保持无反应性。

尽管有很多关于耐受诱导机制的知识和许多成功诱导耐受的临床试验，而且临床肝移植和少数肾移植的长期存活患者中，观察到停止使用免疫抑制剂后，移植物仍能长期有功能存活，但移植耐受的临床应用还需进行深入的探索。

第三节　肝移植供体选择与供肝的获取

一、肝移植供体的选择

1. 脑死亡或心脏死亡供者

大多数尸体供者系死于颅内出血或脑外伤，也有死于脑肿瘤者。脑死亡的患者都可作为供者的候选者。供肝体积应与受者标准肝大小相当或稍小，供者年龄一般要求在60岁以下，冷缺血时间要求在8 h以下。

2. 活体供者

由于供肝短缺，活体供肝已被广泛接受，且其效果与尸体供肝相当。在中国，活体供肝者需经过严格的血亲亲属关系鉴定、全面的医学检查及供肝体积、质量、血管系统和胆管系统的影像学评估后，最后经医院伦理学委员会和省卫健委审批同意。一般要求供者最多只能捐献65%的肝脏（即FLR体积≥35%），而供肝体积需大于受者标准肝脏体积的40%或供肝重量大于供者体重的0.8%。

但有败血症或严重全身感染未治愈、人类免疫缺陷病毒感染、恶性肿瘤患者应禁忌作为供者。HBV和HCV感染者视情况可作为边缘供肝者。

3. 供、受体的配型

多年动物实验及临床研究结果表明，肝脏似乎为“免疫特惠器官”，肝移植极少发生超急性排斥反应。原则上要求ABO血型相同或相容（即符合输血原则）即可，但在紧急情况下也可进行血型不相容的肝移植。供受体血型相同的肝移植生存率要高于血型相容和血型不相容的肝移植。目前，多数肝移植中心在肝移植前都未进行供受体的淋巴细胞毒交叉试验和HLA配型，其原因是对肝移植最重要的HLA位点尚未找到。

二、供肝的切取与保存

供肝切取的基本步骤包括切口、探查、游离器官、原位灌注、切取器官、缝合切口、保存器官并运往移植中心。原位灌注：是指用特制的器官灌洗液（1～4℃）快速灌洗器官，尽力将血液、胆汁等冲洗干净；灌洗的压力保持在5.9～9.8 kPa（60～100 cmH_2O），肝脏的灌流量为2～3 L；然后保存于2～4℃灌洗液的容器中，直至移植（称为冷缺血）。活体供肝的切取中可不进行灌注，切下后用特制的器官灌洗液（1～4℃）快速灌洗。

UW液作为器官保存液在国际上广泛使用。UW液可保存肝脏达20～24 h，但多数外科医师将肝脏保存时限定为6～12 h。

第四节 肝移植受体的选择

肝移植的明确适应证为慢性终末期肝病、急性肝衰竭、遗传性代谢性肝病和先天性胆管闭锁。尚有争议的适应证为酒精性肝病肝功能失代偿、乙肝肝硬化伴肝功能失代偿和肝脏恶性肿瘤。亚洲国家肝移植的主要适应证是乙肝肝硬化肝功能失代偿和肝癌。

一、肝硬化门静脉高压症行肝移植的适应证

其明确的适应证为：① 肝功能失代偿伴顽固性腹水，内科治疗不能控制；② 伴肝功能失代偿的胃底食管曲张静脉破裂出血或反复出血；③ 肝功能失代偿的反复肝性脑病，生活质量显著下降；④ 肝功能失代偿伴肝肾综合征的进行性少尿；⑤ 肝功能失代偿伴进行性肝肺综合征；⑥ 肝功能失代偿伴反复自发性腹膜炎。

各种原因的慢性肝病肝移植的时机较难确定。1983年美国国家卫生研究机构评议开发会议做了原则性概述：肝移植应该在疾病有足够的发展病程以使患者有充分的机会通过其他方法稳定或恢复病情，但又要使手术在能够成功实施的阶段进行。出现下列情况时应考虑行肝移植：① 出现一个或多个肝功能不全或门静脉高压症的并发症时，如肝性脑病、严重凝血功能障碍、反复自发性腹膜炎、肝肾综合征、顽固性腹水和胃底食管曲张静脉破裂出血；② 严重嗜睡、难以控制的瘙痒；③ 血浆白蛋白≤25 g/L，凝血酶原时间超过正常对照5 s以上，血总胆红素100 μmol/L以上，经过3个月以上正规内科治疗无明确缓解。出现这些情况时，意味着患者生存时间一般不超过6～12个月；但也不宜过早，要求

Child-Pugh评分不低于7分，MELD评分不低于15分。

二、肝癌行肝移植的适应证

肝移植是肝癌的根治性治疗手段之一，尤其适用于伴肝硬化肝功能失代偿的早期肝癌。合适的适应证是提高肝癌肝移植的疗效，保证宝贵的供肝得到公平、合理应用的关键。

1. 肝癌肝移植最佳适应证

肝癌情况应符合米兰标准（Milan criteria）：① 单个肿瘤直径≤5 cm；② 肿瘤数≤3个、最大直径≤3 cm，不伴大血管侵犯、淋巴结转移和肝外转移等。肝移植后患者的5年存活率可达71%，相当于良性肝病肝移植的疗效。如果肝癌情况符合这个标准，肝移植登记系统会加分到22分（但单个肝癌要求直径≥2 cm），保证这类患者有与良性肝病获得供肝同等的机会。

后来，有不少学者把标准适当扩大，其预后相当。如美国加利福尼亚大学旧金山分校（UCSF）标准、国内的杭州标准、上海复旦标准、华西标准和三亚共识等。各家标准都要求无大血管侵犯、淋巴结转移及肝外转移，但对肿瘤大小和数目的要求不尽相同。上述标准均不同程度地扩大了肝癌肝移植的适用范围，可以使更多的肝癌患者因肝移植而生存获益，并未明显降低术后总体生存率和无瘤生存率。杭州标准纳入了AFP这个生物学指标，并考虑了分化程度。还有其他标准，如多伦多标准，不管肿瘤大小与数目，只要肝穿刺病理结果显示肝癌不是低分化，对生存率影响就不大；还有纳入肿瘤大小与血淋巴细胞比例的记分标准，只要术前淋巴细胞比例＞30%，肿瘤大的患者预后也不差。

在等待肝移植期间，通常需要进行介入和（或）射频消融或其他微创方法对肝癌进行降级治疗或控制肿瘤生长等处理。

2. 肝癌肝移植术后复发的预防

肝癌肝移植术后的肿瘤复发明显降低了移植后患者的生存率。其危险因素包括肿瘤分期、血管侵犯、AFP水平、免疫抑制剂用量、抗复发用药的有效性等。减少移植后早期钙调磷酸酶抑制剂的用量可能降低肿瘤复发率。肝癌肝移植采用mTOR的免疫抑制方案亦可能预防肿瘤复发，提高患者的生存率。

3. 肝移植和肝切除的选择

肝切除和肝移植均是肝癌可能的根治手段，应该如何选择目前尚无统一的标准。对于肝功能Child-Pugh A级的可根治切除肝癌患者，因器官短缺、经济负担、移植程序复杂等因素，倾向于首选肝切除。如术后病理显示存在高危复发因素或发现复发，再进行挽救性肝移植也能达到初次肝移植的临床效果。

三、急性肝衰竭

各种原因的急性肝衰竭中，约20%可经内科治疗逐渐恢复。但目前的急性肝衰竭预测评分系统均不能准确判断其预后或进行肝移植的时机。因此，正确判断病情可否逆转是决策肝移植的关键。肝炎病毒所致的急性肝衰竭预后稍好，肝豆状核变性（又称威尔逊氏症，Wilson disease）和巴德-基亚利综合征（Budd-Chiari syndrome）引起的则较差。

四、其他

如肝腺瘤病、多囊肝、肝胆管结石、肝包虫病、巴德-吉亚利综合征、肝外伤等，在无其他有效治疗或病情威胁生命时，都应考虑肝移植的可能性。

五、绝对禁忌证

下列情况应视为肝移植的绝对禁忌证：① 肝外存在难以根治的恶性肿瘤；② 存在难以控制的感染；③ 难以戒除的酗酒或吸毒；④ 伴有严重的心、肺、肾等重要脏器的器质性病变；⑤ 有难以控制的心理变态或精神病。

第五节 肝移植手术

一、肝移植术式

肝移植按供肝来源分为活体肝移植和尸体肝移植；按部位分为原位肝移植和异位肝移植（多为辅助性）；按术式分为经典式原位肝移植（orthotopic liver transplantation）和背驮式肝移植（piggyback liver transplantation），后者为保留受者下腔静脉的原位肝移植。

为开拓供肝来源和充分利用供肝还发展了一些术式：① 活体部分肝移植，根据受者大小，可分别切取供者左外叶、左半肝（包括或不包括肝中静脉）、右半肝(包括或不包括肝中静脉)，甚至右后叶进行移植。② 劈离式肝移植(split-liver transplantation)，是把一个尸体供肝分离成左右两部分，通常移植给一个小孩和一个大人。③ 减体积肝移植(reduced-size liver transplantation)，即把成人的尸肝减体积后(如仅用左外叶)植入受体内。以上3种术式基本上都需保留受体下腔静脉或需另寻血管进行下腔静脉重建后再进行供肝植入。④ 合成肝移植，特别是在活体肝移植中，因为一个供体的右半肝体积不够，需要另外增加一个供体捐献左半肝或左外叶。笔者所在的中心开展过患者的两个姐姐分别捐献左半肝，患者妻子捐献右半肝和父亲捐献左半肝，患者母亲捐献右半肝及来源尸肝劈离左半肝的合成肝移植。

二、原位肝移植手术

1. 手术步骤

(1) 切口的选择：通常会选择双侧肋缘下向剑突延长的切口。

(2) 病肝切除：包括解剖离断第一肝门仅留下门脉待离断，游离肝下下腔静脉套以牵引带，游离左肝及离断肝胃韧带，游离右肝，游离肝上下腔静脉套以牵引带；待供肝就位，麻醉医师充分准备，患者循环稳定后，分别离断门脉、肝上下腔静脉和肝下下腔静脉，切除病肝。但如为肝癌患者，为了尽量减少触碰和挤压肿瘤，或为门静脉高压侧支循环丰富极易出血的患者，可首先离断肝门，再离断肝周韧带切除病肝。

(3) 供肝植入：按序行肝上下腔静脉重建，肝下下腔静脉重建，门静脉重建，复流止血后进行肝动脉重建和胆管重建。受体胆管病变时需行胆管-空肠Roux-en-Y吻合。

(4) 彻底止血：于右肝后、温氏孔、左肝下放置引流管，关腹。

2. 肝移植手术安全相关问题

(1) 严格术前评估与术前预案的准备：如带TIPSS患者术中可否安全取出，如门静脉血栓患者可否取栓、门静脉重建及预防血栓再形成等。

(2) 手术开始前，要求护士、麻醉医师在上腔静脉系统建立可快速输液、输血的大静脉通道。

(3) 对急性肝衰竭患者和凝血功能不好患者，术前宜予以逐步纠正，术中宜严密监测并保持在低凝状态。

(4) 对已做过上腹部手术的肝移植患者，特别是反复胆管手术后的患者，开腹及在肝脏游离过程中应尽力避免肠道与胃损伤。如发生损伤，宜在关腹前修补。

三、肝移植的术后管理与预后

（一）肝移植的近期管理

1. 普通管理

与一般腹部手术患者一样需要监护，维持水、电解质、酸碱平衡，适当补充营养，抗感染，管理各种引流管及引流物，防治并发症。

2. 特殊管理

（1）免疫抑制治疗：基础免疫抑制剂应用有两种方案，以CsA为主，或以他克莫司为主，均另加MMF（肝癌时多用Aza或雷帕霉素）和激素。目前肝移植患者多用以他克莫司为主方案。

（2）抗乙肝复发治疗：如为HBV感染患者，用抗病毒药物加上乙肝免疫球蛋白，血HbsAb滴度维持在100 IU/L对预防乙肝复发有明确作用。

（3）术后近期调整凝血功能为低凝状态，改善微循环，预防肝动脉、门静脉和腔静脉血栓形成，为此术后1周内每天需做超声检查，以了解肝动脉等血流与通畅情况。

（4）密切观察肝功能变化，必要时进一步查明原因，是胆管并发症、动脉血栓形成还是排斥反应，或肝炎（复发）等，视原因进一步处理。

（5）肝移植病房最好是层流病房，严格隔离，家属和医护人员需换衣和鞋，戴帽子和口罩入内。

（二）肝移植的远期管理

（1）指导患者进行功能锻炼，调整好患者的精神与心理状态。

（2）让患者和家属了解肝移植的基本知识和可能出现的问题。

（3）定期门诊随访和药物调整。① 如术后肝功能恢复良好，术后2个月抗排斥药可试行减量，一般6个月内可逐渐把激素减掉，以后再逐渐减量他克莫司。到移植术后2～3年以后，多数患者的抗排斥药仅用他可莫司，且每天总量为1.0～1.5 mg。原则上需终生抗排斥治疗。② 抗HBV药物多数无须变化，乙肝免疫球蛋白一般需800 IU，肌内注射，每个月2～3次，保持乙肝表面抗体hepatitis B surface antibody，HBsAb滴度＞100 IU/L即可。有条件的患者也可终身用药。否则，术前HBsAg阳性伴HBV-DNA阳性者，1年内乙肝复发率可高达80%。现在也有单用强效抗病毒药，不用乙肝免疫球蛋白的方案。③ 有肝功能异常时查清原因做相应处理。④ 移植术后超过5年的患者，应每3～6个月筛查各种原因的肿瘤。

（三）肝移植的并发症和预后

1. 肝移植的并发症

肝移植的并发症发生率为15%～50%，主要包括腹腔内出血、胆漏、胆管吻合口狭窄、胆泥或胆石形成、各血管吻合口狭窄、各相关血管血栓形成、原发性肝无功能、肾功能不全、排斥反应、移植物抗宿主病、肺部感染及消化道出血、血压升高、血糖升高等，也可发生神经系统并发症和精神并发症。

2. 肝移植的预后

肝移植手术病死率已在10%以下。良性肝病肝移植后1年生存率为85%～90%，5年生存率为60%～70%。世界上已有肝移植患者生存40年以上。华西肝移植中心已有病例生存18年以上，且分别有1名男性和1名女性患者在肝移植后结婚生子。符合米兰标准的HCC患者在肝移植术后5年生存率为70%左右，但伴有肉眼血管侵犯的肝癌患者在肝移植后5年生存率仅为20%。

参 考 文 献

[1] Chen Z Y, Yan L N, Li B, et al. Successful adult-to-adult living donor liver transplantation combined with a cadaveric split left lateral segment[J]. Liver Transpl, 2006, 12: 1557-1559.

[2] DuBay D, Sandroussi C, Sandhu L, et al. Liver transplantation for advanced hepatocellular carcinoma using poor tumor differentiation on biopsy as an exclusion criterion[J]. Ann Surg, 2011, 253(1): 166-172.

[3] Fan J, Yang G S, Fu Z R, et al. Liver transplantation outcomes in 1,078 hepatocellular carcinoma patients: a multi-center experience in Shanghai, China[J]. J Cancer Res Clin Oncol, 2009, 135(10): 1403-1410.

[4] Huang J W, Yan L N, Cheng Z Y, et al. A randomized trial comparing radiofrequency ablation and surgical resection for HCC conforming to the milan criteria[J]. Ann Surg, 2010, 252(6): 903-912.

[5] Jiang L, Yan L N, Li B, et al. Successful use of hepatitis B surface antigen-positive liver grafts in recipients with hepatitis B virus-related liver diseases[J]. Liver Transpl, 2011, 17(10): 1236-1238.

[6] Li C, Mi K, Wen T F, et al. Outcomes of patients with benign liver diseases undergoing living donor versus deceased donor liver transplantation[J]. PLoS One, 2011, 6(11): e27366.

[7] Li C, Wen T F, Yan L N, et al. Outcome of hepatocellular carcinoma treated by liver transplantation: comparison of living donor and deceased donor transplantation[J]. Hepatobiliary Pancreat Dis Int, 2010, 9(4): 366-369.

[8] Li C, Wen T F, Yan L N, et al. Scoring selection criteria including total tumour volume and pretransplant percentage of lymphocytes to predict recurrence of hepatocellular carcinoma after liver transplantation[J]. PLoS One, 2013, 8(8): e72235.
[9] Perkins J D, Halldorson J B, Bakthavatsalam R, et al. Should liver transplantation in patients with model for end-stage liver disease scores < 14 be avoided? A decision analysis approach[J]. Liver Transpl, 2009, 15(2): 242−254.
[10] Tang Z Y, Yu Y Q, Zhou X D, et al. Cytoreduction and sequential resection for surgically verified unresectable hepatocellular carcinoma: evaluation with analysis of 72 patients[J]. World J Surg, 1995, 19(6): 784−789.
[11] Tang Z Y, Yu Y Q, Zhou X D, et al. Treatment of unresectable primary liver cancer: with reference to cytoreduction and sequential resection[J]. World J Surg, 1995, 19(1): 47−52.
[12] Yan L N, Li B, Zeng Y, et al. Living donor liver transplantation for Budd-Chiari syndrome using cryopreserved vena cava graft in retrohepatic vena cava reconstruction[J]. Liver Transpl, 2006, 12(6): 1017−1019.
[13] Zheng S S, Xu X, Wu J, et al. Liver transplantation for hepatocellular carcinoma: Hangzhou experiences[J]. Transplantation, 2008, 85(12): 1726−1732.
[14] 樊嘉. 肝胆胰肿瘤诊断治疗学[M]. 北京：人民军医出版社，2011.
[15] 黄洁夫. 我国活体肝移植的若干问题[J]. 中华医学杂志，2009，89(22)：1513−1516.
[16] 唐承薇，程南生. 消化系统疾病[M]. 北京：人民卫生出版社，2011.
[17] 严律南，文天夫，李波，等. 成人-成人活体肝移植一例报告[J]. 中华肝胆外科杂志，2002，8(10)：634−635.
[18] 周总光，赵玉沛. 外科学[M]. 北京：高等教育出版社，2009.

第十七章

数字医学在肝癌治疗中的应用

郭卫星　郭　磊　程树群

数字医学是信息社会发展进程中应运而生的新兴学科，它是医学与信息学、电子学、生物学、管理学、机械工程学、工程物理学等诸多学科相交叉的前沿科学。目前数字医学技术在临床医学上较常使用的就是医学图像三维重建。三维重建成像于1977年由Herman等用表面提取法作成，1980年将此技术用于临床。20世纪80年代后期三维重建软件应用于CT，可以更加完整、直观、真实地表现人体各种组织的结构形态和相对位置，有较强的真实感，能立体地显示体内病灶的大小、位置、形态以及与周围大血管的解剖关系，对临床治疗方案的制订具有一定的指导作用。

[通信作者]　程树群，Email: chengshuqun@aliyun.com

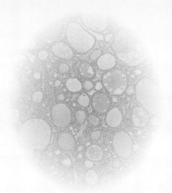

第一节　三维成像在肝癌切除中的应用

数字医学三维图像的重建可在非手术情况下给人一种立体的感性认识，被喻为非侵入性活体解剖。Lavelle等利用磁共振三维成像并与数字减影血管造影（DSA）检查进行对比，未发现DSA与磁共振三维成像在解剖上的差异，提示肝动脉的解剖成像可通过增强扫描的肝实质的图片经三维重建而再现。Wigmore等则利用螺旋CT肝脏扫描图片进行三维重建，虚拟肝脏切除，评估肝切除手术后肝衰竭的危险性，从而决定肝脏的切除范围。由此可见，肝脏管道系统的三维成像对肝脏结构、肝脏外科疾病的诊断和治疗方案的制订都有重要意义。数字医学三维成像在肝癌治疗中的作用主要包括在肝癌切除、肝移植、肝癌射频消融、经导管动脉栓塞化疗（TACE）等治疗中的指导作用。

对于一些毗邻肝内重要管道（血管或胆管）的肝癌，例如位于第一、第二肝门或者尾状叶的肿瘤，术前术者可以通过三维成像更直接地了解肿瘤与这些重要管道的关系，判断手术是否可以切除；同时术中术者根据术前判断，避免损伤这些重要管道，减少术中出血量。Zhang等比较了21例肝母细胞瘤患者，其中有11例行数字三维成像，10例未行三维成像，成像组较未成像组手术时间更短（142.2 min *vs* 173.5 min，P=0.047），术中出血量较少（28.7 mL *vs* 42.8 mL，P=0.011），住院时间更短（11.2 d *vs* 13.0 d，P=0.257）。同时，对于一些体积较大的肿瘤，三维成像不仅能够判断肿瘤与重要管道的关系，还可以计算剩余肝脏（FLR）的体积，提高肿瘤的切除率和减少术后肝衰竭的发生率。兰州大学第二医院黄利利等比较44例肝癌手术患者，按照随机数字表法将患者随机分为计算机体层摄影血管造影（CTA）组和三维手术规划组，研究结果发现与CTA组相比，三维手术规划组能更好地显示肿瘤与周围组织的毗邻关系、腹腔血管以及胆管扩张情况，并能较准确地预测肿瘤切除体积，尤其适用于复杂肝癌患者。有学者通过三维成像可以在术前了解一些重要血管的变异情况，避免在术中误损伤重要血管导致术后出现肝衰竭等重大并发症。

第二节　三维成像在肝癌移植中的应用

肝移植是治疗肝癌的重要手段之一，由于肝脏供体短缺问题，活体肝移植是目前主要的肝移植方式之一，术前准确测量供肝体积对于移植方案的制订和减少术后供体的并发症有非常重要的作用，且已成为供受体移植匹配和供体安全的首要标准。

传统方法通过多排螺旋CT测量供肝体积，但此方法存在计算方法与阅片者经验密切相关、耗时较长等缺陷，易导致测量结果出现误差。相比于传统CT，三维重建系统操作简单，临床医帅可以在术前对供体肝脏进行准确的残肝体积计算，以及肝脏变异解剖结构的预估。天津沈中阳等应用数字化肝脏三维重建成像对供肝体积进行评估，结果发现相对于传统多排螺旋CT，三维成像系统具有更高的安全性、准确性和稳定性，并且测量耗时明显缩短。新疆医科大学温浩等利用三维成像技术对活体肝移植供体肝脏进行三维重建并测量体积，结果发现三维重建能够清晰显示肝静脉系统，通过软件切割完成肝脏分割，并自动显示左右肝脏体积和体积比数据，可以实现对肝脏功能体积的立体化和数字化评估，从而大大提高了术前对肝脏容积评估的精确性，继而提高了手术成功率。

第三节　三维成像在肝癌经肝导管动脉栓塞化疗中的应用

经导管动脉栓塞化疗（TACE）是治疗中晚期肝癌最常见的治疗方式，影响TACE治疗效果的关键是精准的血管超选和术后肿瘤坏死体积的评估。应用血管介入三维成像技术进行肿瘤介入后的预后评估，可较大幅度地提高血管介入的治疗效果。三维数字成像相对传统的二维成像系统具有以下优点。

（1）三维成像能提高微小肿瘤病灶显示率及异常病变的检出率。

（2）三维成像能更清晰地提供肝肿瘤供血血管的解剖信息，以利于精准超选。

（3）三维成像可以准确评估肿瘤的坏死面积和体积，进一步了解肿瘤栓塞后情况，制订后续治疗方案。

Vania等利用三维成像评估TACE对肝癌治疗的疗效反应，该研究比较了3种不同的评估方法：实体肿瘤临床疗效评价标准（response evaluation criteria in solid tumor，RECIST）、欧洲肝脏研究学会（European Associatiation for the Study of the Liver，EASL）标准、结合三维成像实体肿瘤治疗疗效评价标准（modified-RECIST）来评估TACE对肝癌患者的疗效。研究发现，基于三维成像的生物标记可以用来预测肝癌患者对TACE治疗的反应，从而清晰区分对TACE治疗耐受的肝癌患者。

第四节　三维成像在肝癌射频消融中的应用

近年来，射频消融成为治疗小肝癌的重要手段，对于直径＜3 cm的肝癌，射频消融与手术的疗效相当；但是对于直径3～5 cm的肝癌，射频的疗效存在争议，这主要是与消融不彻底密切相关。相比较于传统的二维成像，CT三维重建能够立体和任意角度地显示肝内重要管道、肿瘤与周围血管的毗邻，以便更好地制订消融计划，提高消融的安全性和准确性。

广州大学唐云强等利用三维重建联合B超引导下行射频消融术，该研究回顾性地分析了96例直径为3～5 cm的单发肝癌，其中43例为射频消融组，53例为手术组，结果发现两组患者在3年总体生存率和复发率上的差异无统计学意义，同时三维重建联合B超消融率高于文献中报道的二维CT引导下的完全消融率。该研究提示术前CT检查三维重建联合B超引导下射频消融完全消融率高、安全易行，可达到与手术相近的疗效。

数字医学三维重建技术能够立体地显示肝癌的大小、位置、形态以及与门脉血管的解剖关系，能够更有效地计算出残肝或供肝体积。三维重建技术已广泛应用于临床，利用数字虚拟导航计划系统术前制订治疗计划方案，术中协助血管超选或穿刺定位，术后准确判断有无肿瘤残余及残留或复发病灶位置，以便更彻底地毁损肿瘤，从而达到肝癌的精准治疗。目前这些研究仅局限于回顾性研究，需要更多的前瞻性随机对照研究来验证数字医学三维重建技术在肝癌治疗中的作用。

参考文献

[1] Cucchetti A, Piscaglia F, Cescon M, et al. Cost-effectiveness of hepatic resection versus percutaneous radiofrequency ablation for early hepatocellular carcinoma[J]. J Hepatol, 2013, 59(2): 300−307.

[2] Lavelle M T, Lee V S, Rofsky N M, et al. Dynamic contrast-enhanced three-dimensional MR imaging of liver parenchyma: source images and angiographic reconstructions to define hepatic arterial anatomy[J]. Radiology, 2001, 218(2): 389−394.

[3] Pompili M, Saviano A, de Matthaeis N, et al. Long-term effectiveness of resection and radiofrequency ablation for single hepatocellular carcinoma ≤ 3 cm. Results of a multicenter Italian survey[J]. J Hepatol, 2013, 59(1): 89−97.

[4] Shinozaki K, Honda H, Yoshimitsu K, et al. Optimal multi-phase threedimensionalfast imaging with steady-state free precession dynamic MRI and ts clinical application to the diagnosis of hepatocellular carcinoma[J]. Radiat Med 2002, 20(3): 111−119.

[5] Tacher V, Lin M, Duran R, et al. Comparison of existing response criteria in patients with hepatocellular carcinoma treated with transarterial chemoembolization using a 3D quantitative approach[J]. Radiology, 2016, 278(1): 275−284.

[6] Wigmore S J, Redhead D N, Yan X J, et al. Virtual hepatic resection using three-dimensional reconstruction of helical computed tomography angioportograms[J]. Ann Surg, 2001, 233(2): 221−226.

[7] Yukisawa S, Ohto M, Masuya Y, et al. Contrast-enhanced three-dimensional usion sonography of small liver metastases with pathologic correlation[J]. J Clin Ultrasound, 2007, 35(1): 1−8.

[8] Zhang G, Zhou X J, Zhu C Z, et al. Usefulness of three-dimensional(3D) simulation software in hepatectomy for pediatric hepatoblastoma[J]. Surg Oncol, 2016, 25(3): 236−243.

[9] 何翼彪，赵晋明，温浩．三维重建技术在肝移植术前评估中的应用现状［J］．实用器官移植电子杂志，2013，1（2）：124−128.

[10] 黄利利，郑鹏飞，毛杰，等．三维手术规划系统在原发性肝癌切除术前评估中的应用价值［J］．中华肝脏外科手术学电子杂志，2014（2）：12−16.

[11] 唐辉．CT数据三维重建在肝脏肿瘤外科中的应用［J］．中国数字医学，2013（3）：87−89.

[12] 唐云强，江鹏，何璐，等．三维重建联合超声引导下射频消融治疗肝癌的疗效分析［J］．中华消化外科杂志，2014，13（9）：678−682.

[13] 魏林，蒋文涛，高伟，等．活体肝移植中IQQA法与手工描记法对供肝体积的比较研究［J］．中国器官移植杂志，2012，33（6）：351−353.

[14] 朱晓军，全显跃，郭成伟．原发性肝癌64层螺旋CT三维血管成像的特征［J］．实用医学杂志，2008，24（10）：1749−1752.

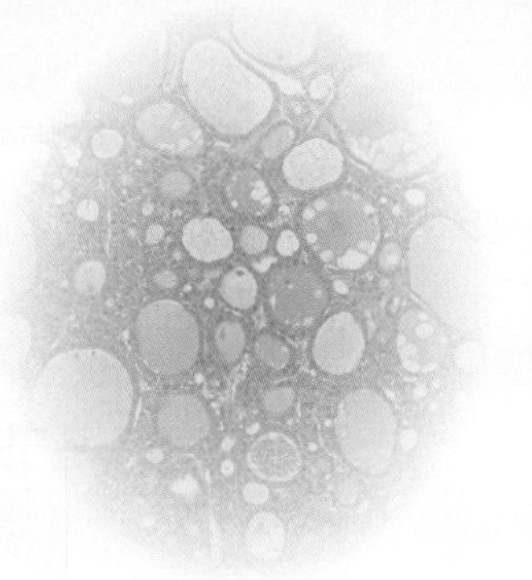

第十八章

肝癌的中西医结合治疗

万旭英

肝癌是我国高发的肿瘤，中医药在综合治疗及晚期的姑息治疗中均有着明确的疗效。通过对近两年的临床研究文献分析可知，目前中医各家认为肝癌为正虚而湿热、痰浊、瘀血、气滞等邪气积聚所成，与肝、脾、肾等脏腑有关；治疗主要以扶正祛邪为原则，以健脾疏肝益肾为基础，兼以理气活血、清热利湿、解毒散结等，辨证与辨病相结合，中医与现代医学相结合，全身治疗与局部治疗相结合。肝癌的中西医结合治疗在肝癌的综合治疗中占有重要的地位。但是我们也应看到，尽管中药对患者有着很好的整体调节作用，但对消除局部癌肿的作用远不如手术、放疗和化疗明显，发展新的抗癌药，探索新的综合治疗方案和新的抗癌思路是今后的研究方向。

［通信作者］ 万旭英，Email: wanyuying@126.com

第一节　肝癌的病因、病机和诊断

肝癌是全球第六大常见癌症，在癌症病死率中居第三，全世界每年约62万多例肝癌患者中，有55%发生在中国。肝癌发病隐匿，一般发现时已是中晚期。其恶性程度高，患者生存期短、病死率高。中医学并无肝癌的病名，但根据其症状，可将其归属于中医学的肝积、肥气、癥瘕、积聚、臌胀、黄疸和胁痛等的范畴。如《难经・五十五难》所述："阴沉而伏，阳浮而动。气之所积名曰积，气之所聚名曰聚。故积者，五脏所生，聚者，六腑所成也。积者，阴气也，其始发有常处，其痛不离其部，上下有所终始，左右有所穷处；聚者，阳气也，其始发无根本，上下无所留止，其痛无常处，谓之聚。"《诸病源候论・癥瘕》指出："癥瘕者，皆有寒温不调，饮食不化，与脏器相搏结所生也。"《类证治裁・黄疸》认为"阴黄系脾脏寒湿不运，与胆液浸淫，外渍肌内，则发而为黄。"《灵枢・水胀》篇记载："腹胀，身皆大，大与腹胀等也，色苍黄，腹筋起，此其侯也。"目前对肝癌的治疗仍然以手术为主，配合介入、放疗及中医药等。中医药在治疗肝癌中发挥了越来越重要的作用，在肝癌的手术、放化疗后辅助治疗，以及晚期肝癌的姑息治疗中均有独特的作用，特别是在防治肝癌复发、转移及改善患者生存质量、延长生存期等方面，中西医结合综合治疗是当前提高肝癌疗效的一个重要途径。

一、病因和病机

肝癌的发生大多认为是外感六淫邪毒，饮食失调，或情志郁结，或正气不足，脏腑失和，气机阻滞，痰浊内生，瘀血内停，久而化火生毒，致气、瘀、痰、毒互结而成。

1. 外邪入侵

湿热等六淫之邪留滞经脉，聚于脏腑，致使气滞血瘀，或气血失调，或肝肾阴虚，日久而成。也有学者认为局部癌肿是热毒、积滞、瘀血、痰饮等在一定条件下相互聚结而成。其病机则是"因病致虚"。即患者虽可同时具有邪毒积聚和气血虚弱的表现，但其病因病机的基础是外邪入侵。

有学者认为，肝癌的主要病因是肝炎病毒感染、摄入黄曲霉毒素和饮水污染等，统称"癌毒"。当机体处于"虚"的状态时，如遭受"癌毒"侵袭，必致气滞血瘀、瘀毒互结阻于肝脉。在其病程中，瘀毒与脾虚互为因果，恶性循环，是肝癌的基本病因病机。

2. 情志因素

因情志不舒、喜怒失常、忧愁和暴怒等精神情绪变化，导致气机不畅、血行受阻，日积月累而见脏腑功能失调，抵抗力减弱。在营养缺乏，或饮食不节，或寒温不适，或嗜酒过度，或邪毒外侵等因素诱发下而发病。

3. 正气虚弱

正气虚是肿瘤发生的重要因素，正虚因程度和阶段不同，可能有显露和隐蔽两种情况存在，再加上外感六淫疫疠（HBV、肝寄生虫）、饮食失调（黄曲霉毒素、酒精性肝病和营养不良）、七情内伤（精神创伤）、脏腑虚损（主要可能是脾虚）、气血失和等因素而引发。

肝癌与脾胃关系最为密切，而脾虚是肝癌病理病机的根本。于尔辛教授在20世纪70年代中期，首先提出肝癌的“标”在肝，而病之“本”在脾，认为“脾虚”是其主要的病因病机所在。在肝癌形成前，已有较长时期的“脾胃”病存在，由于脾虚，引起气滞、湿阻，进一步引起血瘀、湿热等，湿郁化热、痰热互结、水液内停等一系列病理变化皆可由脾虚气滞发展而来。除了脾虚外，肾虚也是肝癌发生、发展的基础，因肝肾同源，无论肾之阴血不足引起肝阴不足，还是肝火过剩灼伤肾阴，均引起肾之阴精不足，肝失所养，则邪毒乘虚而入。

综上所述，肝癌的病因病机，总属正气不足，而湿热、痰浊、瘀血、气滞等积聚所成，与肝、脾、肾等脏腑有关，各家论述侧重不同，但不外正虚邪踞。

二、治则治法

扶正祛邪是治疗肝癌的根本大法，针对气滞、血瘀、湿热、毒邪等，予以疏肝行气、活血化瘀、清利湿热、攻毒散结等法，同时处处顾护脾胃，不忘扶正；肝癌晚期表现为气阴两虚，则应益气养阴，或予以滋补肝肾、养阴清热。根据病情发展的不同阶段、虚实程度的变化以及虚实的主次之分来确定攻、补治法的侧重，在临床研究中观察到了比较好的疗效。总之，在肝癌的治疗中，应以扶正祛邪为基本原则，扶正以疏肝、健脾、益肾，祛邪以理气、活血、清热、利湿、散结等，以虚实为纲辨证治疗。

三、诊断要点

1. 诊断依据

（1）肝癌的早期一般无特异性症状，中、晚期多以肝区间歇性或持久性疼痛为首发症状，伴消化道症状如饮食减少、腹胀、恶心、呕吐、腹泻，上腹部肿块呈进行性增大，全身症状可有消瘦、乏力、发热、黄疸，并发症有消化道出血、肝性脑病(肝昏迷)、肝脏肿瘤破裂出血和继发感染等。

(2) 肝癌的体征主要包括：肝大、黄疸、腹水、肝区血管杂音、肝硬化征象、转移灶体征等。

(3) 常有外感湿热疫毒，内伤酒食不节，或黄疸、胁痛等病史。

2. 病证鉴别

本病应与活动性肝病、肝硬化、肝脓疡等鉴别。

3. 相关检查

甲胎蛋白(AFP)测定对肝癌具有很高的诊断价值，如AFP＞400 μg/L，持续4周以上并能排除其他疾病，可诊断为肝癌。肝脏B超检查、CT、MRI均可显示肝癌的位置、大小、形态、范围及肝门腹腔淋巴结转移与否等情况，对本病的诊断有很大的价值。此外，肝功能指标、肝炎病毒指标、胃镜有助于确定病因及了解病情，肝穿刺活检有助于明确肝癌的性质。

第二节　肝癌的辨证论治

辨证论治既是中医治病的基本特点，也是中医治病的核心。由于肝癌的病机比较复杂，中医学者对肝癌辨证论治的认识也不尽相同，还没有制订出一套公认的肝癌中医辨证分型方案，因此大多数中医学者都从各自的认识角度辨证分型，然后施治。

一、肝气郁结

主证：两胁胀满，胸闷不舒，情志抑郁后加重；舌苔薄白，脉弦。

治则：疏肝理气，消郁散结。

方药：逍遥散加减，柴胡9 g，枳壳12 g，白芍15 g，白术15 g，当归15 g，川芎12 g，香附12 g，青、陈皮各9 g，郁金12 g，丹皮12 g，栀子9 g。

加减：恶心纳差、舌苔腻者可加藿香、半夏、砂仁，胁部胀或痛者可加川楝子、延胡索。

二、气滞血瘀

主证：腹部肿块，或胀或刺痛，或质地较硬，或聚散无常，痛无定处，或固定不移，或痛有定处；同时可见面黯消瘦，舌苔薄白或薄黄，舌边暗紫或见瘀点，脉涩或弦细等。

治则：理气活血，软坚散结，破瘀消症。

方药：柴胡疏肝散合桃红四物汤或用血府逐瘀汤加减，柴胡、白芍、桃仁、红花、川芎、三棱、莪术各9 g，八月扎15 g，香附12 g，当归12 g，龙葵30 g。

加减：若胁痛如刺，固定不移者加赤芍15 g，丹参15 g，乌蛇9 g；大便不畅或便秘者加生大黄9 g，枳实、厚朴各12 g；腹部胀满，胃纳不佳者加白扁豆12 g，沉香3 g，青、陈皮各9 g。

三、湿热蕴结

主证：黄疸，发热口渴，口干口苦，纳呆，恶心欲吐，小便黄赤，大便秘结，脘腹胀满，舌苔黄腻，舌质红，脉象弦滑数等。

治则：清热利湿，解毒消结。

方药：用黄连解毒汤合茵陈蒿汤加减，大黄9 g，黄芩9 g，黄连6 g，栀子9 g，茵陈30 g，赤芍15 g，半枝莲15 g，半边莲15 g，白花蛇舌草30 g，猪苓15 g等。

加减：腹胀，喘息气短，小便量少，腹水，下肢水肿者加车前子15 g，商陆9 g；恶心呕吐者加竹茹、姜半夏、陈皮各9 g，代赭石20 g；呕血、便血者加白茅根、侧柏炭各9 g。

四、脾胃虚弱

主证：神疲乏力，形体消瘦，纳差恶心，腹大痞满，颜面和四肢水肿，腹胀腹泻，舌质淡胖、边有齿痕，苔白腻，脉缓。

治则：补脾益气，利湿消肿。

方药：四君子汤合五苓散加减，党参15 g，黄芪20 g，白术15 g，猪茯苓各15 g，甘草6 g，陈皮12 g，淮山药15 g，薏苡仁30 g，半夏9 g，木香9 g，砂仁9 g，厚朴12 g等。

加减：胸闷者加柴胡、瓜蒌各6 g；便溏者加焦楂曲、煨葛根各9 g；兼有血瘀者可加莪术、桃仁、红花各9 g。

五、肝肾阴虚

主证：低热或潮热盗汗，胁腹疼痛，绵绵不休，形体羸瘦，腹大胀满，口渴心烦，或鼻衄、齿衄，或便血，皮下瘀斑，舌质红少苔，脉虚细而数。

治则：养血疏肝，滋阴补肾。

方药：一贯煎或大补阴丸、生脉散、六味地黄丸等加减加减，生熟地15 g，山药15 g，山茱萸12 g，丹皮12 g，赤芍12 g，枸杞子15 g，当归15 g，炙龟板15 g，炙鳖甲15 g，土鳖虫9 g。

加减：黄疸尿少者加茵陈30 g，栀子12 g，泽泻、车前子、大腹皮各12 g；胁痛加元胡、乌药、川楝子各9 g。

第三节　中医药在综合治疗中的应用

目前，肝癌仍然是以手术为主，化疗、局部放疗、肝动脉介入栓塞、微波、射频消融、无水乙醇注射及生物治疗相结合的综合治疗，中医药辅助可减轻现代医学治疗的不良反应、提高治疗完成率。文献报道复方苦参注射液、华蟾素注射液、蟾酥注射液、复方斑蝥胶囊、四生口服液等中药制剂联合化疗、介入化疗栓塞、三维适形放射治疗（3DCRT）、射波刀、射频消融等治疗肝癌，均有其显著的疗效。

中西医综合治疗包括手术、放射、介入等治疗方法，其特点在于对局部肿瘤的控制，在于“局控率”的提高，但还远未能解决复发、转移等问题；而中医对消除局部癌肿的作用远不如现代医学，但在抗复发、转移和增效减毒等方面却有独特之处。取中西医治疗之长，合理地将中医药与现代医药手段综合运用。整体调整与局部治疗相结合的中西医结合治疗是肝癌非手术治疗的方向。大量的临床和实验研究证明肝癌的中西医结合治疗能增强对放疗、化疗的敏感性，防治和减轻放疗、化疗的不良反应和后遗症，改善肝功能、延长AFP持续下降的时间等，从而提高放化疗的适应证和耐受性，巩固疗效，防止肿瘤复发和转移，改善患者的生存质量和提高远期生存率。

一、外科手术结合中医药治疗

外科手术结合中医药治疗主要适用于早、中期肝癌患者。如复旦大学附属中山医院认为术前给予当归六黄汤，术后早期给予生脉散和调胃承气汤加减（人参、当归、麦冬、五味子、制大黄、枳壳、苡仁、仙鹤草等），待患者复原后再攻补兼施，投以消积软坚汤（白花蛇舌草、党参、黄芪、当归、白术、枳实、三棱、莪术、地鳖虫、红枣等）并随证加减，疗效可望提高。于、郁等撰文，认为术前、术后并用中医药治疗，可望提高手术切除率，促进患者术后康复，提高5年生存率，一般术前可用补中益气汤等健肝益气药，以增强机体应激能力；术后可用小柴胡汤等，以促进机体和肝功能恢复。此外，可根据患者的不同情况，采用适当的多种方法综合治疗，以提高远期疗效。

二、中药与放射的结合

肝癌的外照射一直存在争议，由于肝脏对照射的耐受性低，加上肝癌患者常常有肝硬化背景，发生放射性肝炎的危险性较大，但是通过与中药结合治疗，不但提高了疗效，而且改善了肝功能，从而提高放疗的耐受性，且有提高免疫功能和直接抑制肝癌细胞的作用。尤以健脾理气及养阴生津，滋补肝肾药物为佳。于尔辛等采用全肝移动条野放射结合中药治疗大肝癌，157例完成4轮以上放疗者，结合健脾理气中药组5年生存率为（42.97 ± 11.98）%，中位生存期53.4个月；而非健脾理气中药组5年生存率为（14.48 ± 7.19）%，中位生存期为11.1个月。刘氏将放化疗的50例患者按中医辨证分为甲组（脾虚型）和乙组（痰湿凝聚、气滞血瘀、肝肾阴虚3型），甲组基本方用补中益气汤、当归六黄汤或四君子汤加金铃子散，并加1～2味抗癌中药如龙葵、半枝莲、白花蛇舌草、土茯苓等；乙组3型分别用二陈汤或温胆汤，血府（膈下）逐瘀汤或柴胡疏肝散，增液汤或一贯煎加减。结果显示，甲、乙两组生存期分别为416～7 240天和54～402天，平均为1 957.28天和170.16天，两组差异有统计学意义（$P < 0.001$），提示脾虚型疗效优于其他型。

三、中药与化疗的结合

由于肝癌全身化疗的有效率不高，而根据肝脏的双重血供及肝癌的窃血特性，TACE为肝癌的治疗开辟了新的途径，但是介入技术在肝癌治疗上最大的局限性是难以使肿瘤完全坏死，因而其远期疗效仍不够理想。另外，TACE治疗后的综合征、肝功能损害和免疫功能抑制也是介入化疗所面临的问题。而中医药在提高远期疗效，延长患者的生存期，增强机体免疫力，改善肝功能，减少TACE

治疗后的不良反应等方面有其独特的价值。

1. 中成药与化疗联合介入治疗

用康莱特（KLT）联合介入治疗198例肝癌患者随机观察发现，化疗+KLT治疗肝癌有效率（完全缓解+部分缓解）可达69.23%，而单独介入化疗有效率仅为38.23%；且症状改善、卡氏评分、体重评分、免疫功能改善、外周血白细胞的保护化疗+KLT组均显著优于单纯化疗介入组。于志坚等用羟基喜树碱、斑蝥素联合顺氯伯铵与碘化油经肝动脉灌注栓塞48例，结果患者的半年生存率为100%，1年生存率为63.6%，AFP下降率为62.5%，肿瘤部分缓解率为54.2%，疾病稳定率为41.7%，与单纯使用顺铂、阿霉素、丝裂霉素化疗灌注栓塞相比，疗效明显增加且不良反应明显减少。李琦等采用TACE联合华蟾素治疗肝癌（治疗组）与单纯TACE治疗（对照组）比较，治疗组在抑制肿瘤生长、改善生活质量方面均优于对照组（$P < 0.01$），1年和2年生存率也均高于对照组（$P < 0.01$），提示中药能提高TACE的疗效且降低其不良反应。

2. 中草药复方配合介入化疗

肝癌试验组在TACE治疗前1周口服金米冲剂，肝癌对照组单纯用TACE治疗，结果显示试验组与对照组完全缓解分别为3例和1例，部分缓解分别为19例和13例，1年存活分别为18例和10例（$P < 0.01$）；治疗后两组患者的瘤体均明显缩小；多药耐药性转阴率及自然杀伤细胞活性，治疗后两组比较差异均有统计学意义（$P < 0.01$）。肝癌患者在TACE术后结合中药（补中益气汤或四君子汤加减）治疗，对照组单纯TACE治疗，结果显示两组近期疗效的差异无统计学意义，但肝功能分级变化的差异有统计学意义，提示中药作为TACE术后辅助治疗是一种有效的方法，有助于提高患者的远期疗效。

四、以中医药为主的治疗

中晚期肝癌患者常因肿瘤广泛转移，体力状况较差、肝功能恶化等失去手术机会，或不能耐受放化疗、介入栓塞化疗等细胞毒性治疗，而中医药在改善肝癌晚期患者的生活质量、延长生存期等方面则具有独特的优势。王敏等以疏肝健脾汤（黄芪、人参、白术、陈皮、当归、甘草）治疗58例肝癌患者，观察其改善患者生活质量的效果，结果显示证候改善率达86.2%。蒋建龙等用理肝实脾汤（升麻、柴胡、山药、虫草、太子参、薏苡仁、白花蛇舌草、平地木、莪术、当归等）治疗肝癌，结果治疗组有效率和疾病稳定率分别达8%和66%，疼痛控制有效率为67%，患者6、12个月生存率分别为58%和33%，生活质量、体力状况明显改善，血清谷丙转氨酶、谷草转氨酶、总胆红素等较治疗前明显降低。李春颖采用中西医结合方法治疗79例肝癌患者，在现代医学对症治疗的基础上加用中药复方（当归、枸杞子、小茴香、肉桂、乌药、沉香、茯苓、茵陈蒿、栀子、大黄等），疾病控制率达77.2%，血清AFP改善率达78.5%，生活质量总稳定率达73.4%，与单纯现代医学治疗的对照组相比差异均有统计学意义。张中建用口服中成药西黄丸（含牛黄、麝香、乳香、没药）治疗28例晚期肝癌患者，治疗2个疗程后患者发热、恶心呕吐、腹痛等症状明显好转，血清AFP、转氨酶、总胆红素等明显改善。

五、外治法中药

外用在治疗肝癌方面也发挥了很重要的作用。外用中药不仅可以明显缓解患者的症状，而且可以提高患者的生活质量及延长生存期。有报道用麝冰止痛膏外敷痛处，结果两者止痛效果与奇曼丁口服相当，且不良反应少。自拟金香散结膏组成：山慈姑、制马钱子、九香虫、乳香、没药、三七、冰片等和中药膏剂（草乌、生南星、延胡索、大黄、白芷、肉桂、红花、乳香、没药等）局部外敷治肝癌疼痛，直接敷痛处，总有效率为83.6%。金香散结膏可软化缩小瘤体，减轻局部压迫，消除炎症，全方共奏理气、活血化瘀、通络散结、安神止痛之功。肝舒贴敷贴穴位治疗肝癌肝区疼痛，总有效率为93.4%。以清肝利胆、疏肝理气、行气止痛、活血化瘀、软坚散结之中药贴敷在这些腧穴上，通过腧穴对药物吸收，使药物作用直接到达脏腑经气失调的病所，发挥药物"归经"的功效。

第四节　肝癌的预后与转归

一、预后和转归

肝癌由于早期诊断较难且缺乏十分有效的治疗手段而长期被视为"不治之症"，1905—1970年世界文献报道5年以上生存者仅45例，但经过近半个世纪的努力已有较大的进展。影响肝癌预后的因素与临床分期情况、病理分型、治疗措施及病程等有关。小肝癌不伴肝硬化，可获根治性切除；单个结节、肿瘤包膜完好者，5年生存率较高；相反大肝癌，肝功能差，有广泛癌栓形成者预后不佳。中医学认为，疾病的发生与正邪的关系密切相关。因此，可以根据邪正双方的状况来推测预后：疾病之初，正气不虚，邪气未盛，故正气可以驱邪外出，使邪去正安，预后较好；肝癌中期，邪正相争，邪盛而正不虚，此时采取扶正祛邪之法，尚能提高生活质量，延长寿命；若病至晚期，邪盛而正虚，正气无力抗邪，祛邪又要伤正，此时病情危重预后不良。

二、预防与调护

注意调节情志，起居有常，饮食节制，避免霉变等不洁食物，勿过食辛辣肥甘食物，戒烟酒，对有传染性肝炎的患者，应注意注射用具及手术器械严格消毒，防止传染他人。此外，应早期发现、诊断及治疗，有手术指征者应及早手术。可通过普查人群中HBsAg阳性者的AFP水平和B超检查发现亚临床肝癌，从而提高肝癌患者的治愈率。

三、并发症处理

1. 肝性脑病

肝性脑病是肝癌晚期常见的并发症，可出现肝臭、扑翼样震颤、精神性格的改变以及神经系统功能障碍。根据程度不同肝性脑病可分为4期，即前驱期、昏迷前期、昏睡期和昏迷期。肝性脑病常由消化道出血、大量利尿、大量放腹水、感染、镇静药应用不当以及水电解质紊乱等诱发。一旦发现肝癌患者出现肝性脑病前驱期症状时，应提高警惕，卧床休息；同时控制蛋白质饮食，特别是非优质蛋白质饮食，以减少蛋白质在肠道内经细菌作用分解成氨而吸收入血。待肝性脑病恢复后再逐渐增加蛋白的摄入量。如肝性脑病反复出现，则应再度禁食蛋白质。肝癌并发肝性脑病中医认为多由痰扰心神或热入营血所至，故治疗以化痰开窍、凉血清心为主可选以下药物。① 紫雪丹3～6 g，每天2～3次，适用于高热、抽搐、昏迷的患者。② 安宫牛黄丸，每次1丸，每天2～3次，口服。③ 清开灵注射液60～80 mL，加入10%葡萄糖静脉滴注，每天1～2次。④ 醒脑静注射液4 mL加入10%葡萄糖静脉滴注，每天1～2次。⑤ 中药灌肠：大黄、芒硝、枳实各30 g，丹皮20 g，煎汁400 mL，加食醋20 mL，每天分2次灌肠，每次20～30 min。同时也可配合维生素、抗感染以及降血氨的西药治疗。

2. 上消化道出血

上消化道出血是肝癌常见的并发症之一。肝癌并发上消化道出血常因食管或胃底静脉曲张破裂出血所致，但也有因药物或应激引起的出血。在肝硬化门静脉高压基础上发生肝癌或门静脉、肝静脉癌栓形成，均易引起门静脉压力增高导致食管下段曲张的静脉破裂出血。此合并症甚为危急，即使抢救成功也易导致肝功能迅速恶化而诱发肝性脑病或肝肾综合征。常表现为大量呕血，有时呈喷射状，色较鲜，有时以黑便为主。出血多或快时，大便呈暗红色，还伴随口渴、头晕、心悸、尿少，或突然出现晕厥、烦躁不安、精神萎靡等症状。实验室检查可见红细胞计数减少，血红蛋白下降，血细胞比容变低；大便潜血呈强阳性或血便；肝功能检查异常及有类肝癌的酶学改变；尿素氮可升高。一旦发现上述病况，应紧急处理。中药止血可选用：① 生大黄粉、白及、三七粉各等分研末，每次3～6 g，加少许水拌成糊状吞服，每天2～3次；② 云南白药1 g，每天4次，吞服。大呕血时应配合应用垂体后叶素、八肽或十四肽加压素、巴曲酶、凝血酶、氨甲苯酸、氨基己酸等药物以及二囊三腔管压迫止血或内镜下止血。血止后宜中医辨证论治，口服中药巩固疗效。对于慢性出血或小量出血可选用中医辨证论治，常用归脾汤、十灰散、黄土汤等方剂加减治疗。

3. 肝破裂

肝癌自发性破裂出血是其最凶险的并发症，发生率为7%～10%，为肝癌患者死亡的四大原因之一。肝破裂的发生主要是肝癌细胞生长迅速，导致肿瘤组织缺血、坏死、继发感染，瘤体侵蚀血管，致使血管破溃及癌栓阻塞肝静脉，血液流出突然受阻，血液自瘤体破溃而出血。可突然出现上腹局限性腹痛或剧烈的腹痛；恶心呕吐、腹胀、头晕、心悸、口渴、冷汗；出血进入胆管者，可出现剧烈腹痛、高热、黄疸加深三联征；血液破入胸腔可引起胸痛、胸闷、气急、呼吸困难等；如肝癌尚属早期，可争取手术切除。如为中晚期，则不宜剖腹，可予腹部包扎，同时应用中西药物止血治疗。

4. 肝肾综合征

肝肾综合征是由严重肝病晚期并发的功能性肾衰竭，在原发性肝癌，尤其是弥漫型肝癌晚期发生率较高。多在肝癌病程中大量抽腹水、消化道大出血、感染或低蛋白血症时诱发，但多数无诱因可查，而是肝癌终末前期并发症。该综合征一旦发生，预后极差。可表现为突然出现少尿（24 h尿量＜400 mL）、无尿（24小时尿量＜100 mL）、恶心呕吐、腹胀、厌食、烦渴、精神萎靡、乏力、嗜睡。尿比重＞1.025，尿钠明显减少（＜10 mmol/L）；血清尿素氮和血肌酐浓度增高；血清钠浓度降低，晚期尤为明显；肾小球滤过率和肾血流量均明显减低，滤过分数下降或正常；血清钙和镁浓度降低；也可有肝癌的酶学改变及肝功能异常。中医药治疗可采用以下方法。① 中药灌肠：大黄45 g（后下），黄芩20 g，槐花15 g，白头翁30 g，苏叶15 g，生牡蛎30 g（先煎），水煎取汁150～200 mL保留灌肠，每天1次，10天为一个疗程。或用中成药尿毒灵每次1瓶，每天1次，保留灌肠以清热解毒、泻浊通腑、降低尿素氮。② 中药静脉滴入：复方丹参注射液、川芎嗪注射液，每次10～20 mL，加入液体中静脉点滴，每天1次。可配合西药如八肽加压素、多巴胺、酚妥拉明治疗。若治疗效果不佳应配合透析疗法，可采用腹腔透析或血液透析。

参考文献

[1] 陈立武，杜建，谈景旺，等．中药协同手术治疗原发性肝癌的临床研究[J]．福建中医学院学报，2005，15(2)：6-8.
[2] 陈立武，林晶，陈文，等．中药治疗原发性肝癌Ⅲ期围手术期患者42例[J]．中国中西医结合杂志，2005，25(9)：832-834.
[3] 陈锐深．现代中医肿瘤学[M]．北京：人民卫生出版社，2003：470-496.
[4] 陈学武，姜靖雯，林福煌．龙胆泻肝汤治疗原发性肝癌 TACE 术后栓塞综合征的疗效观察[J]．南京中医药大学学报，2016，32(3)：224-228.
[5] 丁园园，张冬华，张荣生，等．华蟾素注射液联合肝动脉化疗栓塞治疗原发性肝癌Meta分析[J]．中华肿瘤防治杂志，2020，27(19)：1573-1584.
[6] 管超，孙婷婷，陈明，等．榄香烯注射液联合TACE 治疗原发性肝癌的疗效与安全性的Meta 分析[J]．现代肿瘤医学，2016，24(23)：3760-3765.
[7] 何裕民．现代中医肿瘤学[M]．北京：中国协和医科大学出版社，2005：377-393.
[8] 寇小妮，郝明霞，解新科，等．八珍汤在原发性肝癌介入治疗后的应用[J]．现代肿瘤医学，2016，24(18)：2920-2922.
[9] 李佳，曾宝珠，孙志刚．动脉置管灌注华蟾素注射液联合TACE术治疗原发性肝癌的临床研究[J]．湖北中医杂志，2019，41(1)：12-15.
[10] 李淑英，吴申，陈挺松，等．经导管肝动脉栓塞化疗联合华蟾素门静脉灌注治疗中期原发性肝癌疗效研究[J]．临床军医杂志，2017，45(9)：884-886.
[11] 刘嘉湘．实用中医肿瘤手册[M]．上海：上海科技教育出版社，1996：115-120.
[12] 陆原，梁定，郭海燕，等．健脾解毒方联合经皮肝动脉化疗栓塞术治疗原发性肝癌疗效观察[J]．世界中西医结合杂志，2011，06(3)：244-246.
[13] 陆再英，钟南山．内科学[M]．北京：人民卫生出版社，2008：457-462.
[14] 庞军，陈浩涛，陈燕，等．立体定向放射治疗联合中药治疗原发性大肝癌的临床研究[J]．中国癌症防治杂志，2012，04(2)：158-162.
[15] 邵梦扬，宋光瑞．中医肿瘤治疗学[M]．天津：天津科技翻译出版公司，1994：262-275.
[16] 田聪聪，朱萌萌，牛艳艳．中医药治疗肝性脑病的研究进展[J]．中医研究，2019，32(4)：73-77.
[17] 王杰．原发性肝癌破裂出血治疗研究进展[J]．现代医药卫生，2019，35(14)：2173-2175.
[18] 王永辉，涂建飞，朱延焱，等．鸦胆子油乳剂联合经导管肝动脉化疗栓塞术治疗原发性

肝癌28例临床观察[J]. 中西医结合肝病杂志，2014，24(1)：20-23.
[19] 温艳东，范铁兵，刘龙涛. 上消化道出血的中医药研究进展[J]. 国际中医中药杂志，2015，(8)：766-768.
[20] 邢咏梅. 中药保留灌肠结合常规疗法治疗肝肾综合征临床观察[J]. 山西中医，2012，28(6)：19-21.
[21] 徐森华，徐成兴，瞿春霞，等. 加味柴芍六君子汤联合经肝动脉化疗栓塞治疗原发性肝癌临床观察[J]. 介入放射学杂志，2014，23(2)：163-167.
[22] 叶艳，黄枫，郎庆波，等. 103例原发性肝癌患者围手术期中医证候观察[A]. 2013年全国中医肿瘤学术年会论文集[C]. 北京：中华中医学会，2013：62-65.
[23] 周仲瑛. 中医内科学[M]. 北京：中国中医药出版社，2003：287-294.
[24] 朱长权，陈二军. 中药穴位外敷联合奥曲肽静滴治疗肝肾综合征27例临床研究[J]. 江苏中医药，2012，(11)：66-67.

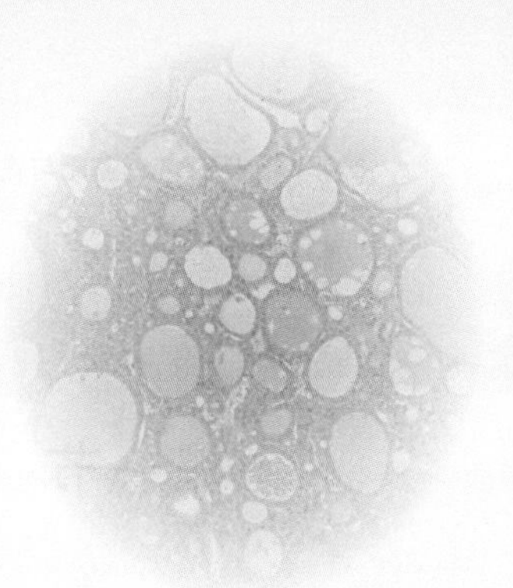

第十九章

肝癌的遗传学研究

张 宁

肝癌的发生是一系列复杂的遗传因素和非遗传因素相互作用的结果。长期肝炎病毒感染、黄曲霉毒素等致癌物暴露，以及慢性肝病后期进展（如肝硬化）均可成为癌前病变的危险因素。其中肝硬化作为大部分肝癌的前期病变，是多数肝癌遗传学研究得以开展的基础。然而，无肝损伤下肝癌风险因素和致病机制的研究则有赖于非肝硬化肝癌患者群体。肝癌的易感性更倾向于与多个风险因素相关。目前已鉴定的肝癌单核苷酸多态性（SNP）大多与慢性肝病的风险因素相关，这一现象提示肝病风险因素与患者的遗传背景以及肝癌细胞增殖之间存在着密切的联系。

［通信作者］ 张宁，Email: zhangning@tmu.edu.cn

第一节　肝癌的易感基因和癌前病变

一、肝癌的遗传易感性基因

从遗传学角度观察，肝癌是一种非常独特的癌症。乳腺癌、卵巢癌、结直肠癌等癌症通常都有相关联的高频单基因变异。例如乳腺癌中的*BRCA1*基因、结直肠癌中的*APC*基因、卵巢癌中的*BRCA1*和*BRCA2*基因，这些基因的胚系细胞突变遗传符合典型的孟德尔遗传规律，可由亲代遗传至子代，其变突与癌症的易感性密切相关。例如美国影星安吉丽娜·朱莉家族中，其母亲及多位亲属均罹患乳腺癌，她本人亦携带*BRCA1*基因突变，患癌风险高，因此选择了乳腺切除术作为预防手段。

而肝癌始终没有发现符合孟德尔遗传规律的高频单基因突变。唯一的报道是胚系细胞中具有*APC*基因突变的患者有可能会产生肝癌。遗传性代谢疾病患者因常伴随肝硬化发生，故而更易发生肝癌。这些罕见的单基因疾病包括铁（血色沉着病，*HFE1*基因）或者铜（威尔逊氏症，*ATP7B*基因）超负荷、Ⅰ型酪氨酸血症（*FAH*基因）、急性间歇性卟啉症（*HMBS*基因）、迟发性皮肤病（*UROD*基因）、α_1抗胰蛋白酶缺乏症（*SERPINA1*基因）。此外，葡萄糖代谢发生遗传性改变导致的糖原贮积病（特别是Ⅰa型糖原贮积症中的*G6PC*基因）和2型糖尿病（*MODY3*、*HNF1A*基因）可以促进遗传性肝腺瘤的发生，进而导致罕见的恶性转化形成肝细胞癌（HCC）。

肝癌的易感性更倾向于与多个风险因素相关。近十年的研究报道了多个与肝癌发病相关的SNP，往往能够改变与肿瘤形成相关的信号通路。其中包括炎症相关性*TNFA*、*IL1B*、*TGFB*基因，氧化应激相关性*SOD2*、*MPO*基因，铁代谢相关性*HFE1 C282Y*突变体（与酒精摄入相互作用），DNA修复相关性*MTHFR*、*XRCC3*基因，细胞周期相关性*MDM2*和*TP53*基因，或生长因子*EGF*等。这些具有SNP的基因在肝癌形成和发展的不同阶段影响癌症的发病风险，包括对危险因子（如肝炎病毒、酒精摄入或肥胖）的易感性，对慢性肝病严重性及向肝硬化发展的易感性，或者对恶性转化和肿瘤发展的易感性。

SNP或可成为肿瘤预防和筛查的候选靶点，进而实现对患者个体化监测策略分类。例如，5′非翻译区rs4444903多态性可以活化*EGF*，与丙型肝炎病毒

(HCV)感染引起的肝癌有关。在小鼠和大鼠模型中都发现*EGF*信号参与肝癌发展，并可以通过酪氨酸激酶抑制剂如吉非替尼靶向*EGFR*得到抑制。此外，*EGF*在HCV感染引起的肝癌相关基因中居首位。一项早期的临床试验目前正在评估埃罗替尼是否可以将高风险HCC转化为低风险HCC。目前没有药物(包括索拉非尼)可以降低高风险患者中肝癌的发病率或者阻止行根治性切除后的复发。

目前已鉴定的肝癌SNP大多与慢性肝病的风险因素相关。这一现象提示，肝病风险因素与患者的遗传背景以及肝癌细胞增殖之间存在着密切的联系。研究显示，黄曲霉毒素B_1、HBV与*GTSM1*以及*GSTT1*(谷胱甘肽S转移酶家族)的SNP之间存在相关性，提示特异性基因毒性污染、病毒感染与肝癌相关的多态性位点突变共同作用，使肝癌的发病风险大幅度提高。而*PNPLA3*多态性(脂肪酶，介导甘油三酯水解)与肥胖和酒精性慢性肝病相关，故而也与肝癌的发生相关；但其在病毒诱导的肝癌中比较少见。

近年来，全基因组关联研究分析了肝癌患者中上千个SNP位点。一项针对日本丙肝患者的全基因组关联研究揭示了免疫调节基因*MICA*存在多态性；另一项研究发现*DEPDC5*的多态性与肝癌发展相关。在对中国肝癌人群的研究中，收集中国7个地区、总计11 799例乙肝患者的血细胞DNA样本，其中包括5 480例有乙肝病变的肝癌病例和6 319例有乙肝病史但无肝癌的对照者。运用全基因组关联分析技术比对分析两组人群的全基因组序列中近73万个单核苷酸多态性位点的等位基因频率，发现*STAT4*基因rs7574865位点和*HLA-DQ*基因rs9275319位点是与乙肝癌变风险显著关联的易感基因位点。另一项研究在中国5个肝癌高发区收集了2 376例肝癌患者和2 108例对照者，运用全基因组关联分析方法进行系统筛选和验证后发现多基因染色体区1p36.22中，*KIF1B*基因的rs17401966多态性位点与HBV相关的HCC高度相关，并推测这一区域中*KIF1B*、*UBE4B*和*PGD*属于肝癌易感基因，其相关的通路改变可能参与肝癌的形成。肝癌发生前往往会发生肝硬化，但只有一小部分肝硬化患者会发展为肝癌，因此找到引起肝硬化发生恶性转化的因素至关重要。一项针对包括中国人群在内的亚洲肝癌患者以及肝硬化对照者的全基因组变异分析，发现在*PTEN*的同源基因*TPTE2* rs2880301位点，其等位基因频率在肝癌和肝硬化中具有显著差异，表明*TPTE2*基因多态性在肿瘤形成过程中具有重要的作用。然而上述多态性位点及其在肝癌形成中的功能和机制仍需要进一步验证。

二、癌前病变中的遗传学变异

（一）肝硬化中的癌前病变

长期的临床和基础研究形成共识：肝硬化是肝癌形成和发展的主要温床。在肝硬化环境中，慢性炎症、肝纤维化和组织血管增生可能促进肝癌起始细胞恶化，转化成为具有高增殖能力、侵袭能力和转移能力的癌细胞。这是一个经过不同程度病变发展而来的多步骤过程：从肝硬化→低级退变结节→高级退变结节→早期肝癌→进展期肝癌→晚期肝癌。

大量研究表明，端粒和端粒酶在肝硬化发病机制和肿瘤起始过程中发挥关键作用。端粒是DNA重复序列，可以保护染色体完整性并调控细胞周期。端粒在细胞分裂时缩短可导致细胞衰老和凋亡。端粒酶是端粒合成所必需的，由TERC、RNA模板和TERT组成的复合物，TERT是这个复合体的限速成分。在人类肝脏中，端粒酶在成熟肝细胞中不表达；肝硬化组织中表现出端粒缩短，从而诱导复制性肝细胞衰老，预示端粒酶活性降低与肝硬化的高危险性相关。同时，在端粒酶缺失小鼠的模型中发现，肝损伤诱导的肝硬化细胞中端粒进一步缩短，促进了肝细胞衰老。因而推测，在肝硬化条件下，端粒酶重新激活是肝癌发展的重要条件。

在人类，端粒酶在90%以上的肝癌患者中是重激活的，主要是发生在*TERT*启动子的突变（54%～60%）、*TERT*的扩增（5%～6%）或HBV在*TERT*启动子区插入（10%～15%）。癌前病变组织中有6%低级退变结节和19%高级退变结节也表现出*TERT*启动子突变，*TERT*启动子突变频率在早期肝癌中是显著上升的（61%），且在进展期和晚期肝癌中保持稳定。此外，对早期肝癌和癌前病变组织进行外显子测序发现除*TERT*突变以外，并无其他经典的肝癌驱动基因的突变。这些研究表明，*TERT*启动子突变是最早期的重复性体细胞遗传突变，在恶性转化中起“守门人”作用。早期肝癌是单克隆，其遗传变异特征与包含*TERT*启动子突变的低级退变结节和高级退变结节更为接近，而不同于包含多个癌症基因突变的进展期肝癌。从病理表型来看，早期肝癌不同病灶间表型是比较接近的，而且很难从病理学上将其与高级退变结节相区分。综上所述，在低级退变结节、高级退变结节和早期肝癌中通常都有*TERT*启动子突变这一高风险变异。在结合进一步的基因突变后，有可能导致肝癌形成。

肝癌从早期病变到形成肝癌，其遗传变异位点明显增加。早期的异常增生结节存在较少的遗传变异（5个编码区的单核苷酸变异）。在进展期肝癌中，非同义突变的数量在不同患者间以及不同研究中都是不同的。然而，大多数肝癌包含20～100个非同义突变，进展期肿瘤中则存在广泛的分子异质性或基因组不稳定性（72～180个突变）。在一项对发生肝内转移的肝癌研究中，研究人员收集了10例HBV感染的肝癌患者共43个肿瘤病灶进行基因组研究。经过外显子测序和低深度的全基因组测序，分析了这些病灶的基因组变异情况。研究发现，在不同的患者中，非同义突变数量为41～225个；而在同一个患者的内部，所有病灶共享的基因突变比例也是不同的（8%～97%），肝内转移和癌栓同其对应原位病灶仅共享一部分基因突变，但是所有卫星病灶和其对应原位病灶都共享约90%的基因突变，这一结果反映出患者不同程度的肿瘤内部异质性。但是不同的突变率与病因学之间并未显示明确的关系。与其他肿瘤相比，肝癌的非同义突变频率居于中间。不同肿瘤类型其突变频率也具有统计学差别。转移性黑色素瘤具有最高的突变频率，每个基因组包含200～600个单核苷酸突变，表明紫外线诱导的高突变率。肺癌同样具有高突变率，蛋白编码区包含100～300个非同义突变。相反，白血病患者的基因突变率最低，在基因组编码区突变少于10个。对实体瘤（如乳腺癌、结肠癌、前列腺癌和胰腺癌）进行全基因组及全外显子组测序（WES），发现分别有20～80个非同义突变。

（二）肝细胞腺瘤的恶性转化

在正常肝脏中，肝癌有时会从肝细胞腺瘤恶性转化而来，肝细胞腺瘤（hepatocellular adenoma，HCA）是一种罕见的肝细胞增殖良性单克隆肿瘤，通常仅在使用口服避孕药的年轻女性中发病。基于特异性的癌基因或者抑癌基因突变，HCA可以分为4个不同的分子亚型。

1. *HNF1A* 突变型腺瘤（H-HCA）

*HNF1A*突变型腺瘤在肝细胞腺瘤中占30%～40%。染色体12q24杂合性缺失会导致*HNF1A*失活。在多数情况下，失活型*HNF1A*突变是体细胞突变，只在肿瘤细胞中出现。但仍有少部分患者携带1个等位基因的*HNF1A*胚系突变，胚系突变会引起非胰岛素依赖的成年Ⅱ型糖尿病，患者往往会因为另一个等位基因中发生失活性突变形成腺瘤。因此，携带*HNF1A*胚系突变的患者具有HCA易感性。病理分析表明，*HNF1A*双等位基因失活突变表现出显著的脂肪变性特征。然而，仅依靠脂肪变性不能有效诊断肝细胞腺瘤亚型，因为这一特征在35%的炎症亚型和未分类亚型中也存在。而在H-HCA中，肝脂肪酸结合蛋白（liver fatty acid binding protein，LFABP）表达特异性下调，LFABP染色可用于对H-HCA进行鉴定。

2. β-catenin活化型腺瘤（bHCA）

在HCA中，β-联蛋白（β-catenin）第3外显子发生激活突变，β-catenin突变在HCA中占10%～15%。β-catenin激活突变与*HNF1A*突变是相互独立的，但可与gp130或*GNAS*突变联合发生，50%的bHCA也是炎症型腺瘤。β-catenin突变的腺瘤中*GLUL*和*LGR5*表达增加。bHCA中，β-catenin定位于细胞核，谷氨酰胺合酶在胞质中高表达，因此通过免疫组织化学法对β-catenin和GLUL染色可诊断bHCA。

3. 炎症型腺瘤（bIHCA）

bIHCA占肝细胞腺瘤的40%～50%，其主要特征是JAK/STAT通路的活化。在组织学上，bIHCA表现为淋巴细胞浸润、血管营养不良以及肝窦扩张。bIHCA中，急性炎症期蛋白血清淀粉样蛋白A和C反应蛋白过表达。bIHCA与肥胖、脂肪肝和酗酒有关；一小部分bIHCA患者中包含β-catenin激活突变，增加了恶性转化的风险。

4. 未分类型腺瘤

未分类型腺瘤约占HCA的10%。这一亚型腺瘤无*TCF1*、β-catenin和*IL6ST*基因突变，其主要发病机制需进一步研究。

在HCA中，β-catenin第3外显子发生激活突变的病变具有高转化风险。当*TERT*启动子同时发生突变后，往往会诱导最后的恶性转化，导致整体低甲基化水平和染色体改变。因而，HCA的恶化与肝硬化形成肿瘤的遗传特征具有显著的不同。在HCA中，往往先发生*CTNNB1*激活突变，形成具有转化风险的单克隆良性增殖细胞，随后发生*TERT*启动子突变。然而在肝硬化中，*TERT*启动子突变往往先发生。肝硬化细胞中可能需要早期端粒酶激活来促进细胞增殖，逃避衰老。

（三）基因毒性在肝癌形成中的作用

病毒和化学致癌剂等基因毒性物质是肝癌的主要诱因，其中长期病毒感染往往会诱导肝硬化，从而形成肝癌。以乙肝患者为例，HBV携带的病毒蛋白质如HBx具有明显的致癌特征。同时HBV基因组插入肝细胞染色体的*TERT*，*CCNE1*和*MLL4*等位点也会诱导肝癌的形成。除了人们熟悉的HBV和HCV外，近年研究结果显示Ⅱ型腺病毒AAV2——一种DNA缺陷病毒，也有可能诱导肝癌。AAV2腺病毒可以插入肝细胞的*TERT*、*CCNA2*、*CCNE1*、*TNFSF10*和*MLL4*等基因位点，形成突变从而诱导肝癌的产生。

环境中的致癌剂是诱导肝癌形成的另一个主要因素。这些化学物质往往会诱导体细胞的单点突变。单个体细胞点突变包括转换和颠换。研究表明，每一种肿瘤通常都具有独特的突变谱，突变类型和突变比例都具有肿瘤特异性。癌症基因组中有6种类型的体细胞单碱基替换形式，分别为C＞A/G＞T、C＞G/G＞C、C＞T/G＞A、T＞A/A＞T、T＞C/A＞G和T＞G/A＞C。这些碱基替换主要由外源性或者内源性诱变剂引起，例如氧化应激、化学致癌剂或者DNA修复机制的损伤等。其中C＞T/G＞A转换是多种实体瘤中起主导作用的突变类型。C＞G/G＞C颠换主要发生在乳腺癌、肾癌和卵巢癌中。此外，C＞A/G＞T颠换和T＞C/A＞G转换分别在肺癌和肾癌中常见。

在肝癌中，与其他癌症相似，C＞T/G＞A转换仍然是最常见的碱基替换方式。除此之外，T＞C/A＞G转换和C＞A/G＞T颠换在肝癌中的发生频率均较高，特别是在CpG位点，表明肝癌中存在独特的突变特征。研究还发现，肝癌的突变特征与病因学相关。C＞A/G＞T颠换在HBV感染的肝癌中较为常见，研究表明C＞A颠换与肝癌致癌剂黄曲霉毒素B_1有关。黄曲霉毒素B_1主要存在一些被污染的食物中，例如花生、玉米等，其在乙肝患者癌变的过程中起重要作用。黄曲霉毒素B_1与DNA加合导致C＞A突变高发，例如在*TP53*基因发生特异性的R249S热点突变。肝脏是主要的解毒脏器，解毒相关基因的变异会导致来自腹腔血液中的基因毒素在肝脏诱导肿瘤。例如野生型*GTSM1*和*GSTT1/2*基因都属于谷胱甘肽S转移酶家族，对致癌物解毒起着重要的作用，而这两个基因的突变结合黄曲霉毒素B_1和慢性HBV感染往往会诱发肝癌。

马兜铃酸是关木通等中药的重要成分。在1964年，吴松寒首先报道了大剂量服用关木通导致急性肾衰竭。随后的临床研究显示马兜铃酸会导致肾损伤和泌尿系统肿瘤。马兜铃酸诱导特征性的高频A＞T颠换。而这一突变特征出现在一部分中国肝癌患者中，多发生于CpTpG位点，提示该化学物质可能参与肝癌病变。酒精和烟草摄入也都是肝癌的诱因。在法国的一项针对没有肝硬化的肝癌患者的研究显示，肝癌组织在ApTpX位点发生高比例的T＞C转换，这一突变特征表明其与基因毒性损伤相关。这些患者都具有酒精和烟草高摄入史。

所有这些研究结果表明，对癌症基因组的分析可以反映出环境因素以及遗传因素的相互作用。这对于更好地了解形成HCC的生物学过程具有重要作用，同时可以通过分子流行病学方法鉴定新的危险因子。

第二节 肝癌的遗传学特征

HCC的发展是在基因水平和细胞形态水平上连续的多阶段累积过程。肝脏肿瘤表达谱水平变异不仅可以在一定程度上揭示恶性肿瘤的细胞起源，还可以反映最终驱动肿瘤转化和生长的广泛的基因组变异。近年来，大样本高通量数据的获得为我们提供了更为精确的肝癌遗传图谱，使我们对肝癌的发生和发展过程中的关键驱动因素有了更深的认识。

一、HCC中常见突变基因

Wnt/β-catenin通路是调节胚胎发育、组织稳态和癌症相关的各信号通路的中心。在HCC中经常可以观察到该通路的激活。*CTNNB1*是Wnt/β-catenin通路中的常见致癌突变基因，包括结肠癌和HCC等多种肿瘤类型中均会发生高频突变。对HCC的全基因组及全转录组测序研究发现，*CTNNB1*是HCC中突变频率最高的癌基因。

总体来讲，*CTNNB1*突变发生在30%的HCC中，其突变频率因病因而异：HBV阳性的HCC与其他病因引起的肝癌相比，*CTNNB1*突变频率较低。一项研究选取50例HBV阳性的HCC患者，3例HCV阳性的HCC患者以及44例无病毒感染的HCC患者，针对*CTNNB1*、*TP53*和此前HCC中未知的基因频率调查发现*CTNNB1*突变仅存在于10% HBV阳性的HCC中，而HCV阳性及无病毒感染的HCC中，其突变频率分别为30.2%和20.5%，表明*CTNNB1*突变在HBV相关性HCC中不显著。另外一项独立性研究中也发现，*CTNNB1*在HBV阳性的HCC中突变频率只有11%，而在其他病因引起的肝癌中为40%。

*TP53*是肿瘤抑制基因，在50%的肿瘤中通过突变或者缺失而失活。其编码的蛋白质是一种转录因子，控制细胞周期启动。在特定情况下，如机体正常细胞受损不能得到修复或机体长期处于炎症、理化刺激等致细胞反复损伤时，*TP53*编码的P53蛋白就将参与启动过程，诱发细胞凋亡。一旦正常细胞的*TP53*缺陷，将丧失凋亡调控功能，损伤的细胞在不利条件下继续分裂，进而大大增加其发生错配修复的可能性，最终发展成为肿瘤细胞。*TP53*突变在HBV阳性的HCC中比较常见，占30%～40%；而在HCV阳性的HCC中约占20%。此外，

*TP53*突变与*CTNNB1*突变的发生是互斥的。

除验证HCC中*CTNNB1*和*TP53*的突变频率外，WGS/WES还可以揭示一些之前未见报道的基因突变。例如，多项研究报道一些编码染色质重建复合物的基因失活突变。一项对10例HCV相关的HCC样本以及癌旁对照组织的外显子测序研究表明，*ARID2*在2例样本中发生突变。进一步筛选129例HCC发现，*ARID2*突变不仅在HCV相关的肝癌中发生，在其他致病因子包括HBV和酒精引起肝损伤导致的肝癌中也存在。

*ARID2*是*PBAF*染色质重建复合物的一个亚单位，ARID2蛋白包含N端保守的富含AT的DNA作用结构域、3个LLxxLL模块和2个C端C2H2锌指结构，可以直接结合DNA或与其他蛋白相互作用。研究发现，所有*ARID2*基因突变由于缺少完整的锌指结构使蛋白产物缩短，因此失去DNA结合活性。随后，*ARID2*突变在多个HCC基因组或者外显子组测序中都有报道。除*ARID2*外，失活突变还发生在通过染色质重建进行基因调控的其他基因中，如*ARID1A*、*ARID1B*、*MLL*和*MLL3*。

一项研究在50%的HCC中观察到染色质调控因子的遗传变化。进一步研究发现，突变频率因病因而异。例如，与HBV相关性肝癌相比，*ARID2*突变在HCV相关的HCC中富集，而*ARID1A*突变则与酒精摄入相关。

染色质调控因子突变（如*ARID1A*和*ARID2*突变）常与*CTNNB1*突变同时发生，而与*TP53*突变互斥。为验证这些突变的功能，在一系列HCC细胞系中采用siRNA将染色质重建基因*ARID1A*、*ARID1B*、*ARID2*、*MLL*和*MLL3*降表达，发现可促进细胞增殖，进一步表明这些基因是HCC中新型的肿瘤抑制基因。

近期一项研究针对10例HBV相关的HCC进行外显子测序，同时对另外100例HCC进行分析，发现*ARID1A*突变在13%的HBV相关的HCC中存在，同时进一步验证了*ARID1A*的功能。对同一例患者的3个不同细胞系中*ARID1A*序列进行检测，发现*ARID1A*突变仅在转移潜能最高的细胞系中被检测到，表明*ARID1A*可能在肿瘤转移中发挥重要作用。体外研究发现，在肝癌细胞系中通过RNAi降低*ARID1A*的表达可以显著促进肿瘤细胞的侵袭和迁移。

*KRAS*作为已知癌基因在HCC中属于高频突变，并检测到其与氯乙烯暴露相关。在已发表的HCC基因组和外显子组测序研究中*KRAS*突变比较少见。但是，对胆管癌外显子测序发现*KRAS*基因突变在16.7%的患者中存在，表明*KRAS*在胆管癌的形成中发挥着重要作用。此外，全基因组或外显子组测序还发现其他一些HCC中重复突变的基因，包括*NMXL1*、*NLRP1*、*RPS6KA3*、*NFE2L2*、*IRF2*等，激活、抑制这些突变或为肝癌发生的驱动因素需要在大样本中进一步验证。

最近，一项WES结果全面揭示了HCC的主要通路中出现的重要突变，为全面深入了解HCC的分子机制提供了可靠的依据（**见表19-2-1**）。

表19-2-1　HCC中的重要突变及其所在通路

候选癌基因	突变比例（%）	发生改变的通路
DNA扩增		
FGF19	5～14	Akt/mTOR、Ras/MAPK信号通路
CCND1	5～14	细胞周期
VEGFA	7～11	Akt/mTOR、Ras/MAPK信号通路，血管生成
TERT	5～6	端粒维持
Myc	4	细胞周期
FAK	4	Ras/MAPK
基因突变		
*TERT*启动子	54～60	端粒维持
CTNNB1	11～37	Wnt信号通路
TP53	12～48	细胞周期
ARID1A	4～17	表观遗传修饰
ARID2	3～18	表观遗传修饰
AXIN1	5～15	Wnt信号通路
TSC1/TSC2	3～8	Akt/mTOR信号通路
NFE2L2	3～6	氧化应激
RPS6KA3	2～9	Ras/MAPK信号通路
ATM	2～6	细胞周期
KEAP1	2～8	氧化应激
RB1	3～8	细胞周期
NRAS/HRAS/BRAF	2	Ras/MAPK信号通路
基因过表达		
MET	30～50	Akt/mTOR、Ras/MAPK信号通路
IGF2	10	Akt/mTOR、Ras/MAPK信号通路
PD1/PD-L1	未有报道	免疫检测

二、DNA拷贝数变化

除已知的癌基因（如*Myc*、*CCND1*）和抑癌基因（如*TP53*、*Rb1*）外，肝癌中还包含多种染色体扩增和缺失。以往人类癌症中拷贝数变异通常采用基于芯片的基因组杂交比较法，肝癌研究中采用细菌人工染色体克隆DNA或寡核苷酸探针芯片（比较基因组杂交基因芯片）进行分析。近年来，随着二代测序技术的发展，对肝癌样本进行高通量测序可以更进一步了解大片段的DNA变异（**见表19-2-2**）。

表19-2-2　HCC中发生的高频DNA变异区域

项　目	扩　增	缺　失
多数研究中报道的基因组学改变	1q、6p、8q、11q、17q	1p、4q、8p、13q、17p
异常增生性病变	17q	16q、4q、17p
早期HCC	8q24	6q
晚期HCC	11q13、8q、20q	13q13-14、8p、17p
HCC转移	未见报道	8p11.2、8p23.3、17p13.1、4q21-22、4q32-qter、13q、6q、19p13.1（卫星病灶的相关研究）
HBV相关性HCC（无肝硬化*vs*有肝硬化）	8q、20q	4q
HCV相关性HCC *vs* HBV相关性HCC	10q	10q
HBV相关性HCC *vs* HCV相关性HCC	11q13	未有报道
HBV相关性HCC *vs* 非病毒所致HCC	5q	4p、4q、16q、17p、18q、13q、16q（杂合性缺失）
非病毒所致HCC *vs* HBV相关性HCC	6p	未有报道

VEGFA（染色体6p21扩增）拷贝数变异最为常见，荧光原位杂交发现与其表达及预测发病率相关，占7%～11%。血浆中VEGF水平高，患者预后较差；同时有充分证据证明在实验动物模型中抑制VEGF会产生抗肿瘤效应。VEGF通过促进血管生成和诱导细胞非自发性的HGF过表达双重作用促进肿瘤形成。

早期试验在非选择性群体中应用*VEGFA*抑制剂贝伐珠单抗进行治疗对抗肿瘤具有一定效果且具备安全性。

通过提取人HCC中染色体重复扩增区域的基因并在小鼠肝祖细胞模型中进行致瘤活性验证，共鉴定了18个促进肿瘤发生的基因，其中包括位于11q13.3 *CCND1*附近的*FGF19*。*FGF19*和*CCND1*共同作用通过*CTNNB1*通路促进肿瘤形成。5%～14%的HCC中存在*FGF19*、*CCND1*（染色体11q13区域）扩增，与其高表达及较差预后相关。在体内*FGF19*通过单克隆抗体封闭后可以抑制克隆生长和肿瘤形成。转基因小鼠中过表达*FGF19*可以在骨骼肌中结合*FGFR4*，导致HCC，表明*FGF19*在肿瘤发展及起始过程中具有双重作用。布立尼布是高度活化的*FGFR1*～*3*抑制剂，可以封闭FGF，但不能提高未经选择的进展期HCC患者的生存率。

*CCND1*与*FGF19*基因座相同，在癌症中也是高频扩增的基因。*CDK4/6*双重抑制剂，如帕博西尼或阿贝西利（abemaciclib），在实验模型中均被证实具有抗肿瘤作用，但现有数据尚不能证实*CDK4/6*抑制剂在*CCND1*扩增的肿瘤中具有良好的效果。

*FAK*和*Myc*（染色体8q24）在4%的HCC中发生扩增，另一项研究中该比例达到26%。在HCC实验模型中*FAK*抑制剂可诱导肿瘤应答，但其选择性抑制剂目前还在临床研究阶段。*Myc*转基因小鼠会发生肝癌提示*Myc*在肝癌形成过程中具有重要作用。然而，*Myc*基因抑制性药理学研究还具有很大的挑战。

另外一项研究中针对不同病因学的63例肿瘤患者拷贝数变异进行分析，发现8q24拷贝数扩增与*Myc*基因过表达仅在病毒以及酒精相关的HCC中出现。*MDM4*（1q32.1）和*EEEF1A2*（20q13.33）拷贝数扩增比较常见且为病因学独立的分子过程。4组独立比较基因组杂交数据荟萃分析对169个样本在5个较宽范围的区域（1q、6p、8q、17q和10q）以及2个较窄的区域（5p15.33和9q34.2～34.3）染色体扩增情况进行了鉴定，在4q、6q、8p、9p、13q、14q、16q和17p发现88个染色体显著缺失区域。应用SNP芯片技术对286例HCC样本进行拷贝数分析，共鉴定了29个重复扩增以及22个重复缺失，其中*BCL9*和*MTDH*是新发现的扩增癌基因。

三、HBV插入

HBV是一种DNA病毒，其基因组可以整合至宿主基因组中，并影响整合位点附近基因的表达，对宿主基因组完整性的影响与病毒介导的肝癌发生有关。以往的研究多采用DNA印迹（Southern Blot）或逆转录PCR方法鉴定病毒基因组整合位点；现行的基因组测序检测则更全面、更精确。

对4例HBV阳性的HCC样本进行通过深度基因组测序（＞80x以及＞240x基因组覆盖，比传统全基因组测序大2～3倍）及转录组测序，鉴定了225个HBV基因组插入位点，插入位点附近发现多种基因组变异，包括基因直接破坏、病毒启动子驱动基因转录，病毒-人类转录本融合，以及DNA拷贝数变异。其中高频发生的*TERT*和*MLL4*基因HBV插入已见报道。对81例HBV阳性以及7例HBV阴性的HCC样本进行分析，鉴定了399个HBV插入位点（4.9个/例），发现高频插入位点发生在*TERT*、*KMT2D*（*MLL4*）、*CCNE1*和*FN1*基因。

四、肝癌中常见信号通路的改变

各HCC基因组均为体细胞遗传改变与编码区一定数量的突变相互作用的结果，其中每个肿瘤含35～80个突变。大部分遗传改变发生在信使基因中，故而无法预测功能性致癌后果，而大量突变发生在涉及肝癌发生的关键信号通路的癌症驱动基因中。

1. 端粒维护

端粒酶重新激活是恶性转化过程中的关键，人类90%的HCC端粒酶表达增加。端粒酶再激活的机制是相互排斥的，包括*TERT*启动子突变（54%～60%）、*TERT*扩增（5%～6%）和*TERT*启动子中HBV插入（10%～15%）。*TERT*启动子突变经常与*CTNNB1*突变相关，由此提示肝脏肿瘤发生过程中端粒酶维持和β-catenin通路之间的协作关系。其他机制及端粒延长等合成替代途径的作用仍需进一步研究。

2. Wnt/β-catenin途径

Wnt/β-catenin途径在肝脏的胚胎形成、分区和代谢控制中起关键性作用。HCC中最常见的致癌方式是*CTNNB1*的激活突变（11%～37%）和*AXIN1*（5%～15%）或*APC*（1%～2%）的非活化突变。其中编码β-catenin的*CTNNB1*突变多由*APC/XIN1/K3B*靶向抑制复合物结构域中发生替换或缺失所致。具备该特征突变的肿瘤同时具有特异性转录组基因如*GLUL*和*LGR5*过表达，并具备肿瘤内胆汁淤积的特定组织学模式。

3. P53细胞周期途径

约有50%的HCC患者中P53细胞周期通路发生改变，其中由*TP53*突变引起的比例为12%～48%，肿瘤抑制基因突变频率在癌症中更高。除了与*AFB1*暴露相关的*R249S*突变外，尚未发现其他复发性*TP53*突变热点。*CDKN2A*纯合缺失导致视网膜母细胞瘤中控制细胞周期G_1期至S期进展的通路失活。*CDKN2A*和*Rb1*的遗传改变与预后不良的肿瘤相关，表明P21途径失活在肿瘤侵袭中的作用。HBV插入（*CCNE1*，5%）和*CCND1/FGF19*扩增（5%～14%）在肝癌形成中发挥重要作用。

4. 表观遗传修饰

HCC中常发生表观遗传修饰改变，包括*ARID1A*（4%～7%）和*ARID2*（3%～18%）的失活突变，以及肿瘤抑制剂SWI/SNF染色质重塑复合物（BAF和PBAF）。这些复合物的生理作用是修饰染色质结构和核小体位置，从而间接调控细胞转录。组蛋白甲基化家族以*MLL*（3%～4%）、*MLL2*（2%～3%）、*MLL3*（3%～6%）和*MLL4*（2%～3%）基因的突变或*MLL4*基因HBV插入（10%）为主。在生理状态下，这些基因通过添加和去除*H3K4*甲基进行组蛋白甲基化修饰。*ARID1A*、*ARID2*和*MLL*基因突变在肝癌发生中的功能仍有待进一步探索。

5. 氧化应激途径

氧化应激途径可由激活*NRF2*（*NFE2L2*编码）突变或灭活*KEAP1*（5%～15%）改变，预防由KEAP1/CUL3复合物泛素化引起的*NRF2*蛋白酶体降解。*NRF2*通路活化可以保护小鼠免受慢性氧化应激和肿瘤的发生。相反，在HCC中发生的重复性突变表明NRF2激活是肿瘤进展中的驱动因素。体外研究表明，NRF2激活可保护肿瘤细胞免受活性氧（reactive oxygen species，ROS）毒害并免于死亡。

6. PI3K/Akt/mTOR和Ras/Raf/丝裂原活化蛋白激酶途径

PI3K/Akt/mTOR和Ras/Raf/丝裂原活化蛋白激酶途径通过*FGF19/CCND1*基因座扩增在5%～10%的HCC中实现活化。另外，*PIK3CA*激活突变和*TSC1*或*TSC2*的失活突变（3%～8%）导致HCC亚型中Akt/TOR信号转导的激活。此外，PI3K激酶抑制剂*PTEN*的纯合缺失在HCC中占1%～3%。然而，一些PI3K/Akt/mTOR级联激活的HCC在该途径中没有遗传改变。间接上游激活IGF途径是Akt/mTOR活化的另外一种机制。激活基因属于RAS家族，其突变在HCC中（＜2%）很少观察到，编码Ras抑制剂RSK2的*RP6SKA3*的失活突变在肿瘤中占2%～9%。RSK2位于促分裂原活化蛋白激酶的下游，并且是Ras信号的已知阴性对照。RSK2的失活释放了这种负反馈并诱导了通路激活。实验数据还表明，持续性Ras激活可能是HCC对索拉非尼耐药的机制之一。

五、肝癌的表观遗传学改变

表观遗传学即没有DNA序列的变化，通过某些机制引起可遗传的基因表达或细胞表型改变。表观遗传机制包括基因组DNA的修饰（DNA中胞嘧啶碱基的甲基化）、组蛋白尾部的化学修饰以及非编码miRNA的调控。

1. DNA甲基化

癌症的发生与表观遗传学的改变有关。过去一直认为肿瘤与基因突变有密切联系，如癌基因可以促进肿瘤发生，抑癌基因可以抑制肿瘤形成。但近年来通过对DNA甲基化的研究，人们发现许多种类的癌细胞都具有异常的DNA甲基化现象，而基因的DNA序列并没有发生变化。这种异常的DNA甲基化行为表现在两个方面，即肿瘤局部相关基因的高甲基化和肿瘤中整体基因组的低甲基化。肿瘤抑制基因的高甲基化将导致肿瘤抑制基因沉默，如在结肠癌、胃癌中*Hmlh1*基因和*TP53*抑癌基因失活等；而细胞周期抑制基因，如*CDKN2A*的高甲基化可使肿瘤细胞避免老化和增殖启动，E-cadherin侵袭抑制基因高甲基化与乳腺癌的发生密切相关；DNA修复基因的高甲基化将引起错配修复基因的沉默或引起*TP53*和*Kras*基因突变，甚至引起整体基因表达的改变。肿瘤中整体的低甲基化又将导致原癌基因的去甲基化激活，如原癌基因*Myc*激活以及细胞染色体不稳定可使肿瘤细胞转移增加。

HCC无论在病因学还是细胞起源方面都属于异质性疾病。不同的环境因素和生活方式都可能是通过诱发表观遗传学变化促进HCC发生和发展的危险因素。

DNA甲基化改变是肝癌发展过程中的一个早期事件。整体低甲基化主要影响基因间区域，增加染色体不稳定性。基因启动子区DNA甲基化，在转录调控以及细胞分化过程中发挥重要作用，在癌细胞中通常会引起基因沉默。此外，CpG岛去甲基化现象在多种癌症类型中都有报道，如结直肠癌、子宫癌、神经胶质瘤和肾癌中。然而，在肝癌中这种去甲基化现象是否存在并不清楚。

活跃的DNA去甲基化分子机制已经证实在肿瘤的发生中发挥重要作用，尤其是在胶质瘤和血液肿瘤中。羟甲基胞嘧啶在正常成体肝组织中水平较高，在肿瘤组织中比较低，然而其在肿瘤形成过程中的作用还是未知的。*IDH1*和*IDH2*突变在肝内胆管细胞癌（ICC）中常见，约占ICC的10%。含有*IDH1*和*IDH2*突变的肿瘤与不含突变的肿瘤相比具有较低的5-羟甲基胞嘧啶以及较高的5-甲基胞嘧啶，50%超甲基化基因与*IDH1*突变的胶质母细胞瘤中DNA超甲基化基因相同。

为全面探索DNA甲基化模式以及异常甲基化基因，可采用甲基化DNA免疫沉淀法（methylated DNA immunoprecipitation，meDIP）和嵌合芯片或二代测序技术。Deng等应用meDIP-chip方法在HCV相关的HCC中鉴定了15个甲基化基因。另外一种鉴定全基因组DNA甲基化实验的方法是采用Beadchip在单个CpG位点定量测量甲基化水平，与meDIP测序以及全基因组亚硫酸氢盐测序相比可获得大量的具有可比性的数据，这一方法已经用于癌症基因组计划以及不同癌症类型中甲基化谱的测定。

Shen等采用27K Infiniumarry分析了62例HCC样本，共鉴定了2 324个不同的甲基化位点，其中有684个超甲基化标志物可用于血浆DNA诊断。用450K array分析了66例HCC样本，其中前500个特异性CpG位点具有不同的甲基化特征，可以将HCC组织与癌旁组织相区分。

一项早期研究表明大量甲基化与*CTNNB1*突变相关，而HCC发生*TP53*突变时通常会出现染色体不稳定。由于*CTNNB1*和*TP53*突变往往在HCC中互斥发生，这种不同甲基化模式可能与特定的遗传变化相关。

肿瘤抑制基因*CDKN2A*和*CDKN2B*启动子CpG岛往往会发生超甲基化，从而引起Rb信号通路失活。*CDKN2A*基因启动子甲基化在73%的HCC中发生，其中56%发生在HBV相关的HCC中，84%发生在与HCV相关的HCC中。*RASSF1A*甲基化在85%的HCC中发生，*GSTP1*在50%～90%的HCC中发生，*MGMT*在40%的HCC中发生。

2. 组蛋白修饰和转录调控

由病毒引起的癌症为肿瘤生物学和表观遗传学之间的关系提供了新的视野。HBV的致瘤性蛋白HBx诱导*DNMT1*的表达，并可招募DNMT1、3a、3b刺激*IGFBP-3*和*p16INK*的超甲基化。HBx蛋白诱导DNMT1的机制之一是通过下调*miR-152*，直接作用于DNMT1转录本。*miR-152*过表达会导致整体DNA低甲基化，而抑制*miR-152*会引起超甲基化并增加肿瘤抑制基因*GSTP1*和*CDH1*的甲基化水平。

HCV同样可以引起DNA甲基化水平的改变。例如，*Gadd45b*启动子在HCV转基因小鼠和HCV细胞株JFH1感染的细胞中是超甲基化的。Gadd45b在HCV感染的患者和肿瘤组织表达下降，表明Gadd45b在调控细胞周期、生长停滞和DNA修复方面具有重要功能。在HBV和HCV诱导的HCC中研究发现，在SWI/SNF样ATP依赖的染色质重建酶ARID1A和ARID2中都具有功能性突变。

对HBV/HCV相关的HCC肿瘤组织和癌旁组织进行外显子测序发现，编码H3K4甲基化酶的基因*MLL*、*MLL2*、*MLL3*和*MLL4*中存在错义突变。这些酶对将染色质转化为具有转录活性状态非常重要。*MLL4*是HBV插入的一个热点基因，认为对*P53*靶基因起调控作用。*PRC2*甲基化转移酶EZH2以及其结构分子

EED、SUZ12和RBP7在人类HCC中是上升的，通过沉默多种miRNA参与肿瘤形成。

*PRC2*调控的miR-125b是*H3K9*甲基化转移酶SUV39H的转录辅阻碍物，可调控异染色质形成。*SUV39H*在人类HCC中过表达，在HCC细胞系中敲除*SUV39H*后会抑制细胞增殖和迁移。*SUV39H*是miR-122的抑制剂，可以促进HCV-RNA的翻译。但是*miR-122*水平在HBV感染的肝中是下降的，在小鼠中敲除后会引起脂肪肝、炎症、纤维化以及肝癌。HBx通过招募过氧化物酶体增生物激活酶体与其相关的SUV30H的辅阻遏物复合体至*miR-122*启动子抑制*miR-122*水平。因此，HCC中组蛋白甲基化转移酶基因表达改变或者发生突变会干扰多个调控网络，包括参与转录后调控的大量miRNA。

3. LncRNA

LncRNA迄今为止并没有受到太多关注，然而有些lncRNA被认为在HCC中具有潜在的重要作用。已有研究表明，20%的lncRNA与*PRC2*有关，lncRNA通过*PRC2*募集和引导染色质修饰复合物与特定的基因组区域结合从而调控基因转录。LncRNA类似于转录活化子/抑制子能够直接与各种配体相结合。例如，lncRNA *TERRA*可以直接与人的端粒酶结合并抑制端粒酶活性，lncRNA也可与miRNA竞争结合位点从而调节靶基因的表达。此外，研究还表明，lncRNA的一种类型lncBRM在肝脏肿瘤及肝癌干细胞中呈现高表达，其在肝癌干细胞的自我更新能力以及肿瘤的起始过程中发挥着重要的作用。

通过在HCC中进行非编码RNA的筛选发现存在一个500个核苷酸的lncRNA肝癌高表达转录本（hepatocellular carcinoma up-regulated lncRNA，HULC）。HULC在正常人肝细胞中表达，但是在HCC组织中显著增加。上升的HULC表达水平也是HBV感染的特征，在结直肠癌肝转移组织中也存在。HULC通过下调抑癌基因*P18*调控HCC增殖以及一系列与HCC相关基因的表达，在HCC患者的血清中也可以检测到，可作为潜在的标志物。研究还发现，在大量的HCC患者体内lncRNA *MALAT-1*和lncRNA *HOTAIR*高度上调，HOTAIR在HCC中表达与肝移植后肿瘤复发高风险相关。敲除*HOTAIR*可以抑制肿瘤细胞增殖，促进细胞凋亡，具有显著的抗肿瘤效应。*MALAT1*是HCC中相对分子质量比较大的lncRNA，与移植后复发高风险相关。在HCC细胞系中敲除*MALAT1*具有与敲除*HOTAIR*相似的生物学效应。HCC患者体内高表达的lncRNA *MVIH*和lncRNA *HEIH*分别与血管生成和肿瘤复发密切相关，其中lncRNA *HEIH*能够与EZH2结合，从而下调抑癌基因*P16*的表达。

第三节 基于多组学的肝癌分子分型的相关研究

目前，肿瘤治疗方案的确定主要依赖于临床病理分期，而忽略肿瘤的分子学特性。20世纪90年代后期，全基因组表达谱技术的发展大大地推动了生物医学的研究，使人们认识到即使处于同一个临床分期的肿瘤在分子水平上也会具有明显的差异。因此，分子分型的确定对于更深入地了解导致肿瘤具有不同亚型的分子学基础以及决定特异性生物标志物或者治疗靶点具有重要的意义。现在，以芯片为基础的技术已经能够同时分析多个样本的大量转录本数据，为依据分子表达谱对癌症进行分类奠定了基础。这些分子分型反映出同一种肿瘤具有不同的生物学背景，因而分子分型可以用于治疗对象的选择以及临床预后的判断。分子亚型的确定和(或)致癌基因的发现已经使包括乳腺癌在内的多种癌症形成了治疗规范。

肝癌的分子分型研究仍处在起步阶段。虽然一批高通量技术，包括SNP芯片、转录组和外显子测序分析初步提出了肝癌的分子分型，以及不同分型中的差异致癌信号通路和高频突变，但是这些分子分型还未成为决定肝癌患者治疗方案的依据，而仅仅与临床病理特征(例如危险因素、患者预后等)相关联。

一、HCC的分子分型研究

确定HCC的分子表型有助于寻找新型预测及预后的生物标志物，也可以加深人们对其分子病因学的理解。目前为止，多个课题组报道了基于基因组谱的HCC分子分型，其中绝大多数都是以不同病因学手术切除样本为研究对象。值得关注的是，虽然不同的研究给出了不同的分子分型标准，但是综合分析表明大多数研究都揭示了一些共同的反映生物学背景的基因组学信号。换言之，不同的研究人员可能是根据关键的基因组变异来划分HCC患者的分子亚型。这些研究连同荟萃分析表明，尽管命名有别，HCC可以大致分为两个主要的分子亚型——以细胞增殖相关信号的富集和细胞周期进展为特征的增殖亚型(通常与恶性更高的表型有关)及保留类似于正常肝脏生理分子特征的非增殖亚型。

1. 增殖亚型

约50%的HCC属于增殖亚型，其主要特征包括细胞增殖或生存信号的激活和预后不良信号的富集，也与肿瘤侵袭性强和患者预后差的临床特点相关。信号通路的激活在基因组和表型水平上具有明显的异质性，其中包括Akt/mTOR、MET、TGFB、IGF和Ras/MAPK等。有趣的是，这一亚型还存在能够识别祖细胞标志物的基因组信号的富集，例如上皮细胞黏附分子（EpCAM）或成肝母细胞瘤样细胞。HCC的起源是一个非常有争议的问题，近期研究表明任何肝脏谱系的细胞类型都能通过致癌基因重组的方式转化为癌症干细胞，进而促进肿瘤形成。在本亚群中，来自肝母细胞瘤，最常见的原发性小儿肝肿瘤以及胆管癌的2个特征的基因信号也被富集。此外，Notch作为胆道分化的主要调节因子也在该亚型中富集。总而言之，这些数据进一步加强了肿瘤细胞可塑性增加的概念。增殖亚型的异质性增加可以有多种原因，包括高频的染色体不稳定或异常的表观遗传学改变的富集。例如，除了以主要与祖细胞特性相关的DNA甲基化谱为基础的预后特征之外，染色体11q13的高水平DNA扩增（*FGF19*、*CCND1*、*ORAOV1*、*FGF4*的位点）在该类中也是富集的。在该亚型中，miRNA的异常调节也很常见，表现为位于19号染色体的灵长类特异性miRNA家族和14号染色体的miRNA/小核仁RNA的集群富集。从临床角度来看，属于增殖亚型的HCC患者的肿瘤侵袭性强，AFP水平高，组织学细胞分化程度中等或很低，常可见血管侵犯。属于这个亚型的肿瘤主要是HBV相关的HCC。根据预测，来自增殖亚型的HCC患者术后复发风险高，并且存活率更低。

2. 非增殖亚型

该分子亚型至少包含2个关键特征：分子学上，高达25%的病例以Wnt信号转导的激活为主，其他类型则以免疫反应为特征。在不考虑肿瘤发生起源的情况下，肿瘤的发生和生长通常需要特殊的微环境，特别是在肝脏肿瘤中，90%的肝脏肿瘤均伴随着慢性炎症。慢性炎症通过刺激机体免疫反应促进细胞的死亡和再生，进而诱发细胞存活和增殖信号通路的激活，促进肝脏再生结节的形成，最终发展成为恶性肿瘤。从功能上看，肿瘤的转录组与正常的肝脏生理学类似。在异常信号转导方面，基因组数据表明HCC中Wnt信号通路在增殖和非增殖亚型中具有双重调节作用。在该亚型中，以著名的靶基因，如*GLUL*或*LGR5*的上调为特征的经典Wnt信号通路异常激活。对*CTNNB1*突变和β-catenin的核易位分析进一步证实了这些数据。这一亚型的肿瘤特征是7号染色体广泛扩增，与EGFR的过度表达和男性优势相关。此外，还有一些数据表明该亚型有免疫信号的参与。有趣的是，在肝内胆管癌侵袭性小的分子亚型中也发现炎症相关的基因组特征。从临床角度来看，非增殖亚型较增殖亚型HCC的肿瘤侵袭性差，组织学分化程度高，AFP水平低，缺乏预后不良特征。病因方面，HCV和酒精相关性HCC在这一亚型中更为普遍。

HCC的分子分型主要基于基因表达谱分析。但是，近年来已经有一些研究通过将基因和表观遗传学的特征结合起来的方式来强化癌症分型。尽管尚未在HCC中综合应用，经挑选得到的包括拷贝数增加或缺失、突变和甲基化在内的近500个分子特性已经能够对12种肿瘤准确分类。有趣的是，在这个层级分类的最上层，2个主要的肿瘤亚型具有明显不同的突变频率和DNA拷贝数变化，说明突变或者染色体不稳定性可以成为不同肿瘤进展的驱动因素。

HCC的分子信息不能纳入临床实践中有几个原因。① 不同于其他实体肿瘤，HCC中常见的突变尚无靶向药物，例如*TERT*启动子（60%～70%）、*TP53*（25%～50%）和*CTNNB1*（25%～30%）突变。② 研究发现包含生物标志物在内的可能可行的方案尚未在临床试验中进行评估。直到最近才有一些潜在的生物标志物在早期临床试验中进行测试，例如用于染色体11q13的*FGF19*位点高水平扩增的HCC患者的FGFR4抑制剂。③ 受限于临床样本量：无法纳入足够数量的携带异常靶点的肿瘤患者，故而少数可阻滞特定致癌基因的药物敏感结果易被假阴性结果掩盖。最近有报道指出，*TSC2*缺失可以预测不同的HCC实验模型对mTOR抑制剂依维莫司的反应，但在Ⅲ期临床试验中没有明确的针对治疗反应的生物标志物。改进目前临床试验方案的方法包括：① 基于预测药物反应的生物标志物（*MET*）增加纳入人群数量；② 研究未突变的异常调节信号通路，如IGF-Ⅱ或Notch信号转导；③ 使用抗肿瘤替代疗法，例如免疫检查点抑制剂，或拮抗HCC中最常见的基因缺陷（如*TERT*、*TP53*和*CTNNB1*突变）的策略。

二、肝内胆管细胞型肝癌的分子分型研究

目前，肝内胆管细胞型肝癌（intra-hepatic cholangiocarcinoma，iCCA）尚无有效治疗方法，主要源于发病机制尚不明确及缺乏针对除全胆管癌患者以外iCCA患者的研究。不同于HCC，iCCA以*IDH1/2*和*ARID1A*为主要突变并伴有致癌基因*ROS1*和*FGFR2*的融合，故而开展针对iCCA的针对性研究尤为重要。iCCA最近才被认为是一种独立的肝癌，它具有自己独特的分期系统（见《美国癌症分期手册（第7版）》）和临时实践指南（见《国际肝癌协会指南》）。其不同的表型分类引发了对其基因组特征的首次研究，由此产生最初的分子分型。

其他胆管癌如肝门周和末梢胆管癌则是不同的分子实体。

一项在美国和欧洲进行的大型队列研究整合分析了iCCA的全基因组表达谱、染色体变异、基因突变以及信号通路异常，将iCCA分为2个主要的分子分型，即增殖亚型和炎症亚型。

1. 增殖亚型

在增殖亚型中，一些致癌信号通路（KRAS、EGFR和Notch）以及与生存期短和早期复发相关的HCC基因表达信号被异常激活。虽然不存在广泛的染色体扩增和缺失，但是该亚型中存在很多局部异常，包括染色体11q13.2（*CCND1*和*FGF19*基因座）的DNA扩增和14q22（*SAV1*基因座）的缺失。此外，该亚型还含有一个子类型，其特点是具有干细胞样特征、染色体不稳定以及异柠檬酸脱氢酶基因突变。有趣的是，iCCA增殖亚型与HCC增殖亚型存在一定的基因组相似性以及干细胞特征。这也进一步证实了肝癌具有共同的细胞起源。采用二代测序技术检测发现，iCCA最常见的基因突变包括*FGFR2*基因融合（约25%）及*KRAS*（20%）、*IDH1/2*（约20%）、染色质重塑基因（*ARID1A*、*BAP1*、*PBRM1*，约30%）的突变，而*IDH1/2*、*KRAS*和*EGFR*突变主要发生在属于增殖亚型的iCCA。从临床角度来看，属于增殖亚型的iCCA神经侵犯率高，分化中等或差，患者预后不良。

2. 炎症亚型

炎症亚型的特征包括炎性信号通路激活为主、细胞因子过表达以及STAT3的活化。该亚型未发现有广泛的染色体异常，主要的结构变异是FGFR的转位。与增殖亚型相同，炎症亚型也存在染色质重塑基因的突变（*ARID1A*、*BAP1*、*PBRM1*）。从临床角度来看，属于该亚型的iCCA分化好，预后也良好。

除了上述分子分型之外，对iCCA和肝外胆管癌进行的大型独立的全转录组学队列分析也证实了2种预后相关的CCA分子亚型的存在，其中预后不良组的特征是*Ras*突变的富集以及*MET*和*EGFR*的过表达，而预后良好组则以免疫应答信号为特征。此外，该研究还观察到不良预后组与增殖亚型之间存在基因组的重叠。

不同分子分型的iCCA发病率差异很大，但以泰国肝吸虫和华支睾吸虫感染导致的肝血吸虫病为主要危险因素的亚洲国家的iCCA发病率最高。在非流行地区，包括肝胆管结石和PSC在内的其他因素也会导致iCCA的发生。通过对来自亚洲和欧洲的209名iCCA患者进行不同危险因素和基因突变之间关系的探讨，研究人员发现在与泰国肝吸虫无关的iCCA患者中*BAP1*和*IDH1/2*突变比例更高（22% *vs* 3.2%）的iCCA发病率较高，而*TP53*突变比例在有泰国肝吸虫感染的iCCA患者中发病率更高（45.2% *vs* 7.4%）。尽管还有其他的大型队列研究报道，但由于这些研究中包含不同类型的肿瘤（iCCA、肝外胆管癌和胆囊肿瘤），很难得到针对iCCA的分子学信息。

值得关注的是，约25%的iCCA存在多种*FGFR2*基因融合现象，这些融合基因被用来定义肿瘤亚型。已经有研究发现，iCCA可以同时具有*FGFR2*基因融合和*KRAS*突变或*BAP1*突变。研究表明，伴或不伴有*FGFR2*融合的患者在患病年龄、预后、肿瘤分化程度或肿瘤分期方面的差异都没有统计学意义。一项研究发现，伴有*FGFR2*融合患者的HCV感染率更高，但这一发现尚未得到证实。检测选择性*FGFR*抑制剂对携带*FGFR2*基因异常的进展期iCCA患者药效的早期临床试验正在进行中（NCT02150967和NCT01752920）。这些临床试验表明约有15%的客观有效率（效用指标）和可控的安全性。*FGFR2*基因融合能促进iCCA进展的发现已被迅速应用到临床试验中，可作为选择药物治疗患者潜在的生物标志物。

三、不常见的肝癌的分子分型研究

1. 纤维板层样肝细胞肝癌（fibrolamellar hepatocellular carcinoma，FLC）

FLC是一种不常见的原发性肝癌，主要发生于儿童和年轻人，一般无肝癌背景，治疗方案很少。FLC的病因是19号染色体上约400 000个碱基缺失，以及*DNAJB1*的第1个外显子和*PRKACA*的除第1个外显子之外的所有外显子的合并，70%～100%的FLC存在这种融合现象。此外，外显子和RNA测序研究发现FLC中存在其他可能致癌基因（如*ERBB2*和*AURKA*）的异常调节。通过对78例FLC样本的基因表达情况进行无监督聚类分析，FLC可分为3类：增殖型、炎症型和未注释型。与HCC或iCCA相比，FLC的染色体不稳定性更低。

2. 肝母细胞瘤（hepatoblastoma，HB）

HB是5岁以下儿童最常见的原发性肝癌。和FLC类似，HB的发生没有明显的背景肝病。Wnt通路的异常激活以及*CTNNB1*（70%）突变是最常报道的HB相关分子事件。通过对24例HB样本的基因表达和染色体不稳定性的整合研究，HB可分为DNA扩增、组织学表型和临床预后均不同的2个类型。患者来源的异位肿瘤模型（patient-derived xenografts，PDX）的应用促进了新的HB治疗靶点，如*NRAS*突变的发现。

3. 混合型HCC-iCCA

混合型HCC-iCCA很少见，在原发性肝癌中占比不到1%。该病的诊断主要依赖于组织学检查，并且需要同时存在HCC和iCCA的特征。根据2010年世界卫生组织的分类，混合型HCC-iCCA可分为具有典型的HCC和iCCA组织特点，并且具有明显过渡区的经典型以及具有干细胞特征型，后一类型可进一步分为典型、中间和胆管细胞癌亚型。也有研究通过对18例混合HCC-CCA样本进行综合基因组分析，将其分为3种分子分型（胆管细胞癌、干细胞和经典亚型）。值得注意的是，虽然胆管细胞癌亚型根据组织学特点被归为干细胞特征亚型中，但其具有独特的分子特征，包括具有胆管特征、染色体不稳定水平低以及TGF-β和炎症相关信号通路的激活。

第四节　肝细胞癌的分子标志物与治疗

一、预后分子标志物

目前HCC治疗方案的选择主要依靠美国肝病研究协会发布的BCLC分期。BCLC分期诊断HCC主要凭借肿瘤负荷量、肝损伤程度、HCC相关症状等临床相关指标。预后分子生物标志物作为与临床互补的指标，可以通过预测患者的预后来协助改善临床治疗方案，筛选出对特定治疗最为敏感的患者，避免无效治疗或过度治疗。目前已经报道了40余个预后标志基因，然而由于这些数据主要来源于手术标本，而且只限于早期患者，所以分子标志物在临床决策中还没有成为一个切实可用的工具。尽管如此，分子标志物对临床实践仍具有潜在的指导作用。

临床实践指南是鉴于系统相关科学证据以及各种备选干预方式的利弊评价之后提出的最优指导性文件，可靠的临床实践指南能够基于特定的指标信息提供相应的解释和证据，并对证据质量和推荐意见进行分级：证据质量越高，则推荐意见越强。例如，索拉非尼被推荐用于治疗晚期HCC患者，是基于一项前瞻性、双盲安慰剂、随机对照试验（最高证据）的有力推荐。而评估HCC分子生物标志物时，这些证据尚不明确。

生物标志物研究中最高水平的证据（A级）来自随机试验。例如，对10 253名妇女中21个基因信号进行大型前瞻性研究，结果表明基因信号可以识别具有高复发风险的早期乳腺癌患者。B级证据是随机临床试验中的伴随研究，例如在索拉非尼应用于HCC的随机对照实验中伴随的依维莫司临床试验，虽未确定与索拉非尼或依维莫司相关的标志物，但证实了进展期HCC患者血浆中血管生成素2（Ang2）和血管内皮生长因子（VEGF）对预后的作用。C级证据是病例序列研究或B级证据外推得出的结论，大多数C级研究已经评估了一些预后标志物，用于鉴定增殖型的HCC患者，即S1（Wnt和TGF-β表达）亚型或S2（祖细胞）亚型。与非增殖型HCC患者相比，S1和S2亚型的肿瘤分化较差，且预后不良。D级证据没有关键性评价的专家意见，或是基于基础医学研究得出的证据，其样本由于未知原因被收集，之后用于检测。

目前临床实践指南中已经提出一套分子标志物的纳入标准，基于转录组数据和表观遗传学等数据发现，与HCC发生风险相关的一些基因信号有预测预后的潜能（**见表19-4-1**）。例如，肝组织中186个基因信号能预测丙肝相关的早期肝硬化的发生，并为患者提供预防性化疗方案。换而言之，来自癌和癌旁组织2个组分的遗传学数据可以互补临床系统的预测结果，从而使得预后预测精度达到最大化。对于晚期HCC中预后分子标志物的研究，正在进行的包括基于在肿瘤细胞中高表达的MET［替伐替尼（tivantinib）试验，NCT01755767］或高血清AFP水平（雷莫芦单抗试验，NCT02435433）的临床试验，有望在今后作为二线治疗方案的补充。

二、治疗

HCC手术切除和肝移植术后，尤其在局部治疗如经导管动脉栓塞化疗（TACE）治疗无效时，应用小分子靶向药物辅以全身治疗已投入临床应用。但HCC化疗尚存在诸多弊端，如剂量毒性、多重耐药及同其他癌症类似的不良反应等。目前HCC唯一有效并且获批的分子靶向药物只有BRAF/VEGFR/PGFR抑制剂索拉非尼。然而，腹泻、高血压、皮肤毒性、体重下降和低磷血症是索拉非尼治疗常见的不良反应。多种HCC一线和二线治疗药物目前正在评估之中，舒尼替尼作为一种口服多激酶抑制剂，以*VEGF-1/2*和*PDGFRa/b*为靶点，同时能够抑制c-kit、Fit-3和RET，然而在随机Ⅲ期临床试验中发现其不良反应并不优于索拉非尼。综合其风险效益及药效/安全和毒性评估，目前已中断舒尼替尼的用药。抗血管生成药物布立尼布（brivanib）和多激酶抑制剂利尼伐尼（linifanib，临床Ⅲ期试验）作为二线治疗药物尽管表现出抗肿瘤作用，但相比于安慰剂并无明显差异，在Ⅲ期临床试验中已被终止。EGFR抑制剂埃罗替尼（erlotinib）和索拉非尼联用作为一线药物也并不成功。鉴于大部分化疗药物临床试验失败，获取更为精准和广泛的关于患者个体化肿瘤进展的分子标志物尤

表19-4-1　HCC的预后标志物

信　号	人　群	测试人群数/验证人群数	临床试验终点	建议	证据等级	参　考　文　献
基于mRNA						
5个基因的信号	HCC（酒精、丙肝、乙肝）	189/434	生存	可以	C级	Gastroenterology, 2013, 145(1): 176–187.
EpCAM信号	HCC（乙肝）	40/238	生存	可以	C级	Cancer Res, 2008, 68(5): 1451–1461.
186个基因的信号（癌旁组织）	HCC（丙肝）	82/441	生存，HCC进展	可以	C级	N Engl J Med, 2008, 359(19): 1995–2004. Gastroenterology, 2013, 144(5): 1024–1030.
基于miRNA						
20个miRNA的信号	HCC（乙肝）	131/110	静脉转移，生存	可以	C级	Hepatology, 2008, 47(3): 897–907.
*miR-26a*下调	HCC（乙肝）	241/214	生存	可以	C级	N Engl J Med, 2009, 61(15): 1437 –1447.
DNA甲基化						
36个CpG DNA甲基化信号	HCC（丙肝）	221/83	生存	可以	C级	Hepatology, 2015, 61(6): 1945–1956.
蛋白标志物（血浆）						
Ang 2和VEGF	HCC（丙肝）	491	生存	可以	B级	Clin Cancer Res, 2012, 18(8): 2290 –300.

为必要。基于人类遗传学数据和实验模型数据，生物标志物可能来源于两个方面：一是靶向于致癌回路，二是靶向于信号通路点或免疫检查点。

1. 靶向于致癌回路-DNA拷贝数变化

VEGFA（染色体6p21的增加）在HCC中占7%～11%。另外，血浆中高水平的VEGF与不良预后相关。在实验模型中证明，VEGF抑制剂具有明显的抗肿瘤作用。*VEGFA*可以通过促进血管生成和诱导肝细胞自身过表达肝细胞生长因子发挥双重促癌作用。早期的临床试验中，在无选择性的群体中使用*VEGFA*抑制剂贝伐珠单抗显示出轻微的疗效并引起一些安全隐患。最近一种索拉非尼的氟衍生物瑞戈非尼作为一种多激酶[血管生成素-TIE系统、血管内皮生长因子受体（VEGFR）2/3、血小板源生长因子受体（PDGFR）、c-kit、Raf激酶和c-Kit信号]抑制剂，已在36例BCLC-B/C期HCC患者中经过测试作为二线治疗药物，并表现出潜在的抗肿瘤特性，患者的中位生存期可达13.8个月。

*FGF19*和*CCND1*（染色体11q13的增加）在HCC中占5%～14%，且其高表达与预后不良相关。通过单克隆抗体阻断*FGF19*可以抑制体内成瘤。值得注意的是，在骨骼肌中过表达*FGF19*的转基因小鼠中出现了*FGF19*与*FGFR4*的结合，在8周龄时AFP水平升高，40周龄时发展为HCC，提示*FGF19*在肿瘤的发生和发展中具有双重作用。布立尼布是高活性的*FGFR1-3*抑制剂，但是在临床试验中未能提高进展性HCC患者的生存率。

*CCND1*与*FGF19*共享相同的基因位点，并且在肿瘤中扩增频率较高。在正常细胞周期中，细胞周期蛋白D1（*CCND1*）与细胞周期蛋白依赖性激酶4/6（*CDK4/6*）的协同作用通过pRB途径和P53途径共同影响细胞周期进程。*CDK4/6*的双重抑制剂，如帕博西尼（palbociclib）或阿贝西利表现出显著的抗肿瘤活性，在Ⅱ期临床实验中明显提高了雌激素阳性、人类表皮生长因子受体2（HER2）阴性的乳腺癌患者的无进展生存率，然而*CDK4/6*抑制剂对*CCND1*扩增的HCC是否有效仍有待探讨。

*FAK*和*Myc*（染色体8q24增加）在HCC中占4%。在HCC的实验模型中发现，*FAK*的肝细胞特异性缺失并不影响肿瘤增殖及凋亡，然而却显著抑制了MET/CAT诱导的肿瘤进展，延长了小鼠的生存期。这个结果提示*FAK*的抑制可能为HCC治疗提供了潜在的治疗方案。目前*FAK*的选择性抑制剂正在进行临床开发。*Myc*的激活与癌前病变的恶性转化密切相关，然而使用有效药理学抑制剂来抑制*Myc*仍然具有一定的挑战。

2. 靶向于突变基因

相关研究显示*CTNNB1*的突变十分普遍（突变率约25%）。无毒性的Wnt

选择性抑制剂同Myc抑制剂类似，开发难度限制了其临床发展。但显然，*CTNNB1*突变或可使之成为潜在的选择性靶点。

*TSC1/TSC2*是mTOR级联反应的负调节因子，其失活可促进mTOR信号转导。2%～14%的HCC中可见*TSC1/TSC2*突变及DNA拷贝数变异。HCC相关通路分析提示*TSC1/TSC2*在该级联反应中具有潜在的驱动作用，且该种特性在亚洲人群中较为显著。有关mTOR抑制方面的研究中，一项Ⅰ期临床试验将依维莫司与索拉非尼联用，但是未达到依维莫司的有效治疗浓度，故而阻断了联合用药的进一步发展。作为二线用药进行检测时，一项Ⅲ期临床试验显示在无选择性标志物的患者中，依维莫司单药治疗时患者生存率未见显著提高；亚群分析提示乙肝患者生存率可见提高，或因该群体中Akt/mTOR通路活化增强所致。

*NRAS/KRAS/HRAS*在不到3%的HCC中可见突变。一项Ⅱ期临床试验（BAY86-9766联合索拉非尼在HCC中的疗效评估，即BASILNCT01204177）在晚期HCC患者中应用MEK抑制剂瑞法替尼（refametinib，BAY86-9766）联合索拉非尼治疗，对患者循环DNA进行分析，初步数据显示约6%的患者存在突变，其中每4例患者中有3例被证实部分缓解。*RP6SKA3*的失活突变更为普遍（2%～9%），且该突变可用于预测对Ras抑制的反应。一项Ⅱ期临床试验欲检测瑞法替尼同索拉非尼在*Ras*突变的HCC中的联用效果，目前该项试验正在进行中。乙肝相关性HCC全基因组测序数据显示，*JAK1*突变频率高达9%，但后续研究尚未证实。实验数据提示，阻断*JAK1*的表达可能具有抗肿瘤活性。

3. 靶向于信号通路或免疫检查点

（1）*MET*：在mRNA和蛋白水平过表达的HCC中占40%～50%。在Ⅱb期替伐替尼与安慰剂的临床试验中，替伐替尼对免疫组织化学分析*MET*高表达的患者疗效显著。尽管替伐替尼作为MET的特异性抑制剂仍有一些担忧，但目前已有Ⅲ期临床试验招募了MET高表达的患者，正在评估其在二线治疗中的作用（NCT02029157）。

（2）*IGF2*：其高转录水平（＞20倍）在HCC样本中约占10%，提示*IGF2*可以作为肿瘤驱动因子。DNA甲基化数据显示了*IGF2*在HCC中的下调机制，并且与Notch一起诱导了HCC的发生。功能实验表明抑制IGF通路可能是治疗HCC的有效策略，但是早期的临床试验中发现IGF-IR拮抗剂疗效有限，且具有明显的不良反应。

（3）*PD1/PD-L1*：两者都参与抑制T细胞过程，从而抑制抗肿瘤免疫应答。其他实体瘤中的数据显示，纳武单抗选择性抑制剂表现出显著疗效，暗示*PD1/PD-L1*可以作为治疗响应的生物标志物。对于HCC，*PD1/PD-L1*的肿瘤内高表达与不良预后相关，在HCC模型对*PD1/PD-L1*的抑制可以促进抗肿瘤免疫反应。这代表了一种新颖的免疫治疗方法。关于HCC的免疫检查点抑制剂的研究正处于Ⅱ期临床试验阶段。

总之，过去十多年的研究已经对HCC发生和发展中的基因组变异做了一定的概述，增进了人们对HCC的理解。尽管如此，仍需明确无论是改善风险人群，患者预后或治疗反馈，均须将遗传学数据转化到患者的临床实践上，与患者实际的生存预后相联系。因此，定义不同亚型HCC的生物标志物或将带来更好的治疗方法，改善HCC这种高复杂性和高异质性肿瘤的临床决策。

参考文献

[1] Ahn S M, Jang S J, Shim J H, et al. Genomic portrait of resectable hepatocellular carcinomas: implications of RB1 and FGF19 aberrations for patient stratification[J]. Hepatology, 2014, 60(6): 1972−1982.

[2] Andersen J B, Thorgeirsson S S. Genomic decoding of intrahepatic cholangiocarcinoma reveals therapeutic opportunities[J]. Gastroenterology, 2013, 144(4): 687−690.

[3] Bressac B, Kew M, Wands J, et al. Selective G to T mutations of p53 gene in hepatocellular carcinoma from southern Africa[J]. Nature, 1991, 350(6317): 429−431.

[4] Cairo S, Armengol C, Reyniès A D, et al. Hepatic stem-like phenotype and interplay of Wnt/beta-catenin and Myc signaling in aggressive childhood liver cancer[J]. Cancer Cell, 2008, 14(6): 471−484.

[5] Chiang D Y, Villanueva A, Hoshida Y, et al. Focal gains of VEGFA and molecular classification of hepatocellular carcinoma[J]. Cancer Res, 2008, 68(16): 6779−6788.

[6] Ciriello G, Miller M L, Aksoy B A, et al. Emerging landscape of oncogenic signatures across human cancers[J]. Nat Genet, 2013, 45(10): 1127−1133.

[7] Cleary S P, Jeck w R, Zhao X B, et al. Identification of driver genes in hepatocellular carcinoma by exome sequencing[J]. Hepatology, 2013, 58(5): 1693−1702.

[8] Cornella H, Alsinet C, Sayols S, et al. Unique genomic profile of fibrolamellar hepatocellular carcinoma[J]. Gastroenterology, 2015, 148(4): 806−818, e10.

[9] DeRisi J, Penland L, Brown P O, et al. Use of a cDNA microarray to analyse gene expression patterns in human cancer[J]. Nat Genet, 1996, 14(4): 457−460.

[10] Dutta R, MahatoR I. Recent advances in hepatocellular carcinoma therapy[J]. Pharmacol Ther, 2017, 173: 106−117.

[11] Farazi PA, DePinho R A. Hepatocellular carcinoma pathogenesis: from genes to environment[J]. Nat Rev Cancer, 2006, 6(9): 674−687.

[12] Fujimoto A, Furuta M, Shiraishi Y, et al. Whole-genome mutational landscape of liver cancers displaying biliary phenotype reveals hepatitis impact and molecular diversity[J]. Nat Commun, 2015, 6: 6120.

[13] Fujimoto A, Totoki Y, Abe T, et al. Whole-genome sequencing of liver cancers identifies etiological influences on mutation patterns and recurrent mutations in chromatin regulators[J]. Nat Genet, 2012, 44(7): 760–764.
[14] Guichard C, Amaddeo G, Imbeaud S, et al. Integrated analysis of somatic mutations and focal copy-number changes identifies key genes and pathways in hepatocellular carcinoma[J]. Nat Genet, 2012, 44(6): 694–698.
[15] Honeyman J N, Simon E P, Robine N, et al. Detection of a recurrent DNAJB1-PRKACA chimeric transcript in fibrolamellar hepatocellular carcinoma[J]. Science, 2014, 343(6174): 1010–1014.
[16] Hoshida Y, Toffanin S, Lachenmayer A, et al. Molecular classification and novel targets in hepatocellular carcinoma: recent advancements[J]. Semin Liver Dis, 2010, 30(1): 35–51.
[17] Hsu I C, Metcalf R A, Sun T, et al. Mutational hotspot in the p53 gene in human hepatocellular carcinomas[J]. Nature, 1991, 350(6317): 427–428.
[18] Huang J, Deng Q, Wang Q, et al. Exome sequencing of hepatitis B virus-associated hepatocellular carcinoma[J]. Nat Genet, 2012, 44(10): 1117–1121.
[19] Kan Z Y, Zheng H C, Liu X, et al. Whole-genome sequencing identifies recurrent mutations in hepatocellular carcinoma[J]. Genome Res, 2013, 23(9): 1422–1433.
[20] Lee J, Heo J, Libbrecht L, et al. A novel prognostic subtype of human hepatocellular carcinoma derived from hepatic progenitor cells[J]. Nat Med, 2006, 12(4): 410–416.
[21] Li M, Zhao H, Zhang X S, et al. Inactivating mutations of the chromatin remodeling gene ARID2 in hepatocellular carcinoma[J]. Nat Genet, 2011, 43(9): 828–829.
[22] Nahon P, Zucman-Rossi J. Single nucleotide polymorphisms and risk of hepatocellular carcinoma in cirrhosis[J]. J Hepatol, 2012, 57(3): 663–674.
[23] Nault J C, Mallet M, Pilati C, et al. High frequency of telomerase reverse-transcriptase promoter somatic mutations in hepatocellular carcinoma and preneoplastic lesions[J]. Nat Commun, 2013, 4: 2218.
[24] Noushmehr H, Weisenberger D J, Diefes K, et al. Identification of a CpG island methylator phenotype that defines a distinct subgroup of glioma[J]. Cancer Cell, 2010, 17(5): 510–522.
[25] Ong C K, Subimerb C, Pairojkul C, et al. Exome sequencing of liver fluke-associated cholangiocarcinoma[J]. Nat Genet, 2012, 44(6): 690–693.
[26] Panzitt K, Tschernatsch M M O, Guelly C, et al. Characterization of HULC, a novel gene with striking up-regulation in hepatocellular carcinoma, as noncoding RNA[J]. Gastroenterology, 2007, 132(1): 330–342.
[27] Sawey E T, Chanrion M, Cai C, et al. Identification of a therapeutic strategy targeting amplified FGF19 in liver cancer by oncogenomic screening[J]. Cancer Cell, 2011, 19(3): 347–358.
[28] Schulze K, Imbeaud S, Letouzé E, et al. Exome sequencing of hepatocellular carcinomas identifies new mutational signatures and potential therapeutic targets[J]. Nat Genet, 2015, 47(5): 505–511.
[29] Sia D, Hoshida Y, Villanueva A, et al. Integrative molecular analysis of intrahepatic cholangiocarcinoma reveals 2 classes that have different outcomes[J]. Gastroenterology,

2013, 144(4): 829−840.

[30] Sia D, Villanueva A, Friedman S L, et al. Liver cancer cell of origin, molecular class, and effects on patient prognosis[J]. Gastroenterology, 2017, 152(4): 745−761.

[31] Stratton M R, Campbell P J, Futreal P A. The cancer genome[J]. Nature, 2009, 458(7239): 719−724.

[32] Sung W K, Zheng H C, Li S Y, et al. Genome-wide survey of recurrent HBV integration in hepatocellular carcinoma[J]. Nat Genet, 2012, 44(7): 765−769.

[33] Totoki Y, Tatsuno K, Covington K R, et al. Trans-ancestry mutational landscape of hepatocellular carcinoma genomes[J]. Nat Genet, 2014, 46(12): 1267−1273.

[34] Woo H G, Lee J H, Yoon J H, et al. Identification of a cholangiocarcinoma-like gene expression trait in hepatocellular carcinoma[J]. Cancer Res, 2010, 70(8): 3034−3041.

[35] Xue R D, Li R Y, Hua G, et al. Variable intra-tumor genomic heterogeneity of multiple lesions in patients with hepatocellular carcinoma[J]. Gastroenterology, 2016, 150(4): 998−1008.

[36] Zucman-Rossi J, Villanueva A, Nault J C, et al. Genetic landscape and biomarkers of hepatocellular carcinoma[J]. Gastroenterology, 2015, 149(5): 1226−1239, e4.

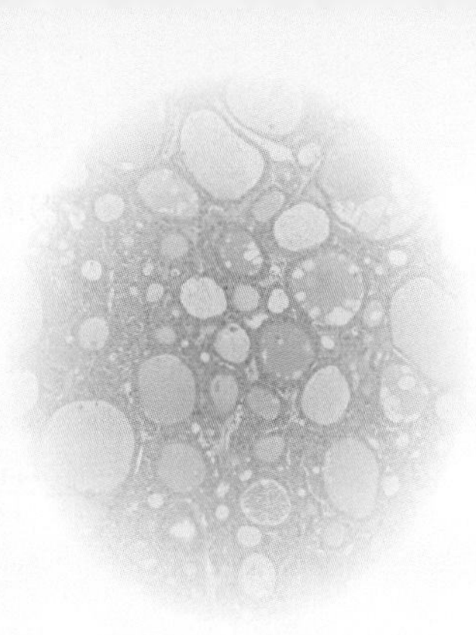

第二十章

循环肿瘤细胞与肝癌的关系

郭卫星　刘子鑫　程树群

循环肿瘤细胞(circulating tumor cell, CTC)是指来源于原发肿瘤或转移肿瘤，获得脱离基膜的能力并入侵通过组织基质进入血管的肿瘤细胞。除了包括自发自肿瘤原发灶或者转移病灶脱落进入血液循环系统的肿瘤细胞外，还包括在诊疗操作中造成的肿瘤细胞脱落而进入血循环系统的肿瘤细胞。140多年前，澳大利亚学者Ashworth在一例因癌症死亡的患者外周血中通过显微镜偶然发现了类似肿瘤细胞的细胞，率先提出了循环肿瘤细胞的概念。近些年的研究也证实了肝癌细胞的确会释放进入血循环系统，并且这些细胞可作为癌症的生物标志物用于“液态活检”。由于其来源的特殊性，在肿瘤患者外周血中检测到的循环肿瘤细胞可能从某种程度上反应患者体内肿瘤细胞的遗传状况和药物敏感性，从而为临床监测肿瘤的复发、转移以及判定肿瘤患者的预后提供依据，为实现肝癌的早期诊断和肝癌患者的个性化治疗带来了另一种思路。

［通信作者］　程树群，Email: chengshuqun@aliyun.com

第一节　外周血循环肿瘤细胞的分离和检测方法

一、分离检测循环肿瘤细胞平台的特征

理想的分离检测循环肿瘤细胞的平台具有以下几个特征：① 能够检测到每例癌症患者样品血中的每个循环肿瘤细胞，同时在健康对照的样品中没有假阳性的出现；② 高纯度，即分离的循环肿瘤细胞不能混杂其他正常细胞；③ 能够保持分离得到的循环肿瘤细胞的活性、形态正常，蛋白核酸稳定，以便开展后续实验研究和获得临床特性；④ 廉价、高产出、快捷，便于临床推广；⑤ 结果稳定、可重复。到目前为止，相比于乳腺癌和结肠癌，仅有少数学者对肝癌中循环肿瘤细胞的检测和定量方法进行了研究。

二、外周血循环肿瘤细胞常见的分离和检测方法

肝癌中循环肿瘤细胞数目少，在外周血中每10^6～10^7个单核细胞中才有1个，并且由于肝癌本身更高的异质性和上皮–间质转化（epithelial-mesenchymal transition，EMT）现象而缺少特异性的细胞表面抗原，使肝癌中的循环肿瘤细胞检测难度加大。到目前为止，相比于乳腺癌和结肠癌，对肝癌中循环肿瘤细胞进行检测和定量的研究还很少。**表20–1–1**简述了过去10余年肝癌领域中对于循环肿瘤细胞的研究进展。这些研究采取的研究材料各异，有些直接采用患者的血样，有些应用细胞系或小鼠的动物模型；但由于受限于工艺差别以及各自不同的研究背景，这些报道所采用的循环肿瘤细胞富集和检测的方法不同，得到的结果也各有差异。一般说来，循环肿瘤细胞检测的方法包括富集和检测两个步骤。外周血循环肿瘤细胞常见的分离和检测方法有以下几种。

1. RT-PCR或者qRT-PCR

在肝癌患者的外周血单核细胞中存在肝细胞特异性基因或者肿瘤细胞相关基因的表达，包括甲胎蛋白（AFP）、端粒酶逆转录蛋白（TERT）和转录因子Snail等，可用以检测肝癌患者外周血中的循环肿瘤细胞。Waguri等报道了*hTERT* mRNA表达可以作为肝癌患者的一个特异性循环肿瘤细胞检测工

表20-1-1　肝癌领域中循环肿瘤细胞的研究进展

作　者	检测人数	血量（mL）	分　离　方　法	检测方法	结　果	参　考　文　献
Waguri等	55	2	EpCAM和CD45磁珠分离	RT-PCR应用Hep-Par-1免疫染色	29例（53%）检测到循环肿瘤细胞	Clin Cancer Res, 2003, 9(8): 3004–3011.
Vona等	44	6	ISET法分离	细胞学分析	23例检测到循环肿瘤细胞	Hepatology, 2004, 39(3): 792–797.
Guo等	44	3	密度梯度离心法和EpCAM、CD45磁珠分离	巢式RT-PCR（AFP mRNA）	检测率为53.9%～92.9%	J Clin Gastroenterol, 2007, 41(8): 783–788.
Yang等	34	10	密度梯度离心法	流式细胞仪/流式分选分析，$CD45^-CD90^+$	31例检测到$CD45^-CD90^+$细胞	Hepatology, 2008, 47(3): 919–928.
Xu等	85	5	改良免疫磁珠法	免疫荧光染色和流式细胞仪镜下评估	69例（53%）检测到循环肿瘤细胞，每5 mL血中有（24±19）个	Clin Cancer Res, 2011, 17(11): 3783–3793.
Fan等	na	na	体内流式技术GFP-转染原位转移性肿瘤的模式	肝癌术后监测循环肿瘤细胞的动态变化	较传统流式细胞术检测，敏感度提高1.8倍	Cancer Res, 2012, 72(10): 2683–2691.
Sun等	123	7.5	RosetteSep法去除$CD45^+$细胞，然后应用Cellsearch系统	qRT-PCR、免疫荧光染色和共聚焦显微镜镜检	82例检测到$EpCAM^+$细胞，每7.5 mL血中有1～34个	Hepatology, 2013, 57(4): 1458–1468.
Liu等	60	na	流式分选，裸鼠皮下种植	流式细胞术、qRT-PCR和免疫印迹分析	30个患者检测到$ICAM^+$循环肿瘤细胞	Gastroenterology, 2013, 144(5): 1031–1041, e10.
Schulze等	59	7.5	Cellsearch	免疫荧光染色和半自动荧光镜检	18例（30.5%）患者检测到循环肿瘤细胞	Hepatology 2011, 54: 1357A.
Nel等	11	20	磁珠去除$CD45^+$细胞，阴性选择	多色免疫荧光染色和显微镜镜检评估	均检测到	Hepatol Int, 2014, 8(3): 321–329.

具。他们应用该方法检测了55例肝癌患者，结果有29例患者检出循环肿瘤细胞，检出率为53%。但是该方法容易破坏循环肿瘤细胞，限制了后续的鉴定和应用。

2. ISET法

ISET法是利用滤过孔径为8 μm的聚碳酸酯膜分离外周血循环肿瘤细胞，由于相对于外周血中其他的单核细胞，循环肿瘤细胞相对较大（直径＞8 μm），因此外周血裂红后的单核细胞滤过膜时，直径较大的循环肿瘤细胞会留在膜上，再通过特殊的洗脱液洗脱，就会得到循环肿瘤细胞。与该原理相似，随后又开发了便携式微型滤过器、三维微型滤过器等也应用于肝癌循环肿瘤细胞的检测。该方法不仅可以计数，还可以保持检测到的循环肿瘤细胞活性，以便随后进行的细胞抗原以及细胞特性的鉴定试验。但是该方法所获取的细胞假阳性率高，并且丢失了小体积的循环肿瘤细胞，而这类细胞可能具有更高的侵袭性。

3. 流式细胞术

流式细胞术是基于细胞表面的特殊标记来确定细胞种类和检测肝癌外周血循环肿瘤细胞，常用的肝癌外周血循环肿瘤细胞的标记有EpCAM、AFP、细胞角质蛋白（creatine kinase，CK）以及CD90等。Yang等应用流式细胞术检测肝癌患者外周血中$CD45^-CD90^+$的细胞分布，在34例肝癌患者中检测率为90%，而在正常人和肝硬化患者中没有检测到。应用流式细胞术检测外周血循环肿瘤细胞，操作比较简单，细胞丢失率小，并且应用现有的高规格流式检测分离平台所得到的细胞也可以进行后续细胞特性的验证。但是由于缺少特异性高的细胞表面标记，易造成检测到的细胞假阳性率高。

4. CellSearch法

CellSearch循环肿瘤细胞检测是自动化捕获计数循环肿瘤细胞的检测技术，是第一个也是唯一一个在美国、欧洲和中国均获得临床验证并批准的循环肿瘤细胞检测系统（**见图20-1-1**），用于全血中上皮源性（$CD45^-$、$EpCAM^+$，以及CK8、$CK18^+$和/或$CK19^+$）循环肿瘤细胞的计数检测。本检测是对转移性乳腺癌患者进行监测的一项工具，可实时评价患者的预后，对患者的无进展生存期与总生存期进行预测。Schulze等采用该技术在59例肝癌患者中检测到18例有循环肿瘤细胞，发现其检出阳性率与肝癌的BCLC分期相关，可用于指导BCLC分期。该检测方法虽然有多项大样本多中心临床研究支持，但是由于肝癌在EMT过程中，大量的循环肿瘤细胞会丢失EpCAM表面抗原，使得基于该方法所检测到的循环肿瘤细胞只是外周血中的一小部分。

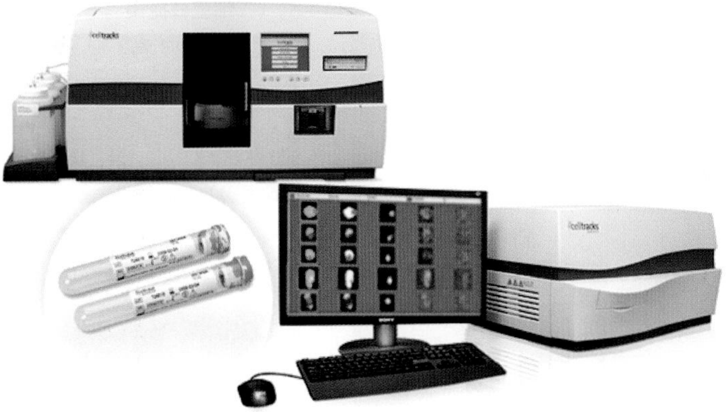

图20-1-1　CellSearch系统

第二节　应用Image Flow Sight检测外周血循环肿瘤细胞

目前，尽管检测肝癌外周血循环肿瘤细胞的方法众多，但并没有一种完美的方法可以解决问题。我们课题组基于近几年的研究，建立了一种新型的肝癌循环肿瘤细胞检测方法。该方法是基于Image Flow Sight检测外周血中高核质比的细胞。

一、Image Flow Sight系统简介及原理

Image Flow Sight即液相成像流式，是一种成像流式系统，可以对检测的细胞进行实时成像，从而依据细胞形态学进一步确定阳性细胞，提高检测的准确性。我们应用Image Flow Sight对检测目标成像以及能对特定区域进行量化计算的特点构建了一个特殊的参数，即核质比（**见图20-2-1**）。众所周知，肿瘤细胞由于其特殊的代谢特征，具有相对于正常细胞更高核质比的特性，正是依据肿瘤细胞的这一特点构建了这一模型。随后的实验也验证了我们的这一猜想，发现在肝癌患者的外周血中的确存在一群具有高核质比的细胞群（high karyoplasmic ratio cell，HKR细胞），通过功能分析可知该细胞群确实具有分裂增殖的特性，因此将这群细胞定义为肝癌患者的循环肿瘤细胞。

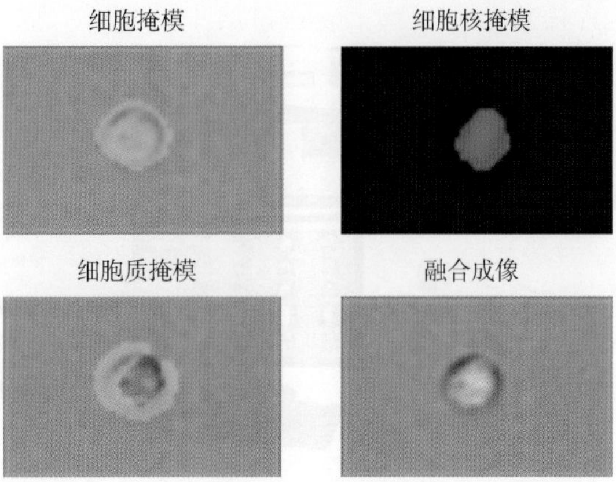

图20-2-1　核质比＝细胞核面积/细胞质面积

二、外周血HKR细胞数与肝癌特性及临床预后相关

根据以上原理进行建模，预测HKR细胞数与肝癌特性以及肝癌患者的临床预后的相关性。结果证实，利用该技术检测到的HKR细胞可用于肿瘤诊断（AUC=1.000）和肝癌患者微血管侵犯的术前预测（AUC=0.824）。在随后近1年的随访中，发现HKR细胞数与肝癌患者的复发率显著相关，HKR细胞数较多的患者复发率明显高于HKR细胞数较少的患者（22/45 *vs* 3/12）。

综上所述，我们利用Image Flow Sight技术建立了一项基于核质比的循环肿瘤细胞检测技术，以该技术检测到的HKR细胞数与肝癌特性和肝癌患者的临床预后相关。对比试验也证明，运用该技术所得到的结果要优于传统的基于EpCAM等细胞表面标记流式技术。Image flow sight通过设定模块进行运算，实时成像更准确。该方法不涉及抗体标记，选用的高核质比为所有肿瘤细胞的共性，检测的细胞群体更大。

三、肝癌中循环肿瘤检测技术的展望

随着肝癌中循环肿瘤细胞检测技术的不断发展，循环肿瘤细胞对于肝癌诊断、治疗的意义也不断被证实。循环肿瘤细胞通过液态活检在肝癌的早期诊断中具有重要价值，且循环肿瘤细胞数与肝癌多灶性、门静脉癌栓（PVTT）的形成及患者肝功能Child-Pugh分级密切相关。外周血循环肿瘤细胞数与肝癌患者的预后密切相关，即循环肿瘤细胞数越多，患者预后越差。治疗前后外周血循环肿瘤细胞数的变化可评价肝癌疗效。尽管目前循环肿瘤细胞的临床应用尚未普及，但随着材料学和组织学的发展以及循环肿瘤细胞分离技术的不断提高，循环肿瘤细胞在肝癌诊断、预后及疗效评价中将具有广阔的应用前景。

参考文献

[1] Ashworth T R. A case of cancer in which cells similar to those in the tumours were seen in the blood after death[J]. Aust Med J, 1869, 14(3): 146-149.

[2] Hong B, Zu Y. Detecting circulating tumor cells: current challenges and new trends[J]. Theranostics, 2013, 3(6): 377-394.

[3] Lianidou E S, Mavroudis D, Georgoulias V. Clinical challenges in the molecular characterization of circulating tumour cells in breast cancer[J]. Br J Cancer, 2013, 108(12): 2426-2432.

[4] Liu Z X, Guo W X, Zhang D D, et al. Circulating tumor cell detection in hepatocellular carcinoma based on karyoplasmic ratios using imaging flow cytometry[J]. Sci Rep, 2016, 6: 39808.

[5] Parkinson D R, Dracopoli N, Petty B G, et al. Considerations in the development of circulating tumor cell technology for clinical use[J]. J Transl Med, 2012, 10: 138.

[6] Rodrlguez-Perdlvarez M, Luong TV, Andreana L, et al. A system—ahc review oi microvascular invasion in hepatocellular carcinoma: diagnostic and prognostic variability[J]. Ann Surg Oncol, 2013, 20(1): 325-339.

[7] Schulze K, Gasch C, Staufer K, et al. Presence of EpCAM-positive circulating tumor cells as biomarker for systemic disease strongly correlates to survival in patients with hepatocellular carcinoma[J]. Int J Cancer, 2013, 133(9): 2165-2171.

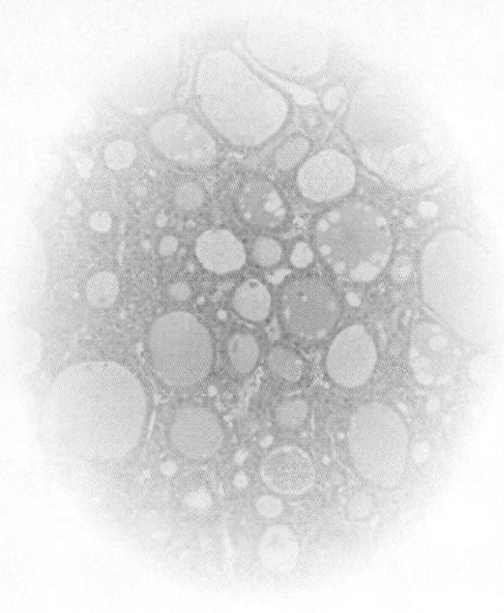

第二十一章

肝癌的干细胞研究

胡贻隽　刘善荣

肝脏干细胞是肝脏组织中的一类具有自我更新和向前分化为成熟肝细胞、胆管细胞等的不成熟细胞，这类细胞是生理性肝细胞更新和病理性肝损伤修复的起源细胞。近年来，随着“干细胞”的概念被引入肿瘤学研究，以及多种肿瘤干细胞得到分离和鉴定，“肿瘤干细胞学说”逐渐形成。这一学说认为：与正常组织一样，肿瘤组织由处于各种不同分化程度的细胞组成，其中有一小群干细胞样细胞，即所谓“肿瘤干细胞”，具有自我更新和无限增殖能力以及多向分化潜能，是肿瘤形成的起始细胞并维持肿瘤的持续生长，在肿瘤的发生、进展、转移、复发中起关键作用。而肿瘤组织中其余绝大部分肿瘤细胞只具有相对的增殖能力，经过有限的增殖和分化阶段后最终走向死亡。肿瘤干细胞学说不仅为肝癌的发生、发展和转移机制的研究带来新的思路，而且为其临床诊断和治疗带来新的希望。

[通信作者]　刘善荣，Email: liushanrongol@126.com

第一节　正常肝脏干细胞

肝脏是结构复杂、功能重要、再生能力很强的器官，是研究组织器官发生、重建、再生、细胞增殖及调控、细胞去分化和再分化、细胞生理、生化及应激反应的好材料。干细胞是一类既有自我更新能力，又有多向分化潜能的细胞，能产生表现型与基因型和自己完全相同的子细胞，同时还能分化为祖细胞，具有非常重要的理论研究意义和临床应用价值。其中体内外实验表明，肝脏内存在干细胞，它们与肝再生和肝癌发生有密切关系。肝脏干细胞并非特指某一种类的细胞，而是与肝脏发育及再生有关的各类具有干细胞特性细胞类型的总称，为便于与胚胎干细胞区别，称之为成体肝脏干细胞。肝脏干细胞具有自我更新、高度增殖和多向分化潜能。

一、肝脏干细胞的类型与来源

早在1958年，Wilson等就指出肝脏中存在干细胞，并认为肝脏干细胞的前体细胞是卵圆细胞和小型肝细胞，也有人认为卵圆细胞是活化形式肝脏干细胞。一般认为，肝脏干细胞是多源的，大致可分为肝源性肝脏干细胞和外源性肝脏干细胞两类。前者主要来源于分化的肝细胞和胆管上皮细胞，后者主要来源于骨髓造血干细胞及胰腺上皮细胞等。不同来源的肝脏干细胞虽然在形态、表面标志、功能及分化等诸方面有所差异，但均具有多向性演变的特性（**见图21-1-1**）。

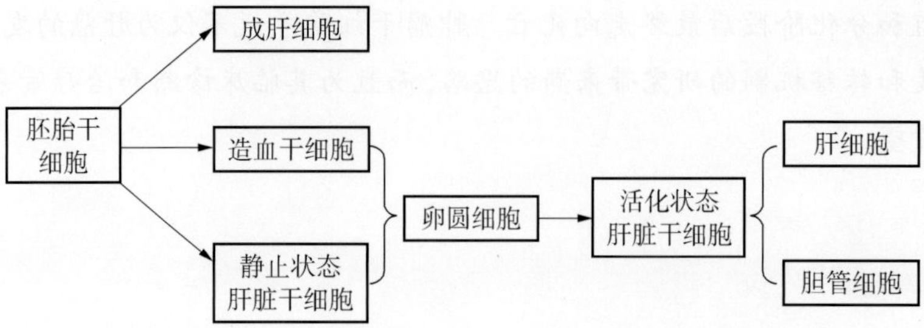

图21-1-1　肝脏干细胞的可能来源

1. 肝源性肝脏干细胞

肝源性肝脏干细胞是指存在于肝脏内具有增殖分化为肝细胞和胆管细胞能力的一类细胞。肝源性肝脏干细胞来源于前肠内胚层，在胚胎发育过程中以成熟肝细胞的形式存在，在成年哺乳动物的肝内则主要以卵圆细胞的形式存在。

成熟肝细胞的分裂增生在肝组织更新替代中起重要作用。以往认为成熟的肝细胞增殖能力非常有限，但最近研究发现成熟的肝细胞可以自我复制70次以上且具有归巢能力。成熟肝细胞在正常情况下处于静止状态，只有在肝细胞丧失时，才被激活发生增殖能力。比如在部分肝切除实验中，在2周内被切除的大鼠肝脏就会通过肝细胞的增殖被修复，并且早期就在门静脉周围出现了肝细胞的增殖。据统计正常肝组织大约每年会更新一次，一般认为是通过成熟肝细胞的增殖来完成此更新过程的。Overturf等用少量的成熟肝实质细胞为延胡索酰乙酰水解酶缺乏的小鼠进行连续性的肝移植，结果表明这些细胞至少可被分离69次，且保持其功能，由此证实成熟肝细胞具有高度增殖潜能。成熟肝细胞在整个器官的生命周期中具有干细胞潜能，并以此维持肝实质细胞的更新，故可将其看作单独的干细胞体系。

现在认为，在胆管树的末梢区域，即相当于组织学上的黑林管区，存在具有双向分化潜能的上皮细胞，可能是来源于胆小管周围、体积更小的“未定性（nondescript）”间质细胞。在肝脏严重受损和（或）成熟肝细胞增殖受阻的情况下，它们可以异常激活、增殖，大量出现在肝小叶外周区域，组织学上表现为肝小叶周围体积较小、增殖活跃的细胞群体。这些细胞核质比大，胞核圆形或卵圆形，被称为肝卵圆形细胞。卵圆细胞就如同肝脏发育早期阶段的肝胚细胞，被视为肝实质细胞谱系的双潜能前体细胞，可分化成为肝实质细胞和胆管上皮细胞。卵圆细胞一般来自黑林小管区和胆管树终末处。用2/3肝切除或2-乙酰氨基芴（2-acetylaminofluorene, 2-AAF）、四氯化碳（CCI4）中毒等造成的肝损伤可启动肝细胞对生长信号的反应，胆小管内的肝卵圆细胞就会从汇管区向外迁移，人肝小叶分化成为肝实质细胞和胆管上皮细胞，并可在门脉汇管区观察到卵圆细胞增殖。还有大量的形态学研究成果表明，在包括严重的肝坏死、酒精性肝硬化、假小叶增生、肝胚细胞瘤以及胆管疾病（如原发性胆管硬化症或胆管闭锁症等）患者的肝组织有明显的“小型”或卵圆细胞样形态细胞存在，同时这些卵圆样细胞还能增殖并分化成为肝细胞和胆管细胞。目前，一般认为卵圆细胞是肝源性肝脏干细胞的主要成分。

2. 非肝源性肝脏干细胞

随着研究的深入，近年发现胰腺上皮祖细胞及造血干细胞等非肝源性干细胞在肝脏微环境的作用下增殖并分化演变为肝细胞，故将此类细胞称为非肝源性肝脏干细胞。这种转化后的细胞增殖能力有限，尚不具备实际应用的价值，但却提供了一条重建肝细胞功能的重要思路。

在胚胎发育过程中，肝脏和胰腺具有相似的组织结构及胚胎起源。Jones等将未分化鼠胚胎干细胞置细菌培养皿中培养，5天后形成胚胎样小体，随后将胚胎样小体接种在经甘油预处理的24孔板中，细胞分化后在第3天和第7天分别能检测到AFP和白蛋白，说明此时胚胎干细胞已向肝细胞分化。在体内将鼠胚胎干细胞移植入裸鼠脾脏，发现移植形成的畸胎瘤内有呈肝窦样结构排列的肝细胞。Dabeva等将从Fischer大鼠胰腺中分离的上皮祖细胞移植至近亲大鼠肝脏后，以二肽二酰酶Ⅳ（DPPⅣ）及白蛋白基因的表达作为鉴定的指标，发现来自胰腺的上皮祖细胞在肝内分化成肝细胞，并可整合到肝小叶结构中表达特异性蛋白，提示成年动物的胰腺中存在着多潜能祖细胞，在适当的环境中可定向向肝脏分化。

近年来，越来越多的研究显示了骨髓来源的细胞在一定条件下可分化为肝脏细胞并长期入住肝组织。骨髓/造血干细胞在肝内可演变为肝卵圆细胞、肝细胞及胆管细胞，这种演变称为转分化，可补充部分肝实质细胞。Petersen等假设肝脏干细胞——卵圆细胞来源于骨髓干细胞，并以其巧妙的构思、简洁的实验证实了其假设。他们的实验之一是用射线照射使雌性大鼠的骨髓完全破坏，诱导肝细胞损伤刺激卵圆细胞增生，但预先给予2-AAF抑制肝细胞的自我增生，然后将雄性大鼠骨髓移植给该雌性大鼠，分别在移植后第9天和第13天发现雌性大鼠的肝间质细胞及肝细胞中出现只有雄性大鼠才有的Y染色体，说明雄性大鼠骨髓已再植到雌性大鼠并能分化为肝细胞。随后，Lagasse等发现在小鼠体内只有骨髓造血干细胞才能再移植到肝脏并转化为肝细胞。这些研究均说明非肝源性肝脏干细胞的存在。

二、肝脏干细胞的表面标志物与分离鉴定

1. 肝脏干细胞的表面标志物

肝脏干细胞上可表达大量的抗原，虽然它们并非肝脏干细胞的特异性标志物，但检测这些抗原仍可反映肝组织中存在的干细胞，并且可进一步进行细胞分选。因为肝脏干细胞并没有一致的特异性标志物，只有一些高度表达的标志物，使得对其观察受到一定影响。肝卵圆细胞是目前研究较多的一种肝脏干细胞。在卵圆细胞分化为肝细胞过程中，常有甲胎蛋白（AFP）和白蛋白表达，此

后，随着卵圆细胞进一步分化，AFP不再表达，而细胞角质蛋白（CK），包括CK7、CK8、CK18和CK19等，以及间充质波形蛋白（vimentin）、干细胞因子（stem cell factor，SCF）及其受体C-Kit等出现时，大多数卵圆细胞表达OV-6蛋白，少数卵圆细胞表达特异性较差的标志物CK14。某些卵圆细胞亚群可表达干细胞标志物OC-2和OC-3t。血液干细胞表达表面糖蛋白（Thy-1）、SCF、C-Kit和CD34，目前尚未发现肝脏干细胞特异性标志物，人们主要通过肝脏干细胞的分化潜能对干细胞做深入鉴定，目前已筛选出一些高度表达的标志物可作为肝脏干细胞的初步筛选结果。研究表明，肝脏干细胞主要表达OV-6、CK7、CK8、CK18、CK19、AFP、CD34等；部分肝脏干细胞与造血干细胞具有共同的标志物，如肝细胞生长因子受体、Thy-1、SCF-1、C-Kit、CD34、Fit-3等，推测这可能与肝脏干细胞的多分化潜能有关。其表面标志物主要有：细胞角质素7、8、14、18、19、20，间充质波形蛋白，干细胞标志物2、3，谷氨酰转肽酶，卵圆细胞蛋白1、6，FMS样酪氨酸激酶3。

2. 肝脏干细胞的分离与鉴定

肝脏干细胞的分离和鉴定是肝脏干细胞体外研究的基础，也是临床应用肝脏干细胞治疗肝病的前提。

目前文献报告的肝脏干细胞分离方法主要包括以下4种。① 直接从成体肝分离：正常的齿类动物体内肝脏干细胞数量极少，直接分离培养十分困难，但有细胞如WB-F344细胞来源于成体肝组织中。② 肝切除/药物阻止肝再生的诱导方法：该法目前应用较多，方法简单，但所需时间较长。在正常情况下，肝细胞处于静止期，在肝切除、病毒感染、化学药物等造成肝细胞坏死、损伤时，启动肝细胞增殖再生，如采用药物阻止残余肝细胞再生时，肝脏干细胞被激活，产生卵圆细胞，有利于其分离。③ 利用肝先天性疾病：某些先天性疾病的肝脏中，由于肝细胞受损，诱导肝脏干细胞增殖，而本身含有较高数量的肝脏干细胞可提供干细胞源。19～26周龄Long-Evans Cinnamon（LEC）大鼠作为肝脏干细胞分离的供体较好。④ 直接从胚胎肝分离：Oertel等的实验研究表明，鼠的胚胎肝中卵圆细胞的含量相对较高，占2%～5%，而大鼠胚龄9.5～15天、小鼠胚龄8.5～15天的肝脏细胞，大部分被认为是肝脏干细胞。分离的技术手段多采用胶原酶灌注消化、梯度离心洗涤，获取细胞进行原代培养。而近年免疫磁珠法筛检、流式细胞仪分离法等技术的应用，提高了肝脏干细胞的分离效率和纯度，但需要较特异的表面标志物。

分离的肝脏干细胞的鉴定方法也主要有以下4种。① 形态学观察：主要在倒置相差显微镜下观察干细胞分化过程中不同时期的细胞形态学变化。孟英等利用倒置相差显微镜观察体外定向诱导小鼠胚胎干细胞分化为肝细胞的形态学变化，未分化的胚胎干细胞体积小、呈圆形或椭圆形、核大，细胞边界不清、排列紧密，呈集落贴壁生长；经培养诱导后形成的胚胎干细胞呈立体的球形细胞团，圆形或不规则多边形，边界清晰，部分呈条索状排列的肝细胞样变化。② 细胞表型检测：在流式细胞仪上分析细胞表面不同抗原的相对含量。沙慧芳等用流式细胞仪检测了细胞表面CD31、CD34、CD45表型。③ 基因表达：目前应用最多的是用RT-PCR技术分析特异性mRNA的表达。④ 细胞表达功能的检测：常用的指标有白蛋白、葡萄糖-6-磷酸酶、甲状腺运载蛋白、甘油三酯、尿素氮、角质蛋白19、AFP和AL-抗胰蛋白酶及肝卵圆细胞表达的特异抗原OV-6。

三、肝脏干细胞与肝癌

多年来，人们对肝癌发病机制的研究从没有间断，但至今致癌的靶细胞还不清楚。在肝脏再生过程中，由肝脏干细胞增殖分化而成的上皮细胞寿命很长，存在于从癌细胞最初形成到发展为肝癌的全过程，因此很可能与肝癌的发生有极大的联系。

关于肝癌的细胞起源学认为，肝癌是由肝内未分化的干细胞或肝卵圆细胞成熟异常分化而来。有研究显示，当使用致癌剂处理肝脏时，肝细胞首先发生增生形成细胞簇，这些细胞簇形成可表达甲胎蛋白的具有肝细胞特征的肝癌细胞，也可突变、去分化，形成更不成熟的（如表达CK-7、CK-82）且具有胆管细胞特征的肝癌细胞。同时Thorgeirsson等指出，移植到皮下的卵圆细胞常形成易转移和分化程度低的肿瘤，其原因可能是皮下基质抑制卵圆细胞分化为肝细胞。Dumble等通过研究基因*P53*敲除的小鼠肝脏干细胞与肝癌的联系，将缺乏胆碱而富含乙基硫氨酸的食物喂给*P53*基因敲除的小鼠，然后通过离心、冲洗分离卵圆细胞并置于培养系中，通过测定白蛋白、转铁蛋白表达以及卵圆细胞标志物AFP、OV-6证实卵圆细胞增生，然后注射给无胸腺裸小鼠，结果无胸腺裸小鼠形成了表现型与肝细胞癌（HCC）相似的肿瘤。因而促进肿瘤形成既可源于成熟过程中分化中止的卵圆细胞，也可源于再分化的成熟肝细胞或胆管细胞。

同时，有研究为认为肝脏干细胞为极具优势和潜力的治疗载体细胞，近年其在肝癌治疗中的潜力也尤其受人关注。动物实验研究表明，肝卵圆细胞对药物损伤的肝脏有选择性趋向性，而新近也有初步研究表明外源性肝脏干细胞对于HCC的病灶有追踪靶向作用，肝脏干细胞可望成为靶向治疗肝癌的良好基因载体，但其机制与SDF-1等趋化因子作用是否有关虽尚无肯定结论，但为肝癌治疗展示了一个新方向，肝脏干细胞可望成为靶向治疗肝癌的良好基因载体。同时，随着肝脏干细胞研究的深入，利用肝癌发生机制的研究成果，针对肝脏干细胞癌变或致癌作用研制相应的抑制剂或阻断剂也可能成为肝癌治疗的新方向。

第二节　肝癌干细胞

近年来的研究表明，并非所有的肿瘤细胞都具有无限增殖的潜能，只有存在于其中的少量干细胞性质的细胞亚群具有自我更新和无限增殖潜力，是肿瘤产生的根源。由此，提出了“肿瘤干细胞学说”。加拿大多伦多大学分子医学实验室Dick等从急性髓系白血病分离出肿瘤干细胞，这一小部分的细胞表达与正常造血干细胞相类似的表面标志，并可以使实验鼠患白血病，而其他被分离的细胞则没有这样的能力，所以可以确定此类细胞为肿瘤干细胞。肿瘤干细胞与干细胞具有许多相似的生物学特征：① 具有自我更新能力；② 具有多向分化的潜能；③ 具有相似的生长调控机制。由于肿瘤干细胞的这些特征，它不能被有效地消灭，也是治疗肿瘤遇到的困难之一。随着科学的进步以及对肿瘤干细胞不断的探索，目前已从血液系统肿瘤、乳腺癌、脑胶质瘤、肺腺癌、结肠癌、前列腺癌、肝癌、胰腺癌等实体肿瘤中分离出相应的肿瘤干细胞。

目前许多研究已经表明肝癌中存在大量的干细胞。早在1999年，Wu等研究发现，28%～50%的HCC中具有干细胞的免疫表型标志（如CK7、CK19等）。当肝癌细胞高表达干细胞表面标志物时，肿瘤切除或是肝移植都将有较高的肿瘤复发和转移率。组织学和免疫学研究也都表明，肝癌的发生是由于某种干细胞发育而来。随后Roskams等的研究显示，约有55%的癌前肝脏不典型增生或癌前病变都含有大量的干细胞。同时Chiba等从人类HCC的Huh7和PLC/PRF/5两系中提取到同时具有肝细胞和胆管细胞系特点的侧群细胞，将这些细胞种植到重症联合免疫缺陷病（severe combined immunodeficiency，SCID）鼠的体内能够成瘤，并具有高度侵蚀转移性，但在Hep2和Huh6这两个肝癌细胞系中未检测到侧群细胞。近年来多项研究表明侧群细胞具有肿瘤干细胞的特性。2008年，Yang等在肝癌组织中发现一种具有干细胞标志物$CD90^+$的细胞，此类细胞可以发育成肿瘤。在研究中几乎所有肝癌组织标本和约91.6%的血液样本中都含有表面标志为$CD45^-/CD90^+$的细胞，将这些细胞种植于免疫缺陷小鼠的皮下可以生成肝癌结节，证明了肝癌中同样存在肿瘤干细胞，这部分细胞就是肝癌干细胞。在原发性肝癌的研究中，肝癌干细胞是近十几年来国内外肝癌基础研究领域的热点，被认为是肝癌组织中具有一定干细胞样特征的一群细胞。其干细胞样特征表现为肝癌干细胞具有一定的自我更新能力和多向分化潜能，能够不断地通过自我增殖和分化产生不同分化阶段和不同生物学行为的肝癌细胞群体，以维持肿瘤的生长；同时，与非肝癌干细胞相比，肝癌干细胞拥有更强的转移和致瘤能力，与肝癌的转移和复发密切相关；此外，肝癌干细胞对放疗和传统化疗更加耐受，也是肝癌患者放化疗效果不佳的原因之一。因此，越来越多的学者认为提高肝癌疗效的关键在于根除肝癌中的肝癌干细胞，未来治疗肝癌的模式也可能会由单纯地杀伤肝癌细胞或追求缩小癌肿体积向根除肝癌干细胞转变。除此之外，针对肝癌干细胞特异性标志物的检测也可为肝癌患者的诊断、预后和治疗后监测提供帮助。

一、肝癌干细胞的来源

肝癌干细胞的来源尚不明确，目前存在两种观点：① 起源于正常干细胞，由肝脏干细胞成熟受阻突变形成肝癌干细胞。② 一些成熟肝细胞产生基因突变，去分化重新获得自我更新能力和分化潜能而演变成肝癌干细胞。

1. 肝癌干细胞由肝脏干细胞和(或)祖细胞分化障碍而来

许多学者认为肝癌干细胞来源于肝脏干细胞的“成熟分化受阻”。这也是肝癌干细胞来源较为主流的学说。肝脏干细胞包括肝源性小肝细胞和肝卵圆细胞，其中小肝细胞位于胆管上皮下，形态与正常肝细胞相似，但体积较小，具有很强的增殖能力，而肝卵圆细胞则被认为是肝脏干细胞的代表。另外，非肝源性肝脏干细胞目前认为包括胚胎卵圆细胞、骨髓、血液干细胞等非专能肝脏干细胞，它们在某些细胞因子诱导下可向肝细胞分化，但是诱导理想的肝细胞分化还有一定难度。

有一些临床研究支持这一观点。Libbrecht等利用免疫组织化学结合电镜观察的方法，研究了可以发展成HCC的良性肿瘤肝细胞腺瘤标本。在一半的标本中发现有肝祖细胞的存在，并且在这些标本中还观察到一种介于肝祖细胞和成熟肝细胞之间的中间细胞类型。该细胞形态上与成熟肝细胞相似，但是却表达一些肝祖细胞的标志。这些细胞与肝祖细胞在一起，其周围被一些癌细胞包围，提示肝祖细胞很可能参与了肝细胞腺瘤的发生。Lowes和Hsia等利用组织化学和免疫组织化学法，在丙肝、酒精性肝病、遗传性血色素沉积症以及乙肝等可以增加HCC发生率的慢性肝病中观察到卵圆细胞的存在，并且随着疾病的严重程度增加卵圆细胞的数量也增加。Robrechts等在入院9天后即死于肝癌的患者肝脏肿瘤中发现了体积相对较小、同时具有肝细胞和胆管细胞双重特点的细胞，作者推测这些细胞可能是未成熟的肝祖细胞。该患者病情之所以进展迅速，很可能是由于肿瘤起源于这种细胞，并且在生长过程中细胞未发生分化，整个肿瘤组织是由未分化细胞组成。Crosby和Parent等分别从患有慢性肝病和HCC的患者肝脏中分离出具有分化潜能的肝脏干细胞，免疫组织化学结果显示这些祖细胞的数量在病变的肝脏中要比正常肝脏多50%，提示这很可能是由于在病变的过程中祖细胞的增殖被激活。

同时，一些基础研究也佐证了该理论。Wang等通过使用HBx蛋白转基因小鼠和药物性肝损伤模型，发现肝脏祖细胞可转化为具有侵袭性的肿瘤细胞，提示肝癌细胞的干细胞起源。You等应用RNA干扰技术发现TG737蛋白在肝脏祖细胞向肝癌细胞转化中具有重要作用，TG737蛋白表达减少促进了肝癌细胞的发生，并通过裸鼠移植瘤实验证实。Holczbauer等对小鼠各型肝脏干细胞通过不同的基因干预发现其均可转化为具有侵袭性的肝癌细胞。Niu等用免疫组织化学的方法，根据肝癌干细胞存在的推测，通过肝脏干细胞的标志（如CK7、CK19、OV-6等）尝试早期判断肝癌的产生与转移，同样证实了肝癌干细胞存在的可能性。有研究发现，癌变前位点和HCC的细胞均表达肝卵圆细胞和肝细胞的特异性抗原，提示了肿瘤干细胞由正常组织的干细胞突变而来的可能性。Ding等通过肝癌动物模型及细胞实验，经过蛋白组学、PCR及流式细胞仪检测等方法，发现发生癌变的卵圆细胞表达更高的AFP等分子。另外，肝癌的病理多态性以及多中心发生现象也提示肝癌干细胞的存在。肝癌干细胞不仅可分化为HCC，还可能分化为胆管细胞癌或者两者皆有的混合型肿瘤。通过基因分析的方法对肝细胞及肝胆管细胞癌的表面分子及信号通路进行分析发现，HCC与肝胆管细胞癌可能都起源于肝脏祖细胞。肝脏干细胞不同分化阶段和不同程度的分化受阻决定了肝癌的病理多态性。

2. 肝癌干细胞起源于成熟肝细胞的去分化

虽然不断有证据支持干细胞样肿瘤细胞的存在，但是不能肯定它们是来源于体内的干细胞，还是来自成熟的肝细胞再次激活干细胞的程序，即去分化形成的。当使用致癌剂处理肝脏时，肝细胞首先发生增生形成细胞簇，这些细胞簇具有肝细胞的特征，如表达AFP的肝癌细胞，也可突变、去分化，形成更不成熟的、具有胆管细胞特征的肝癌细胞。Bralet等将大鼠肝部分切除后，肝细胞表达肿瘤发生前的标记（γ-谷氨酰转肽酶）和胎盘形成时期的谷胱甘肽-转移酶，同时也证实部分肝叶切除后再生的肝细胞有18.3%来自肝细胞，接着用二乙基亚硝氨处理引起的肝癌中来自成熟肝细胞的比例占17.7%，两者比例大致相同，这说明肝癌的发生来自成熟的肝细胞。Gournay等用逆转录病毒介导的方法标记小鼠肝细胞的半乳糖苷酶基因，再利用2-AAF诱导小鼠癌变，结果证实在小鼠肝癌形成过程中成熟肝细胞可以去分化。由此可见，在增殖阶段的肝细胞可以产生新的肝细胞，当受到刺激时可以大量扩增，在长期的体内环境中肝细胞获得足够量的突变时可发生恶性转化，形成肝癌。这些研究提示肝癌干细胞可能是由肝细胞分化而来的。

二、肝癌干细胞的标志物

寻找和鉴定特异性肝癌干细胞的标志物是证明其存在及开展其生物学特性等相关研究的首要环节。目前已明确的肝癌干细胞标志物有ABCG2（侧群细胞）、CD133、乙醛脱氢酶（aldehyde dehydrogenase，ALDH）、上皮细胞黏附分子（EpCAM）、CK19、CD90和OV-6等。以下对比较有代表性的标志物进行总结。

1. 侧群细胞

众多实验提示侧群细胞可能是干细胞或前体细胞的筛选标志。2005年Haraguchi等首次在肝癌细胞系（Huh7、Hep3B和HepG2）中分析侧群细胞，发现侧群细胞在Huh7和Hep3B这两种细胞系中各占0.9%和1.8%，而在HepG2细胞系中没发现侧群细胞。同时发现侧群细胞具有自我更新能力、多分化潜能并且对5-FU、阿霉素、吉西他滨等化疗药具有更强的耐药性。2006年，Chiba等发现肝癌组织中分出的侧群细胞与非侧群细胞相比，具有更强的增殖能力，凋亡细胞较少，表达肝细胞、胆管细胞和胚胎肝细胞标志物，且有更强的肿瘤形成能力。1 000个侧群细胞就可以在非肥胖型糖尿病（non-obese diabetes，NOD）/SCID小鼠体内形成肿瘤，相比之下，10^5个非侧群细胞却不能形成异种移植瘤。Kamohara等分离了Huh7细胞中的侧群细胞，按照细胞周期分离了G_0期细胞，发现G_0期细胞具有较高的成球性，在NOD/SCID鼠体内有显著的成瘤性，并且表达肝细胞和胆管细胞分化的标志，表明此细胞亚群具有自我更新、致瘤性和双向分化的特性。

ABCG2即三磷腺苷结合盒转运蛋白G_2，在各种肿瘤细胞及正常组织干细胞中高表达，它也广泛表达于侧群细胞中，被认为是侧群细胞中肿瘤干细胞的标志物。有实验采用化疗药物作用和RNA干扰技术使ABCG2水平下降，表现为癌细胞增殖能力明显下降，说明ABCG2可能通过主动外排抗肿瘤药物或其他机制来影响肿瘤的增殖能力。2008年，Shi等在细胞系（HCCLM3、MHCC97-H、MHCC97-L和Hep3B）中也分析并分离出了侧群细胞，并发现侧群细胞的比例高低与该系细胞的转移能力呈正相关，这些侧群细胞在体外具有自我更新能力、较强的化疗抵抗性和很高的克隆集落形成能力。进一步免疫组织化学法、蛋白印迹法和实时定量PCR都观察到了侧群细胞中ABCG2的高表达，这些证据表明肝癌中的ABCG2与侧群细胞可富集肝癌干细胞。

2. CD133

CD133（Prominin-1）起初称为AC133，它是人类造血干/祖细胞的一种跨膜糖蛋白。在造血干细胞和神经于细胞中均有表达，是人类造血干/祖细胞的一种跨膜糖蛋白，被认为是肝癌干细胞的主要干细胞标志物之一。2006年，Suetsugu等首次在肝癌细胞系Huh-7中分离出CD133表型的细胞，后续研究显示$CD133^+$细胞的AFP mRNA表达水平明显高于$CD133^-$细胞的AFP mRNA表达水平。在SCID小鼠成瘤试验中，$CD133^+$细胞能成功地致瘤。Song等通过免疫组织化学分析了人肝癌手术标本，提示$CD133^+$肿瘤细胞频繁出现在肝癌组织中，CD133高表达的细胞占41.3%。相应的临床资料分析显示，CD133高表达与肿瘤分级升高、疾病的进展阶段、较短的总生存期及较高复发率相关。我国学者Yin等在研究肝癌细胞系SMMC-7721时发现，CD133表型的细胞只占该细胞系总数的0.1%～1%。SMMC-7721 CD133细胞具有很强的致瘤性，且体外培养时在软琼脂和基底胶上具有较强的克隆形成能力。体内试验发现，约1 000个$CD133^+$ SMMC-7721细胞足够在NOD/SCID小鼠中成瘤，而$CD133^-$表型的细胞则不具有致瘤的能力。另外，他们还发现CD133细胞也同样存在于原发性HCC样本和肝硬化组织中，而正常肝组织中则不存在CD133表型的细胞。综上所述，CD133可能是肝癌干细胞的一种肿瘤标志物。

3. ALDH

肝脏中富含乙醇脱氢酶（alchl dehydrgenase，ADH）和ALDH，此类酶主要参与乙醇和乙醛的代谢，ALDH促进维生素A氧化成视黄酸，并参与调节细胞增殖，并在肿瘤干细胞中高表达，是一种新型的肿瘤干细胞标志物。Ma等对几种HCC细胞系中不同ALDH亚型表达和ALDH酶活性进行分析，结果表明ALDH与CD133表达呈正相关，但并非所有的$CD133^+$肝癌细胞都存在$ALDH^+$表现。其致瘤能力依次为$CD133^+/ALDH^+ > CD133^+/ALDH^- > CD133^-ALDH^-$，从而提示这两种标志物联合检测能更准确地定义肝癌干细胞。同时，Lingala等在肝癌组织的研究则证实$CD133^+/ALDH^+$肝癌细胞具有较高的致瘤能力和高度转移性，但其比例只占全部肝癌样本的一小部分。

4. EpCAM

EpCAM又称为CD326，是一种Ⅰ型跨膜的相对分子质量为39 000～42 000的糖蛋白，其作为钙非依赖性的上皮细胞间黏附分子，在上皮癌变过程中发挥着重要作用。既往研究表明，EpCAM可作为成人肝细胞和卵圆细胞的一个标志物，EpCAM在早期肝发育过程中表达，其Ⅰ型膜蛋白在人体的上皮组织、肿瘤和前体细胞及干细胞中均有表达，它的高表达与活化的细胞增殖密切相关；EpCAM在肝脏干细胞和肝母细胞中也有表达，但在正常成熟肝细胞中无表达。Yamashita等通过免疫组织化学和基因表达原理等技术分析了235例肝癌组织标本，并按$EpCAM^+/AFP^+$和$EpCAM^-/AFP^-$将肝癌细胞分为两个亚群，研究发现$EpCAM^+/AFP^+$具有肝癌干细胞的特性，即具有自我更新和分化能力，这群细胞在免疫缺陷性小鼠中能够形成高侵袭性的肿瘤，而双阴性的细胞则不能。$EpCAM^+/AFP^+$细胞的大量增殖可能是通过Wnt/β-catenin通路的作用，采用RNA阻断实验阻断该通道发现$EpCAM^+/AFP^+$细胞增殖明显。Kimura等研究发现$EpCAM^+$肝癌细胞约占13%；免疫组织化学检测提示肝癌中$EpCAM^+$的表达量与肝癌细胞的分化程度呈正相关，且非癌性区域无EpCAM表达。裸鼠体内致瘤实验还发现$EpCAM^+$肝癌细胞形成肿瘤所需的数量较$EpCAM^-$细胞少得多，最少仅需100个，这表明$EpCAM^+$细胞有较强的致瘤性。有趣的是，导入外源性的EpCAM到两群细胞中，尽管EpCAM表达量一致，却只能显著增加$EpCAM^+$克隆的成瘤性，而对$EpCAM^-$克隆没有影响。

5. CD90

CD90又称Thy-1，是一种保守的细胞表面标志蛋白，也是卵圆细胞的表面标志蛋白，在癌前病变肝组织和增殖胆小管细胞内有CD90的表达，并且CD90和CD34的共表达常用作为肝脏干细胞的标志。Yang等从6种肝癌细胞株中分离$CD90^+$和$CD90^-$的细胞，发现$CD90^+$细胞显示成瘤的能力，更容易形成裸鼠肺转移病灶，而$CD90^-$细胞无此能力。研究还发现，在肝癌肿瘤标本和肝癌患者的血液样本中，都有较高比例的$CD45^-/CD90^+$细胞。从移植瘤内分离到的$CD90^+$细胞可在免疫缺陷小鼠体内2次成瘤及3次成瘤。Chen等研究发现，在HePG2和HeP3B细胞系中表达$CD90^+$的细胞可增加成球能力、软琼脂集落生长及肿瘤形成率，同时推测表达$CD90^+$细胞可通过AMPK通路增强CD133的表达。

6. OV-6

OV-6是已知胎肝卵圆细胞的一种标志物。Yang等通过流式细胞分析发现，多种肝癌细胞系Huh7、PLC、SMMC7721、Hep3B和HepG2中均有稀少的$OV\text{-}6^+$细胞群存在，占0.2%～3%。SMMC7721肝癌细胞系中$CD133^+$肝癌细胞仅占0.12%，然而几乎在所有的$CD133^+$肝癌细胞中都检测到$OV\text{-}6^+$标记。随后的裸鼠种植实验证明，形成类似大小的肿瘤$OV\text{-}6^+$肝癌细胞仅需5 000个，同时具有更强的体外抗化疗性。通过对218例$OV\text{-}6^+$的肝癌患者标本的临床研究发现，肝癌中$OV\text{-}6^+$患者预后不良，表现为侵袭性升高，如AFP水平高、肿瘤多样性、肿瘤包膜缺失、TNM分期差、明显的门静脉癌栓（PVTT）以及远处转移等临床病理现象，与其临床病理特征密切相关。$OV\text{-}6^{+}$肝癌患者的总体生存率和无瘤生存率较低。目前，OV-6作为肝癌干细胞的表面标志物之一，虽然相关研究较少，但确实很具有代表性以及针对性，有待进一步研究。

综上所述，不同文献报道的肝癌干细胞拥有各异的分子标志物（**见表21-2-1**），但目前没有一种特异性分子标志物有肝癌干细胞的普适作用，由此我们认为在癌症发展的过程中，肝癌干细胞可能处于一种不断变化的状态，其中也包括其标志物的不断变化以及聚集位置的漂变（**见图21-2-1**），这为进一步分离鉴定肝癌干细胞带来了困难。然而，进一步研究查找特异度及敏感度强，同时具有普适性的肝癌干细胞表面标志物对肝癌的研究具有重要的意义和价值。

表21-2-1　肝癌干细胞的标志

表面标志物	细胞系或组织来源	参考文献
$CD133^{+}$	Huh7、SMMC-7721、MHCC-LM3、MHCC-97L、HepG2、Hep3B	Biochem Biophys Res Commun, 2006, 351(4): 820–824.
$CD133^{+}/CD44^{+}$	MHCC-LM3、MHCC-97L、HepG2、Hep3B、Huh7	J Hepatol, 2000, 32(1): 78–84.
$ALDH^{+}$	Hep3B、H2M	Mol Cancer Res, 2008, 6(7): 1146–1153.
$ABCG2^{+}$（侧群细胞）	Huh7、PLC/PRF/5	Cell Reprogram, 2013, 15(2): 143–150.
$EpCAM^{+}$	HepG2、Hep3B、Huh7、PLC/PRF/5、Li7	J Hepatol, 2010, 52(2): 280–281.
$EpCAM^{+}/AFP^{+}$	Huh1、Huh7、肝癌	Med Oncol, 2011, 28(4): 1012–1016.
$CD90^{+}$	HepG2、Hep3B、Huh7、MHCC-97L、MHCC-97H	Cancer Cell, 2008, 13(2): 153–166.
$CD90^{+}/CD44^{+}$	HepG2、Hep3B、Huh7、MHCC-97L、MHCC-97H	Br J Cancer, 2014, 110(4): 958–966.
$CD90^{+}/CD45^{-}$	HepG2、Hep3B、Huh7、MHCC-97L、MHCC-97H、肝癌、血液	Hepatology, 2008, 47(3): 919–928.
$OV\text{-}6^{+}$	HepG2、Hep3B、Huh7、SMMC-7721、PLC/PRF/5	J Hepatol, 2012, 57(3): 613–620.
$CD24^{+}$	PLC/PRF/5、肝癌、HLE	Cell Stem Cell, 2011, 9(1): 50–63.

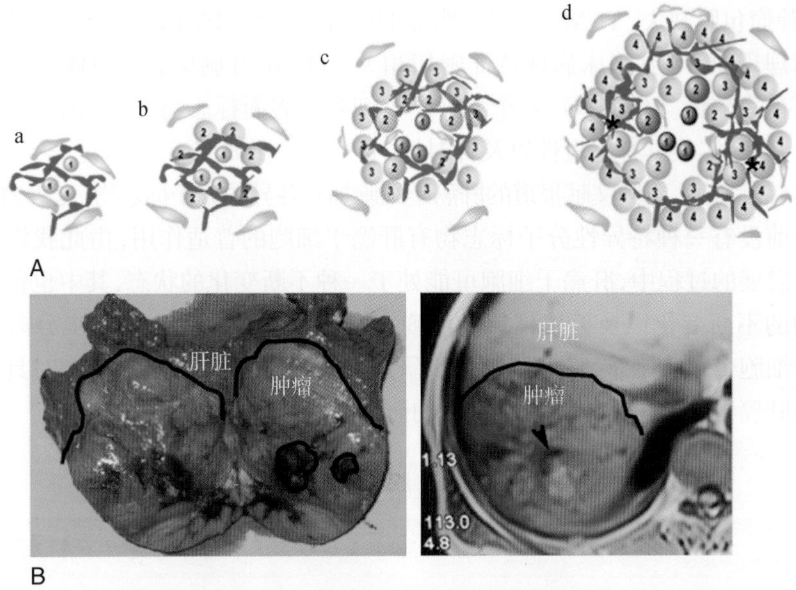

图21-2-1　肝癌干细胞的漂变特性

注：A. 示意图，a～d表示肝癌干细胞的特性与微环境都随着病程的发展而改变；B. 肝脏，箭头所示为肝癌病灶。引自Hu Y, Yu X, Liu S. Cancer stem cells: A shifting subpopulation of cells with stemness[J]. Med Hypotheses, 2013, 80(5): 649-655.

三、肝癌干细胞的分离鉴定

目前肿瘤干细胞一般的分离方法是先制备成单细胞悬液，然后用流式细胞术（又称荧光激活细胞分选法，fluorescence-activated cell sorting，FACS）或磁激活细胞分选法（magneticallyactivated cell sorting，MACS）等分选出具有干细胞性质的细胞亚群，这两种方法都依赖于细胞表面标志物。另两种分离方法是基于生物学特性，即侧群细胞分选和细胞成球实验。随后，分选出的细胞鉴定是否为肿瘤干细胞最主要的方法，即“金标准”为NOD/SCID小鼠体内细胞移植成瘤实验。

1. 肝癌干细胞的分离

（1）应用流式细胞仪分选侧群细胞，如图21-2-2所示。利用流式细胞仪将具有ABC膜转运蛋白而能够将DNA染料Hoechst 33342或罗丹明123外排的细胞检测出来，侧群细胞法进行肝癌干细胞的分选可以成功富集，但是因为许多肝癌干细胞具有ABC转运蛋白以外的逃避药物治疗的机制，这种机制不能单靠采用Hoechst染料的方法来鉴定；同时侧群细胞会遭受染料的毒性作用而丧失潜在的干细胞特性，侧群细胞不一定包含所有的肿瘤干细胞。

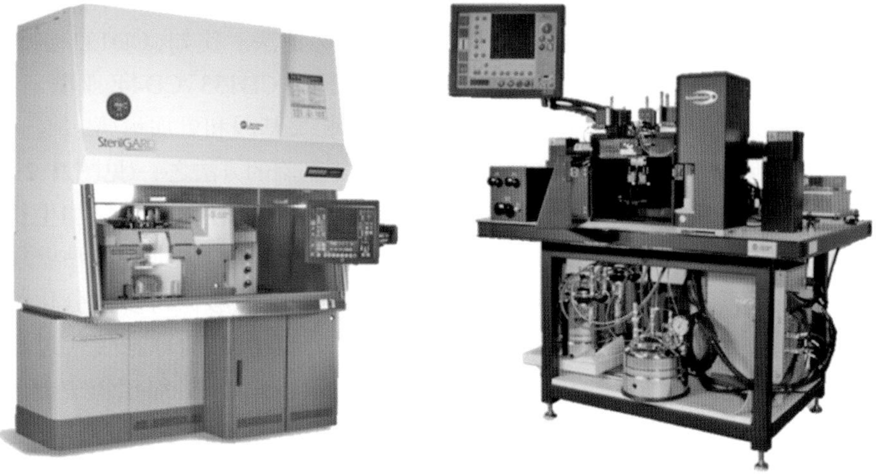

图21-2-2　流式细胞仪分选肝癌干细胞

（2）应用磁珠分选或者流式分选技术进行肝癌干细胞的分选（见图21-2-3）。

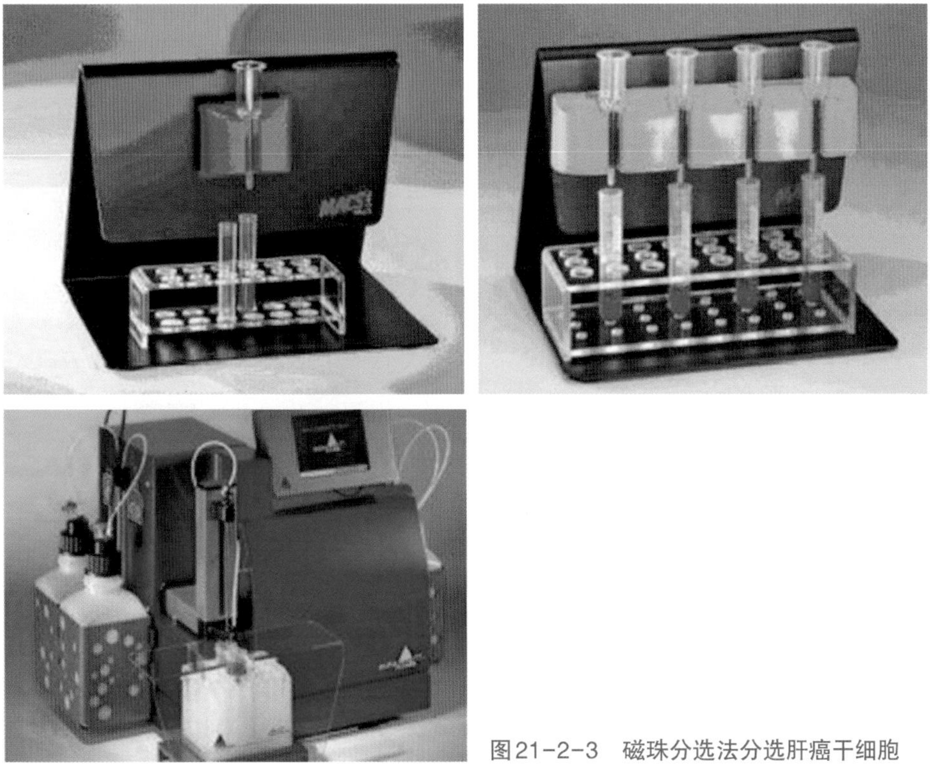

图21-2-3　磁珠分选法分选肝癌干细胞

近年来很多研究发现，只有运用2个或者2个以上的肿瘤干细胞表面标记才能更好地分离肿瘤干细胞，称为“鸡尾酒”标记法。比如，$CD133^+$细胞中$CD133^+/CD44^+$型是体内形成肿瘤的主要亚型，而非$CD133^+/CD44^-$亚型，这类CD133和CD44双阳性的细胞更多地表达干细胞相关基因和更加耐药。

（3）细胞成球实验是当前富集筛选肝癌肿瘤干细胞的方法之一**（见图21-2-4）**。悬浮培养是将肿瘤细胞消化成单细胞后，肿瘤干细胞能在无血清添加生长因子的培养基中保持未分化状态并形成致密球体，而非肿瘤干细胞则贴壁缓慢生长，从而得以富集肿瘤干细胞。此方法培养的细胞能够保持多向分化的潜能，其干细胞比例可达到4%～20%。随后，进一步证实肿瘤球在传代过程中具有自我更新能力。有研究运用细胞成球实验成功地从人肝癌组织中分离出高表达$CD133^+$的肿瘤干细胞样细胞。但肿瘤球仍然是个混合细胞群体，它仅代表部分肿瘤起源细胞。另外，利用肝癌干细胞的多药耐药性来筛选是另一种较为可靠的方法。由于其具有对放化疗不敏感的特点，通过化疗药物或射线处理肿瘤细胞，敏感肿瘤细胞被杀灭，而肝癌干细胞则可被保存下来。现有的分离富集方法各有缺点：流式分选对癌细胞活性有一定影响；磁式分选获得的细胞量较少；“悬浮球”培养需要特殊的条件培养基，且条件并不稳定。构建更简单易行、特异性高、普适性好的肝癌干细胞体外富集分离模式很有必要。

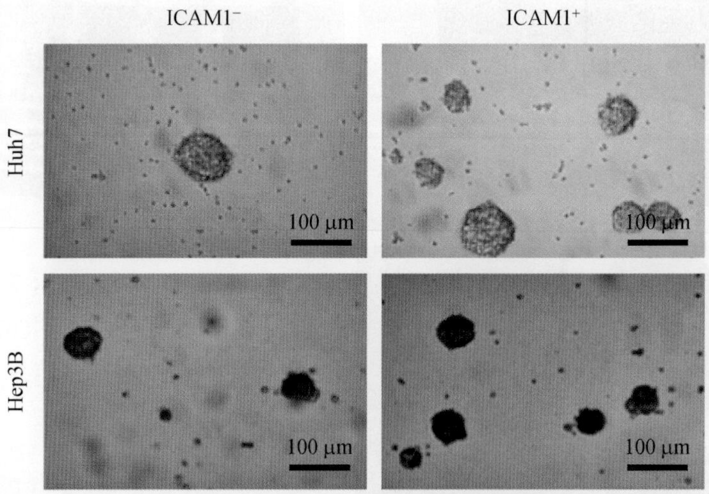

图21-2-4　肝癌干细胞成球实验显示$ICAM^+$成球能力明显高于$ICAM^-$细胞

注：引自Liu S, Li N, Yu X, et al. Expression of intercellular adhesion molecule 1 by hepatocellular carcinoma stem cells and circulating tumor cells[J]. Gastroenterology, 2013, 144(5): 1031-1041.

2. 肝癌干细胞的鉴定

1983年，Bosma首次在C.B-17Icr小鼠中发现单个隐性突变基因（*SCID*基因），纯合*SCID*基因导致T、B细胞不能分化为特异性功能淋巴细胞，此突变型小鼠即SCID小鼠。该品系小鼠T、B细胞功能缺陷，自然杀伤细胞及巨噬细胞功能正常。有部分小鼠出现淋巴细胞免疫功能恢复（渗漏现象），这明显影响了SCID小鼠的更广泛应用。为提高人类肿瘤异种移植的成功率，人们将SCID小鼠与不同遗传背景品系小鼠杂交，以获得更为完整的免疫缺陷动物。NOD/SCID小鼠就是基于这一科学构想，由Jackson实验室建系完成。鉴于NOD/SCID小鼠具有多种先天性和获得性免疫缺陷，不易发生免疫逃逸，其异种移植成功率较SCID小鼠明显提高，为肿瘤和免疫重建的研究提供了极好的在体环境平台，目前被认为是最理想的移植瘤动物模型。肿瘤干细胞的特征之一是高致瘤性，主要通过体外克隆形成能力或在免疫缺陷动物体内的肿瘤形成能力来鉴定。由此，NOD/SCID小鼠体内细胞移植成瘤实验成为鉴定包括肝癌干细胞在内的肿瘤干细胞的"金标准"（**见图21-2-5**）。

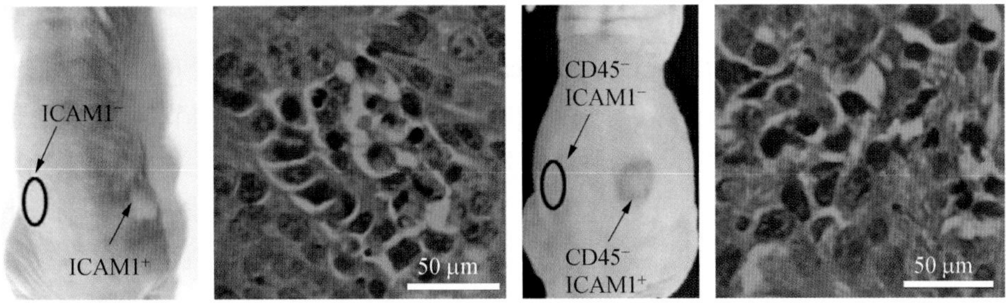

图21-2-5　肝癌干细胞移植瘤模型

注：引自Liu S, Li N, Yu X, et al. Expression of intercellular adhesion molecule 1 by hepatocellular carcinoma stem cells and circulating tumor cells[J]. Gastroenterology, 2013, 144(5): 1031-1041.

但这一模型依旧存在着以下的不足。① 仍残留低水平的自然杀伤细胞活性，生存时间较SCID小鼠短，这限制了移植瘤的长期研究。② NOD/SCID鼠的人类移植瘤虽能较好地保留人体肿瘤特性，但肿瘤生长的内环境毕竟与人体存在极大的差异，NOD/SCID鼠的体内研究结果不一定能完全预测肿瘤在人体内的临床行为。因此，通过基因敲除、转基因等技术方法，发展更理想的NOD/SCID鼠在体肿瘤研究模型十分必要。

第三节　肝癌干细胞的信号通路与分子调控

信号转导在干细胞演变成肿瘤干细胞最终导致肝癌形成中起重要作用，Wnt/β-catenin通路已被证实在胚胎形成、成体稳态维持中发挥着非常关键的作用。Notch通路在决定肝脏干细胞包括肿瘤干细胞命运中尤为重要，Hedgehog（Hh）更是从果蝇到人类的很多物种进化中非常保守的信号通路，而且许多研究证实它们对多种恶性肿瘤的发生、发展起着重要作用。在肝癌动物模型和基因芯片分析研究中发现多条信号通路，包括干细胞的自我维持、自我更新分化发生改变可能是导致肝脏干细胞恶性转变的原因。有理由认为阻断相应信号通路可能成为未来肝癌综合治疗的靶点。以下为一些在肝癌干细胞中重要的通路以及分子机制。

一、Wnt/β-catenin信号通路

Wnt信号通路包括经典的Wnt/β-catenin途径和非经典途径（Wnt/PCP信号通路和Wnt/Ca信号通路）。经典Wnt/β-catenin信号通路参与调节细胞的增殖、分化、凋亡及干细胞更新，并与肿瘤的发生、发展及转移密切相关。β-catenin既是细胞连接的重要组成部分，又是经典Wnt信号通路的关键信号分子，其对胚胎肝脏发育和肝切除术后的肝脏再生至关重要。在多种肝脏肿瘤，尤其是在HCC中，普遍有β-catenin在细胞质的聚集和（或）核转位，目前研究证明小鼠肝脏干细胞用突变的β-catenin转导后即可获得超常的自我更新能力和成瘤能力。He等研究表明，Casticin靶向抑制Wnt/β-catenin信号通路使得肝癌干细胞的自我更新、增殖能力被抑制。Yang等报道Wnt/β-catenin信号激活既见于啮齿类动物卵圆细胞也见于OV-6肝癌细胞，这些发现表明β-catenin信号参与肿瘤干细胞的发生和发展。因此，突变的Wnt信号通路成员导致β-catenin积累预示更容易形成肿瘤。Gedaly等研究发现，FH535可下调肝癌细胞和肝癌干细胞中Wnt/β-catenin的表达，进而使得两者的增殖均受到显著抑制。

二、Notch信号通路

Notch受体是一种高度保守的单通道跨膜蛋白，由胞外区（Notch extracellular

domain，NEC）、跨膜区（transmembrane domain，NTM）和胞内区（NICD/ICN）3个部分组成；NEC先与配体结合启动Notch信号通路。然后通过NTM传递：NICD/ICN则负责将Notch信号转移到细胞核内。人类细胞共有4种Notch受体（Notch 1～4）和2类同源配体［Delta样配体（Dll-1、Dl1-3、D11-4）、Serrate样配体（Jagged-1、Jagged-2）］。Notch1/Jagged-1在HCC中低表达，下调Notchl/Jagged-1的表达可能对维持HCC的发展具有重要作用，Notch3高表达和Notch4低表达可能都与HCC的发生和发展相关。然而也有学者研究发现，在肝癌小鼠模型中，抑制Notch2受体或配体Jagged-1可抑制肝癌的生长，但抑制Notch3受体则无影响。进一步研究发现，抑制Notch1受体可改变肝癌类型的比例，如可减少HCC类肿瘤、增加胆管细胞癌类肿瘤。Nishina等研究发现，上调肝癌中肿瘤抑制基因*RUNX3*的表达，配体Jagged-1减少，从而Notch信号通路被抑制，肝癌干细胞明显减少。但值得注意的是，虽然Notch信号可通过自身或与多种信号通路协同调节肝癌干细胞的增殖分化，但是由于Notch信号通路具有多效性，继续寻找与肝癌干细胞活化更密切、更特异性的分子也极为关键。

三、Hedgehog信号通路

Hedgehog（Hh）信号通路控制细胞的增殖、分化和组织形成等过程，在肝癌的形成过程中起着调控的作用。Hh信号通路主要由核转录因子Gli以及下游目的基因、Hh配体、2个跨膜蛋白受体Pteh和Smo组成。激活Hh信号通路时，Hh配体与Pteh受体结合，以自分泌或旁分泌的方式释放Smo，随后Smo进入细胞质，激活下游转录因子Gli，从而调控细胞生长、增殖和分化。此通路在成熟肝组织中无表达，而在肝癌中异常激活。有研究人员通过小分子抑制剂作用于靶点*Gli*基因，通过上调*P27*和下调*c-Myc*、*Bcl-2*的表达，阻断Gli蛋白转录，对细胞周期进行调节，从而抑制肝癌细胞的生长。

四、TGF-β信号通路

TGF-β是一组调节细胞生长和分化的超家族分子，它由结构相近、功能类似的多肽组成。在人体发育和生长过程中，TGF-β参与了原癌基因表达、伤口愈合、胚胎发育等阶段，它的异常表达与慢性肝炎、肝纤维化、酒精性肝病及肝癌等疾病有关。在HCC中，TGF-β表现出抑制癌细胞增殖和增强癌细胞迁移黏附能力的双向调节作用。在HCC患者中发现，Smad3的磷酸化反应会因T13RⅡ的表达减少而抑制，由此表明TGF-β信号通路的信号强度下调。实验结果表明，外源性TGF-β刺激后，HCC的细胞生长受到TGF-β/Smads信号通路的抑制，然而敲除*T13R Ⅱ*后，自分泌型TGF-β不但没有抑制HCC的细胞生长，反而有利于其存活。

五、BMI1信号通路

BMI1具有阻抑抑子的功能，可以阻断细胞周期中的2种关键抑制蛋白，因此认为它是一个基因。*BMI1*基因属polycomb（PcG）基因家族成员，polycomb是一个在机体发育过程中控制基因活性的基因家族。BMI1蛋白作为转录抑制因子能保持靶基因特异的稳定抑制状态。有研究表明BMI1在多种干细胞增殖和自我更新中有重要作用，特别是在肿瘤干细胞内存在表达增多的现象。BMI1与Wnt/β-catenin信号通路一起维持着正常细胞和肿瘤干细胞的自我更新能力。BMI1蛋白经常过度表达于不同类型的肿瘤细胞中，如肺癌、卵巢癌、急性髓细胞性白血病、鼻咽癌、乳腺癌、神经母细胞瘤中。而在某些肿瘤中（如髓母细胞瘤）BMI1信号中断常常伴有Hh信号通路的激活。BMI1蛋白表达异常在维持侧群细胞在肝脏定植和传播能力上起到至关重要的作用，阻断BMI1通路可以降低侧群细胞的致瘤能力，并减少肝脏干/祖细胞向恶性转化。同时，BMI1也高表达于$CD133^+$肝肿瘤细胞中。

六、诱导多能干性因子相关通路

2006年8月，Takahashi等最终明确Oct4、Sox-2、c-Myc、Klf4这4种转录因子基因的导入可以将已成熟的大鼠皮肤成纤维细胞重编程转化为胚胎干细胞样细胞，称为诱导多能干细胞（induced plufipotent stem cells，iPS cell），这一类因子被称为诱导多能干性因子。包括肝癌干细胞在内的肿瘤干细胞和普通干细胞都具有自我更新能力，诱导多能干性因子相关通路的活化在维持其干性表型中起到重要作用。这些干性相关通路一方面可以维持肿瘤干细胞的数量，另一方面又通过直接或间接机制参与肿瘤干细胞的分化和增殖等，从而影响癌症发生和发展的进程。

*Nanog*基因位于染色体12p13.31，有4个外显子，共有305个氨基酸残基。N端富含丝氨酸，中间为同源结构域（homeo domain），C端含有2个反式激活元件。小鼠*Nanog*基因可以使胚胎干细胞不依赖于LIF/STAT3途径自我更新，表

明它不在*LIF*基因下游行使功能。人为表达小鼠*Nanog*基因于小鼠胚胎成纤维细胞，可引起细胞增殖加快。人*Nanog*基因的表达谱主要是胚胎干细胞、胚胎生殖细胞和胚胎肿瘤细胞，不包含大部分已分化的细胞（成纤维细胞、造血细胞等）。随着细胞分化，Nanog含量降低。启动子结合试验显示，Nanog可能调节1 000个以上的基因表达。同时，Nanog也受到多重调控，如P53抑制Nanog表达。有研究表Nanog与肿瘤干细胞的干性维持有密切联系。刘善荣团队先前的研究着眼于Nanog相关的通路在肝细胞中的作用，发现一个分子名为细胞间黏附因子1（intercellular adhesion molecule 1，ICAM-1），该分子仅在少部分的肝癌细胞系与肝癌组织中表达，ICAM-1$^+$细胞有极强的悬浮球成球能力，有极强的侵袭增殖能力，同时能促进肝癌细胞的干细胞特性。随后还发现诱导多能干性因子Nanog调控了该分子，ICAM-1反过来促进Nanog的高表达。体内实验显示下调ICAM-1表达可明显抑制肿瘤的生成以及转移能力。由此，ICAM-1可作为肝癌干细胞的标志物之一，靶向ICAM-1有望成为行之有效的治疗手段。

七、非编码RNA

哺乳动物基因组序列中可产生编码蛋白序列的转录本不到2%，大部分基因不能编码蛋白质，被统称为非编码RNA（non-coding RNAs，ncRNAs），其中长度2～22核苷酸称为微RNA（miRNA），其与靶mRNA的3'端非翻译区完全或部分互补结合，可抑制靶mRNA的翻译影响蛋白质的合成或可诱导降解mRNA，从而在转录后水平调控靶基因的表达。另一种是长度超过200 nt的被称为lncRNA，lncRNA是RNA聚合酶Ⅱ转录的副产物，缺乏有效的开放阅读区。这两种非编码RNA起初被认为是基因组中的“暗物质”，但最近的研究表明它们具有非常重要的功能和多种分子机制，能在多种生命活动中发挥重要作用。

1. miRNA

研究发现，miRNA表达上调或下调起着抑癌基因或癌基因作用。与肿瘤的发生有密切关系，如*miR-34*、*let-7*、*miR-16-1*和*miR-15a*等miRNA具有抑癌基因作用，*miR-17-92*家族、*miR-21*、*miR-9*、*miR-135*及*miR-155*等miRNA具有癌基因作用。最近研究证实，miRNA在肝癌干细胞中表达异常。通过调控肿瘤干细胞的自我更新和多向分化的能力参与调控它们的增殖、分化和肿瘤形成、耐药等过程。Ji等研究发现。*miR-181*在EpCAM$^+$AFP$^+$HCC中高表达，抑制其表达可显著减少EpCAM$^+$HCC中肝癌干细胞的数量并减弱其致瘤性，并发现*miR-181*可能是通过靶向调控*CDX2*和*GATA6*而发挥作用。Meng等研究发现，肝癌干细胞样细胞高表达*let-7*和*miR-21*，抑制*let-7*的表达可增加索拉非尼和阿霉素的化疗作用，下调*miR-21*的表达可降低肝癌干细胞的活力及侵袭力。研究发现在$CD90^+$与$CD90^-$肝癌细胞中miRNA的表达也存在明显差异，在$CD90^+$肝癌细胞中*miR-548c-5p*明显低表达。转染*miR-548c-5p*后胱天蛋白酶(caspase)-3的表达下调，从而使得$CD90^+$ HepG细胞增殖、转移及侵袭能力明显抑制，并促进其凋亡。Huang等研究发现，*miR-152*可抑制$CD133^+$ Hep3B的增殖及克隆成球能力；进一步研究发现，其通过靶向KIT而起调控作用。

刘善荣团队也发现了2个miRNA在HCC中的作用。Zhang等发现*miR-143*在乙肝相关的HCC患者以及转基因小鼠模型中的表达量均升高，进一步研究发现该*miR-143*受NF-κB通路调控，并促进肿瘤的侵袭以及转移(**见图21-3-1**)。Liu等则探究了*miR-135*在一个肝癌患者的并发症PVTT中的作用，发现*miR-135*在HCC并发PVTT患者中高表达，进一步机制研究显示其受FOXM1调控，并在下游调节MTSS1(metastasis suppressor1)的表达，从而促进肿瘤的转移(**见图21-3-2**)。

2. lncRNA

已有一些lncRNA被证实在肝癌的发生和发展中发挥着重要的功能，且与肝癌的复发、转移及预后相关。HULC在肝癌组织中显著高表达，与患者的

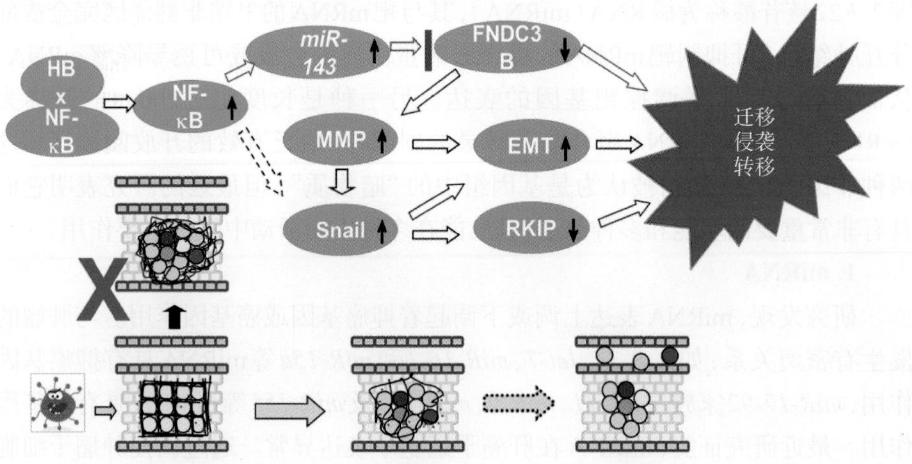

图21-3-1 *miRNA-143*在肝癌转移中的作用

注：修改自Zhang X, Liu S, Hu T, et al. Up-regulated microRNA-143 transcribed by nuclear factor kappa B enhances hepatocarcinoma metastasis by repressing fibronectin expression[J]. Hepatology, 2009, 50(2): 490-499.

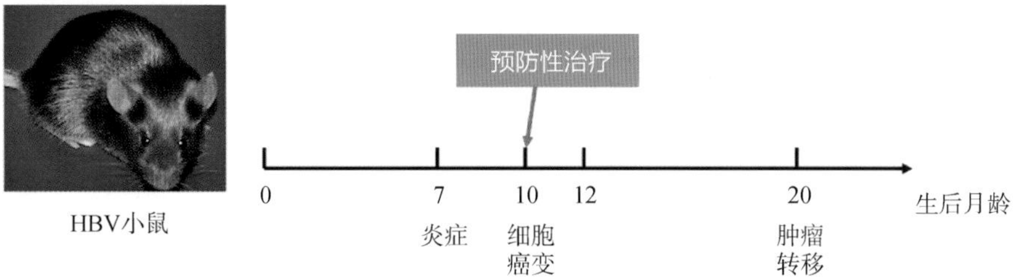

		肿瘤发生率	肝转移率	肺转移率
对照组	空白对照	9/15	9/9	7/9
治疗组	miRNA-143抑制组	8/15	2/8	1/8
	*P*值	>0.5	<0.01	<0.05

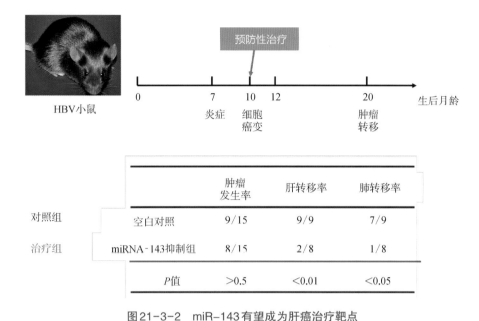

图21-3-2　miR-143有望成为肝癌治疗靶点

注：修改自Liu S, Guo W, Shi J, et al. MicroRNA-135a contributes to the development of portal vein tumor thrombus by promoting metastasis in hepatocellular carcinoma[J]. J Hepatol, 2012, 56(2): 389-396.

TNM分期、肝内转移、复发及预后相关，能够通过上调SPHKI（sphingosine kinase 1）的表达促进肿瘤血管生成。*H19*属于印迹基因，在人胚胎阶段高表达，在出生后的多数器官中表达下调，但在肝癌组织中呈高表达，其影响肝癌发生、发展的机制仍未阐明。HOTAIR在肝癌组织中较癌旁组织高表达，能够下调SETD2（SET domain-containing protein 2）促进肝癌干细胞的恶性生长。MEG3在肝癌中低表达，可以促进P53的转录活性，改变*P53*靶基因的表达，抑制肝癌生长。

lncRNA在肝癌干细胞中的作用机制通常是靶向作用于转录因子、RNA聚合酶等影响基因转录过程，调节基因转录和表达。它们通过顺式作用或反式作用调节转录激活因子或抑制因子，从而正向或负向调节基因的表达。比如，lncRNA URHC（up-regulated in HCC）能够通过顺式方式作用于下游基因*ZAK*，使ERK/MAPK通路失活，促进肝癌细胞增殖、抑制凋亡。LinC00152在肝癌组织中显著高表达，在转录水平调控EpCAM的表达，进而活化mTOR信号通路，促进肝癌增殖生长。刘善荣团队在HCC PVTT的研究中发现了一个高表达的lncRNA，即*ICR*。这一lncRNA在PVTT并发的肝癌患者中高表达，进一步机制研究发现，它通过调控ICAM-1来促进PVTT的生成，同时能维持肝癌干细胞的干性并促进转移（**见图21-3-3**）。

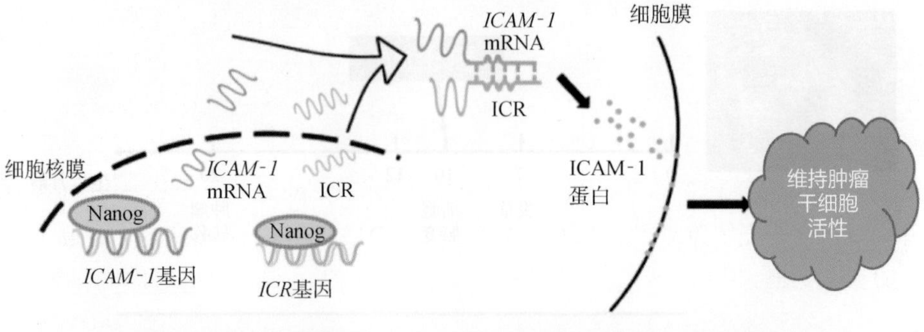

图21-3-3 ICR通过Nanog维持肝癌干细胞干性并促进转移

注：引自Guo W, Liu S, Cheng Y, et al. ICAM-1-related noncoding RNA in cancer stem cells maintains ICAM-1 expression in hepatocellular carcinoma[J]. Clin Cancer Res, 2016, 22(8): 2041–2050.

综上所述，许多通路以及分子对肝癌干细胞的干性维持以及增殖有着各异的作用。因此，以这些通路和分子为潜在靶点治疗肿瘤可消除肝癌干细胞的自我更新能力、促进凋亡，为肝癌的治疗提供了新途径，可能成为肝癌靶向治疗非常有效的方法。

第四节 基于肝癌干细胞的靶向治疗策略

随着肝癌干细胞研究不断深入，理论不断成熟，以肝癌干细胞为靶向治疗的策略将成为肝癌治疗的新方向。即使大部分肝癌细胞被消灭，这些潜在"元凶"的存在可能是导致临床治疗失败、肿瘤复发的主要原因。

一、靶向治疗的方法

1. 分子靶向治疗

在上文中已介绍肝癌干细胞鉴定可通过多种表面标志物如CD分子、OV-6、EpCAM或侧群细胞，而如何使其用于靶向治疗是研究的最终目的，针对肿瘤干细胞特异的表面分子标志有望成为一条分子靶向治疗的途径。Yao等运用CD133的反义核苷酸敲除CD133的表达，抑制了胶质瘤细胞的增殖，降低了肝癌细胞克隆形成能力，改变了周期分布。Smith等利用携带强效细胞毒性药物MMAF（monomethylan-ristatin F）的鼠型抗人CD133抗体特异性结合肝癌干细胞表面CD133分子，体外实验显示Hep3B细胞系增殖抑制，腹腔注入药物后观察结果表明可抑制免疫缺陷小鼠（经皮下注射Hep3B细胞形成肿瘤）肿瘤生长。另外，Haraguchi等联合CD13抑制剂和5-FU治疗肝癌可以明显缩小肿瘤的体积，认为联合CD13抑制剂和活性氧（ROS）诱导的放化疗可以提高治疗效果。Yamashita等研究发现，利用干扰RNA技术使EpCAM的表达下调可抑制$EpCAM^+$的肝癌细胞增殖。EpCAM、CD44、CD13等分子直接参与了肝癌干细胞的自我更新，相关分子的封闭性抗体或抑制剂在体外显示出良好的治疗作用。

另外，多条信号通路包括干细胞的自我维持、自我更新分化发生了改变可能是导致肝脏干细胞恶性转变的原因，有理由认为阻断相应信号通路可能成为未来肝癌综合治疗的靶点，抑制肿瘤干细胞特异通路可能成为治疗肿瘤的一条有效途径。Zeng等通过靶向阻断Wnt/β-catenin信号通路后发现，肝癌干细胞增生减少，凋亡相应增多。耐药相关信号通路及蛋白主要有Akt/PKB通路和*Bcl-2*基因、ABCB5等。许多表面标志物与这些耐药信号通路有关，是可能的治疗靶点。Ma等证明活化的Akt/PKB通路和Bcl-2在$CD133^+$肿瘤细胞耐药中起主要作用，运用Akt通路的抑制剂能增加$CD133^+$肿瘤细胞对常规化疗药物5-FU的敏感性。另外，Hu等研究也发现，联合应用Akt抑制剂可以显著降低从MHCC-97L分选出侧群细胞亚群的耐药性。有研究显示，PTEN-Akt-ABCG2通过与$CD133^+$的肝癌干细胞自我更新及耐药性密切相关，从植物中提纯的一种三萜类化合物羽扁豆醇可以靶向该通路，在小鼠移植瘤模型中显示较好的化疗增敏作用，显著增强传统化疗药物的治疗效果，羽扁豆醇单药组及联合治疗组增加了PTEN表达，降低了CD133及ABCG2表达。因此，选择性应用Akt抑制剂或者降低ABCG2等多药耐药蛋白的药物可以降低肿瘤干细胞的耐药性，增强传统化疗药物的治疗作用。其他通路的研究如Wang等发现用siRNA靶向抑制Hh信号通路可以抑制肝癌细胞增生，也能增加肝癌细胞对5-FU化疗敏感性、诱导肝癌细胞凋亡。也有研究表明正常肝脏干细胞恶变与异常的TGF-β和激活的IL-6信号转导通路有关。因此，靶向抑制IL-6可能是潜在的治疗肝癌的方法。

除以上两方面外，其他一些分子也成为切实可行的靶向治疗靶点。比如miRNA，许多miRNA在肝癌干细胞中表达异常。通过调控肿瘤干细胞的自我更新和多向分化能力参与调控肿瘤干细胞的增殖、分化和肿瘤形成、耐药等过程。Zhang等研究发现，$CD133^+$与$CD133^-$肝癌细胞中miRNA的表达存在明显差异，*miR-150*在CD133肝癌干细胞系中呈低表达状态，并且他们发现*miR-150*作用于c-Myb mRNA的3'UTR，从而降低c-Myb的蛋白合成，上调*miR-150*可显著减少$CD133^+$肝癌干细胞的数量，抑制其增殖及致瘤性，并且可诱导细胞周期停滞及细胞凋亡。对HCC患者肝癌组织基因聚类分析发现，高表达干细胞标志物的组织中*miRNA-148a*呈低表达，并且表达越低患者的预后也就越差。*miRNA-148a*能够抑制骨形成蛋白调控干细胞形成过程中的关键因子ACVR1。将HCC细胞系高表达*miRNA-148a*后发现细胞增殖、侵袭和转移受到抑制，能够抑制裸鼠皮下移植瘤的生长。综上所述，对于具有致癌作用的miRNA可以利用寡核苷酸或抗miRNA抑制其合成，从而抑制其致癌作用；具有抑癌作用的miRNA可以通过利用miRNA模拟物或者慢病毒载体转入增加其表达，增强其抑癌作用。因此，以miRNA为潜在靶点治疗肿瘤，可消除肝癌干细胞的自我更新能力，增强其对放化疗的敏感性，促进凋亡，为肿瘤的治疗提供了新途径，这可能成为靶向治疗的一个非常有效的方法。

2. 促进肝癌干细胞分化

肿瘤干细胞与正常干细胞相似，均处于低分化状态，具有自我更新、无限增殖的能力，诱导其分化可抑制其无限增殖、促进凋亡、增加对放化疗的敏感性，因此，诱导肝癌干细胞分化的药物也可成为肝癌靶向治疗的手段之一。Zhang等研究发现，骨形成蛋白4在肝癌形成和肝癌干细胞中具有重要作用，高剂量的外源性骨形成蛋白4可诱导$CD133^+$肿瘤干细胞分化，并可抑制其自我更新、化疗抵抗及致瘤性。一种细胞因子抑瘤素M可以促进$EpCAM^+$细胞的分化，联合应用抑瘤素M及传统化疗药5-FU可以有效杀伤肿瘤干细胞。You等利用shRNA敲除位于20ql1.22的基因*BC047440*，结果显示抑制*BC047440*不仅可以诱导肿瘤干细胞分化为肝细胞，还可以抑制肿瘤干细胞的增殖。调控肝细胞分化的重要因子——肝细胞核因子4α（HNF-4α）可以通过诱导肿瘤干细胞分化而抑制HCC的发生和发展。干扰素（interferon，IFN）治疗不仅用于病毒性肝炎治疗，而且具有阻止HCC发展的作用。IFN-α可以加速卵圆细胞向肝系及胆系分化，因此可以用来诱导$OV\text{-}6^+$肝癌干细胞的分化。这些能诱导肿瘤干细胞分化的因子称为诱导剂，目前发现的诱导剂有HNF4α、AdHNF4α、抑瘤素M等，这些诱导剂的发现提示联合应用诱导分化治疗与传统化疗可能成为肝癌治疗的有效方法。

3. 改变肝癌干细胞的微环境

肝癌干细胞的微环境即干细胞巢可以通过直接或间接作用对干细胞产生多重生物学效应。因此，针对性地改变它们的微环境可以抑制其生长发育。Adams等认为肿瘤干细胞只有在特定的生长环境中才能不断自我更新，发育成肿瘤。缺氧、细胞因子、肿瘤血管等是构成肿瘤干细胞存在的微环境因素，改善缺氧、抑制肿瘤血管新生，以及破坏肿瘤干细胞赖以生存的微环境可能是另一种策略。最近的一项研究发现IL-8选择性高表达于$CD133^+$的HCC中，IL-8通过神经降压肽、CXCL1等参与$CD133^+$肿瘤干细胞的自我更新能力维持，其还能够促进肿瘤血管新生、支持肿瘤生长、干扰$CD133^+$细胞IL-8表达，或者使用封闭性抗体可以消除这些效应。同时，针对其局部生存环境的血管环境也有望成为一个有效的靶点，其中VEGF及其受体作为血管内皮血管床的主要成分参与肿瘤干细胞微环境的构成，抑制这些血管因子的表达可能会破坏肝癌干细胞特异的微环境。

4. 免疫治疗

肿瘤干细胞能通过表达耐受基因及相关的细胞因子诱导具有免疫抑制能力的细胞、细胞因子分泌，从而逃避免疫系统的识别与攻击。因此，破坏机体免疫系统对肿瘤干细胞的耐受状态，诱使免疫细胞特异性杀伤它们，可成为肿瘤靶向治疗的方法之一。Todaro等研究发现，将σδT细胞作用于被唑来磷酸致敏的结肠癌干细胞，σδT细胞增殖并分泌多种细胞因子（如IFN-α、TNF-α等），同时可促进细胞毒性及凋亡分子（TRAIL和颗粒酶）产生，结果显示结肠癌干细胞数量明显减少，提示σδT细胞具有较强的肿瘤干细胞杀伤作用。Xu等利用已凋亡的神经胶质细胞瘤干细胞作为抗原负载树突状细胞诱导特异性$CD8^+$ T细胞产生，并且IFN-α水平与$CD8^+$ T细胞的数量呈正相关，在体外及荷瘤鼠模型中均能激发较强的抗胶质瘤干细胞的细胞毒性T细胞免疫应答。延长荷瘤鼠生存期。在肝癌的相关研究中，膜联蛋白A3（ANXA3）在$CD133^+$肝癌干细胞中优先表达，而在非肿瘤干细胞中不表达，利用特异性靶标ANXA3转染树突状细胞能够诱导更多功能活跃的T细胞产生，体内外实验均证实这些效应T细胞能够有效杀死$CD133^+$肝癌干细胞。

二、靶向治疗的药物

一些靶向治疗的策略已经转化成药物，在进行前临床或者临床的实验，故在此对肝癌干细胞的典型靶向药物介绍如下。

1. As_2O_3

As_2O_3是砒霜的一种主要成分，首先被哈尔滨医科大学应用于急性早幼粒细胞白血病的治疗，之后陆续有研究者证明As_2O_3用于治疗实体瘤，包括前列腺癌、脑胶质瘤、乳腺癌等。最近的研究发现，As_2O_3通过下调CD133和相关基因的表达来促进肝癌干细胞的分化，从而抑制细胞的自我分化及肿瘤形成能力，同时证明As_2O_3通过调节GL1的表达诱导肝癌干细胞分化，抑制肝癌术后复发和延长生存期。Wang等的研究表明As_2O_3通过DNA甲基化上调*miR-491*从而减少SMAD3表达，以此抑制肝癌干细胞特性。闻勤生等证实二甲双胍可能通过下调Bcl-2的表达使As_2O_3对肝癌的凋亡产生增敏作用。Wang等进行的一项随机临床对照研究证明，肝癌局部治疗联合As_2O_3能有效阻止血管外转移及延长生存期，联合治疗后的不良反应未见明显增加。以上研究证明As_2O_3可能抑制肝癌干细胞的生长。

2. 塞来昔布

塞来昔布是通过抑制COX-2阻止炎性前列腺素类物质的产生，以达到抗炎、镇痛及退热作用的一种非甾体抗炎药。Chu等研究塞来昔布通过激活Apparel和上调*PTEN*基因，抑制Akt信号通路和减少富含$CD44^+$/$CD133^+$的肝癌干细胞，从而促进细胞凋亡、阻止细胞分化及抗肿瘤血管生成。Guo等证明肝癌细胞中过度表达COX-2，通过下调PDCD4或PTEN而增加侧群干细胞的转移性及侵袭性，塞来昔布能抑制其转移及侵袭。Wang等研究发现前列腺素E_2（prostaglandin E_2 PGE_2）通过激活NFL、EP4-PI3K及EP4丝裂酶原蛋白激酶信号通路，促进小鼠肠癌肝转移和肠干细胞数目增多，从而推测PGE_2抑制剂塞来昔布能减缓干细胞的扩增和肠癌的进展，提示塞来昔布可能对肿瘤干细胞有杀伤作用。

三、靶向治疗的时机

肝癌干细胞的靶向治疗具有特异性强、效果明显、基本不损伤正常组织的优点而得到广泛的研究，但是很多问题仍有待解决。例如，分离筛选肝癌干细胞的表面分子标志物的特异性和靶向肝癌干细胞的载体特异性均有待进一步提高，靶向其微环境的研究还不够明朗，肝癌干细胞的信号通路与其抗药、耐药的机制还需进一步研究，以及是否可以通过以上方法中的2个或多个联合来达到靶向治疗的目的尚需进一步探讨。但无论方法多么有效以及得当，时机的选择有时会影响最终的靶向疗效。

肿瘤转移是指肿瘤细胞从其原发部位向远处组织和器官播散的过程，肝癌远处转移也是造成大部分肿瘤患者死亡的原因。肿瘤转移是恶性肿瘤十分重要的生物学行为，对其进行研究也具有十分重要的临床意义。临床上，肿瘤转移通常发生在肿瘤直径＞2 cm的患者，因此在传统观念中转移一直被认为发生在病程的中后期。然而，手术切除这样的肿瘤并没有对患者的生存率有显著改善。越来越多的研究显示肿瘤的发展进程与大小不再有严格的相关性，有研究表明，肿瘤转移在肿瘤发展早期就已经发生了，在HCC中，PVTT显示有肿瘤侵袭以及早期转移的现象，临床证据显示有些PVTT会发生在早期HCC患者中，并且它们有很强的侵袭和转移能力。由此，肿瘤转移可能与原位肿瘤的发生和发展是同步的，也表明肿瘤细胞的转移能力可能从早期就有了，并且原位肿瘤中拥有这种能力的肿瘤细胞可能也不一定如先前所认为的那样少。更重要的是，这些证据也显示仅依靠临床观察诊断肿瘤转移以及在晚期采用转移干预的传统手段对提高肿瘤患者生存率的作用是有限的。

目前，对于肝癌转移的防治不及时且不充分。正由于许多证据显示转移可能在肿瘤发生和发展的早期就发生了，所以在确诊后，就应该在治疗原位肿瘤的同时进行转移的防治（**见图21-4-1**），同时更多的研究应该致力于发现可靠的肿瘤转移早期指标。

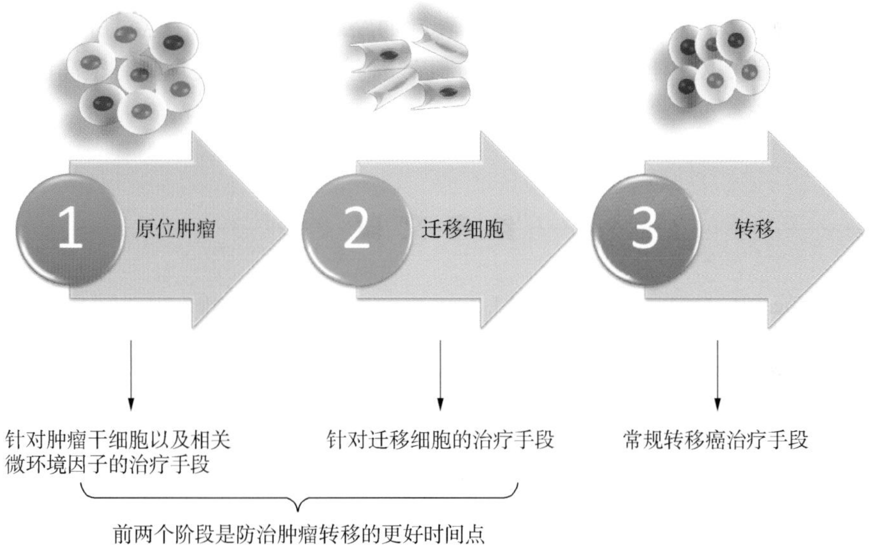

图21-4-1　肿瘤早期转移的防治

注：修改自Hu Y, Yu X, Xu G, et al. Metastasis: an early event in cancer progression[J]. J Cancer Res Clin Oncol, 2017, 143(5): 745-757.

四、小结与展望

以往对肝癌的研究工作大多集中在分子水平上研究基因表达调控对肿瘤发生机制的影响方面，而肿瘤干细胞是从细胞水平上研究肿瘤形成机制与生物学特征。肿瘤干细胞理论对原发性肿瘤的发生和发展过程进行了新的诠释，为今后肿瘤研究提供了新的方向，对肝癌的预防、早期检测、等级评估及预后都有着重要意义，也为今后肿瘤治疗提供了新的思路。传统药物治疗往往是针对全部肿瘤细胞，此类治疗虽然可以大量杀死癌细胞，使肿瘤缩小，但无法杀死肿瘤中少量的肿瘤干细胞。

因此，今后对肝癌干细胞的研究需重点解决以下关键问题。① 鉴定肝癌干细胞与肝脏干细胞的关系。肝脏干细胞的研究由来已久，目前认为肝脏是一个增殖分化并不旺盛的组织器官，肝脏干细胞只有在肝脏受到严重的慢性损伤的情况下才可能出现。目前对肝癌干细胞的起源尚有不同观点。显然，鉴定肝癌干细胞是否起源于肝脏干细胞，以及鉴定可能涉及干细胞的肝癌发生和发展的机制无疑具有十分重要的意义。② 鉴定肝癌干细胞不同于正常肝脏干细胞和肝癌细胞的生物学特点以及信号转导通路。③ 鉴定肝癌干细胞的耐药性并阐明其机制。④ 针对肝癌干细胞的治疗措施的研发。随着研究技术的进步，肝癌干细胞的特异性标志物及相关信号转导通路终将会被阐明，这对肝癌的早期诊断、转移和复发的预防、预后的判断，以及高效药物的开发均具有很高的临床价值。

参考文献

[1] Bosma G C, Custer R P, Bosma M J. A severe combined immunodeficiency mutation in the mouse[J]. Nature, 1983, 301(5900): 527−530.

[2] Bralet M P, Pichard V, Ferry N. Demonstration of direct lineage between hepatocytes and hepatocellular carcinoma in diethylnitrosamine-treated rats[J]. Hepatology (Baltimore, Md), 2002, 36(3): 623−630.

[3] Caccamo N, La Mendola C, Orlando V, et al. Differentiation, phenotype, and function of interleukin-17-producing human V gamma 9V delta 2 T cells[J]. Blood, 2011, 118(1): 129−138.

[4] Chen J S, Li H S, Huang J Q, et al. Down-regulation of Gli-1 inhibits hepatocellular carcinoma cell migration and invasion[J]. Mol Cell Biochem, 2014, 393(1−2): 283−291.

[5] Chen W C, Chang Y S, Hsu H P, et al. Therapeutics targeting CD90-integrin-AMPK-CD133 signal axis in liver cancer[J]. Oncotarget, 2015, 6(40): 42923−42937.

[6] Chiba T, Kita K, Zheng Y W, et al. Side population purified from hepatocellular carcinoma cells harbors cancer stem cell-like properties[J]. Hepatology (Baltimore, Md), 2006, 44(1): 240−251.

[7] Chu T H, Chan H H, Kuo H M, et al. Celecoxib suppresses hepatoma stemness and progression by up-regulating PTEN[J]. Oncotarget, 2014, 5(6): 1475−1490.

[8] Dabeva M D, Shafritz D A. Activation, proliferation, and differentiation of progenitor cells into hepatocytes in the D-galactosamine model of liver regeneration[J]. Am J Pathol, 1993,

143(6): 1606−1620.
[9] Dill M T, Tornillo L, Fritzius T, et al. Constitutive Notch2 signaling induces hepatic tumors in mice[J]. Hepatology, 2013, 57(4): 1607−1619.
[10] Dooley S, ten Dijke P. TGF-beta in progression of liver disease[J]. Cell Tissue Res, 2012, 347(1): 245−256.
[11] Dumble M L, Croager E J, Yeoh G C T, et al. Generation and characterization of p53 null transformed hepatic progenitor cells: oval cells give rise to hepatocellular carcinoma[J]. Carcinogenesis, 2002, 23(3): 435−445.
[12] Durnez A, Verslype C, Nevens F, et al. The clinicopathological and prognostic relevance of cytokeratin 7 and 19 expression in hepatocellular carcinoma. A possible progenitor cell origin[J]. Histopathology, 2006, 49(2): 138−151.
[13] Eyler C E, Rich J N. Survival of the fittest: Cancer stem cells in therapeutic resistance and angiogenesis[J]. J Clin Oncol, 2008, 26(17): 2839−2845.
[14] Gournay J, Tchuenbou J, Richou C, et al. Percutaneous ethanol injection *vs.* resection in patients with small single hepatocellular carcinoma: a retrospective case-control study with cost analysis[J]. Aliment Pharmacol Ther, 2002, 16(8): 1529−1538.
[15] Guo W, Liu S, Cheng Y, et al. ICAM-1-related noncoding RNA in cancer stem cells maintains ICAM-1 expression in hepatocellular carcinoma[J]. Clin Cancer Res, 2016, 22(8): 2041−2050.
[16] Guo Z, Jiang J H, Zhang J, et al. COX-2 promotes migration and invasion by the side population of cancer stem cell-like hepatocellular carcinoma cells[J]. Medicine (Baltimore), 2015, 94(44): e1806.
[17] Haraguchi N, Utsunomiya T, Inoue H, et al. Characterization of a side population of cancer cells from human gastrointestinal system[J]. Stem cells (Dayton, Ohio), 2006, 24(3): 506−513.
[18] He G, Cao X, He M, et al. Casticin inhibits self-renewal of liver cancer stem cells from the MHCC97 cell line[J]. Oncol Lett, 2014, 7(6): 2023−2028.
[19] Hu Y, Yu X, Liu S, Liu S. Cancer stem cells: a shifting subpopulation of cells with stemness[J]. Med Hypotheses, 2013, 80(5): 649−655.
[20] Hu Y, Yu X, Xu G, et al. Metastasis: an early event in cancer progression[J]. J Cancer Res Clinl Oncol, 2017, 143(5): 745−757.
[21] Liu S, Guo W, Shi J, et al. MicroRNA-135a contributes to the development of portal vein tumor thrombus by promoting metastasis in hepatocellular carcinoma[J]. J Hepatol, 2012, 56(2): 389−396.
[22] Liu S, Li N, Yu X, et al. Expression of intercellular adhesion molecule 1 by hepatocellular carcinoma stem cells and circulating tumor cells[J]. Gastroenterology, 2013, 144(5): 1031−1041.
[23] Ji J, Wang X W. New kids on the block: diagnostic and prognostic microRNAs in hepatocellular carcinoma[J]. Cancer Biol Ther, 2009, 8(18): 1686−1693.
[24] Jones E A, Tosh D, Wilson D I, et al. Hepatic differentiation of murine embryonic stem cells[J]. Exp Cell Res, 2002, 272(1): 15−22.

[25] Ma S, Chan K W, Lee T K, et al. Aldehyde dehydrogenase discriminates the CD133 liver cancer stem cell populations[J]. Mol Cancer Res, 2008, 6(7): 1146–1153.
[26] Motawi T K, El-Boghdady N A, El-Sayed A M, et al. Comparative study of the effects of PEGylated interferon-alpha 2a versus 5-fluorouracil on cancer stem cells in a rat model of hepatocellular carcinoma[J]. Tumour Biol, 2016, 37(2): 1617–1625.
[27] Niu J, Li X N, Qian H X, et al. siRNA mediated the type 1 insulin-like growth factor receptor and epidermal growth factor receptor silencing induces chemosensitization of liver cancer cells[J]. J Cancer Res Clin Oncol, 2008, 134(4): 503–513.
[28] O'Brien C A, Pollett A, Gallinger S, et al. A human colon cancer cell capable of initiating tumour growth in immunodeficient mice[J]. Nature, 2007, 445(7123): 106–110.
[29] Petersen B E, Bowen W C, Patrene K D, et al. Bone marrow as a potential source of hepatic oval cells[J]. Science, 1999, 284(5417): 1168–1170.
[30] Robrechts C, Vos R D, Heuvel M V, et al. Primary liver tumour of intermediate (hepatocyte-bile duct cell) phenotype: a progenitor cell tumour[J]. Liver, 1998, 18(4): 288–293.
[31] Roskams T. Liver stem cells and their implication in hepatocellular and cholangiocarcinoma[J]. Oncogene, 2006, 25(27): 3818–3822.
[32] Shi G M, Xu Y, Fan J, et al. Identification of side population cells in human hepatocellular carcinoma cell lines with stepwise metastatic potentials[J]. J Cancer Res Clin Oncol, 2008, 134(11): 1155–1163.
[33] Siddique H R, Saleem M. Role of BMI1, a stem cell factor, in cancer recurrence and chemoresistance: preclinical and clinical evidences[J]. Stem Cells, 2012, 30(3): 372–378.
[34] Suetsugu A, Nagaki M, Aoki H, et al. Characterization of $CD133^+$ hepatocellular carcinoma cells as cancer stem/progenitor cells[J]. Biochem Biophys Res Commun, 2006, 351(4): 820–824.
[35] Takahashi K, Yamanaka S. Induction of pluripotent stem cells from mouse embryonic and adult fibroblast cultures by defined factors[J]. Cell, 2006, 126(4): 663–676.
[36] Tsolaki E, Yannaki E. Stem cell-based regenerative opportunities for the liver: state of the art and beyond[J]. World J Gastroenterol, 2015, 21(43): 12334–12350.
[37] Wang Y, Cui F, Lv Y, et al. HBsAg and HBx knocked into the p21 locus causes hepatocellular carcinoma in mice[J]. Hepatology (Baltimore, Md), 2004, 39(2): 318–324.
[38] Wu P C, Lai V C, Fang J W, et al. Hepatocellular carcinoma expressing both hepatocellular and biliary markers also expresses cytokeratin 14, a marker of bipotential progenitor cells[J]. J Hepatol, 1999, 31(5): 965–966.
[39] Yamashita T, Honda M, Nakamoto Y, et al. Discrete nature of $EpCAM^+$ and $CD90^+$cancer stem cells in human hepatocellular carcinoma[J]. Hepatology, 2013, 57(4): 1484–1497.
[40] Yamashita T, Ji J, Budhu A, et al. EpCAM-positive hepatocellular carcinoma cells are tumor-initiating cells with stem/progenitor cell features[J]. Gastroenterology, 2009, 136(3): 1012–1024.
[41] Yang W, Wang C, Lin Y, et al. $OV6^+$ tumor-initiating cells contribute to tumor progression and invasion in human hepatocellular carcinoma[J]. J Hepatol, 2012, 57(3): 613–620.
[42] Yang Z F, Ho D W, Ng M N, et al. Significance of $CD90^+$ cancer stem cells in human liver

cancer[J]. Cancer Cell, 2008, 13(2): 153−166.

[43] Yao J, Zhang T, Ren J, et al. Effect of CD133/prominin-1 antisense oligodeoxynucleotide on in vitro growth characteristics of Huh-7 human hepatocarcinoma cells and U251 human glioma cells[J]. Oncol Rep, 2009, 22(4): 781−787.

[44] Yin S, Li J, Hu C, et al. CD133 positive hepatocellular carcinoma cells possess high capacity for tumorigenicity[J]. Int J Cancer, 2007, 120(7): 1444−1450.

[45] Zeng G, Apte U, Cieply B, et al. SiRNA-mediated beta-catenin knockdown in human hepatoma cells results in decreased growth and survival[J]. Neoplasia, 2007, 9(11): 951−959.

[46] Zhang J, Luo N, Luo Y, et al. microRNA-150 inhibits human CD133-positive liver cancer stem cells through negative regulation of the transcription factor c-Myb[J]. Int J Oncol, 2012, 40(3): 747−756.

[47] Zhang L, Sun H, Zhao F, et al. BMP4 administration induces differentiation of $CD133^+$ hepatic cancer stem cells, blocking their contributions to hepatocellular carcinoma[J]. Cancer Res, 2012, 72(16): 4276−4285.

[48] Zhang X, Liu S, Hu T, et al. Up-regulated microRNA-143 transcribed by nuclear factor kappa B enhances Hepatocarcinoma metastasis by repressing fibronectin expression[J]. Hepatology, 2009, 50(2): 490−499.

[49] 金世龙，余天雾，黄中荣，等. As_2O_3在HuH7及$CD13^+CD133^+$LCSCs增殖和分化中作用的初步观察[J]. 第三军医大学学报，2012，34(18): 1857−1861.

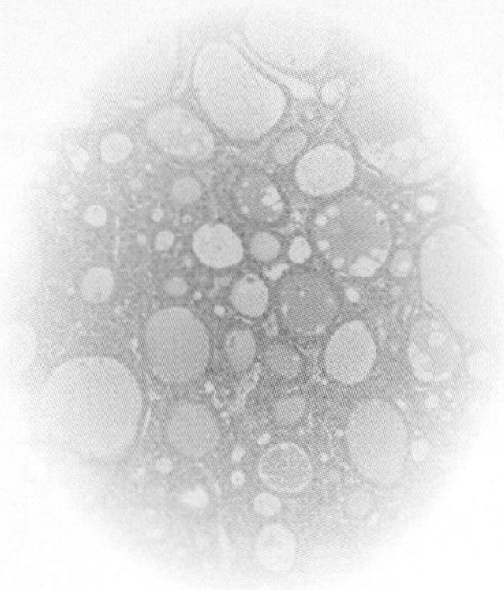

第二十二章

肝癌的信号转导

周　彬　程树群

肝癌的发生机制非常复杂，涉及诸多因素，与细胞增殖、凋亡、分化等过程异常均有关联。在外界因素或自身遗传特性的影响下，癌基因激活或抑癌基因失活，进而引起相关细胞信号转导通路的紊乱，导致细胞过度增殖、凋亡减少及分化障碍，最终导致肿瘤形成。近年来对肝癌信号转导通路方面的研究很多，本章仅对其中一些主要通路进行简单介绍。

[通信作者]　程树群，Email: chengshuqun@aliyun.com

第一节 受体酪氨酸激酶信号通路

受体酪氨酸激酶（RTK）家族是最大的一类具有内源性蛋白酪氨酸激酶活性的酶联受体，主要参与调控细胞的生长与分化。RTK分为3个结构区：胞外配体结合区、疏水的单次跨膜区以及含有酪氨酸激酶催化活性的胞内区。当配体与相应受体结合后，会介导两个受体单体在膜上二聚化，将信号跨膜转导至胞内区，引起酪氨酸残基磷酸化，完成信号由胞外向胞内的转导，向下引起其他信号通路激活。根据胞外配体结合区亚单位结构的不同，可以将RTK分为血管内皮生长因子受体（VEGFR）、表皮生长因子受体（EGFR）、胰岛素样生长因子受体（IGFR）、肝细胞生长因子（HGF）受体c-MET等。

一、VEGFR

肝脏是血供非常丰富的器官，其正常运行依赖于高效的血管生成。同样，肿瘤生长、血管侵犯和远处转移也依赖于有效的血管生成。正常机体的血管生长受促血管因子（VEGF、血管生成素、FGF等）和抑血管因子（TSP、血管抑素等）两方面的作用，且处于一种相对稳定的动态平衡状态。研究发现，肝癌细胞、内皮细胞及管周细胞会大量分泌促血管因子（如VEGF-A、血管生成素-2、PDGF等），且其表达水平远高于肝硬化患者。分泌的促血管因子一方面促进血管生长；另一方面可引起内皮细胞、管周细胞的进一步激活和募集，正向反馈引起更多的促血管因子分泌。目前，已知的促血管因子包括VEGF、PDGF、胎盘生长因子、TGF-α/β、成纤维生长因子、EGF、HGF、血管生成素、IL-4、IL-8等。

二、EGFR

EGFR是与表皮生长因子（EGF）结合的细胞膜受体，主要参与调节细胞生长、分化、存活及黏附等过程，同时也与肿瘤细胞血管生成、侵袭等相关。研究发现，肝癌中EGFR的表达明显上调。Buckley等通过免疫组织化学分析发现，在76例肝癌中有50例（66%）EGFR呈高表达；荧光原位杂交实验也发现，38例肝癌中有17例（45%）*EGFR*基因拷贝数升高。

三、IGFR

IGF信号通路主要由配体(IGF-1/2)与受体(IGF-1R)结合后启动，参与调节细胞的分化、运动、抑制凋亡等过程。肝癌中，IGF信号通路的失调与IGF-1/2的异常升高有关。有研究报道，12%～44%的肝癌患者的IGF-1表达水平异常增高，而16%～40%的肝癌患者的IGF-2表达水平升高；肝癌细胞系体外研究及动物模型体内实验均表明IGF-1R的表达水平异常升高，而具有抑制细胞生长功能的IGF-2R在大约80%的肝癌中低表达。

四、HGF/c-MET

HGF是一种多功能的细胞因子，研究表明HGF与多种恶性肿瘤的侵袭性相关。配体HGF与受体c-MET结合相互作用，通过磷酸化作用激活下游信号通路，调节细胞分裂、迁移、存活、分化及血管生成等。据报道，20%～48%的肝癌样本中c-MET的表达明显高于癌旁肝组织。c-MET失调与许多分子遗传因素相关，如HGF、EGF、IL-1等。c-MET升高的患者通常预后较差、表型更凶险，5年生存率显著降低。

第二节　其他信号通路

一、PI3K/Akt/mTOR信号通路

PI3K/Akt/mTOR信号通路的激活对肝癌细胞的生长和存活有决定性的作用。生长因子(如IGF、EGF)与其受体结合刺激激活PI3K，使之产生脂类第二信使PIP3，从而激活下游Akt。激活的Akt可以通过激活mTOR和FOXO，或抑制Bad来调控细胞的增殖、分化及凋亡等。

PI3K/Akt/mTOR通路受类脂磷酸酶PTEN的负调控。PTEN主要是通过促进第二信使PIP3去磷酸化而抑制信号向下转导。研究发现约5%的肝癌患者存在*PTEN*基因的突变，其表达水平在近50%的肝癌患者中都是降低的，且PTEN的表达与肝癌患者的肿瘤等级、疾病分期和总体生存率呈负相关。另外，在肝癌合并乙型肝炎病毒(HBV)感染的患者中，PTEN的表达受HBx蛋白的负调控而

显著降低。Boyault等发现，在23%的肝癌患者中存在Akt磷酸化水平的升高，且Akt磷酸化与肝癌早期复发、预后不良相关。Villanueva等实施了一项多中心大样本的研究，验证了PI3K/Akt/mTOR通路激活在肝癌发生和发展中的关键作用。

二、Ras/Raf/MEK/ERK信号通路

Ras/Raf/MEK/ERK通路是调节正常细胞分裂、分化、存活及血管生成的关键信号转导通路，该通路处于上述多种生长因子（VEGF、EGF、IGF、HGF）的下游。生长因子与其受体结合后引起受体磷酸化，导致适配分子复合体GRB2/SHC/SOS形成，启动一系列特殊磷酸化过程，进一步激活Ras/Raf/MEK/ERK通路。其中Ras和Raf发挥了关键的调节作用，然后中间信号被MEK1、MEK2调节，激活最终下游信号分子ERK1/2。ERK1/2通过作用于100多种细胞质、细胞核内的底物来调节细胞活动，如转录因子、细胞周期相关激酶等。

肝癌中Ras/Raf/MEK/ERK通路的激活一般有两个主要机制：致癌基因*Ras*的突变和生长因子及其受体的失调。另外，负向调节蛋白RKIP和Sprouty/Spred的下调对通路的激活有重要作用。还有研究称，HBV感染也能导致Ras/Raf/MEK/ERK通路的激活。

Hwang等对30例肝癌组织进行检测，发现其中Raf被100%激活，这或许与肝癌的发生有重要联系。Huynh等发现肝癌中MEK1/2的磷酸化水平明显升高，是癌旁组织磷酸化水平的7倍多。Schmitz等将208例肝癌患者的组织样本进行免疫组织化学染色，发现ERK1/2的激活与肿瘤的恶性表型相关，且ERK1/2的激活是肝癌患者总体生存率的独立风险因素。因此，抑制Ras/Raf/MEK/ERK通路的过度激活对肝癌患者的治疗有一定的指导意义。

三、Wnt/β-catenin信号通路

转录因子β-catenin的异常调控是肝癌发展过程中一个主要的致癌因素。在正常机体内，该通路是失活的。当Wnt与受体Frz、LRP结合后，首先激活细胞质内的蓬乱蛋白Dsh，后者抑制降解复合体（Axin、APC、GSK-3、CK1）对β-catenin的降解，导致β-catenin在细胞质中堆积并向细胞核内转移，刺激基因转录和参与细胞增殖的基因产物（如Myc、Myb、CJUN、CYCD1）的表达、血管生成、抗凋亡和细胞外基质的形成。

研究发现肝癌细胞中有50%～70%存在β-catenin水平的升高，其中12%～

26%由β-catenin基因突变所致，8%～13%由β-catenin的上游基因突变所致。肝癌合并HBV感染时，HBx蛋白可以激活β-catenin。在肝癌合并丙型肝炎病毒（HCV）感染的患者中，近40%可检测出β-catenin的突变。Hoshida等检测了603例肝癌患者的基因表达谱，发现Wnt通路的激活和TGF-β有很强的联系，并且对肝癌细胞系进行TGF-β处理，可直接导致β-catenin的激活。

四、IKK/NF-κB信号通路

慢性肝炎、肝硬化与肝癌的发生有密切联系。IKK/NF-κB通路在肝炎、肝纤维化及肝癌中都有着重要作用。炎症因子TNF-α、IL-1、IL-6等与细胞膜上相应受体结合，激活IKK激酶复合物，进而磷酸化诱导IκB降解，释放的NF-κB从胞质转移到核内，促进TNF-α、IL-1等炎症因子的转录，使其表达和释放增加，并且在IAPs、Bcl-2、JNK等作用下还可发挥抗细胞凋亡的作用。

研究发现，因HBV/HCV感染引起的肝癌与IKK/NF-κB通路的持续性激活有密切联系。动物实验表明，在慢性肝炎后期，施加一定的措施阻断NF-κB通路能够有效地切断肿瘤的发展进程。阻断异常JNK通路的激活可使NF-κB处于正常水平，也能够有效预防肝癌的进展。

五、Hedgehog信号通路

Hedgehog（Hh）信号通路是调节胚胎发育和细胞分化的重要通路，也是肝癌中常见的信号通路，该通路的异常活化有助于肿瘤形成、血管生成、转移性播散等过程。

Hh信号通路主要包括配体Hh、受体Ptch和Smo、核转录因子Gli以及下游目的基因（*gli1*、*bcl-2*、*snail*等）。当细胞外无Hh配体时，Ptch通过抑制Smo蛋白活性来阻滞信号通路的传递。而当Hh配体存在时，Hh配体与细胞膜上Ptch受体结合，解除对Smo的抑制，促使Gli活化进入细胞核，激活下游靶基因转录。

许多研究发现，Hh信号通路在肝癌中是异常激活的，但潜在的机制却很复杂。研究发现肝癌中Gli1的表达水平明显提高，且与EMT表型、肝内转移、门静脉侵犯、术后早期复发相关。Arzumanyan等发现Hh通路在HBx促进肝癌发病过程中有重要作用。Pereira等发现Hh通路在肝炎向肝硬化、肝癌发展的过程中有关键作用。Wang等发现肝癌细胞自噬异常也与Hh通路相关。Lu等报道，Hh信号通路有可能通过ERK途径上调基质金属蛋白酶（matrix metalloproteinase，

MMP）的表达，从而调节肝癌细胞的侵袭以及转移。

六、TGF-β信号通路

TGF-β在哺乳动物中分为3种，分别为$TGF\text{-}\beta_1$、$TGF\text{-}\beta_2$和$TGF\text{-}\beta_3$。TGF-β作用广泛，参与哺乳动物的多种生理过程，影响细胞的增殖、细胞外基质的形成以及肿瘤的发生和发展。TGF-β与跨膜丝/苏氨酸激酶受体TGF-βR1和TGF-βR2结合，形成异源复合物。异源复合物磷酸化R-Smad，介导Co-Smad磷酸化并将信号转入核内。

TGF-β在肝癌的不同阶段有特定的功能。在肝癌形成早期，TGF-β可抑制肿瘤细胞增殖，启动细胞分化及凋亡；而在肝癌进展期，TGF-β却抑制免疫应答，促进血管生成及细胞外基质形成，为肿瘤细胞的生长及转移提供合适的微环境。TGF-β还可以和其他细胞因子协作诱导肝癌细胞EMT，促进肿瘤细胞侵袭和远处转移。

七、JAK/STAT信号通路

JAK/STAT信号通路可被多种细胞因子及生长因子激活，并对正常细胞的生长、分化、凋亡等功能有重要的调节作用。经典的JAK/STAT信号通路由配体（IFN、IL-6、IGF、EGF、Abl、Src等）与细胞膜上的受体结合所激活，受体与配体结合导致受体二聚化，进一步激活JAK激酶，使受体上的酪氨酸位点磷酸化，产生与STAT结合的区域。STAT被招募而与该区域结合，并被JAK磷酸化。磷酸化的STAT蛋白通过SH2结构域形成二聚体，从胞质转入核内，介导信号转导。

磷酸化的JAK在正常肝组织中不表达，但在肝癌组织中的表达显著升高。He等发现有60%的肝癌组织样本存在STAT3高表达。Calvisi等研究指出STAT1/3/5的激活在肝癌组织中显著高于癌旁组织，且p-STAT3高表达的患者预后显著差于p-STAT3低表达的患者。

研究发现，JAK/STAT3通路的激活可提高肝癌细胞的存活能力及侵袭、转移能力。一方面，p-STAT3不仅能够上调MMP-2，降解细胞外基质，而且能够刺激细胞伸出突起和伪足，加速细胞迁移；另一方面，p-STAT3可促进存活蛋白（survivin）的表达，发挥促进细胞增殖和抑制细胞凋亡作用。

综上所述，肝癌中存在着上述多种信号通路的异常激活，它们彼此间相互交叉，形成更为复杂的信号通路网络。而且在已知的信号通路之外，仍有许多未知通路尚未被发现。因此,弄清各个信号通路之间的作用机制,据此找到关键的靶点并展开针对性治疗是未来研究的重中之重。

参考文献

[1] Arzumanyan A, Sambandam V, Clayton M M, et al. Hedgehog signaling blockade delays hepatocarcinogenesis induced by hepatitis B virus X protein[J]. Cancer Res, 2012, 72(22): 5912–5920.

[2] Boyault S, Rickman D S, de Reynies, et al. Transcriptome classification of HCC is related to gene alterations and to new therapeutic targets[J]. Hepatology, 2007, 45(1): 42–52.

[3] Buckley A F, Burgart L J, Sahai V, et al. Epidermal growth factor receptor expression and gene copy number in conventional hepatocellular carcinoma[J]. Am J Clin Pathol, 2008, 129(2): 245–251.

[4] Calvisi D F, Ladu S, Gorden A, et al. Ubiquitous activation of Ras and Jak/Stat pathways in human HCC[J]. Gastroenterology, 2006, 130(4): 1117–1128.

[5] Cariani E, Lasserre C, Seurin D, et al. Differential expression of insulin-like growth factor II mRNA in human primary liver cancers, benign liver tumors, and liver cirrhosis[J]. Cancer Res, 1988, 48(23): 6844–6849.

[6] Chen Y W, Boyartchuk V, Lewis B C, et al. Differential roles of insulin-like growth factor receptor- and insulin receptor-mediated signaling in the phenotypes of hepatocellular carcinoma cells[J]. Neoplasia, 2009, 11(9): 835–845.

[7] Cheng W T, Xu K, Tian D Y, et al. Role of Hedgehog signaling pathway in proliferation and invasiveness of hepatocellular carcinoma cells[J]. Int J Oncol, 2009, 34(3): 829–836.

[8] Gao J, Inagaki Y, Song P, et al. Targeting c-Met as a promising strategy for the treatment of hepatocellular carcinoma[J]. Pharmacol Res, 2012, 65(1): 23–30.

[9] Gu L, Chiang K Y, Zhu N, et al. Contribution of STAT3 to the activation of survivin by GM-CSF in $CD34^+$ cell lines[J]. Exp Hematol, 2007, 35(6): 957–966.

[10] He G, Karin M. NF-κB and STAT3 — key players in liver inflammation and cancer[J]. Cell Res, 2001, 21(1): 159–168.

[11] Hoshida Y, Nijman S M, Kobayashi M, et al. Integrative transcriptome analysis reveals common molecular subclasses of human hepatocellular carcinoma[J]. Cancer Res, 2009, 69(18): 7385–7392.

[12] Hu T H, Huang C C, Lin P R, et al. Expression and prognostic role of tumor suppressor gene PTEN/MMAC1/TEP1 in hepatocellular carcinoma[J]. Cancer, 2003, 97(8): 1929–1940.

[13] Huynh H, Nguyen T T, Chow K H, et al. Over-expression of the mitogen-activated protein kinase (MAPK) kinase (MEK)-MAPK in hepatocellular carcinoma: its role in tumor progression and apoptosis[J]. BMC Gastroenterol, 2003, 3: 19.

[14] Hwang Y H, Choi J Y, Kim S, et al. Over-expression of c-raf-1 proto-oncogene in liver cirrhosis and hepatocellular carcinoma[J]. Hepatol Res, 2004, 29(2): 113–121.

[15] Jiang Y, He B, Li N P, et al. The oncogenic role of NS5A of hepatitis C virus is mediated by up-regulation of surviving gene expression in the hepatocellular cell through p53 and NF-κ B pathways[J]. Cell Biol Int, 2011, 35(12): 1225−1232.

[16] Lu J T, Zhao W D, He W, et al. Hedgehog signaling pathway mediates invasion and metastasis of hepatocellular carcinoma via ERK pathway[J]. Acta Pharmacol Sin, 2012, 33(5): 691−700.

[17] Pereira T de A, Witek R P, Syn W K, et al. Viral factors induce Hedgehog pathway activation in humans with viral hepatitis, cirrhosis, and hepatocellular carcinoma[J]. Lab Invest, 2010, 90(12): 1690−1703.

[18] Schmitz K J, Wohlschlaeger J, Lang H, et al. Activation of the ERK and AKT signalling pathway predicts poor prognosis in hepatocellular carcinoma and ERK activation in cancer tissue is associated with hepatitis C virus infection[J]. J Hepatol, 2008, 48(1): 83−90.

[19] Tavian D, De Petro G, Benetti A, et al. u-PA and c-MET mRNA expression is co-ordinatelyenhanced while hepatocyte growth factor mRNA is down-regulated in human hepatocellular carcinoma[J]. Int J Cancer, 2000, 87(5): 644−649.

[20] Ueki T, Fujimoto J, Suzuki T, et al. Expression of hepatocyte growth factor and its receptor, the c-met proto-oncogene, in hepatocellular carcinoma[J]. Hepatology, 1997, 25(3): 619−623.

[21] Villanueva A, Chiang D Y, Newell P, et al. Pivotal role of mTOR signaling in hepatocellular carcinoma[J]. Gastroenterology, 2008, 135(6): 1972−1983.

[22] Wang Y, Han C, Lu L, et al. Hedgehog signaling pathway regulates autophagy in human hepatocellular carcinoma cells[J]. Hepatology, 2013, 58(3): 995−1010.

[23] Wong C M, Fan S T, Ng I O. Beta-catenin mutation and overexpression in hepatocellular carcinoma: clinicopathologic and prognostic significance[J]. Cancer, 2001, 92(1): 136−145.

[24] Wu W Y, Li J, Wu Z S, et al. STAT3 activation in monocytes accelerates liver cancer progression[J]. BMC Cancer, 2011, 11: 506.

[25] Xie T X, Wei D, Liu M, et al. Stat3 activation regulates the expression of matrix metalloproteinase-2 and tumor invasion and metastasis[J]. Oncogene, 2004, 23(20): 3550−3560.

[26] Zhang Y, Wei W, Cheng N, et al. Hepatitis C virus-induced up-regulation of microRNA-155 promotes hepatocarcinogenesis by activating Wnt signaling[J]. Hepatology, 2012, 56(5): 1631−1640.

[27] Zheng X, Vittar N B, Gai X, et al. The transcription factor GLI1mediates TGF β 1 driven EMT in hepatocellular carcinoma via aSNAI1-dependent mechanism[J]. PLoS One, 2012, 7(11): e49581.

[28] Zheng X, Yao Y, Xu Q, et al. Evaluation of glioma-associated oncogene 1 expression and its correlation with the expression of sonic hedgehog, E-cadherin and S100a4 in human hepatocellular carcinoma[J]. Mol Med Rep, 2010, 3(6): 965−970.

[29] Zhou Q, Lui V W, Yeo W. Targeting the PI3K/Akt/mTOR pathway in hepatocellular carcinoma[J]. Future Oncol, 2011, 7(10): 1149−1167.

[30] Zhu X F, Liu Z C, Zeng Y X, et al. Tyrosine kinase receptor-mediated signal transduction and cancer treatment[J]. Acta Pharm Sin, 2002, 37(3): 229−234.

第二十三章

肝癌的分子影像学研究与临床应用

何坤山　张泽宇　迟崇巍　胡振华　田　捷

分子影像的基本原理是通过成像系统探测生物体内特定报告因子引发的反映疾病分子细胞特征的微弱信号，经过信号放大及医学图像处理与分析，借助人机交互最终实现细胞分子水平的在体可视化。因此，基于分子影像的成像系统及成像造影剂成为分子影像的两大组成部分。而在肝胆外科手术中，鉴于近红外成像技术的诸多优势，针对开放式手术、腹腔镜手术的光学分子影像手术导航系统已在临床上得到了应用及验证。光学分子影像手术导航设备可在术中对肝癌、胃癌、肺癌等多种肿瘤进行肿瘤边界的精准定位以及微小病灶的精准成像。其中，在肝癌的应用方面，光学分子影像手术导航技术能够在术中高灵敏度地检测肝癌，识别一些术前影像诊断中没有发现的微小病灶，有助于实现肝癌的R0切除。

［通信作者］　田捷，Email: tian@ieee.org

第一节　分子影像学在肝癌诊断中的应用

现有的医学影像技术，如MRI和CT，在术前诊断和术后评估方面发挥了重要的作用。然而，随着医学影像学技术的发展，精准医学的临床需求对肝癌的诊疗提出了更高的标准。如何早期发现病变、如何快速定位肿瘤边界，以及如何术中评估肿瘤分子分型成为临床医学领域亟须解决的挑战性问题。基于解剖结构及组织形态的影像学技术难以应对新的挑战。而新兴的分子影像是一种能够在细胞或分子水平对肿瘤的演进过程进行观测和分析的生物医学成像技术，具有实时动态、高特异度、高灵敏度及在体成像等特点，为特定生物功能分子的在体活动规律探索和研究开辟了新的途径。

分子影像的基本原理是通过成像系统探测生物体内特定报告因子引发的反映肿瘤的演进特征的微弱信号，经过信号放大及医学图像处理与分析，借助人机交互最终实现细胞分子水平的在体可视化。成像系统及成像造影剂是分子影像的两大必要组成部分。

近年来，光学分子影像由于其组织特异性强、成像分辨率高和无辐射等优点，逐渐成为国际上的研究热点。其中，700～900 nm谱段的近红外光由于很少被人体内的血红蛋白和水吸收，具有组织穿透能力强的显著优势，穿透深度可达5～10 mm（**见图23-1-1**），逐渐从生物医学研究向临床应用转化。此外，这一波长范围内几乎没有自体荧光，信号与背景的对比度较高，而且肉眼无法直接看到近红外光，成像时不会对原有的可见光成像视野产生影响，可以使临床医师的学习曲线最小化。

目前，采集1 000～1 700 nm谱段的近红外二区荧光成像正逐步成为光学分子影像的重要发展方向之一。与700～900 nm的传统近红外一区荧光成像相比，近红外二区成像具有光散射效应更低、组织穿透能力更佳等显著优势，因而影像结果的对比度和分辨率得到显著提升，更利于微小肿瘤病灶的检测。2020年，国际权威学术期刊*Nature Biomedical Engineering*报道了近红外二区荧光成像的国际首次临床应用，引发了肿瘤外科学界和临床界的广泛关注。专家评述指出，该研究利用临床批准使用的荧光染料，成功地在人体水平充分展现了新型近红外二区荧光成像显著的性能优势和临床应用前景，为该技术的快速推广奠定了关键基础。

在肝胆外科手术中，近红外荧光成像的基本原理如**图23-1-2**和**图23-1-3**

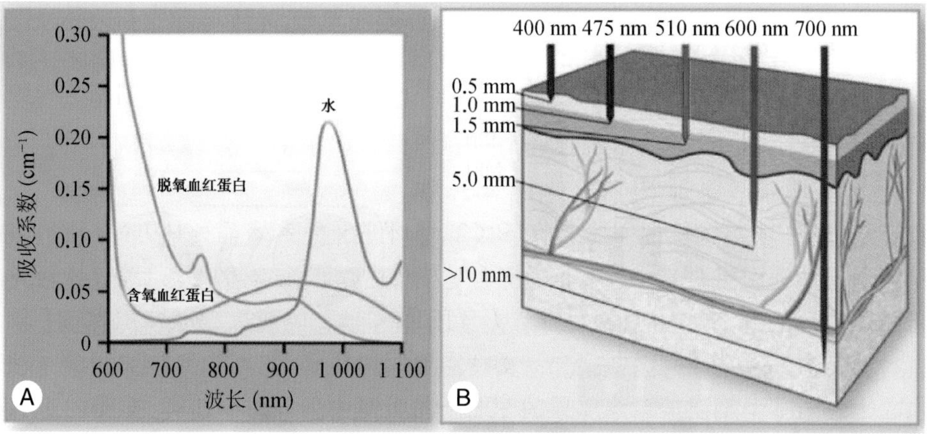

图 23-1-1　不同波段光的生物特性

注：A. 血红蛋白和水对不同波长光的吸收曲线；B. 不同波长光在组织内的穿透深度。引自 Keereweer S, van Driel P B, Snoeks T J, et al. Optical image-guided cancer surgery: challenges and limitations[J]. Clin Cancer Res, 2013, 19(14): 3745−3754.

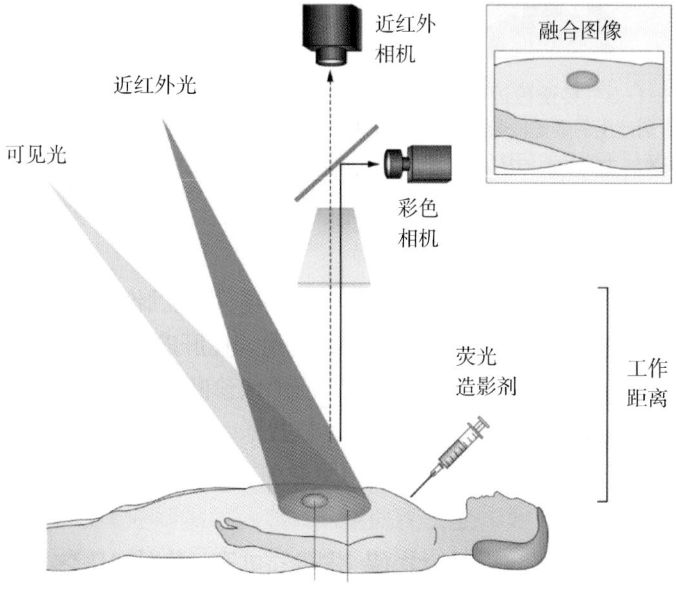

图 23-1-2　近红外荧光成像基本原理

注：静脉或局部注射荧光造影剂，术中使用近红外光源进行激发，通过近红外相机可采集到相应的荧光图像。同时，使用可见光源照射成像区域，通过彩色相机可采集到相应的彩色图像。荧光图像和彩色图像融合后，临床医师可通过显示器在术中实时观测成像结果。引自 Vahrmeijer A L, Hutteman M, van der Vorst J R, et al. Image-guided cancer surgery using near-infrared fluorescence[J]. Nat Rev Clin Oncol, 2013, 10(9): 507−518.

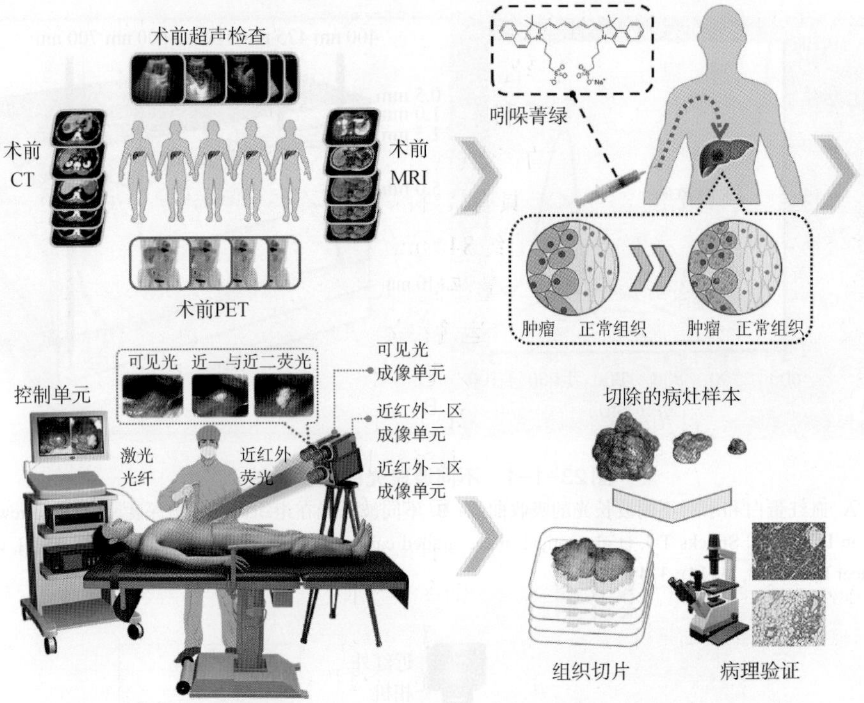

图23-1-3　多谱段近红外荧光成像开展肿瘤手术导航临床应用概念图

注：利用荧光显影剂产生的多谱段荧光，在术中实现对肿瘤病灶的高灵敏可视化，辅助外科医师探查微小、形态或影像学特征不明显的病灶组织，提升肿瘤切除的彻底性与精确性。引自 Hu Z, Fang C, Li B, et al. First-in-human liver-tumour surgery guided by multispectral fluorescence imaging in the visible and near-infrared-I/II windows[J]. Nat Biomed Eng, 2020, 4(3): 259–271.

所示。光学分子影像手术导航技术可在术中对肝癌、胃癌、肺癌等多种恶性疾病进行肿瘤边界的精准定位以及微小病灶的精准成像。在肝癌的诊断方面，该技术能够在术中高灵敏度地检测肝癌，识别一些术前影像诊断未发现的微小病灶，有助于实现肝癌的R0切除。

第二节　荧光成像造影剂和成像设备

一、荧光造影剂

荧光造影剂是光学分子影像研究及转化应用的关键组成部分。高性能的荧光造影剂能够通过静脉注射、局部注射或喷洒等方式进入活体内的循环代谢系统，并与肿瘤细胞等目标特异性地结合，从而在分子细胞层面精准区分病灶与正常组织，为精准诊断和精准外科手术奠定重要基础。在众多已发表的临床研究中，外科医师目前主要使用的荧光造影剂是吲哚菁绿（ICG）。

ICG是一种双溶性复合物，具有较好的荧光特性，当被波长750～810 nm的近红外光激发后，将释放出峰值约840 nm的近红外荧光。1954年被美国FDA批准用于肝功能储备评估和心血量评估。ICG通过静脉注射到人体内之后，与血浆中的脂蛋白结合，然后随血液运输在体内循环。绝大部分的ICG通过肝脏时被肝细胞吸收，然后通过胆管排泄入胆汁中，再随胆汁排入肠道。

近年来，随着光学分子影像技术的不断发展，以ICG作为荧光探针的光学分子影像手术导航技术在肝胆外科领域得到了广泛应用。2009年，ICG在日本首次被用于肝癌手术，实现了对肝癌病灶的实时定位。2020年，ICG首次实现了临床近红外二区手术导航，使肝癌病灶术中检测的灵敏度得到进一步提升。通过术前静脉注射ICG，近红外荧光手术导航能够在肝癌等临床手术中辅助外科医师，发现一些视诊、触诊和术中超声难以分辨的微小转移灶。目前，ICG已被许多国家批准用于多种临床手术，包括冠状动脉搭桥手术、整形手术血供评估、乳腺癌前哨淋巴结活检等。

二、荧光成像设备

由于近红外荧光无法直接被肉眼观测到，为了实时检测造影剂的荧光信号，需研制专门的光学分子影像手术导航设备。近年来，国际学者及公司在光学分子影像成像设备领域开展了大量研究。

自诺贝尔化学奖获得者钱永健教授提出光学分子影像手术导航技术概念以后，欧洲研究团队研发出了光学分子影像手术导航的原型系统，并应用到了人卵巢癌的临床手术中。目前已在临床开展试验的成像系统有日本滨松光子公司的PDE^{TM}，德国Karl Storz的D-Light P，荷兰O2view公司的Quest Spectrum Platform，美国波士顿Beth Israel Deaconess医学中心的FLARE成像系统，法国Fluoptics公司的Fluobeam成像系统等。中国科学院分子影像重点实验室从2002年起开展分子影像技术的研究，并于2011年开始了光学分子影像手术导航设备的研发，经过原理模型、原型样机的不断完善提高，取得了突破性进展。目前，中国科学院分子影像重点实验室及其技术转移的北京数字精准医疗科技有限公司、珠海市迪谱医疗科技有限公司，已形成了手持式、开放式、内窥式等系列化的光学分子影像手术导航产品，面向手术室提供全方位的外科手术影像导航系统解决方案，如图**23-2-1**所示。

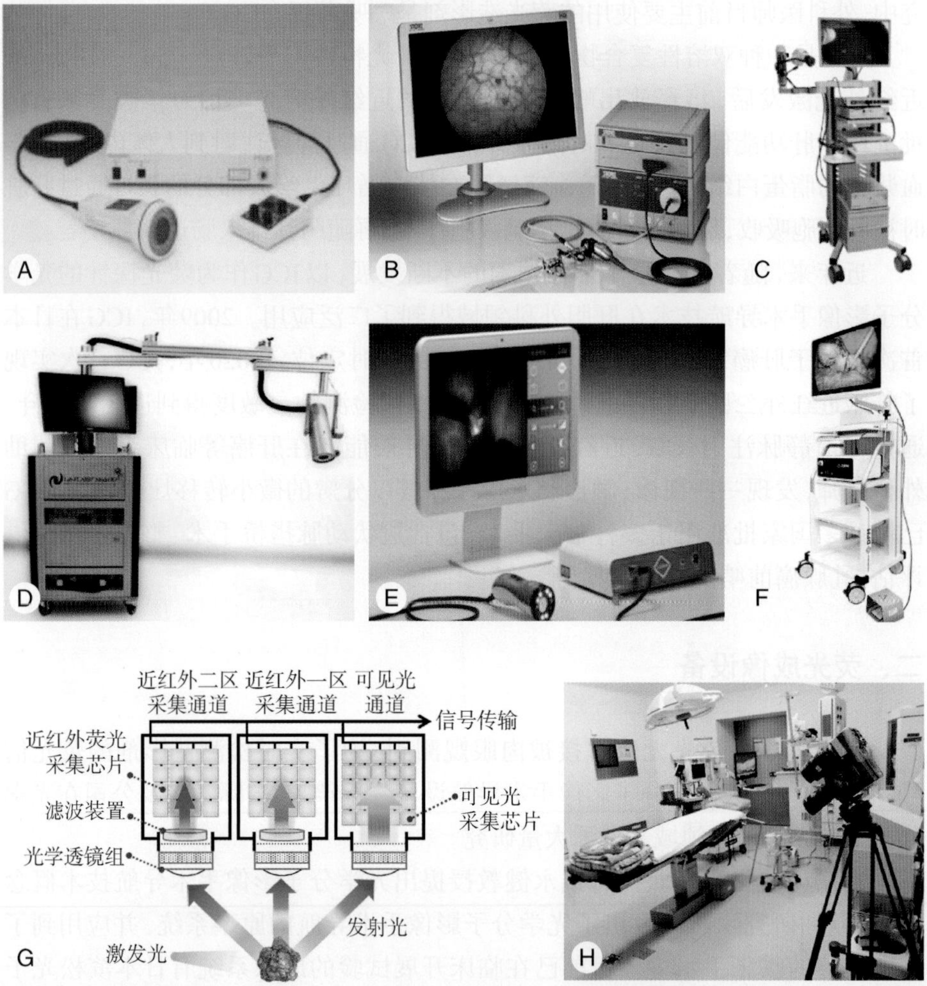

图23-2-1　光学分子影像手术导航系统

注：A. 日本滨松光子公司的PDE™；B. 德国Karl Storz的D-Light P；C. 荷兰O2view公司的Quest Spectrum Platform；D. 美国Beth Israel Deaconess医学中心的FLARE；E. 法国Fluoptics公司的Fluobeam；F. 珠海市迪谱医疗科技有限公司的DPM-Ⅲ-01；G、H. 面向近红外二区成像的多谱段术中手术导航系统。引自Hu Z, Fang C, Li B, et al. First-in-human liver-tumour surgery guided by multispectral fluorescence imaging in the visible and near-infrared-I/II windows[J]. Nat Biomed Eng, 2020, 4(3): 259－271.

第三节　吲哚菁绿荧光成像在肝癌诊断中的应用

一、术中识别肝癌病灶

2014年，在《外科肿瘤学年鉴》(*Annals of Surgical Oncology*)杂志上报道了日本东京大学团队运用ICG进行肝癌病灶识别的临床研究，共入组了170例肝癌患者，术前2～7天通过静脉注射0.5 mg/kg的ICG。在切除的276个标本中，ICG荧光成像的显影率为99%(273/276)，被识别出标本所呈现的荧光类型可分为3种：全亮型(所有癌组织都发出荧光)、部分亮型(部分癌组织发出荧光)和边缘亮型(癌组织没有荧光，而包围它的肝实质发出荧光)，如**图23-3-1**所示。

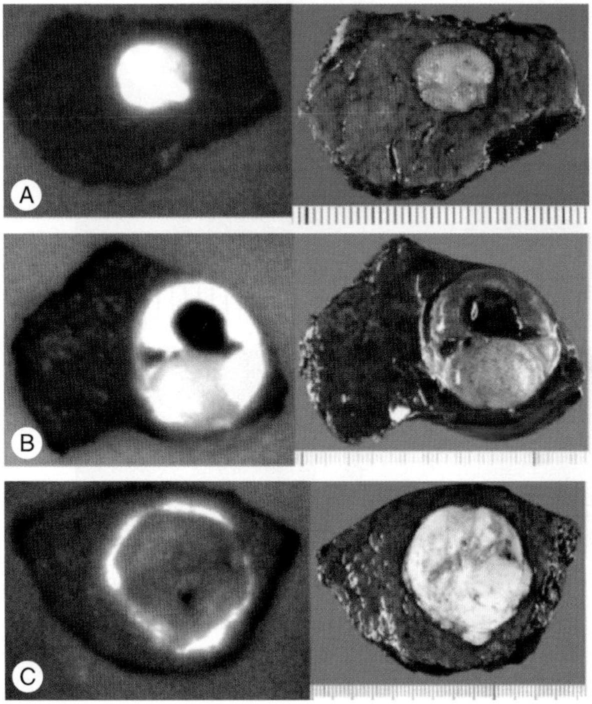

图23-3-1　肝癌标本的荧光类型
注：A.全亮型(高分化的肝癌，直径7 mm)；B.部分亮型(中等分化的肝癌，直径36 mm)；C.边缘亮型(低分化的肝癌，直径30 mm)。引自Ishizawa T, Fukushima N, Shibahara J, et al. Real-time identification of liver cancers by using indocyanine green fluorescent imaging[J]. Cancer, 2009, 115(11): 2491－2504.

二、术中识别微小卫星灶

肝内的微小转移灶很难通过术前诊断或术中观察识别出来，尤其是在腔镜手术中，触觉感知受到进一步限制。而肝内病灶的完全切除，直接关系到肿瘤的复发及患者的远期生存。对于肝脏肿瘤手术而言，术中超声是目前最常用的诊断方法。但术前超声作为一种结构式成像手段，存在一些本质上的限制：一是准确性高度依赖于术者的操作和经验，术者个体差异大；二是产生的是二维图像，在实际切除过程中必须重新定位。此外，表面小肝癌的检测仍然是术中超声的一个盲点。在此基础上，Ishikawa等探讨了ICG分子荧光影像技术在小肝癌探测中的应用价值。该试验共检测出13个术前影像学资料、术中B超、肉眼观察及触诊未发现，而ICG荧光识别的病灶。病理结果表明，其中8个为肝癌，4个为再生结节，1个为胆管增生。Abo等的研究进一步证实，即使2 mm的肝脏微小癌灶，也能被ICG荧光成像法所识别。这些研究结果表明，近红外荧光成像技术能够高灵敏度地识别现有的常规检测手段未发现的小肝癌（**见图23-3-2**），对提高肝癌的检出率具有独特的优势。

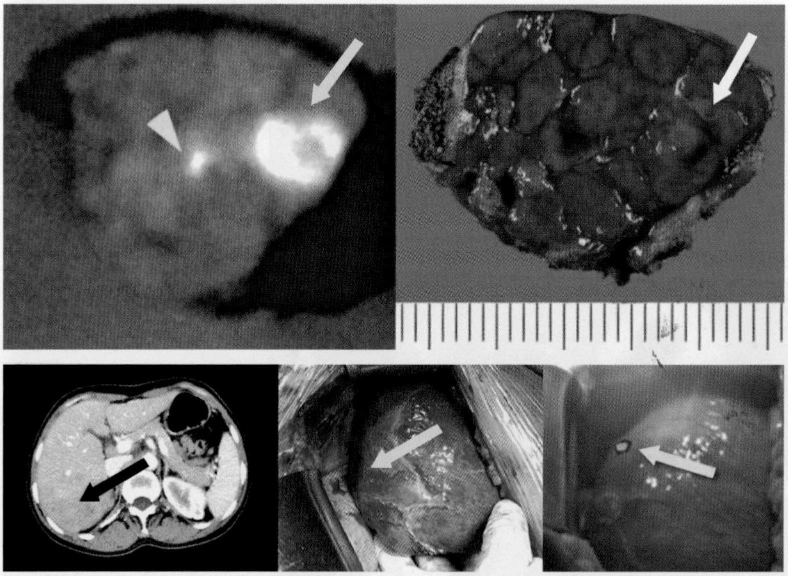

图23-3-2　近红外荧光成像技术识别出常规方法未检测到的肝癌微小卫星灶（图中箭头所示）

注：引自 Ishizawa T, Fukushima N, Shibahara J, et al. Real-time identification of liver cancers by using indocyanine green fluorescent imaging[J]. Cancer, 2009, 115(11): 2491-2504. Hu Z, Fang C, Li B, et al. First-in-human liver-tumour surgery guided by multispectral fluorescence imaging in the visible and near-infrared- Ⅰ/Ⅱ windows[J]. Nat Biomed Eng, 2020, 4(3): 259-271.

三、术中探测肝脏切缘

肝脏切缘是指在肝切除手术中，肝断面至肿瘤边缘的最近距离。切缘的大小将直接影响到肝癌手术治疗的效果和患者的预后。一方面，过小的切缘易造成肝癌细胞残余，导致较高的肿瘤复发风险；同时，过大的切缘会引发肝功能的损伤，对患者预后和手术安全性不利。尤其是合并肝硬化的患者，切除过多的肝组织将引起术后肝功能失代偿，而我国80%以上的肝癌患者合并肝炎后肝硬化。2014年10月至2015年2月，解放军总医院肝胆外科与中国科学院分子影像重点实验室合作，应用ICG荧光成像技术开展了24例肝癌切除试验。在肿瘤切除完成后，采用近红外荧光导航技术对FLR进行在体探测，从而快速、可靠地评估肿瘤是否切除干净。其中一例61岁女性患者行常规肿瘤切除术后呈现明显的荧光残留，故术中进行了快速病理检查，结果显示为低分化胆管细胞癌，与原肿瘤类型一致(**见图23-3-3**)。这一典型的医-工交叉研究充分展现了荧光分子成像在肝癌精准手术中的重要价值和广阔应用前景，该成果也在2015年的世界分子影像大会(World Molecular Imaging Congress，WMIC)上获选为亮点研究之一。

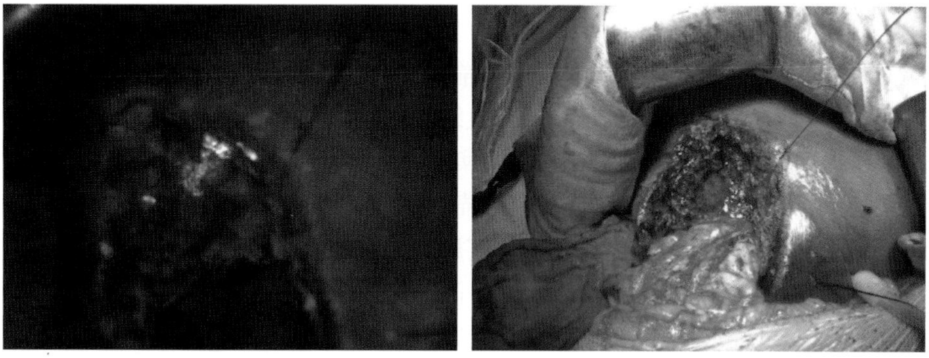

图23-3-3　ICG荧光成像法识别出肿瘤残余

四、ICG识别肝癌的基本原理

多项研究表明，ICG成像的荧光类型与肝癌的分化程度相关。注入人体内的ICG大部分被肝细胞中的有机阴离子转运体OATP1B3(organic anion transporting polypeptide 1B3)和钠离子-牛磺胆酸共转运蛋白(Na^+-taurocholate co-transporting polypeptide，NTCP)摄取，然后通过毛细胆管上表达的多药耐药相关蛋白2（multidrug resistance-associated protein 2，MRP2）载体系统经胆道系统排泄，不参与肝肠循环。在高分化的肝癌中，OATP1B3和NTCP的表达更多，一致性更高，能够摄取更多的ICG；而肝癌组织胆汁排泄受损导致ICG长时间滞留，进而形成全亮型荧光。相反，低分化肝癌中OATP1B3和NTCP的表达较少，肿瘤对周围肝实质所施加的压力致使其胆汁排泄受损，从而形成边缘亮型荧光。

五、ICG荧光成像的优劣势和展望

ICG荧光成像的主要优点是安全、灵敏和实时。ICG毒性很低，不良反应率仅为0.17%，包括休克症状（0.02%）、恶心（0.08%）、血管痛（0.04%）和发热（0.02%）。术前2周内进行过ICG排泄试验的患者，外科医师就可以在术中使用成像系统对其进行荧光成像，无须额外注射。同时，对于术前常规影像检查和术中视、触诊漏检的微小病灶，ICG成像具有很高的灵敏度，能显著提高肿瘤的检出率。肿瘤的实时成像为医师提供了一种客观、精准的指导，有助于肿瘤的彻底清除。而在肿瘤成像之外，ICG荧光在淋巴结显影、灌注评估、术中神经成像等方面同样展现出显著的应用价值和广阔的发展空间，为精准外科手术的发展提供了重要的技术支撑。

ICG荧光成像肝癌的基本原理如前文所述，并不是利用肿瘤特异性的抗原-抗体反应。因此，良性结节（如再生结节、新生胆管、肝囊肿）也可能因胆汁排泄延迟而呈现荧光，导致假阳性。事实上，在已报道的荧光成像所新发现的结节中，有40%～50%经病理证实为非肿瘤性病灶。所以，对于这些新发现的病灶需经肉眼观察、触诊和/或术中超声证实后才可额外切除。

为了克服ICG靶向性差、假阳性率高的问题，肝癌靶向性造影剂的研究已成为热点。He等选取在肝癌中高度表达的热稳定抗原CD24作为靶点，基于杂交瘤技术合成了单克隆抗体G7mAb和单链抗体片段G7S。通过荷瘤小鼠实验，证明了偶联G7mAb或G7S的荧光探针对肿瘤具有较好的靶向性。Tang等选择组蛋白去乙酰化酶HDAC6作为靶点，使用辛二酰苯胺异羟肟酸SAHA与近红外荧光染料IRDye800CW构造了新的肝癌靶向造影剂IRDye800CW-SAHA。相较于近红外一区荧光（700～900 nm，NIR-Ⅰ），近红外二区荧光（1 000～1 700 nm，NIR-Ⅱ）成像的穿透度更深、分辨率更高、自发荧光更少，故可获得更高的成像信背比。李佳等以肝癌高表达的磷脂酰肌醇蛋白聚糖-3（GPC-3）为靶点，构建了特异性NIR-Ⅱ荧光探针，探讨了其对肝癌微小转移灶早期诊断的优势。利用以上新的特异性荧光造影剂，有望进一步提高肝癌的手术切除效果。

综上所述，光学分子影像技术为肝胆外科手术带来了突破性的进展，作为一种新型的术中成像方法，ICG荧光成像已被应用于原发性肝癌切除、肝段显影、胆管显影、结直肠癌肝转移切除等多种临床手术，使手术切除的精度得到了大幅提升。同时，荧光分子成像在胃癌、脑胶质瘤、乳腺癌等手术中也展现出显著的价值。例如，福建医科大学附属协和医院胃外科团队，针对胃癌转移淋巴结的清扫难题，通过ICG术中荧光成像，有效提升了胃癌淋巴结的清扫效率，相关成果发表于外科顶级学术期刊*JAMA Surgery*。再如，首都医科大学附属天坛医院神经外科团队与中国科学院分子影像重点实验室合作，研发出新型的肿瘤靶向性荧光分子探针，对浸润性生长的脑胶质瘤实施了荧光引导的精准手术，患者预后获得明显改善。

相信在未来的临床手术中，更多高性能肿瘤靶向性荧光探针的推出，以及近红外二区荧光分子成像等新型成像技术的普及，必将加速推动肝癌等重大疾病外科手术治疗的全面进步。

参考文献

[1] Abo T, Nanashima A, Tobinaga S, et al. Usefulness of intraoperative diagnosis of hepatic tumors located at the liver surface and hepatic segmental visualization using indocyanine green-photodynamic eye imaging[J]. Eur J Surg Oncol, 2015, 41(2): 257−264.

[2] Ahmed M, Purushotham A D, Douek M. Novel techniques for sentinel lymph node biopsy in breast cancer: a systematic review[J]. Lancet Oncol, 2014, 15(8): e351−e362.

[3] Boogerd L S, Handgraaf H J M, Lam H D, et al. Laparoscopic detection and resection of occult liver tumors of multiple cancer types using real-time near-infrared fluorescence guidance[J]. Surg Endosc, 2017, 31(2): 952−961.

[4] Cahill R A, Anderson M, Wang L M, et al. Near-infrared (NIR) laparoscopy for intraoperative lymphatic road-mapping and sentinel node identification during definitive surgical resection of early-stage colorectal neoplasia[J]. Surg Endosc, 2012, 26(1): 197−204.

[5] Castven D, Becker D, Czauderna C, et al. Application of patient-derived liver cancer cells for phenotypic characterization and therapeutic target identification[J]. Int J Cancer, 2019, 144(11): 2782−2794.

[6] Chen C C, Chapman W. Intraoperative visualization of hepatocellular carcinoma with indocyanine green: revealing the mechanisms behind the glowing tumor[J]. Ann Surg Oncol, 2014, 21(2): 358−360.

[7] Chen Q Y, Xie J W, Zhong Q, et al. Safety and efficacy of indocyanine green tracer-guided

lymph node dissection during laparoscopic radical gastrectomy in patients with gastric cancer: a randomized clinical trial[J]. JAMA Surg, 2020, 155(4): 300−311.

[8] Chi C, Du Y, Ye J, et al. Intraoperative imaging-guided cancer surgery: from current fluorescence molecular imaging methods to future multi-modality imaging technology[J]. Theranostics, 2014, 4(11): 1072−1084.

[9] Dsouza A V, Lin H Y, Henderson E R, et al. Review of fluorescence guided surgery systems: identification of key performance capabilities beyond indocyanine green imaging[J]. J Biomed Opt, 2016, 21(8): 15.

[10] Gotoh K, Yamada T, Ishikawa O, et al. A novel image-guided surgery of hepatocellular carcinoma by indocyanine green fluorescence imaging navigation[J]. J Surg Oncol (2009)100(1): 75−79.

[11] Handgraaf H J M, Boogerd L S F, Höppener D J, et al. Long-term follow-up after near-infrared fluorescence-guided resection of colorectal liver metastases: a retrospective multicenter analysis[J]. Eur J Surg Oncol, 2017, 43(8): 1463−1471.

[12] He H, Tu X, Zhang J, et al. A novel antibody targeting CD24 and hepatocellular carcinoma in vivo by near-infrared fluorescence imaging[J]. Immunobiology, 2015, 220(12): 1328−1336.

[13] He K, Chi C, Kou D, et al. Comparison between the indocyanine green fluorescence and blue dye methods for sentinel lymph node biopsy using novel fluorescence image-guided resection equipment in different types of hospitals[J]. Transl Res, 2016, 178: 74−80.

[14] He K, Chi C, Li D, et al. Resection and survival data from a clinical trial of glioblastoma multiforme-specific IRDye800-BBN fluorescence-guided surgery[J]. Bioeng Transl Med, 2021, 6(1): e10182.

[15] He K, Zhou J, Yang F, et al. Near-infrared intraoperative imaging of thoracic sympathetic nerves: from preclinical study to clinical trial[J]. Theranostics, 2018, 8(2): 304−313.

[16] Hu Z, Fang C, Li B, et al. First-in-human liver-tumour surgery guided by multispectral fluorescence imaging in the visible and near-infrared-I/II windows[J]. Nat Biomed Eng, 2020, 4(3): 259−271.

[17] Ishizawa T, Fukushima N, Shibahara J, et al. Real—time identification of liver cancers by using indocyanine green fluorescent imaging[J]. Cancer, 2009, 115(11): 2491−2504.

[18] Ishizawa T, Masuda K, Urano Y, et al. Mechanistic background and clinical applications of indocyanine green fluorescence imaging of hepatocellular carcinoma[J]. Ann Surg Oncol, 2014, 21(2): 440−448.

[19] Ishizuka M, Kubota K, Kita J, et al. Intraoperative observation using a fluorescence imaging instrument during hepatic resection for liver metastasis from colorectal cancer[J]. Hepatogastroenterology, 2012, 59(113): 90−92.

[20] Kedrzycki M S, Leiloglou M, Ashrafian H, et al. Meta-analysis comparing fluorescence imaging with radioisotope and blue dye-guided sentinel node identification for breast cancer surgery[J]. Ann Surg Oncol, 2020, Nov 6. doi: 10.1245/s10434-020-09288-7. Online ahead of print.

[21] Keereweer S, Van Driel P B, Snoeks T J, et al. Optical image-guided cancer surgery:

challenges and limitations[J]. Clin Cancer Res, 2013, 19(14): 3745–3754.
[22] Li D, Zhang J, Chi C, et al. First-in-human study of PET and optical dual-modality image-guided surgery in glioblastoma using 68Ga-IRDye800CW-BBN[J]. Theranostics, 2018, 8(9): 2508–2520.
[23] Mao Y, Chi C, Yang F, et al. The identification of sub-centimetre nodules by near-infrared fluorescence thoracoscopic systems in pulmonary resection surgeries[J]. Eur J Cardiothorac Surg, 2017, 52(6): 1190–1196.
[24] Mieog J S D, Troyan S L, Hutteman M, et al. Toward optimization of imaging system and lymphatic tracer for near-infrared fluorescent sentinel lymph node mapping in breast cancer[J]. Ann Surg Oncol, 2011, 18(9): 2483–2491.
[25] Moroga T, Yamashita S, Tokuishi K, et al. Thoracoscopic segmentectomy with intraoperative evaluation of sentinel nodes for stage I non-small cell lung cancer[J]. Ann Thorac Cardiovasc Surg, 2012, 18(2): 89–94.
[26] Nguyen Q T, Tsien R Y. Fluorescence-guided surgery with live molecular navigation—a new cutting edge[J]. Nat Rev Cancer, 2013, 13(9): 653–662.
[27] Okusanya O T, Holt D, Heitjan D, et al. Intraoperative near-infrared imaging can identify pulmonary nodules[J]. Ann Thorac Surg, 2014, 98(4): 1223–1230.
[28] Onda N, Kimura M, Yoshida T, et al. Preferential tumor cellular uptake and retention of indocyanine green for in vivo tumor imaging[J]. Int J Cancer, 2016, 139(3): 673–682.
[29] Tang C, Du Y, Liang Q, et al. Development of a novel histone deacetylase-targeted near-Infrared probe for hepatocellular carcinoma imaging and fluorescence image-guided surgery[J]. Mol Imaging Biol, 2020, 22(3): 476–485.
[30] Toh U, Iwakuma N, Mishima M, et al. Navigation surgery for intraoperative sentinel lymph node detection using Indocyanine green (ICG) fluorescence real-time imaging in breast cancer[J]. Breast Cancer Res Treat, 2015, 153(2): 337–344.
[31] Weissleder R, Pittet M J. Imaging in the era of molecular oncology[J]. Nature, 2008, 452(7187): 580–589.
[32] Vahrmeijer A L, Hutteman M, van der Vorst J R, et al. Image-guided cancer surgery using near-infrared fluorescence[J]. Nat Rev Clin Oncol, 2013, 10(9): 507–518.
[33] van Dam G M, Themelis G, Crane L M A, et al. Intraoperative tumor-specific fluorescence imaging in ovarian cancer by folate receptor-alpha targeting: first in-human results[J]. Nat Med, 2011, 17(10): 1315–1319.
[34] Wu M R, Huang Y Y, Hsiao J K. Use of indocyanine green (ICG), a medical near infrared dye, for enhanced fluorescent imaging-comparison of organic anion transporting polypeptide 1B3 (OATP1B3) and sodium-taurocholate cotransporting polypeptide (NTCP) reporter genes[J]. Molecules, 2019, 24(12): 2295.
[35] Yamamoto M, Nishimori H, Handa T, et al. Quantitative assessment technique of HyperEye medical system angiography for coronary artery bypass grafting[J]. Surg Today, 2017, 47(2): 210–217.
[36] 方驰华，王晓颖，刘允怡．计算机辅助联合吲哚菁绿分子荧光影像技术在肝脏肿瘤诊断

和手术导航中应用指南（2019版）[J]. 中国实用外科杂志，2019，39（7）：6-15+19.
[37] 李佳，李勇，占美晓，等. 近红外二区成像中通过靶向磷脂酰肌醇蛋白聚糖-3早期诊断肝癌转移实验研究[J]. 介入放射学杂志，2020，29（6）：591-595.
[38] 刘兵，迟崇巍，袁静，等. 吲哚菁绿近红外荧光显像技术在肝细胞癌肝切除术中的应用价值[J]. 中华消化外科杂志，2016，15（5）：490-495.

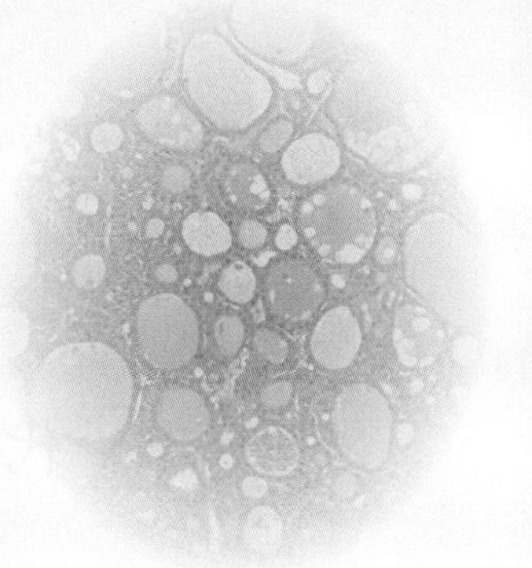

第二十四章

肝癌发生过程中的代谢组学研究

李　敏　王永强　陶用珍　尹慧勇

代谢异常是肿瘤的重要特征之一，在肿瘤的发生、发展过程中肿瘤细胞利用代谢重编程来满足自身快速增殖的需要。肝癌是临床上最常见的恶性肿瘤之一，其发病率和病死率均居于各类癌症前列，门静脉癌栓(PVTT)的形成是导致肝癌预后差的主要原因。现有的肝癌肿瘤标志物主要是甲胎蛋白(AFP)，尚无法满足对肝癌进行临床早期检测和诊断的要求。代谢组学是研究特定生物体系在正常及特定刺激下所有代谢通路及产物的变化，并对其进行定性和定量分析的一门学科。研究者利用质谱、色谱、磁共振成像(MRI)等技术手段从健康人群及肝癌患者的血液、尿液、粪便、组织等生物样本中寻找代谢产物的差异，以期发现潜在的肝癌诊断和治疗靶点，并探讨其应用价值。本章主要介绍近年来代谢组学在肝癌中的研究进展。

［通信作者］　尹慧勇，Email: hyyin@sibs.ac.cn

第一节　代谢组学及其在肝癌研究中的应用

一、代谢组学概述

（一）代谢组学的发展史及概念

近代生物学的历史主要是分子生物学和细胞生物学的发展史。目前为止，生物学的研究已经取得了大量的成就，在细胞和分子水平对生物体已经有了非常具体的了解。但是生物体具有复杂性，仅仅研究基因和蛋白质并不能很好地解释生物体整体功能的实现，而且忽略了生物体系统中各个层面的相互作用，限制了生物科学的发展。在这个背景下，为了对生物体系统基因、转录、蛋白质和代谢水平进行整体性认识，出现了"组(-ome)"和"组学(-omics)"的概念。对于现已提出的相关概念，可以大体归纳为4个方面：基因组/基因组学(genome/genomics)、转录组/转录组学(transcriptome/transcriptomics)、蛋白质组/蛋白质组学(proteome/proteomics)、代谢组/代谢组学(metabolome/metabolomics)。组学的研究策略是对生物体系统中的所有生物分子进行定性和定量分析，由于得到的数据量庞大，因而也需要生物统计学和生物信息学等相关学科的支持。

在过去的几十年里，常用专业术语如代谢物轮廓分析(metabolite profiling)、代谢指纹分析(metabolic fingerprinting)来定义和归类代谢相关的研究。1998年，"代谢组"这个词语首次在文献中出现，Oliver等检测了敲除和过表达某一基因后酵母中各代谢物的变化。后来，"代谢组"一词就被用来描述某一生物体中存在的所有代谢物。1999年，Nicholson首次提出代谢组学的概念，使用"metabonomics"一词来命名代谢组学，即对生物体因生理刺激和遗传修饰等引起的多种代谢反应动态变化的定量检测。2001年，Feign提出了"metabolomics"的概念，认为代谢组学的研究方法主要包括代谢物靶标分析(metabolite targeted analysis)、代谢轮廓分析(metabolite profiling)、代谢组学(metabolomics)、代谢指纹分析(metabolite fingerprinting)4个层次的分析。代谢物靶标分析，即定量分析特定的代谢物组分；代谢轮廓分析，即对特定代谢过程中的结构或性质相关的一系列代谢物进行定量测定；代谢组学，即定性或定量分析一个生物体系统的全部代谢物；代谢指纹分析，即定性或半定量分析样品中的全部代谢物，比较图谱的差异，快速鉴定和分类。这些概念目前已被学术界广泛接受。

DNA、mRNA以及蛋白质为生物学过程的发生提供了必要的物质准备，但是这个过程也有可能不发生，而代谢物反映了已经真实发生的生物学事件，生物体的基因和蛋白质变化最终会反映在代谢物的变化上，而且代谢物的种类远少于基因和蛋白质，因而通过代谢物可以更加容易、准确地识别生物体的变化规律。目前，运用代谢组学技术可以检测细胞、组织、血液、尿液及其他生物样本在疾病发生和发展、药物毒性或者基因功能改变等条件下引起的代谢物变化，由此得到的数据可以用于临床诊断、疾病治疗和预后评估，对人类健康将起重要的推动作用。

（二）代谢组学的分类及研究流程

1. 代谢组学的分类

代谢组学按照研究目的的不同，分为靶向代谢组学（targeted metabolomics）和非靶向代谢组学（untargeted metabolomics）。靶向代谢组学的研究对象为几种或几类结构、性质相似或某一代谢途径上的代谢物，如脂质组学（lipidomics）等，是一种定量或者半定量的分析方法。非靶向代谢组学的研究对象是生物样品中所有的代谢物，是一种定性或者半定量的分析方法。

2. 代谢组学的研究流程

1）提出生物学问题和实验设计

代谢组学研究的第一步是一个清晰直接的生物学问题的提出。根据提出的研究问题，确定实验设计方案，包括靶向/非靶向代谢组学的选择、对照组和实验组的样本数量、样本种类（如细胞、组织、血液、尿液等）、样本采集及保存、样品处理、检测方法和分析平台的建立等。

2）样品采集和制备

常用的生物样品分为两类，一是体液样品，二是固体和半固体样品。前者包括血液（血清和血浆）、尿液、细胞培养液、脑脊液、唾液、汗液等，后者包括细胞、组织、微生物等。生物样品中代谢物的理化性质和浓度差异很大，选择样品采集和制备方法时应充分考虑到样品的理化性质、分析目的和分析平台。靶向代谢组学强调分析检测的高度选择性，尽量去除样品中干扰物质的影响，提高目的代谢物的浓度。非靶向代谢组学则侧重于分析尽可能多的代谢物。代谢组学中样品制备主要包括样品采集、淬灭、储存、干燥、萃取、衍生等，整个处理过程要尽量保证样品中含有尽可能多种类的代谢物，尽量减少代谢物含量的损失。在具体疾病背景下的样品处理方法可以检索并参考相关文献。

3）数据采集

目前,代谢组学的常用分析平台主要有核磁共振(nuclear magnetic resonance, NMR)、光谱（spectroscopy）、质谱（mass spectrometry）、高效液相色谱（high performance liquid chromatography, HPLC）以及这些技术的耦联技术，如液相色谱与质谱联用技术（liquid chromatography-mass spectrometry, LC-MS）、气相色谱与质谱联用技术（gas chromatography-mass spectrometry, GC-MS）等。

（1）1999年, Nicholson首次提出以NMR技术为主的代谢组学研究模式，最初应用于药物安全性评价。NMR产生的图谱是通过磁场和射频脉冲作用在原子核形成的。对于奇数质量数的原子，磁场可以使原子核旋转，即核自旋。射频脉冲激发原子核并引起原子核共振，使原子核从低能量状态跃迁至高能量状态；在停止射频脉冲后，原子核按特定频率发出射电信号，并将吸收的能量释放出来，被接收器收录，经电子计算机处理获得图谱，即NMR谱，信号强度取决于相同原子核的数量。在NMR中常被利用的原子核有^{1}H、^{13}C、^{17}O、^{19}F、^{31}P等。

NMR技术的样本处理简单，甚至可直接进样，能够较全面地分析样本成分，是一种高通量的快速检测分析方法。相比于质谱来说，NMR灵敏度较低、选择性较差，代谢物的分析范围有限，难以进行准确的定量分析。

（2）基于GC-MS样品分析过程中，易挥发和热稳定性高的成分首先通过气相色谱得到较好的分离，然后经电子轰击质谱检测，因此，大多数样品都要首先进行干燥处理，然后进行衍生化处理。这对样品的稳定性至关重要，样品中水分的存在会严重影响衍生化产物的结构。GC-MS对难挥发和高分子质量的代谢物检测效果较差，易挥发的组分更容易检测。目前，GC-MS在代谢组学的研究中多应用于靶向代谢物分析。

GC-MS的电离方法主要有电子轰击电离（electron impact）、正化学电离（chemical ionization）、负化学电离（negative chemical ionization, NCI），前两者较为常用。电子轰击电离不具有选择性，离子化效率高且碎片较丰富，碎片提供了分子结构的重要信息。化学电离产生的碎片较少，但它能产生准分子离子（pseudo-molecular ions, M+1），有利于相对分子质量的确定。NCI主要用于带负电基团的化合物，如含有卤素的化合物。GC-MS常用的质量分析器有四级杆质量分析器、离子阱质量分析器、飞行时间质量分析器等。

（3）不同于GC-MS，LC-MS对检测温度和样品成分的挥发性要求较低，一般不需要衍生化处理，简化了样品制备过程。通常来说，样品经过代谢物提取和蛋白质沉淀处理后，在有机溶剂中稀释到一定的浓度后就可进入LC-MS分析系统。样品中目标代谢物以外的组分被称为基质，基质的存在会影响分析结果的准确性,这种现象称为质效应。LC-MS普遍存在基质效应。

(4) 根据液相的柱效,可分为HPLC和超高效液相色谱(ultra-pressure liquid chromatography, UPLC),后者的灵敏度、峰响应值、分析时间、分离的物质种类均优于前者,更适用于高通量样品分析。在实际应用中,可使用填料不同的色谱柱,如C18、Amid、HILIC等,可以更全面地分析样本中代谢物的差异。

(5) 根据电离方式,可分为电喷雾离子源(electron spray ionization, ESI)和大气压化学电离源(atmospheric pressure chemical ionization, APCI)两种工作方式的质谱。ESI可同时分析挥发性和非挥发性代谢产物,适用于极性和大分子化合物的分析。与ESI相比,APCI的基质效应较小,受流动相中缓冲盐影响较小,主要用于分析非极性和小分子化合物。在代谢组学的研究过程及应用中可同时使用不同的电离方式,以增加样品中被分析检测的代谢物种类。

(6) 根据质量分析器工作原理,质谱主要分为三重四级杆(triple quadrupole, TQD)、飞行时间(time of flight, TOF)、傅里叶变换离子回旋共振(Fourier transform ion cyclotron resonance, FTICR)、离子阱(ion trap)。其中,TQD重现性较好,应用范围广泛,主要用于定量分析特定代谢产物在体内代谢的变化;后3种技术用于常高分辨质谱技术,主要用于定性分析。

除了上述提到的分析技术,代谢组学中还有很多其他的分析技术,如毛细管电泳质谱(capillary electrophoresis-mass spectrometry, CE-MS)、傅里叶变换红外光谱(Fourier transform infrared spectroscopy, FT-IR)、基质辅助激光解吸电离飞行时间质谱(matrix-assisted laser desorption/ionization time-of-flight mass spectrometry, MALDI-TOF-MS)等。代谢组学是一门技术依赖的学科,现代分析技术的不断革新,对于代谢组学的发展将会起到重要的推动作用。

4) 数据分析

代谢组学研究中的数据分析包括无监督模式识别方法和有监督模式识别方法,其中无监督模式识别方法主要包括主成分分析(principal component analysis, PCA)、分层聚类分析(hierarchical cluster analysis, HCA)等。有监督识别模式方法主要包括偏最小二乘判别分析(partial least squares-discriminant analysis, PLS-DA)、正交信号校正技术偏最小二乘分析(orthogonal signal correction partial least squares, OPLS)、正交信号校正技术偏最小二乘判别分析(orthogonal signal correction partial least squares-discriminant analysis, OPLS-DA)、随机森林分析(random forests, RF)等,其中PCA、PLS-DA、OPLS-DA最为常用。

仪器分析产生的原始数据要进行去噪、基线校正、重叠峰解析等处理,预处理使其归一化、标准化,然后选择合适的数据分析方法建立模型,最后进行单维或者多维统计分析，筛选差异代谢物。分析代谢组学数据需要专门的数理统计和生物信息学软件。目前代谢组学常用的软件大致分为开放性软件和仪器自带软件，前者包括MATLAB（matrix laboratory）、SAS（statistics analysis system）、R软件等，后者即为各个质谱公司开发的适配于仪器的软件。

5）代谢物鉴别及代谢通路整合

代谢物鉴别一般只出现在非靶向代谢组学中。代谢物鉴别可以借助各种共享的数据库，如HMDB、KEGG、PubChem、METLIN、MassBank、LIPID MAPS等；代谢通路整合可以借助KEGG、MetaCyc、SMPDB、MetaboLights、Reactome等。

6）阐释生物学意义

代谢组学的目的就是找到生物体在外界或者生理、病理刺激后产生的代谢变化，通过生物统计的方法找到相关的代谢通路或者生物标志物。因此，代谢组学的主要应用领域是临床检测和诊断以及药物开发，并为精准化个体医疗提供依据。

（三）代谢组学发展的挑战与展望

生物体中的代谢物有成千上万种，尽管各种分析技术和仪器设备的进步使得代谢组学的研究取得了很大的进展，但是由于生物样本的复杂性和差异性以及每个技术平台的局限性，没有任何一个技术平台能够测定所有的代谢物，目前代谢组学研究的也只是全部代谢物的一小部分。因此，如何拓宽代谢组学检测的代谢物范围，排除外界因素干扰是代谢组学需要解决的问题之一。此外，进一步解释所发现的代谢物与生物学过程之间的关联，与疾病发生和发展之间的关系，发现可以用于临床诊断、治疗及预后评价的代谢物，这是在解析致病机制和临床应用上对代谢组学提出的更高要求。总之，代谢组学目前尚处于发展的起始阶段，相信随着方法和技术的不断完善和提高、科学的进步，代谢组学将为人类健康的发展发挥更重要的作用。

二、代谢组学在肝癌研究中的应用

肝癌是临床上最常见的恶性肿瘤之一，其发病率和病死率分别居全球恶性肿瘤的第6位和第3位。全球每年新发肝癌病例数达80万人以上，其中超过一半在中国，近年来西方国家中肝癌发病率也呈现明显上升趋势。肝癌的主要致病因素有肝炎病毒、酒精、非酒精性脂肪肝等。索拉非尼是目前临床上用于肝癌治疗唯一有效的药物。随着医学的进步，肝癌患者的生存率有所提高，但预后还是不尽如人意，一个主要原因就是肝癌很容易侵犯肝门静脉并向门静脉转移，形成PVTT。目前肝癌的临床诊断主要是血清AFP指标结合影像学检查，但是AFP诊断的局限性在临床上的表现越来越明显。因此，探寻高敏感度、高特异度、低创伤性的肝癌诊断标志物迫在眉睫。

代谢异常是肿瘤的一个重要特征，它不仅是肿瘤发生和发展的结果，而且还可能直接参与肿瘤的发生和发展。代谢组学是研究肝癌代谢的主要方法之一，同时有助于揭示肝癌的致病机制和寻找肝癌的临床诊断生物标志物。

在肝癌的代谢组学研究中，以血液样本研究得最多。通过比较不同阶段的肝癌患者与健康者的血清或血浆中代谢产物的差异，发现有统计学意义的代谢物并探讨其临床应用价值，目前已经取得很多的研究成果。尿液留取简单，也常用于肝癌代谢组学的研究。例如，研究人员发现甘氨酸、丙氨酸、半胱氨酸、酪氨酸、苯丙氨酸、苏氨酸等氨基酸以及次黄嘌呤、嘧啶、木糖酸等在肝癌患者尿液中发生变化，在肝癌诊断中具有潜在的应用价值。血液和尿液虽然获取简单，但是靶向性和特异性均低于组织。基于UPLC-MS平台，Huang等对50例肝癌患者的癌旁远端组织、癌旁近端组织、癌组织进行代谢物分析，发现肝癌患者体内存在着多种类型的代谢异常，包括糖酵解加速，三羧酸循环、糖异生减弱；脂肪酸代谢也发生异常，发生变化的代谢物包括胆汁酸代谢物、胆固醇、脂类代谢物、氨基酸等。近年来越来越多的研究表明，肠道菌群与肝癌的发生和发展存在一定的相关性，所以对粪便进行代谢组学研究为肝癌代谢组学研究提供了一个新思路。粪便中肠道菌群很丰富，包含了因疾病发生而改变的代谢信息，可以很好地反映菌群与机体对代谢物的共同作用。这部分内容在本章的后续部分会有更详细的阐述。

肝癌的发生和发展是一个极其复杂的过程，通过对上述各种生物样本的代谢谱研究，已经发现了很多代谢物的异常表达，对这些异常代谢产物所在的代谢途径进行深入分析，阐释其作用机制，评价临床应用价值，寻找理想的肝癌生物标志物，同时开发新的检测技术是今后代谢组学的重要研究方向。

第二节　糖代谢与肝癌

一、糖代谢

糖是一类化学结构为多羟醛或多羟酮及其衍生物或水解时能产生这些化合物的物质。在人体内，糖的主要存在形式是葡萄糖及糖原。葡萄糖是糖在血液中的运输形式，在体内糖代谢中占主要地位。糖原是葡萄糖的多聚体，包括肝糖原、肌糖原等，是糖在体内的储存形式。葡萄糖和糖原都能在体内氧化为人体提供能量，这里所说的糖主要指葡萄糖。

体内糖的主要来源是食物中的糖，食物主要是淀粉，还包括一些双糖如乳糖、蔗糖等。多糖和双糖都必须被酶催化水解成单糖（主要是葡萄糖）才能被人体吸收，这一过程主要在小肠发生。葡萄糖经血液运输到各组织细胞进行代谢。血液中的葡萄糖称为血糖，血糖浓度是反映机体内糖代谢情况的一项重要的生理指标。在正常情况下血糖浓度相对恒定，这是神经系统、激素和组织器官共同调节的结果。神经系统对血糖浓度的调节主要通过下丘脑影响胰岛素、胰高血糖素、肾上腺素、糖皮质激素、生长激素及甲状腺激素等激素之间的协同或拮抗作用来维持血糖的稳定。肝脏是调节血糖浓度最主要的器官。血糖浓度和各组织细胞膜上的葡萄糖转运体（glucose transporter，GLUT）是器官水平调节的主要影响因素。在正常血糖浓度情况下，各组织细胞通过细胞膜上的GLUT摄取葡萄糖作为能量来源。当血糖浓度过高时，肝细胞膜上的GLUT2快速摄取过多的葡萄糖进入肝细胞，合成肝糖原以降低血糖浓度。血糖浓度过高会刺激胰岛素分泌，导致肝脏及肌肉细胞膜上GLUT4合成增加。GLUT4对葡萄糖亲和力高可以加快对血液中葡萄糖的吸收，合成肝糖原、肌糖原储存起来。当血糖浓度偏低时，肝脏通过分解肝糖原升高血糖浓度。在体内，葡萄糖的代谢途径主要有无氧酵解、有氧氧化、戊糖磷酸途径、三羧酸循环、糖异生、糖原合成和分解等，具体请参见后续内容。

二、糖酵解

（一）糖酵解概述

正常组织细胞在将葡萄糖进行分解，形成2分子丙酮酸并提供能量，这一过程称为糖酵解。糖酵解共有10步反应，前5步称为准备阶段，1个6C的葡萄糖转化为2个3C化合物，消耗2个腺苷三磷酸（adenosine triphosphate，ATP）用于葡萄糖的活化，这一阶段没有发生氧化还原反应；后5步为释能阶段，1分子的3C化合物经酶催化生成1分子的丙酮酸，第7步和第10步发生两次底物水平磷酸化，生成2分子的ATP，这样，1个葡萄糖分子在糖酵解的第二阶段共产生4个ATP、2个烟酰胺腺嘌呤二核苷酸（nicotinamide adenine dinucleotide，NADH）和2个H^+，产物为2个丙酮酸，NADH和H^+会进入线粒体（mitochondrion）中参与呼吸链，如图**24-2-1**所示。

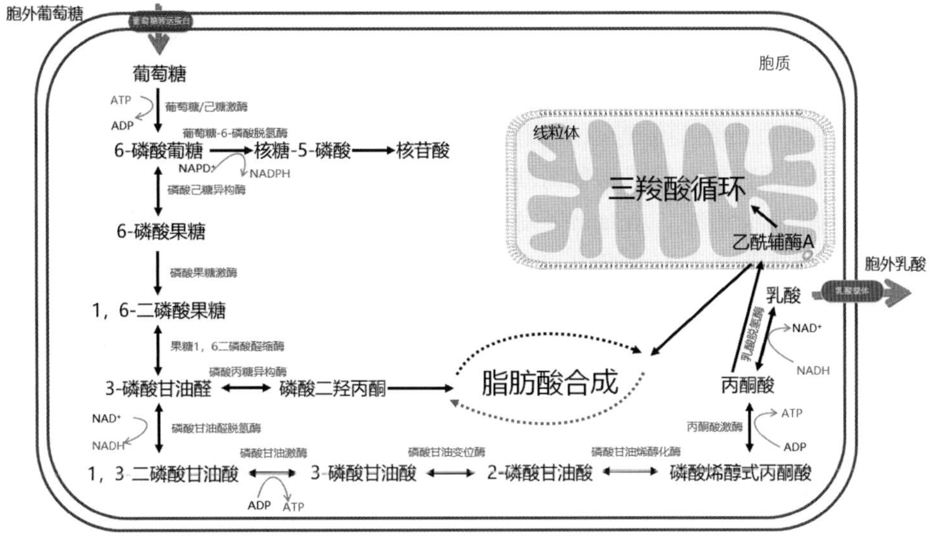

图24-2-1　糖酵解代谢途径的全过程及其相关代谢途径

（二）糖酵解与肝癌

氧化磷酸化是指包括糖、脂、氨基酸等在内的有机物在分解过程的氧化步骤中释放能量驱动ATP合成的过程。在正常情况下，组织细胞中大约90%的ATP都来源于线粒体的氧化磷酸化，只有大约10%的ATP来源于糖酵解途径。1920年，Warburg发现了肿瘤的代谢异常，与正常组织相比，即使在有氧条件下，肿瘤组织仍然优先利用糖酵解供能而不是氧化磷酸化，并生成大量乳酸，这种现象称为Warburg效应。20世纪80年代，随着正电子发射断层显像（positron emission tomography，PET）的发展，利用氟代脱氧葡萄糖（^{18}F-deoxyglucose，^{18}FDG）研究发现，在肿瘤组织中50%～70%的ATP都来自糖酵解途径。随着研究的深入，人们逐渐了解到肿瘤细胞的快速增殖使得肿瘤细胞内部常处于低氧或缺氧的状态，选择糖酵解途径可以提高细胞对缺氧环境的耐受能力，避免因过度氧化磷酸化生成的活性氧（ROS）引起细胞凋亡。糖酵解虽然ATP产生效率低，但速度比氧化磷酸化快，这也保证了肿瘤细胞的快速增殖。同时，肿瘤细胞可以利用糖酵解的中间代谢产物为脂类、核苷酸、氨基酸等的合成代谢提供原料。糖酵解产生的大量乳酸和H^+可以酸化破坏肿瘤细胞周围的细胞基质，促进肿瘤细胞迁移。Warburg效应也同样存在于肝癌中。近年来，研究人员正在努力探索通过抑制肝癌糖酵解途径的关键酶、解析代谢重构的分子机制来靶向治疗肝癌的可能性。

1. 糖酵解途径中的关键酶和肝癌

糖酵解的起始步骤是由葡萄糖从血液中转运到细胞质中引发的。GLUT 1～4是最常见的葡萄糖转运载体。GLUT1是红细胞膜上的葡萄糖转运蛋白，GLUT2主要负责葡萄糖进入肝细胞，GLUT3主要负责神经元的葡萄糖摄取，GLUT4是一种胰岛素敏感型葡萄糖转运蛋白，主要表达在对胰岛素敏感的组织中，如脂肪、肌肉组织。Amann等发现，在肝癌肿瘤组织中，GLUT1的mRNA和蛋白表达均显著高于正常组织，并且发现高表达GLUT2的患者预后较差。

己糖激酶（hexokinase，HK）催化糖酵解的第一个反应，使葡萄糖磷酸化生成葡萄糖-6-磷酸，是糖酵解的第一个限速酶。在HK家族中，HK2表现出对葡萄糖的高亲和性，跟癌旁组织相比，HK2在肝癌组织中的表达显著上升，与患者预后差存在相关性。在正常的肝细胞中DNA甲基化程度高，HK2几乎不表达，而在肝癌细胞中DNA的甲基化程度低，HK2表达量增高，这说明肿瘤中HK2的高表达与DNA甲基化有直接关系。PET/CT扫描显示，在肝癌细胞中，过表达HK2可以明显增强细胞对^{18}FDG的摄取。Jin等研究表明，HK2受*miR-125*调控，进而影响肝癌细胞的增殖和代谢重构。此外，在肝癌中HK2也受*STAT3*调控。

三磷酸甘油醛脱氢酶（glyceraldehyde-3-phosphate dehydrogenase，GAPDH）之前一直被认为是一个在细胞中稳定表达的管家基因并被广泛用作内参基因，近年来有研究发现，GAPDH在肝癌组织中的表达增加，多种肿瘤相关因子（如胰岛素、HIF-1、NO和P53）均可以调控GAPDH的表达和功能。在肝癌中，GAPDH表达增加，丝氨酸生物合成途径的第一个催化酶PHGDH也增加，促进了丝氨酸及甲硫氨酸的合成，影响组蛋白的甲基化，从而促进癌细胞的增殖。

丙酮酸激酶（pyruvate kinase，PK）催化糖酵解途径中磷酸烯醇式丙酮酸去磷酸化形成丙酮酸并产生ATP，也是糖酵解途径的限速酶。PK包括4种亚型，即PKL、PKR、PKM1、PKM2，其中PKL主要在肝脏组织中表达，PKR主要在红细胞中表达，PKM1在正常细胞中组成型表达，PKM2主要表达于核酸合成旺盛的细胞，如正常增殖的细胞、干细胞、胚胎细胞、肿瘤细胞等，特别是可作为肿瘤细胞中的标志性同工酶。在肝癌中PKM2表达上调，受*miR-122*调控。PKM2对底物的亲和性低，催化活性低，导致中间产物积累，为戊糖磷酸途径提供了DNA合成的原料，促进了肿瘤细胞增殖。

乳酸脱氢酶（LDH）催化糖酵解的最后一步反应是使丙酮酸转化为乳酸。LDHA在肝癌细胞中表达增加，促进肿瘤细胞的增殖和迁移。一系列的临床研究表明，血清LDH水平可作为潜在的肝癌临床诊断、预后评价的生物标志物。

2. 糖酵解途径参与的信号通路与肝癌

腺苷酸单磷酸活化蛋白激酶（AMP-activated protein kinase, AMPK）是受AMP调节的一种激酶，在哺乳动物中高度保守。AMPK可以调控ATP的产生和分解，被称为代谢和能量感受器。蛋白激酶LKB1通过磷酸化AMPK使其激活，进而调控糖代谢。同时，AMPK还可以影响糖酵解关键酶PFK的活性并影响GLUT蛋白表达。因此，AMPK信号通路对肝癌及其他肿瘤糖代谢具有重要意义。

PI3K/Akt信号通路主要参与细胞能量代谢、细胞增殖等生物学过程，在包括肝癌在内的众多癌症中处于激活状态。PI3K/Akt信号通路调控糖酵解主要通过对GLUT、HK等代谢酶的调控实现。Akt也可激活mTOR，促进HIF-1α的表达，进而导致HIF-1α相关糖酵解基因的表达。

雷帕霉素靶蛋白（mTOR）是哺乳动物体内一种高度保守的丝氨酸/苏氨酸蛋白激酶，营养物质、生长因子等使其激活，参与细胞内能量代谢、脂质合成、溶酶体的生物合成、自噬等众多生物学过程。mTOR由两种不同的复合物组成，分别为mTORC1和mTORC2，其活性调节可通过对上游AMPK、Akt蛋白和下游S6K的调控实现。mTOR信号通路可以通过激活Akt，促进GLUT表达从而增强葡萄糖转运来调控糖酵解，同时也可以诱导癌基因*c-Myc*上调来调控糖酵解。

3. 参与调控糖酵解的转录因子和miRNA

*P53*是研究最为广泛的抑癌基因，在肿瘤中存在多种突变体，可参与PI3K/Akt和AMPK信号通路并间接调控糖代谢，也可通过对GLUT蛋白的调控来影响糖酵解。

*c-Myc*基因参与核糖体和线粒体的生物合成、细胞周期、葡萄糖代谢、谷氨酰胺代谢等，与细胞代谢的改变和肿瘤发生有密切的联系，LDHA、GLUT1、HK2均是*c-Myc*的靶基因。

HIF-1在包括肝癌在内的很多种癌症中过度表达，参与糖酵解、三羧酸循环、谷氨酰胺代谢基因表达的调控。在糖酵解中，*HK*、*GLUT*、*PKM*、*GAPDH*均是HIF-1的靶基因。

CD147是一个跨膜蛋白，在肝癌和很多种癌症中高表达，通过促进糖酵解、抑制氧化磷酸化来重构癌细胞的糖代谢。

miRNA是细胞内一类20～22个核苷酸组成的非编码RNA，它在基因的转录后水平对其进行调控，参与细胞的生长、增值、分化、凋亡、代谢及信号转导等一系列生物系过程。一个基因可受多种miRNA调控，一种miRNA也可同时调控多个基因。现已发现多种miRNA调控着糖酵解途径上的各种代谢酶，

miRNA对AMPK、PI3K/Akt等信号通路也存在调控作用。

三、戊糖磷酸途径

戊糖磷酸途径（pentose phosphate pathway）是生物体内普遍存在的一条葡萄糖氧化分解的重要代谢途径，起始代谢物是葡萄糖-6-磷酸，经代谢产生NADPH和核糖-5-磷酸。该途径发生在胞质，包括氧化和非氧化阶段。在氧化阶段，葡萄糖-6-磷酸转化为核酮糖-5-磷酸和二氧化碳（CO_2），同时生成2分子NADPH。该阶段的两步脱氢反应在生理条件下是不可逆的，是整个戊糖磷酸途径的限速步骤，对应的催化酶葡萄糖-6-磷酸脱氢酶（glucose-6-phosphate dehydrogenase，G6PD）和6-磷酸葡糖酸脱氢酶（6-phosphogluconate dehydrogenase，6PGD）是戊糖磷酸途径的限速酶；在非氧化阶段，由转酮酶（transketolase，TKT）催化，核酮糖-5-磷酸异构化生成核糖-5-磷酸或转化为糖酵解的中间代谢产物果糖-6-磷酸和甘油醛-3-磷酸。除提供能量外，戊糖磷酸途径主要是为各种生物合成代谢提供原料，如为脂肪酸、胆固醇的生物合成提供NADPH，为核苷酸的合成提供核糖-5-磷酸等（**见图24-2-2**）。

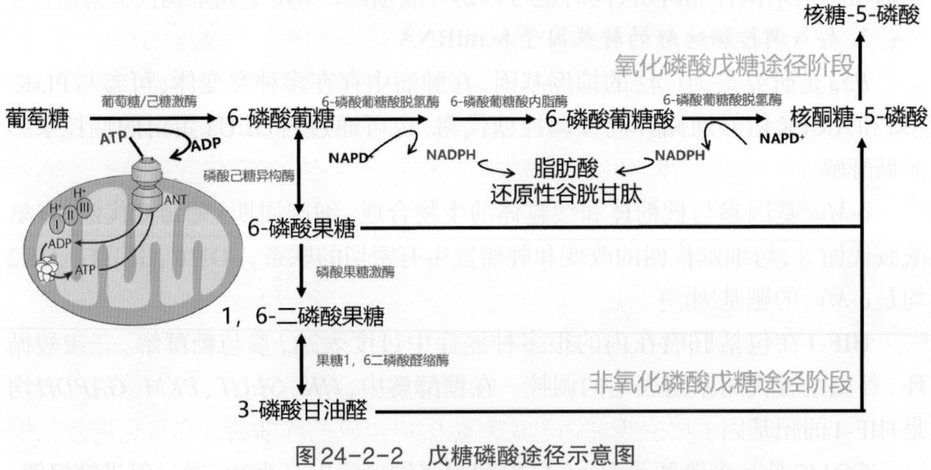

图24-2-2　戊糖磷酸途径示意图

研究表明，在肝癌中戊糖磷酸途径是被激活的，主要表现在以下两方面。首先，氧化途径的两个限速酶G6PD和6PGDH的表达和活性是增强的。有研究表明，在肝癌中G6PD的上调是受TRAP1和NRF2调控的，抑癌基因*P53*、*PTEN*也会调控G6PD的表达或酶活。其次，非氧化途径的催化酶TKT由于转录因子NRF2的激活而表达上调。此外，活跃的戊糖磷酸途径产生的NADPH以及抗氧化剂谷胱甘肽减少了ROS对肿瘤细胞的损伤。肝癌细胞的糖酵解途径和戊糖磷酸途径紧密相连,共同调控葡萄糖的摄取和代谢,高速的糖酵解不断地产生中间产物,参与戊糖磷酸途径生成核苷酸及生物合成所需的大量中间产物,满足肿瘤细胞快速生长所需的DNA及其他生物活性物质。

四、线粒体有氧代谢

线粒体是一种存在于大多数细胞中的由两层膜包被的细胞器,有自身的遗传物质,但其基因组大小有限,是一种半自主性细胞器。线粒体是细胞进行有氧呼吸的主要场所,也是糖类、脂肪和氨基酸氧化释放能量的最终场所。线粒体最主要的功能就是为细胞内各种生命活动提供能量来源,同时还参与细胞分化、信号转导、细胞凋亡等生物学过程。

线粒体中进行的最终氧化的途径是三羧酸循环和氧化磷酸化。三羧酸循环又称柠檬酸循环或者Krebs循环(**见图24-2-3**)。在正常情况下,糖酵解中生成的丙酮酸被转运进入线粒体基质氧化,与辅酶A结合生成CO_2、还原型辅酶Ⅰ和乙酰辅酶A。乙酰辅酶A是三羧酸循环的底物。参与该循环的酶除了琥珀酸脱氢酶位于线粒体内膜外都游离于线粒体基质。在三羧酸循环中,每分子乙酰辅酶A被氧化都会产生起始电子传递链的还原型辅因子NADH和$FADH_2$和三磷酸鸟苷。NADH和$FADH_2$等具有还原力的分子在电子传递链里最终将氧气还原并释放能量,一部分能量用于生成ATP,另一部分作为热量散失。在线粒体内膜上的酶复合物利用释放的能量将质子逆浓度梯度泵入线粒体膜间隙,这样线粒体内膜两侧便建立起了电化学梯度,质子顺浓度梯度通过ATP合酶扩散,当质子通过复合物从膜间隙回到基质时,ATP合酶用电势能将ADP和磷酸合成ATP。这一过程会有少量的电子过早还原氧气,形成超氧化物等ROS,少量的ROS可激活细胞内信号通路,过量的ROS则会不可逆地损伤细胞,使线粒体功能减退。

肝癌细胞摄入的葡萄糖主要流向糖酵解和戊糖磷酸途径,线粒体的有氧代谢相对减弱,首先主要表现在丙酮酸氧化脱羧形成乙酰辅酶A和氧化磷酸化作用受阻。在正常细胞中,丙酮酸脱氢酶复合体(pyruvate dehydrogenase complex,PDH)催化丙酮酸脱羧形成乙酰辅酶A使糖酵解途径向三羧酸循环转换,PDH的活性受到丙酮酸脱氢酶激酶(PDH kinase,PDK)的调控,其中PDK4对PDH有重要调控作用。在肝癌中,PDK4表达上调,将PDH磷酸化后抑制其活性,减少了丙酮酸流向三羧酸循环,使用PDK4抑制剂后,还可改善细胞对索拉非尼的耐药性。

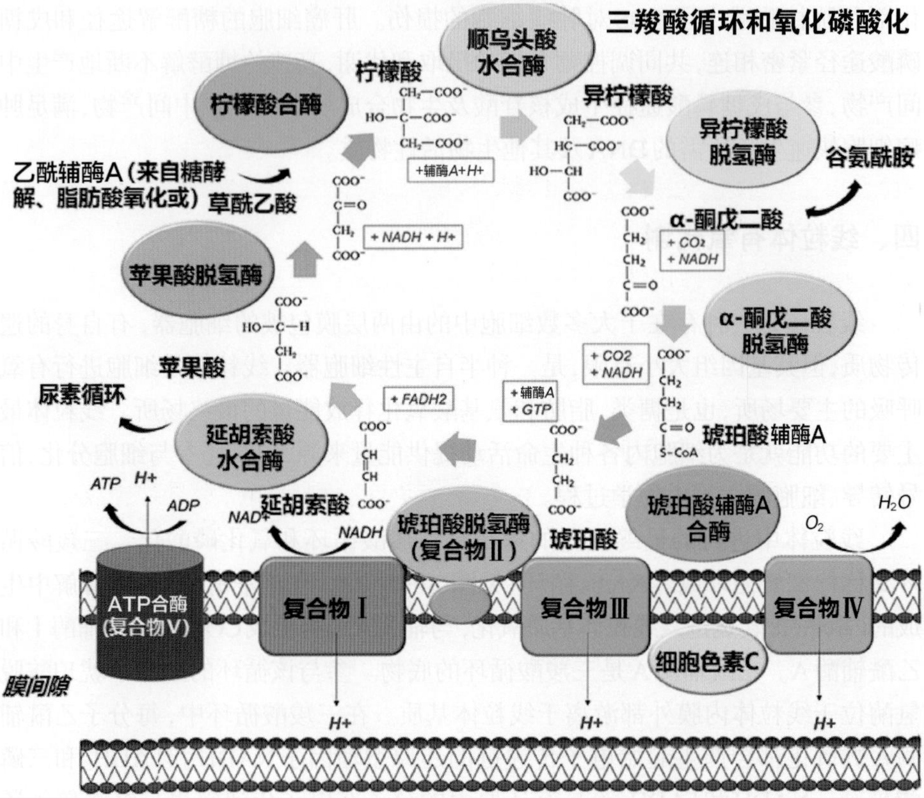

图24-2-3 Krebs循环及氧化磷酸化途径示意图

注：修改自Strickland M, Stoll E A. Metabolic reprogramming in glioma[J]. Front Cell Dev Biol, 2017, 5: 43.

其次，线粒体有氧代谢的相对减弱也表现在“截断的三羧酸循环”。在正常组织细胞中，通过三羧酸循环可将葡萄糖彻底氧化生成CO_2，并达到ATP的最大产量。但是在肝癌细胞中，三羧酸循环的意义并不完全在于生成ATP，还在于满足细胞生物合成的需要。葡萄糖进入三羧酸循环形成柠檬酸，柠檬酸转运至胞质转化为草酰乙酸（oxaloacetate，OAA）和乙酰辅酶A，乙酰辅酶A是脂质合成的重要前体物质，催化这一过程的酶是ATP柠檬酸裂合酶ACL，多种肿瘤细胞中ACL表达上调，促进细胞增殖的肿瘤细胞中并不是完全没有三羧酸循环，柠檬酸转运出线粒体用于脂质合成，导致三羧酸循环不完全进行。在肝癌细胞中还发现柠檬酸被转运至胞质用于胆固醇的合成，三羧酸循环的其他中间代谢产物如OAA、α-酮戊二酸也用于氨基酸的生物合成。此外，谷氨酰胺转运进入细胞后，在谷氨酰胺酶（glutaminase，GLS）的作用下水解成谷氨酸和氨，谷氨酸可转变为α-酮戊二酸“回补”三羧酸循环，这在肿瘤细胞中尤其常见。

20世纪初，Warburg认为肿瘤细胞之所以选择糖酵解作为主要能量代谢方式是因为肿瘤细胞中的线粒体存在不可逆的损伤，线粒体损伤导致代谢异常，是肿瘤发生的基础。目前的研究对这一观点有不同看法，糖酵解对肿瘤细胞总ATP的贡献一般不超过50%，因此，氧化磷酸化对肿瘤细胞的ATP总量有相当大的贡献。在一些癌症的研究中，抑制糖酵解途径，线粒体的氧化磷酸化还可以被恢复。总之，与正常细胞相比，肿瘤细胞由于关键代谢酶的变化、缺氧微环境的影响以及基因组的变化等导致了相对减弱的线粒体功能。

五、糖异生

非糖物质转变成葡萄糖或糖原的过程即为糖异生。在哺乳动物中，肝脏是糖异生的主要器官。当肝脏以丙酮酸为前体进行糖异生时，糖异生中有七步反应是糖酵解的逆反应，由相同的酶催化。但是糖酵解中的三步反应是不可逆的，即为**图24-2-4**中黑色箭头所示的反应，在糖异生中必须寻求另外的方式，也会消耗更多的能量。

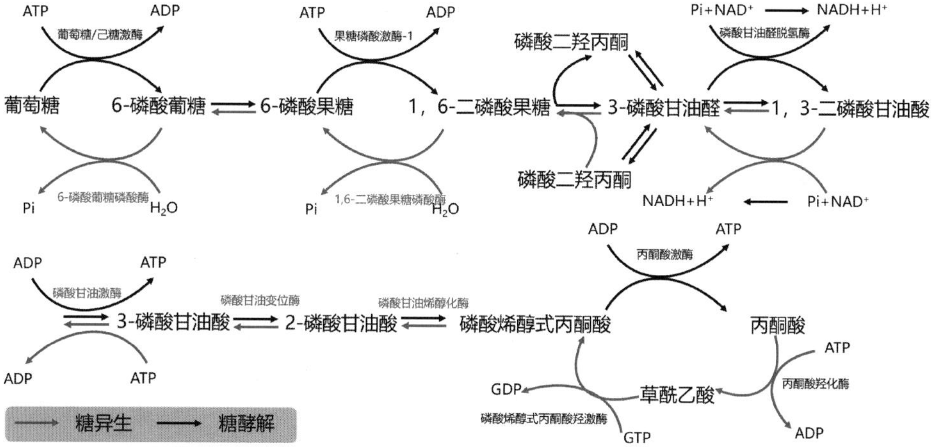

图24-2-4　糖酵解及糖异生途径示意图

在糖异生中，从丙酮酸到磷酸烯醇式丙酮酸这一步由两个反应组成，第一个反应由丙酮酸羧化酶催化生成草酰乙酸，辅酶是生物素，消耗1分子ATP；第二个反应由磷酸烯醇式丙酮酸羧基酶催化，消耗1分子GTP。由果糖-1，6-双磷酸到果糖-6-磷酸这一步由果糖-1，6-双磷酸酶催化。由葡萄糖-6-磷酸到葡萄糖这一步由葡萄糖-6-磷酸酶催化。丙酮酸羧化酶仅存在于线粒体，胞质中的丙酮酸必须进入线粒体才能羧化成草酰乙酸，而磷酸烯醇式丙酮酸羧基酶存在于线粒体和胞质，草酰乙酸可直接在线粒体中转变为磷酸烯醇式丙酮酸再进入胞质，也可在胞质中被转化为磷酸烯醇式丙酮酸。草酰乙酸不能直接通过线粒体膜，进入胞质有两种方式：一种是经苹果酸脱氢酶将其还原成苹果酸后通过线粒体膜进入胞质，再由胞质中的苹果酸脱氢酶将苹果酸氧化为草酰乙酸，进入糖异生途径；另一种是由谷草转氨酶催化生成天冬氨酸后再穿过线粒体膜，进入胞质的天冬氨酸再经谷草转氨酶催化恢复成草酰乙酸。

理论上凡是能生成丙酮酸的物质都可以转变为葡萄糖，如三羧酸循环的中间产物及大多数氨基酸。剧烈运动时产生的大量乳酸会随血液循环被带至肝脏，先氧化成丙酮酸，再经过糖异生途径转变为葡萄糖，进而补充血糖，也可合成糖原储存起来，这一过程称为Cori循环。

糖异生作为糖酵解的逆向反应，在肝癌组织细胞中被显著抑制，主要机制是糖异生限速酶果糖-1，6-双磷酸酶表达下调。研究发现，FBP的下调可通过增强Warburg效应促进肿瘤的发生和发展。此外，FBP1可通过与HIF的直接作用抑制细胞核内HIF的转录活性，从而以非酶方式抑制糖酵解、戊糖磷酸途径。

六、糖原代谢

糖原是由葡萄糖结合生成的支链多糖，在哺乳动物中主要存在于肝脏和骨骼肌中。肌糖原分解可为肌肉收缩供给能量，肝糖原分解主要维持体内血糖的正常水平。

在糖原合成过程中，肝脏细胞或骨骼肌细胞首先通过GLUT将葡萄糖转运到细胞内，由己糖激酶催化生成葡萄糖-6-磷酸；葡萄糖-6-磷酸在磷酸葡萄糖变位酶的作用下生成葡萄糖-1-磷酸；葡萄糖-1-磷酸消耗1分子UTP，在焦磷酸化酶的催化下生成尿苷二磷酸葡糖（uridine diphosphate glucose，UDPG）；UDPG在糖原合酶的作用下，以糖原生成蛋白为葡萄糖基的受体合成直链多糖，在分支酶作用下再合成支链多糖。

糖原分解时有两条途径，即胞质途径和溶酶体途径，其中胞质途径是最主要的分解代谢途径。糖原在糖原磷酸化酶的作用下生成葡萄糖-1-磷酸，葡萄糖-1-磷酸在变位酶的作用下生成葡萄糖-6-磷酸，葡萄糖-6-磷酸在葡萄糖-6-磷酸酶的催化下生成葡萄糖。糖原磷酸化酶只作用于糖原上的α-1，4-糖苷键，还需要有脱支酶的催化才能将糖原完全分解。糖原磷酸化酶和脱支酶是糖原分解途径的关键酶（**见图24-2-5**）。

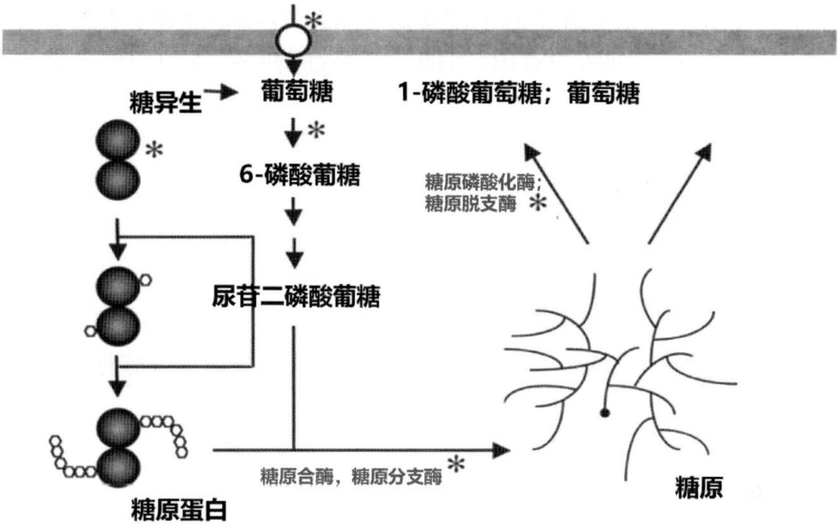

图24-2-5 糖原代谢示意图

在肝癌中，糖原代谢重编程主要通过以下机制实现。

（1）通过影响GLUT来调节葡萄糖摄入，进而影响糖原的合成。

（2）通过影响一些酶如蛋白激酶A和C、磷酸化酶激酶、糖原合酶激酶3β（glycogen synthase kinase 3β，GSK-3β）等的表达或活性来调节糖原合酶的磷酸化，间接调节其活性。GSK-3是一种丝氨酸/苏氨酸激酶，有α和β两种亚型。GSK-3最初被发现的功能是能够磷酸化糖原合酶的位点3使其失活，除此之外GSK-3α和GSK-3β的其他功能并不一致，目前的研究主要集中在GSK-3β。Hoeflich等研究表明，敲除小鼠的*GSK-3β*基因可发生严重的肝变性而致胚胎死亡。GSK-3β也参与很多重要的信号通路，如Wnt/β-catenin、PI3K/Akt等，Akt能够磷酸化*GSK-3β*的9号丝氨酸位点并使之失活，从而抑制*GSK-3β*对糖原磷酸酶的磷酸化，使其活性增加。胰岛素可以通过PI3K/Akt通路使*GSK-3β*失活，进而调控糖原合成。在肝癌中失活型*GSK-3β*表达缺失，激活型*GSK-3β*表达上调，提示*GSK-3β*对肝癌起促进作用。但是有研究报道，糖原合酶活性在肝癌细胞中均下调，所以糖原合酶和GSK-3β在肝癌中的关系还需进一步研究。

（3）通过改变糖原磷酸化酶脑型（brain-type glycogen phosphorylation，PYGB）和糖原磷酸化酶肝型（liver-type glycogen phosphorylation，PYGL）的表达而影响分解代谢。除此之外，还有糖原磷酸化酶肌型（muscle-type glycogen phosphorylation，PYGM）。PYGB主要在短暂缺氧或低血糖时释放葡萄糖，PYGM的主要功能是释放葡萄糖为肌肉收缩供能，PYGL主要为其他组织提供葡萄糖，调节血糖水平。正常肝细胞中主要的亚型为PYGL，但有学者发现在大鼠肝癌细胞中主要表达的是PYGB，可能与肝癌细胞缺氧或葡萄糖含量缺乏有关。也有研究人员发现在胃癌及肝癌细胞系中，增强PYGB活性可以使肿瘤的糖原代谢增强，促进肿瘤生长。但目前相关研究较少，具体机制还需进一步探索。

（4）葡萄糖磷酸变位酶和葡萄糖-6-磷酸酶的异常可导致糖原代谢阻滞，引起糖原累积。流行病学调查表明，葡萄糖-6-磷酸酶基因缺陷引起的糖原贮积症患者比正常人更容易患肝硬化及肝癌，而且低分化的肝癌细胞中葡萄糖-6-磷酸酶活性较低。这些研究提示，葡萄糖-6-磷酸酶缺失导致肝癌细胞糖原代谢异常在肿瘤的发生和发展过程中起重要作用。

七、果糖代谢

果糖也是一种单糖，是葡萄糖的同分异构体。肝脏是果糖代谢的主要场所。果糖在小肠被吸收，通过门脉入肝，由果糖激酶（ketohexokinase，KHK）催化生成果糖-1磷酸，再由醛缩酶B催化生成甘油醛和磷酸二羟丙酮，进入糖酵解途径。

KHK是果糖代谢的关键酶，KHK存在KHK-A和KHK-C两种剪接体。KHK-A活性较低，主要在肝、肾、小肠中表达；而KHK-C则具有很高的生物活性。有研究表明，肝癌细胞中由*c-Myc*调控核糖核蛋白对KHK进行选择性剪接，使高活性的KHK-C表达减少，低活性的KHK-A表达增加，从而减弱了果糖代谢。KHK-A作为一种蛋白激酶，磷酸化激活PRPS1，促进了戊糖磷酸途径的进行，满足了肿瘤细胞的核酸合成和快速增殖。此外，果糖过量摄入可引起脂质合成的底物丙酮酸和乙酰辅酶A增加，也可上调转录因子*SREBP*、*CHREBP*刺激肝脏脂质合成。因此，代谢综合征（如血脂异常、脂肪肝、胰岛素抵抗等）又是肝癌发生的重要风险因素。但总的来说，目前果糖代谢在肝癌中的研究依然较少，具体的作用机制还需要进一步探索。

第三节　脂代谢与肝癌

脂质是三大宏量营养素之一，由脂肪酸和醇作用生成的酯及其衍生物统称为脂质，脂质不溶于水而易溶于有机溶剂。研究表明，哺乳动物体内的脂质有成千上万种，随着技术方法的不断革新，各种新的脂质分子在不断地被发现。根据化学结构，脂质分为八大类：脂肪酸类、甘油酯类、甘油磷脂类、鞘脂类、固醇脂类、异戊烯醇脂类、糖脂类、聚酮类；根据极性，又可分为极性脂质（如磷脂）、中性脂质（如甘油三酯）和非极性脂质（如胆固醇脂类）。

脂质在调节各项生命活动中发挥重要作用。除了能量供应和储存外，脂质还是细胞的主要成分之一。磷脂和胆固醇是细胞膜以及细胞器膜的主要成分，而且脂质及其代谢物可参与细胞信号转导、炎症、细胞运动、血管调节等生命活动。因此，脂代谢异常与心血管疾病、癌症、代谢综合征密切相关。肿瘤脂代谢异常是肿瘤代谢重编程的重要组成部分。

一、脂肪酸代谢与肝癌

1. 脂肪酸代谢途径

脂肪酸在脂质代谢中处于中心位置。脂肪酸含有一个羧基和碳氢链。根据碳链的长度不同，可将其分为短链脂肪酸（short chain fatty acid, SCFA），其碳链上碳原子数＜6；中链脂肪酸（midchain fatty acid, MCFA），碳原子数为6～12；长链脂肪酸（long chain fatty acid, LCFA），碳原子数＞12个。根据碳氢链饱和程度的不同脂肪酸又可分为饱和脂肪酸（saturated fatty acid, SFA），其碳氢链上没有不饱和键；单不饱和脂肪酸（monounsaturated fatty acid, MUFA），其碳氢链上有1个不饱和键；多不饱和脂肪酸（polyunsaturated fatty acid, PUFA），其碳氢链上有2个或2个以上不饱和键。脂肪酸代谢主要包括脂肪酸从头合成、脂肪酸氧化、脂肪酸去饱和以及加长生成不同饱和程度和不同碳链长度的脂肪酸。

脂肪酸从头合成的原料是乙酰辅酶A，它是脂肪酸合成的基本单位。乙酰辅酶A主要由三羧酸循环产物柠檬酸通过ATP-柠檬酸裂解酶（ACLY）转化而来，接着被乙酰辅酶A羧化酶（acetyl CoA carboxylase, ACC）转化为丙酰辅酶A，之后乙酰辅酶A和丙酰辅酶A通过脂肪酸合酶（fatty acid synthase, FAS）经过多轮的加合反应生成不同碳链长度的饱和脂肪酸（saturated fatty acid, SFA）。体内含量最多的SFA是棕榈酸（C16:0），棕榈酸可以通过加长酶生成硬脂酸（C18:0）及更多碳原子的SFA。棕榈酸和硬脂酸均可以通过去饱和酶生成MUFA、棕榈油酸（C16:1n7）和油酸（C16:1n9），进一步还可生成PUFA。PUFA主要由ω-3（n-3）PUFA、ω-6（n-6）PUFA、ω-9（n-9）PUFA组成，其中生物学意义比较重大的是前两者。ω-3（n-3）PUFA主要包括α-亚麻酸、二十碳五烯酸、二十二碳六烯酸等，ω-6（n-6）PUFA主要包括亚油酸、花生四烯酸等。大多数PUFA无法在动物体内合成，主要来源于食物（**见图24-3-1**）。

脂肪酸通过线粒体β-氧化分解为生物体提供能量。脂肪酸首先由脂酰辅酶A合酶（acyl-CoA synthase，ACS）催化生成脂酰辅酶A，脂酰辅酶A借助线粒体膜上的肉碱棕榈酰转移酶进入线粒体，在脂肪酸β-氧化酶系如不同碳链长度的酰基辅酶A脱氢酶（SCAD、MCAD、LCAD、VLCAD）等的催化下，进行脱氢、加水、再脱氢及硫解4步反应，使脂酰基断裂生成1分子乙酰辅酶A和1分子减少了2个碳原子的脂酰辅酶A（**见图24-3-2**）。

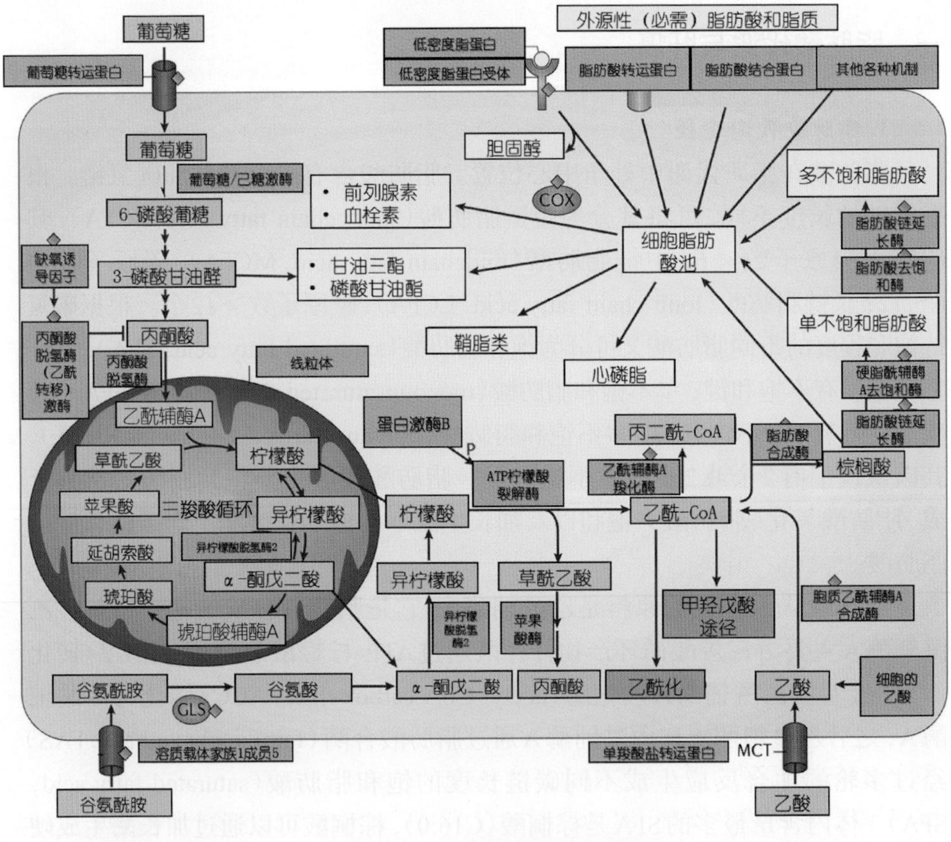

图24-3-1 脂肪酸代谢示意图

注：修改自Röhrig F, Schulze A. The multifaceted roles of fatty acid synthesis in cancer[J]. Nat Rev Cancer, 2016, 16(11): 732-749.

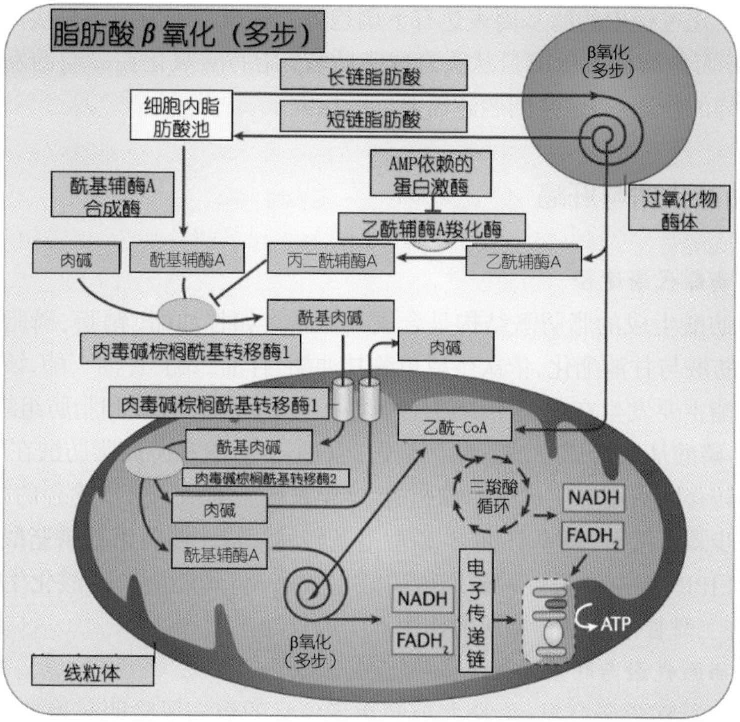

图24-3-2　脂肪酸β-氧化示意图

注：修改自Röhrig F, Schulze A. The multifaceted roles of fatty acid synthesis in cancer[J]. Nat Rev Cancer, 2016, 16(11): 732-749.

2. 脂肪酸代谢与肝癌的关系

基于UPLC/QTOF-MS、UPLC/ESI-TQMS、LC/QTOF-MS、UPLC/MS-MS、GC/TOF-MS等技术平台，研究人员利用肝癌/肝硬化患者、肝癌患者/体检健康者的尿液、血清、血浆等生物学样本进行肝癌脂质组学研究。研究发现，与肝硬化患者相比，肝癌患者血清中硬脂酸、软脂酸、油酰胺含量增加，但在尿液中三者的含量却是下降的，柠檬酸在肝癌患者中也是下降的。长链脂肪酸（24:0）和（24:1）在肝癌患者中含量减少。在肿瘤组织中，MUFA含量上升，以棕榈油酸最为显著；大部分（n-3）PUFA和（n-6）PUFA是下调的，以亚油酸最为显著，推测是由于亚油酸下游其他脂肪酸通路上调造成的。（n-3）PUFA长期以来被认为有抑癌作用，它的减少促进了癌细胞的生长和肿瘤的形成。在不同的生物样本中，各个脂肪酸代谢物的变化趋势不尽一致，但是种种研究结果提示，脂肪酸代谢的异常与肝癌的发生和发展密切相关。在肿瘤组织中，脂肪酸合成过程的关键酶基因呈现高表达趋势。已有研究表明，*ACL*、*ACC*、*FAS*等催化酶基因表达上调，而脂肪酸氧化过程中的酶基因表达有下调趋势。肿瘤细胞为何不直接摄取外源性脂肪酸，而是消耗大量能量从头合成脂肪酸；脂肪酸氧化在肿瘤的发生和发展中起怎样的作用等，这些问题还需要继续探究。

二、甘油酯代谢与肝癌

1. 甘油酯代谢途径

由脂肪酸生成的脂肪酰结构是合成其他脂类如甘油酯、鞘脂、磷脂的主要成分。脂肪酸与甘油酯化，依次生成单酰甘油酯、甘油二酯、甘油三酯，该途径生成甘油三酯主要发生在小肠中。另一种途径主要发生在肝脏和脂肪组织中，通过甘油-3-磷酸从头合成甘油三酯。首先，甘油-3-磷酸和游离脂肪酸在甘油-3-磷酸酰基转移酶作用下生成溶血磷脂酸，这是甘油三酯从头合成途径的第一步，也是限速步骤。接着，酰基甘油-3-磷酸酰基转移酶进一步将溶血磷脂酸转化为磷脂酸。LIPIN蛋白作为一种磷脂酸磷酸水解酶，将磷脂酸去磷酸化生成甘油二酯，再在二酰甘油酰基转移酶的作用下生成甘油三酯。

2. 甘油酯代谢与肝癌的关系

大量流行病学研究显示，肥胖或超重者癌症的患病风险明显增加，其机制可能是脂肪累积通过对胰岛素及胰岛素样生长因子（IGF）的作用来促使肿瘤生长。脂肪累积的主要形式是甘油三酯，甘油三酯在肿瘤中的作用与其水解酶单酰甘油酯解酶有关。在肝硬化与肝癌患者血液中，与正常组织相比，甘油三酯的多个分子及总量明显降低，可能与甘油三酯下游产物水解酶表达或活性增加有关。其他甘油酯的合成与分解在肝癌中还有待研究。

三、甘油磷脂代谢与肝癌

1. 甘油磷脂代谢途径

甘油磷脂是生物体内含量最丰富的脂类，它是生物膜的主要成分，并参与细胞膜对蛋白质的识别和信号转导。甘油磷脂含有至少一个酰基、烷基或烯基相连的脂肪酰侧链，基本结构是磷脂酸和与磷酸相连的取代基团，分为磷脂酰胆碱（phosphatidylcholine，PC）、磷脂酰乙醇胺（phosphatidylethanolamine，PE）、磷脂酰丝氨酸（phosphatidylserine，PS）、磷脂酰甘油（phosphatidylglycerol，PG）、磷脂酰肌醇（phosphatidylinositol，PI）等，它们水解一个脂肪酸侧链后生成溶血磷脂（lyso-PL）。这些不同磷脂的代谢和相互转化受多种代谢酶调控，如图**24-3-3**所示。

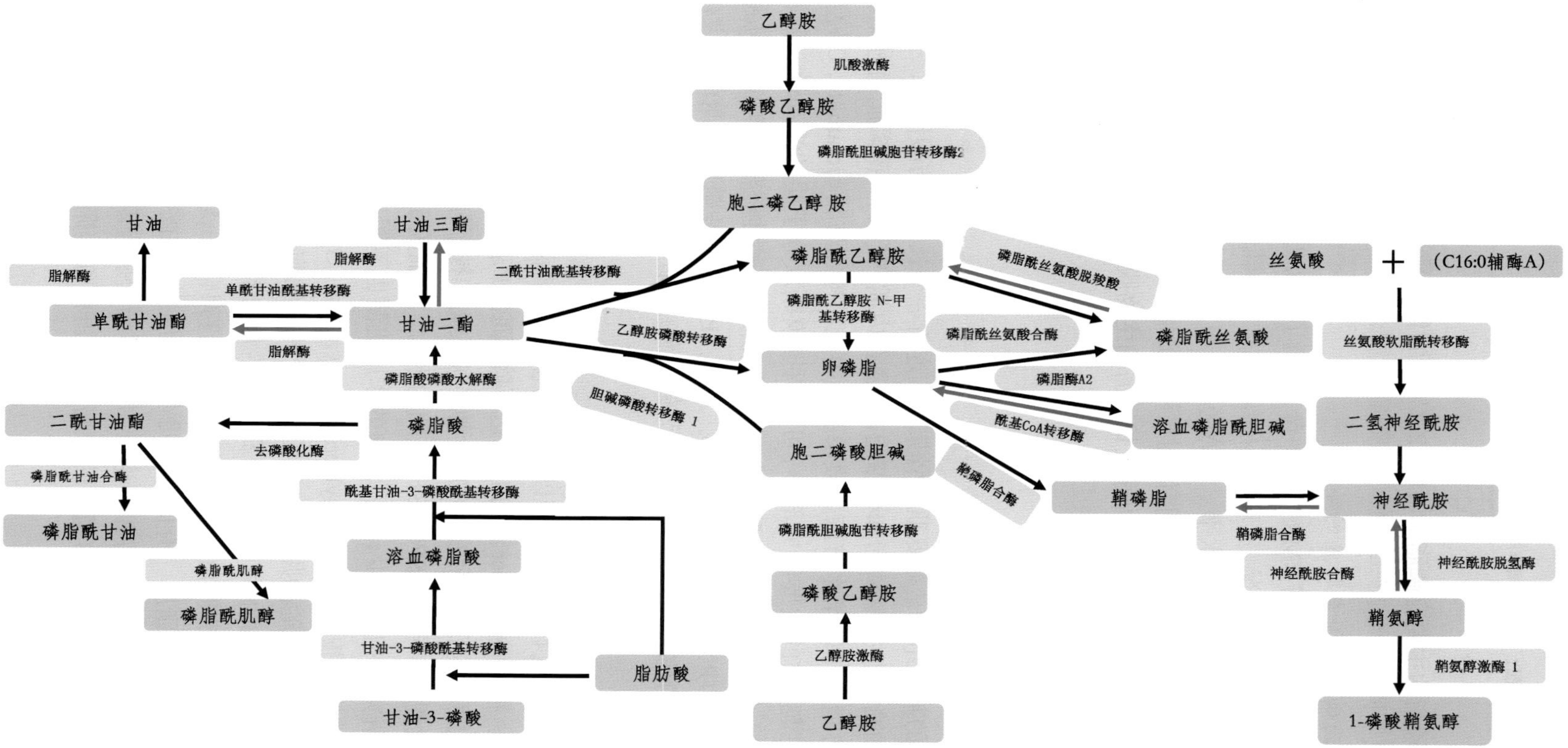

图24-3-3　不同脂类间的相互转化

水解甘油磷脂的主要有磷脂酶A1、A2、C等，它们特异地作用于磷脂分子的不同酯键，形成不同的产物。

2. 甘油磷脂代谢与肝癌的关系

Yang等利用高分辨NMR技术平台，分析了癌旁组织、早期肝癌、晚期肝癌活检组织中的脂代谢情况，发现在肝癌组织中，甘油磷酰胆碱、卵磷脂、胆碱、乙醇胺磷酸等的含量呈现高水平。与癌旁组织相比，早期肝癌组织中卵磷脂的含量就有显著升高，提示甘油磷脂代谢在早期肝癌发生时就存在异常。胆碱的合成显著增强，满足了肿瘤细胞快速生长所需的生物膜合成。

四、鞘脂代谢与肝癌

1. 鞘脂代谢途径

鞘脂的基本结构是鞘氨肌醇骨架一端连着一个长链脂肪酸侧链，另一端为一个极性的醇，包括鞘磷脂和鞘糖脂，主要在内质网合成。鞘磷脂通过鞘磷脂合酶生成，通过鞘磷脂水解酶生成磷脂酰胆碱和神经酰胺(ceramide，Cer)。鞘脂是生物膜脂质的重要组成部分，可以调控膜脂双分子层的流动性。鞘氨醇(sphingosine，SPH)由神经酰胺酶水解Cer生成，1-磷酸神经鞘氨醇(sphingosine-1-phosphate，S1P)由SPH磷酸化形成。Cer、SPH、S1P是鞘脂代谢的三大代谢物，作为重要的信号分子参与细胞信号转导、免疫、细胞生长与分化、凋亡等生物学过程。

2. 鞘脂代谢与肝癌的关系

有研究表明，Cer和SPH可以促进细胞生长停滞和细胞凋亡，而S1P会促进细胞增殖。在肝癌中，Cer和SPH表达下降，而S1P表达上升，调节Cer/SPH和S1P之间的平衡有助于肝癌的治疗。神经酰胺酶和神经鞘磷脂酶共同调控细胞内Cer的代谢，介导Cer、SPH、S1P之间的平衡。目前关于神经酰胺酶和神经鞘磷脂酶的研究还相对较少，在肝癌中的作用机制也不明确，需要进一步深入研究。葡糖神经酰胺合酶(glucosylceramide synthase，GCS)催化神经酰胺生成葡糖神经酰胺。有研究表明，这一过程有助于肿瘤细胞对化疗引起抵抗的一种逃逸策略，药物抑制GCS可以有效提高肝癌治疗的效果，但具体的作用机制还不清楚。GD3神经节苷脂由葡糖神经酰胺提供骨架合成，是一种在肝脏疾病发生过程中重要的活性脂质。有研究表明在肝癌细胞中GD3表达水平要高于癌旁和正常肝癌组织，有的则持相反论断，但GD3与肝癌有着密切的关系。有研究表明，GD3可以介导NF-κB通路的抑制，促进肝癌细胞凋亡，减少细胞增殖，从而抑制肿瘤的生长。GD3可以引起线粒体ROS增加从而促进细胞凋亡。此外，GD3还可能参与Akt、ERK信号通路。GD3在肝癌组织中的表达规律及其在肝癌发生过程中的作用还有待于进一步的研究证实（**见图24-3-4**）。

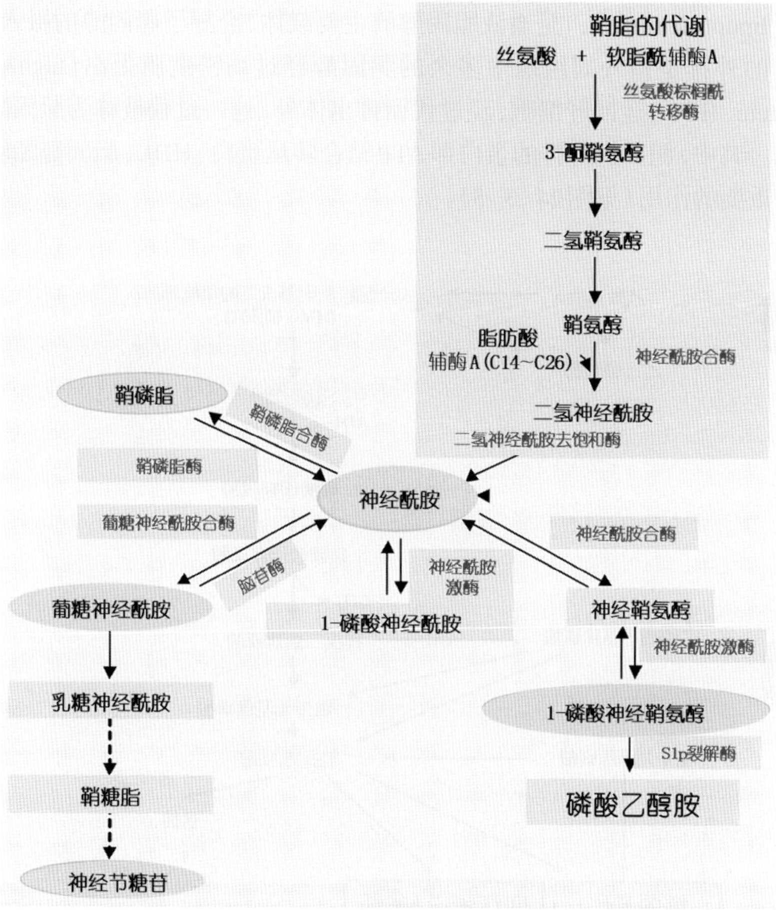

图24-3-4　鞘脂代谢途径示意图

五、固醇类代谢与肝癌

1. 胆固醇代谢途径

固醇类是环戊烷多氢菲的衍生物，主要包括胆固醇、类固醇激素和胆汁酸。肝脏是胆固醇的主要合成器官，原料是乙酰辅酶A，需要ATP供能和NADPH供氢，经过甲羟戊酸途径合成。胆固醇合成的具体过程十分复杂，可大致分为3个阶段：乙酰辅酶A合成异戊烯焦磷酸；角鲨烯(Squalene)的合成；角鲨烯经过羊毛固醇最终转变为胆固醇。在整个合成途径中，羟甲基戊二酰辅酶A还原酶(hydroxyl methyl glutaryl coenzyme A reductase，HMGCR)是胆固醇合成的限速酶。

机体不仅可以自己合成胆固醇，也可以从食物中获得。低密度脂蛋白(low density lipoprotein，LDL)是血液胆固醇的主要载体，介导了胆固醇的摄入过程。胆固醇的外排是指外周组织中多余的胆固醇经过高密度脂蛋白(high density lipoprotein，HDL)运回肝细胞，经过代谢排出体外，这一过程被称为胆固醇的反向运输。其中，胆固醇外排的蛋白即ATP结合转运蛋白、HDL、胆固醇酯转运蛋白起着重要的作用(**见图24-3-5**)。

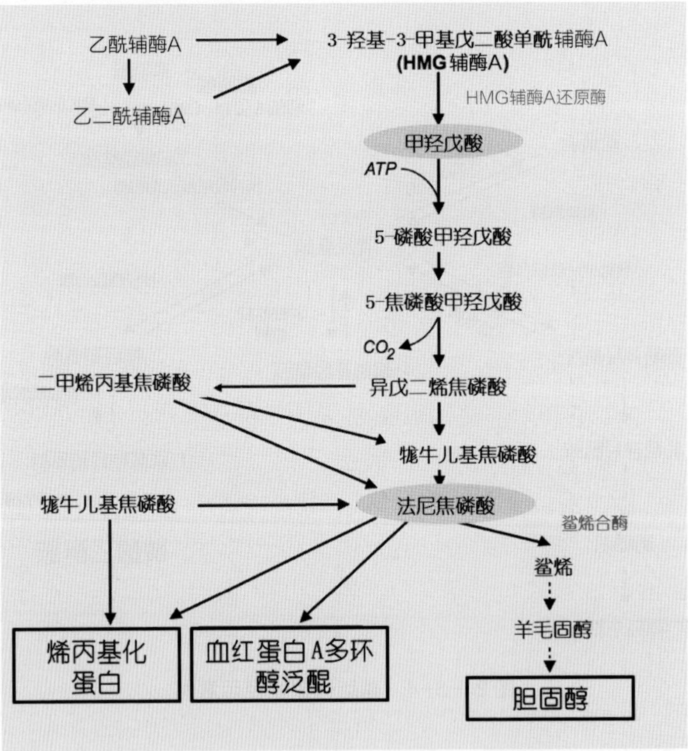

图24-3-5　胆固醇代谢途径示意图

2. 胆固醇代谢与肝癌的关系

在肥胖和糖尿病等代谢综合征疾病中，游离的胆固醇积累导致转录因子SREBP-2激活，SREBP-2可转录调控胆固醇合成途径的限速酶HMGCR，使胆固醇合成增加，这一过程促进脂肪变性向非酒精性脂肪肝炎转化。肝癌中阻断胆固醇酰基转移酶2，可使游离的氧化胆固醇堆积而抑制肿瘤生长。HBVx蛋白通过促进胆固醇在HepG2细胞中的累积，在肝癌的发展中发挥重要作用。过量的氧化型胆固醇可通过激活肝X受体（LXR）调控低密度脂蛋白受体（low density lipoprotein receptor，LDLR）水平的表达，LDLR的过度表达可增加细胞的迁移和侵袭性，促进肿瘤生长。Reverter等报道，低密度脂蛋白胆固醇（low density lipoprotein cholesterol，LDL-C）有助于整合素在癌细胞中的移动，促进细胞迁移；高密度脂蛋白胆固醇（high density lipoprotein cholesterol，HDL-C）能使整合素保持在细胞内，防止癌细胞的扩散。但是，血清总胆固醇的水平与肝癌患者的病死率存在负相关，即血清总胆固醇越高，死于肝癌的危险性越低；血清总胆固醇越低，死于肝癌的危险性越高。总之，胆固醇在肝癌的发生和发展中的作用还需要进一步探究。

3. 胆汁酸代谢与肝癌的关系

胆汁酸是肝细胞通过胆固醇合成的一种物质。胆汁酸是胆汁的主要成分，参与胆囊收缩及胰腺酶分泌。初级胆汁酸有胆酸和鹅去氧胆酸，通过肠道菌群的脱羟基作用生成次级胆汁酸，如脱氧胆酸和石胆酸等。次级胆汁酸可导致氧化应激和细胞凋亡，在肝脏中聚集时会引起炎症、胆结石甚至癌症。

在CYP7A1酶的作用下，胆固醇被羟基化形成胆酸和鹅去氧胆酸，大多数生理情况下通过酰胺键与甘氨酸或牛磺酸结合形成胆盐，然后胆汁酸发生向胆管的主动运输。在小肠和结肠中，胆汁酸发生被动运输，取决于胆汁酸的离子化程度和极性；在回肠远端，胆汁酸发生主动运输，主要取决于羟基的数目。肠道中吸收的胆汁通过门静脉运回到肝脏中，在肝脏中大部分胆汁酸被吸收。胆汁酸为体内的胆固醇提供了一条重要的分解途径，调控了胆固醇的平衡。

在肝癌和胆管癌的发生和发展过程中，胆汁酸平衡被破坏。与正常人相比，肝癌患者血清胆汁酸浓度较高。胆汁酸在肝胆系统积累，破坏胆管上皮细胞和肝细胞，导致肝损伤和炎症，高浓度胆汁酸会产生ROS，破坏细胞膜，损伤线粒体，导致DNA突变，促进肿瘤发生。脱氧胆汁酸或其甘氨酸或牛磺酸盐可以在大鼠肝细胞、人肝细胞或人原代肝细胞产生ROS，并诱导氧化应激相关基因转录或DNA损伤。此外，脱氧胆汁酸还参与MAPK、STAT3以及NF-κB通路的激活，诱导产生肿瘤坏死因子和IL-6，增加慢性胆汁淤积患者患肝癌和胆管癌的风险。

胆汁酸受体在胆汁酸代谢调控中起重要作用。胆汁酸通过与细胞核受体FXR或细胞膜受体TGR5结合调节胆管细胞或肝细胞的生理功能。胆酸和鹅去氧胆酸是FXR最有效的内源性配体，石胆酸和脱氧胆酸是TGR5最有效的内源性激动剂。胆汁酸受体可作为治疗肝脏疾病的靶标。FXR最重要的作用是防止肝细胞内胆汁酸过量。FXR可以抑制胆汁酸合成限速酶CYP7A1的转录，也可通过牛磺胆酸钠协同转运蛋白抑制肝细胞的胆汁酸吸收。FXR可诱导胆汁酸的羟基化、硫酸化和葡萄糖醛酸化，使胆汁酸亲水性增强，利于随尿液排出体外。基因敲除*FXR*的小鼠在12～16个月后自发形成肝癌，表现为肝脏炎症增加，血清及肝脏胆汁酸水平明显升高，Wnt/β-catenin和c-Myc信号通路被激活。上述研究结果提示，FXR在多方面表现出对肝细胞的保护作用，可以抑制肝癌的发生。另一种胆汁酸受体TGR5是一种G蛋白偶联膜受体，在肝细胞上不表达，主要在回肠和结肠中高表达。TGR5主要通过改善代谢综合征来间接降低肝癌的患病风险，也可以负调控NF-κB和STAT3的转录活性。*TGR5*敲除的小鼠对DEN诱导的急性肝损伤和肝癌模型具有高敏感性，细胞炎性因子表达增强，基质金属蛋白酶（MMP）表达增加，提示敲除*TGR5*可能促进肝癌的转移。*FXR*和*TGR5*是药物研发的主要靶点，已有相关激动剂进入临床试验，希望会取得较好的临床效果（**见图24-3-6**）。

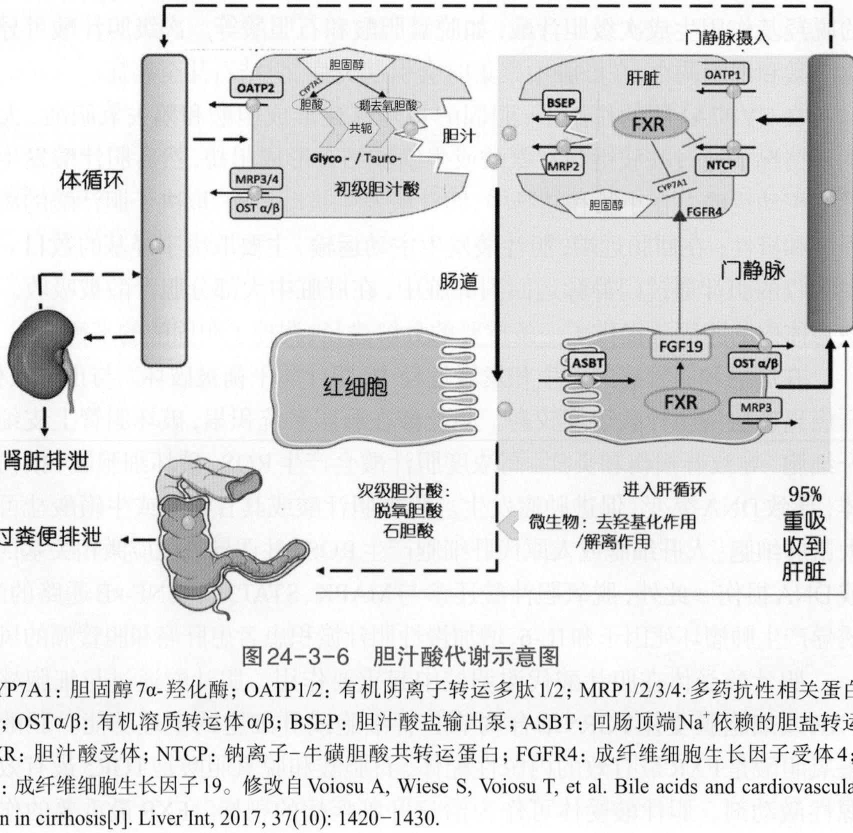

图24-3-6 胆汁酸代谢示意图

注：CYP7A1：胆固醇7α-羟化酶；OATP1/2：有机阴离子转运多肽1/2；MRP1/2/3/4：多药抗性相关蛋白1/2/3/4；OSTα/β：有机溶质转运体α/β；BSEP：胆汁酸盐输出泵；ASBT：回肠顶端Na^+依赖的胆盐转运体；FXR：胆汁酸受体；NTCP：钠离子-牛磺胆酸共转运蛋白；FGFR4：成纤维细胞生长因子受体4；FGF19：成纤维细胞生长因子19。修改自Voiosu A, Wiese S, Voiosu T, et al. Bile acids and cardiovascular function in cirrhosis[J]. Liver Int, 2017, 37(10): 1420-1430.

第四节 核酸代谢与肝癌

核酸是由许多核苷酸聚合而成的生物大分子。根据化学组成不同，核酸可分为脱氧核糖核酸（DNA）和核糖核酸（RNA）。DNA是储存、复制和传递遗传信息的主要物质基础。传统意义上的RNA如转运核糖核酸（tRNA）、信使核糖核酸（mRNA）、核糖体核糖核酸（rRNA）在蛋白质合成过程中起着重要作用。生物体内核酸的合成发生在糖代谢如戊糖磷酸途径和氨基酸的从头合成过程中。众所周知，肿瘤细胞需要大量的核酸合成来满足其快速增殖的需要。已有一些药物如5-FU被用来抑制DNA或RNA的合成，从而抑制肿瘤的生长。一些可以抑制肿瘤细胞糖代谢和氨基酸代谢的化合物也有抑制DNA、RNA合成的作用。近年来，研究人员发现一些RNA虽然在蛋白质合成过程中没有扮演重要角色，但是这些RNA可以参与许多生物学过程并发挥重要作用，这些没有编码蛋白质功能的RNA被称为非编码RNA（ncRNA）。本节内容主要围绕ncRNA在肝癌中的作用展开。

ncRNA因为缺乏开放阅读框而没有蛋白质编码功能，主要由编码蛋白质的基因反义转录而来。根据长度不同，分为长链非编码RNA（lncRNA）和短链非编码RNA，短链非编码RNA又包括miRNA和piRNA等。近年来的研究表明，ncRNA与肿瘤细胞的增殖、分化、迁移等特征密切相关。

一、lncRNA与肝癌

lncRNA是一种长度为200～100 000个核苷酸（nt）的RNA分子，根据在基因组中的相对位置被分为正义lncRNA、反义lncRNA、双向lncRNA、基因间lncRNA、基因内lncRNA五大类。其一级结构保守性差，但二级结构序列相似保守性高，空间结构复杂，可从表观遗传学、转录及转录后3个层面实现对基因的调控，如外源性沉默基因表达、剪切调控、与miRNA或蛋白质相互作用以及遗传变异等。lncRNA作用机制复杂，要明确阐述其机制还需要进行大量的研究。

1. 与肝癌细胞增殖相关的lncRNA

肝癌高表达转录本（HULC）位于染色体6p24.3，长度500 nt，HULC可抑制抑癌基因*P18*蛋白的表达，从而促进肝癌细胞增殖。

URHC（up-regulated in hepatocellular carcinoma）可通过调控ERK/MAPK信号通路中的ZAK蛋白来促进细胞增殖。

超保守RNA（ultra-conserved RNA，ucRNA）是在人类全基因组测序中发现的一类特殊的lncRNA。Braconi等发现56种ucRNA在HepG2细胞中异常表达，其中uc338差异最大，与癌旁组织相比，uc338在肝癌组织中表达显著增加，uc338克隆出的一段长590 bp的RNA分子称为TUC338。用小干扰RNA干扰TUC338表达后可抑制肝癌细胞生长，并降低细胞周期蛋白的表达。

2. 与肝癌细胞凋亡相关的lncRNA

母本印迹表达基因3（maternally expressed gene 3，MEG3）是长度为1 600 nt的lncRNA，与正常肝组织相比，肝癌组织中MEG3表达显著下降，可能通过抑癌基因*P53*来发挥作用。

与正常组织相比，肝癌组织中uc002mbe.2的表达显著下降。曲古抑菌素A是一种组蛋白去乙酰化抑制剂，在肝癌患者中可以促进癌细胞凋亡。uc002mbe.2在曲古抑菌素A介导的肝细胞凋亡中起着重要作用。

3. 与肝癌转移和预后相关的lncRNA

lncRNA MVIH（lncRNA associated with micro-vascular invasion in HCC）是在肝癌中高表达并与血管新生有关的lncRNA。流行病学调查显示，MVIH高表达与患者的血管侵袭和低生存率存在显著相关性，动物模型中过表达MVIH可促进血管生成和肿瘤的转移。

lncRNA ATB（lncRNA-activated by TGF-β）经临床样本相关性分析显示，ATB高表达与微血管、大血管转移存在显著相关性。机制研究发现，ATB与*miR-200*结合，使其对下游靶基因*ZEB1*和*ZEB2*的抑制作用减弱，ZEB1和ZEB2蛋白表达上调。ZEB1和ZEB2可诱导上皮-间质转化（EMT），使肿瘤细胞的侵袭能量增强。lncRNA LET（lncRNA low expression in tumor）在肝癌组织中表达显著下调，与肿瘤的微转移有明显相关性。

lncRNA HOTAIR在肝癌组织中高表达，高表达HOTAIR的患者更容易发生淋巴结转移，增加患者术后复发的风险，预后差，降低患者的生存率。HOTAIR高表达可上调MMP-9和血管内皮生长因子（VEGF）的表达。

4. 与HBV感染相关的lncRNA

lncRNAHEIH（lncRNA high expression in HCC）在HBV引起的肝癌组织中高表达。高表达HEIH的患者预后明显差于低表达HEIH的患者。

5. 与肝癌耐药相关的lncRNA

*MDR1*基因及其编码P蛋白与耐药的发生密切相关。lncRNA H19可通过

调节MDR1启动子区域的甲基化来诱导P蛋白的表达，从而引起MDR1相关的耐药。但是关于H19的研究还存在一些争议，其作用机制需要进一步探究。

lncRNA CUDR（lncRNA cancer up-regulated drug resistant）高表达与化疗药物耐药相关。

MALAT-1（metastasis-associated lung adenocarcinoma transcript 1）首先在非小细胞肺癌中被报道，与非小细胞肺癌的转移密切相关。与正常组织相比，在肝癌组织中MALAT-1高表达，可通过调节丝氨酸/精氨酸剪切因子的磷酸化和去磷酸化使mRNA的前体发生不同形式的剪切，从而影响靶基因的表达。

二、miRNA与肝癌

miRNA是一类长21～24 bp的ncRNA。在核内，miRNA首先由RNA聚合酶Ⅱ或Ⅲ转录生成初级miRNA，初级miRNA经Drosha-DGCR8蛋白作用形成70～85 bp的前体miRNA，前体miRNA转运到胞质后在内切酶Dicer的作用下形成约22 bp的双链miRNA，双链miRNA的任意一条选择性结合到RNA诱导沉默复合体（RNA-induced silencing complex，RISC）中，形成成熟的miRNA，通过与靶基因mRNA结合来调控靶基因表达。miRNA功能失调可能由基因转位癌性转录因子活化、表观遗传学修饰、基因多态性、基因扩增、低氧状态、致癌病毒蛋白产物等引起。

有一些miRNA在肝癌中的表达下调，这些miRNA可能起抑癌基因的作用，研究最多也最为重要的是*miR-122*和*miR-199*。*miR-122*在肝脏中特异性表达，在肝癌细胞中过表达*miR-122*会抑制细胞增殖并促进细胞凋亡，敲除*miR-122*的小鼠肝脏表现为炎症、肝纤维化，严重的可产生肿瘤。周期蛋白G1是*miR-122*的下游基因，两者的相互作用可以调控P53的活性。*miR-199*的下调与肝癌的复发相关。

有一些miRNA在肝癌中的表达是上调的，这些miRNA可能起癌基因的作用，其中*miR-221/222*与*miR-21*研究较多。*miR-221/222*在肝癌组织中高表达，细胞过表达*miR-221/222*后细胞的增殖、迁移、侵袭能力均增强，可能参与Akt信号通路。*miR-21*在肝癌中是一种促癌因子，可调控Akt、ERK信号通路来调控肝癌细胞的增殖。

有一些miRNA与细胞周期相关，如*miR-26a*和*miR-195*。*miR-26a*和*miR-195*在肝癌中低表达，可作用于CCND1、周期蛋白依赖性激酶6（CDK6）等分子，阻断Rb/E2F信号通路，从而抑制细胞周期G_1/S的转换。*miR-34a*是*P53*的下游，通过周期蛋白D1、CDK2、CDK4等分子连接P53信号通路，参与细胞周期的调控。

有一些miRNA与肝癌的血管新生和转移有关，在促进肿瘤发展过程中起重要作用。*miR-221/222*可直接调控下游基因影响内皮细胞的迁移，*miR-15a-16-1*家族可以促进细胞凋亡、抑制增殖、抑制VEGF的表达，参与了Akt、NF-κB信号通路。*miR-126*可以调控VEGF的水平和影响内皮细胞的增殖。*miR-17-92*家族，包括*miR-17*、*miR-18*、*miR-19a*、*miR-20a*等可以促进肿瘤血管的生成。*miR-200a*家族，包括*miR-200a*、*miR-200b*、*miR-200c*、*miR-141*、*miR-429*，通过调节EMT而参与肿瘤细胞的转移。各种miRNA与各种调控蛋白在肝癌中相互作用如图**24-4-1**所示。

三、piRNA与肝癌

Piwi蛋白相互作用RNA（Piwi-interacting RNA，piRNA）是一类长度为26～31 nt的单链小RNA。piRNA主要存在于基因间隔区，呈成簇分布。研究人员发现在肝癌组织中piR-Hep1的表达比正常肝组织显著升高，沉默掉piR-Hep1会抑制细胞增殖和侵袭，Akt磷酸化下降。

综上所述，ncRNA与肝癌的发生和发展密切相关，进一步探索ncRNA的调控网络可以帮助明确肝癌的发病机制，并发现诊断和治疗的生物标志物。

第五节　氨基酸代谢与肝癌

一、氨基酸代谢

氨基酸是含有氨基和羧基的一类有机物的统称，是蛋白质的基本组成单位。氨基连在α碳上的为α-氨基酸除甘氨酸外，组成蛋白质的氨基酸大部分为α-氨基酸。根据极性不同，氨基酸分为非极性氨基酸和极性氨基酸。非极性氨基酸包括丙氨酸（Ala）、缬氨酸（Val）、亮氨酸（Leu）、异亮氨酸（Ile）、脯氨酸（Pro）、苯丙氨酸（Phe）、色氨酸（Trp）、甲硫氨酸（Met）；极性氨基酸包括极性不带电荷氨基酸、极性带正电荷氨基酸（碱性氨基酸）、极性带负电荷氨基酸（酸性氨基酸）。极性不带电荷氨基酸包括甘氨酸（Gly）、丝氨酸（Ser）、苏氨酸（Thr）、半胱氨酸（Cys）、酪氨酸（Tyr）、天冬酰胺（Asn）、谷氨酰胺（Gln）。碱性氨基酸包

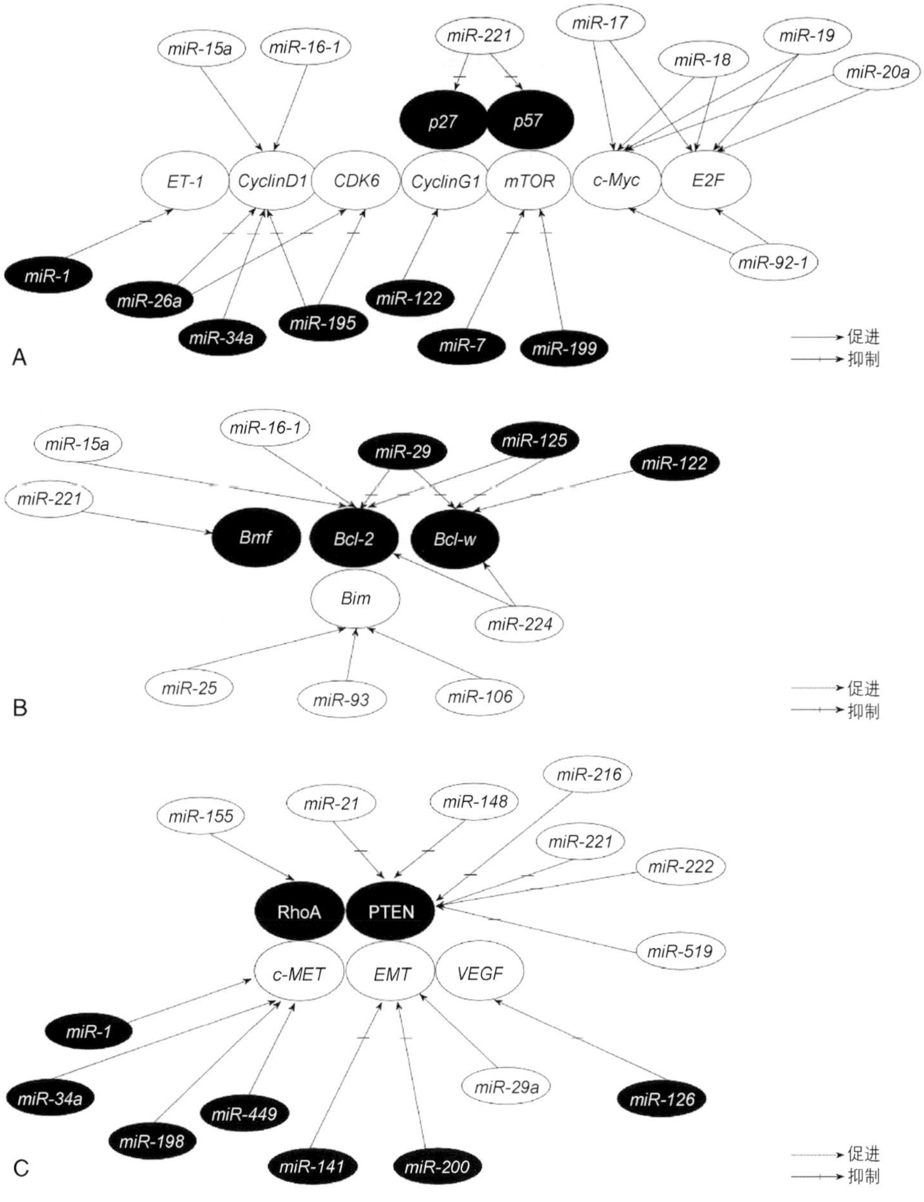

图24-4-1　miRNA在细胞增殖(A)、细胞凋亡(B)和新陈代谢(C)中的调控

注：ET-1，人内皮素-1；CyclinD1，细胞周期蛋白D1；CDK6：细胞周期蛋白依赖性激酶6；CyclinG1，细胞周期蛋白G1；mTOR：哺乳动物雷帕霉素靶蛋白；*c-Myc*：致癌基因*Myc*基因家族的重要成员之一；E2F：转录因子E2F是由人类E2F基因编码出的蛋白质；BMF，Bcl-2家族抗凋亡蛋白；Bcl-2：Bcl-2原癌基因的编码产物；Bcl-w：Bcl-w原癌基因的编码产物；RhoA：RhoA是位于3号染色体的原癌基因；PTEN:位于人第10号染色体上的抑癌基因；*c-MET*:原癌基因编码蛋白，可促进上皮-间质转化；EMT，上皮细胞向间质细胞的转变；VEGF，血管内皮生长因子。

括赖氨酸（Lys）、精氨酸（Arg）、组氨酸（His）；酸性氨基酸包括天冬氨酸（Asp）、谷氨酸（Glu）。根据化学结构不同，氨基酸分为4种：脂肪族氨基酸（丙氨酸、缬氨酸、亮氨酸、异亮氨酸、甲硫氨酸、天冬氨酸、谷氨酸、赖氨酸、精氨酸、甘氨酸、丝氨酸、苏氨酸、半胱氨酸、天冬酰胺、谷氨酰胺）、芳香族氨基酸（苯丙氨酸、酪氨酸）、杂环族氨基酸（组氨酸、色氨酸）、杂环亚氨基酸（脯氨酸）。根据人体能否合成或大量合成，分为必需氨基酸和非必需氨基酸。必需氨基酸是人体不能合成或不能大量合成的氨基酸，包括赖氨酸、色氨酸、苯丙氨酸、甲硫氨酸、苏氨酸、异亮氨酸、亮氨酸、缬氨酸；非必需氨基酸是指体内能合成，不需要从食物中获得的氨基酸，如甘氨酸、丙氨酸等。

食物中的大分子蛋白质在胃肠道中经过多种消化酶的作用分解成低分子的多肽或氨基酸后在小肠内被吸收，通过门静脉进入肝脏。一部分氨基酸在肝脏内分解或合成蛋白质；另一部分氨基酸随血液运输到其他组织器官，合成组织特异性的蛋白质。肝脏是血液氨基酸的重要调节器官。

氨基酸生物合成所需的碳骨架主要来源于糖酵解、戊糖磷酸途径、三羧酸循环的中间产物，通过转氨酶的作用形成对应氨基酸。三羧酸循环的中间产物α-酮戊二酸是谷氨酸合成的前体物质，可进一步形成谷氨酰胺、脯氨酸、精氨酸；草酰乙酸是天冬氨酸合成的前体物质，可进一步形成天冬酰胺、甲硫氨酸、苏氨酸、赖氨酸。糖酵解的中间产物甘油酸-3-磷酸是丝氨酸生物合成的原料，可进一步形成半胱氨酸、胱氨酸、甘氨酸；丙酮酸可进一步形成丙氨酸、缬氨酸、亮氨酸；磷酸烯醇式丙酮酸可形成苯丙氨酸、酪氨酸、色氨酸。戊糖磷酸途径的中间产物核糖-5-磷酸可形成组氨酸。

氨基酸的分解代谢主要在肝脏中进行，通过氧化脱氨基、非氧化脱氨基、转氨基、联合脱氨基作用将氨基脱去。大部分氨基酸可进行脱羧基作用，有些产物具有重要的生理功能。氨基酸分解代谢产生的α-酮酸可再合成新的氨基酸，或进行糖异生转变为糖或脂肪，或进入三羧酸循环氧化分解。丝氨酸、色氨酸、组氨酸、甘氨酸等氨基酸在分解过程中还可产生含有一个碳原子的基团，如甲基、亚甲基、亚氨甲基、甲炔基等，以四氢叶酸为载体作为嘌呤和嘧啶的合成原料。此外，甲硫氨酸可通过S-腺苷甲硫氨酸提供活性甲基。氨基酸代谢在整个生物体的代谢过程中处于十分重要的位置。

二、谷氨酰胺代谢

谷氨酰胺主要被谷氨酰胺酶（GLS）催化生成谷氨酸，再被谷氨酸脱氢酶

(glutamate dehydrogenase, GLUD)催化生成α-酮戊二酸，进入三羧酸循环。肿瘤中三羧酸循环减弱，通过这一过程可实现回补。谷氨酰胺来源的苹果酸可以穿梭出线粒体到胞质，在苹果酸酶1(malic enzyme 1, ME1)催化下转变为丙酮酸，由乳酸脱氢酶催化产生乳酸排出胞外。谷氨酰胺来源的柠檬酸也可以穿梭出线粒体进入胞质，参与脂质的从头合成。此外，谷氨酰胺是重要的氮源，用于合成核苷酸和其他氨基酸(**见图24-5-1**)。

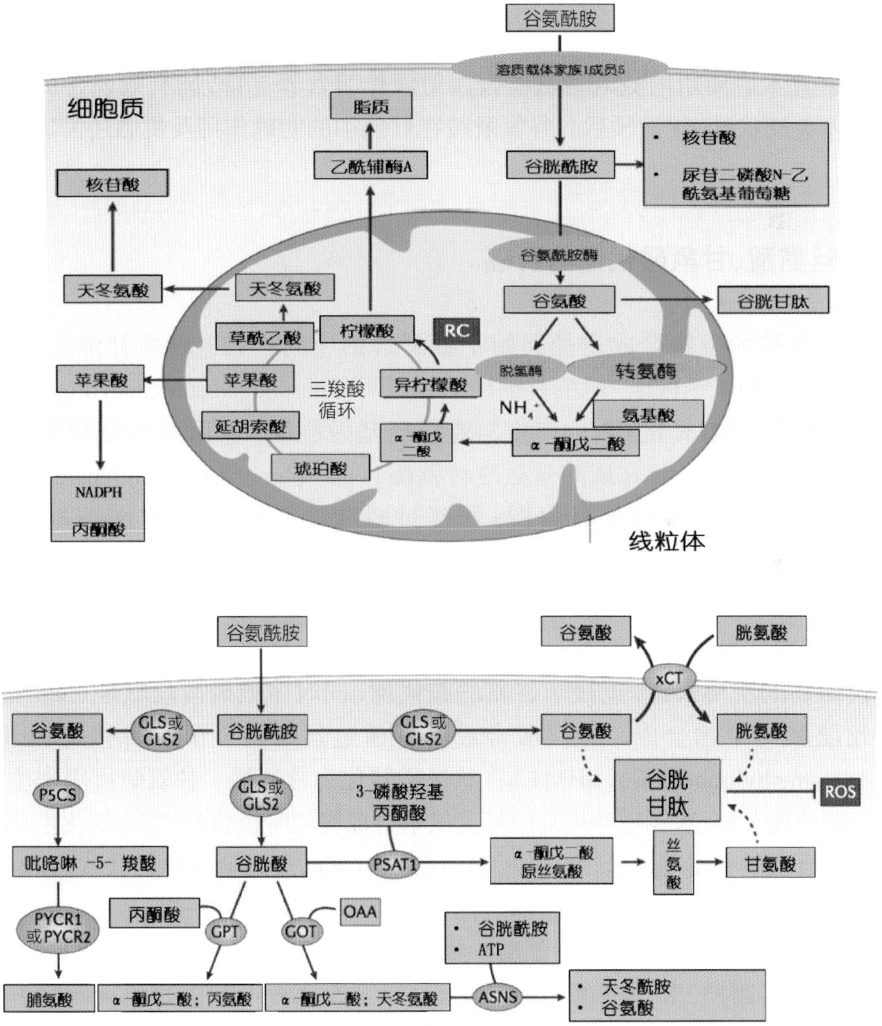

图24-5-1　谷氨酰胺代谢与核酸合成和其他氨基酸代谢示意图

注：修改自Altman B J, Stine Z E, Dang C V. From Krebs to clinic: glutamine metabolism to cancer therapy[J]. Nat Rev Cancer, 2016, 16(11): 749.

与正常细胞相比，大多数肿瘤细胞具有谷氨酰胺代谢依赖性，肿瘤细胞需要摄取胞外大量的谷氨酰胺来满足快速增殖的需求。有研究发现，肾型谷氨酰胺酶1（GLS1）在肝癌中高表达，特异性抑制GLS1后，肿瘤细胞对氧自由基的清除能力显著减弱，可以诱导肿瘤细胞凋亡。在某些肝癌细胞中发现肝型GLS2的表达是降低的，过表达GLS2会减少肝癌细胞的克隆形成。谷氨酰胺可以增加谷胱甘肽的产生，清除细胞中的ROS。谷氨酰胺来源的苹果酸在苹果酸酶的催化下产生NADPH，可为细胞提供还原力。此外，谷氨酰胺还在ERK、PI3K、mTOR信号通路中发挥重要作用。国内研究人员的临床试验表明，肝癌患者术后使用丙氨酰谷氨酰胺注射液作为营养支持，能有效改善肝功能和机体免疫状况，促进预后。谷氨酰胺在肝癌中的明确作用及机制还需进一步研究。

三、丝氨酸、甘氨酸代谢与肝癌

丝氨酸的生物合成途径起始于糖酵解的中间产物3-磷酸甘油三酯（3-phosphoglycerate，3-PG）。磷酸甘油酸酯脱氢酶（phosphoglycerate dehydrogenase，PHGDH）和NAD氧化3-PG，产生3-磷酸羟基丙酮酸；而后由谷氨酸提供氨基，经过转氨基作用，在磷酸丝氨酸转氨酶1（phosphoserine aminotransferase 1，PSAT1）作用下生成磷酸丝氨酸；再经过磷酸丝氨酸磷酸酶（phosphoserine phosphatase，PSPH）催化水解最终生成丝氨酸。这一途径被称为丝氨酸合成途径。PSAT1还可利用3-磷酸羟基丙酮酸将谷氨酸盐转换为α-酮戊二酸，为三羧酸循环提供原料。由此可见，丝氨酸合成途径还是三羧酸循环中间代谢物的主要来源，连接了谷氨酰胺代谢，同时生成磷酸丝氨酸可继续进行丝氨酸的生物合成。丝氨酸合成后可通过丝氨酸羟甲基转移酶（serine hydroxymethyltransferase，SHMT）将丝氨酸转化为甘氨酸。甘氨酸可用来生成次黄嘌呤核苷酸，次黄嘌呤核苷酸接受氨基合成腺嘌呤核苷酸，或经氧化生成黄嘌呤核苷酸再接受氨基合成鸟嘌呤核苷酸。甘氨酸还可合成谷胱甘肽，还原型谷胱甘肽是机体重要的抗氧化剂和自由基清除剂（**见图24-5-2**）。

在其他癌症的研究中，丝氨酸生物合成呈激活状态，由*P53*、*PKM2*、*c-Myc*等重要基因调控，其合成的限速酶基因*PHGDH*也被甲基化调控从而影响丝氨酸的生物合成。但是丝氨酸代谢在肝癌中的研究还较少，有研究表明抑制SHMT的表达会抑制肝癌细胞的增殖和肿瘤生长，具体作用机制还不清楚。

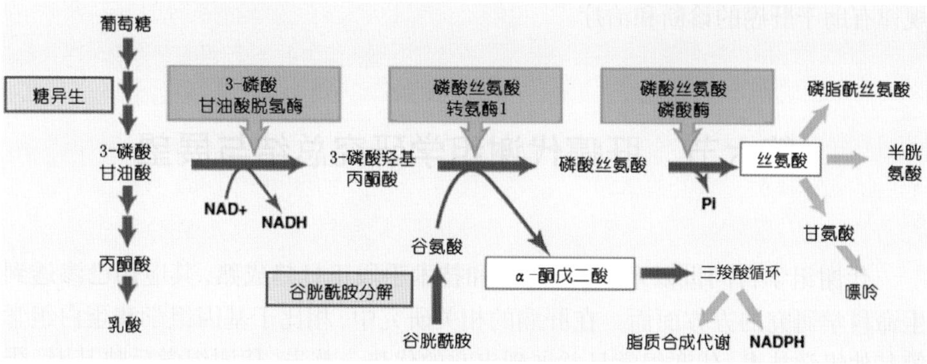

图24-5-2　丝氨酸生物合成途径

注：修改自Locasale J W. Serine, glycine and one-carbon units: cancer metabolism in full circle[J]. Nat Rev Cancer, 2013, 13(8): 572−583.

四、其他氨基酸与肝癌

肝癌细胞在增殖过程中，需要消耗氨基酸以供其他代谢需要，癌细胞摄取氨基酸增加。利用代谢组学技术平台可对体检健康者和肝癌患者的血液、尿液、组织等生物样本进行氨基酸水平的分析，找出差异氨基酸，为临床诊断和治疗提供依据。有研究表明，与对照组比较，肝癌组血清天冬氨酸、异亮氨酸、精氨酸、亮氨酸、赖氨酸水平下降，甲硫氨酸、丙氨酸、酪氨酸、苯丙氨酸等水平升高，说明在肝癌患者中甲硫氨酸和芳香族氨基酸代谢受阻。支链氨基酸缬氨酸、亮氨酸、异亮氨酸浓度明显下降，可能与肝癌发生时常伴有高胰岛素血症有关。高胰岛素血症可促使支链氨基酸进入肌肉等肝外组织代谢而导致支链氨基酸浓度降低。支链氨基酸和芳香族氨基酸比值随着肝功能下降而下降，说明两者的平衡在肝癌的发生和发展过程中可能起重要作用。Mizuguchi等研究表明，肝癌患者血浆中精氨酸浓度比正常人显著降低，可能与其在免疫方面的重要作用有关。在正常肝组织、过渡组织、肝癌组织的代谢组学研究中，与正常肝组织相比，过渡组织中大多数氨基酸发生变化并具有统计学意义，支链氨基酸、丝氨酸、牛磺酸谷氨酸、甘氨酸、甲硫氨酸、组氨酸水平下降，芳香族氨基酸、精氨酸水平升高。与过渡组织相比，在肝癌组织中含量升高的氨基酸有牛磺酸、苏氨酸、甘氨酸、酪氨酸、苯丙氨酸、精氨酸，降低的有丙氨酸、缬氨酸、亮氨酸、鸟氨酸。与正常肝组织比，在过渡组织和肝癌组织中含量升高的氨基酸有酪氨酸、苯丙氨酸、精氨酸，下降的有丙氨酸、缬氨酸、亮氨酸、鸟氨酸、组氨酸，牛磺酸、苏氨酸、谷氨酸在过渡组织中含量降低而在肝癌组织中升高。了解肝癌患者氨基酸代谢规律有助于肝癌的诊断和治疗。

第六节 肝癌代谢组学研究总结与展望

代谢组学自问世以来，研究方法和技术手段正日趋成熟，其应用已渗透到生命科学研究的方方面面。在肝癌的相关研究中，相比于基因组学和蛋白组学等其他组学技术，代谢组学日益展现出它的优势。首先，代谢组学反映基因、蛋白质水平等各因素综合作用下的最终结果，各种微小变化都可能引起代谢物的扩增效应，产生代谢物的改变，因而能够更综合、更准确、更灵敏地反映生物体系的状态。其次，生物体中的代谢物组成比基因组、蛋白组要简单很多，代谢物的种类远少于基因与蛋白的数目。再次，代谢组学研究中能够实现无创或微创的样本采集，样本处理方法更加简单。最后，很多内源性小分子的生化代谢网络已经很清晰，可以通过KEGG或HMDB数据库找到，而目前对基因、蛋白质功能的认识还相对有限。代谢组学以自身独特的优势奠定了它在整个生命科学研究中的重要地位，在疾病研究中显示出巨大的潜力和良好的前景。肝癌的发生和发展与代谢状态直接相关，检测有关代谢物的变化或波动情况可以把握肝癌发展的阶段和状态，为肝癌的诊断和治疗提供思路。从以上内容可以看出，国内外研究学者已经利用代谢组学对肝癌做了较为广泛的研究并取得了许多成果。但是目前已经发现的各个潜在的生物标志物之间关联性不强，缺乏交叉验证和机制研究，离建立完整、可靠的诊断和治疗系统还有一定的距离。不过，相信随着代谢组学技术的不断发展，代谢组学应用的广度和深度不断增加，将为研究肝癌的发生和发展机制及其诊断、治疗做出更为突出的贡献。

参考文献

[1] Amann T, Maegdefrau U, Hartmann A, et al. GLUT1 expression is increased in hepatocellular carcinoma and promotes tumorigenesis[J]. Am J Pathol, 2009, 174(4): 1544-1552.

[2] Bao L, Yan Y, Xu C, et al. MicroRNA-21 suppresses PTEN and hSulf-1 expression and promotes hepatocellular carcinoma progression through AKT/ERK pathways[J]. Cancer Lett, 2013, 337(2): 226-236.

[3] Baptissart M, Vega A, Maqdasy S, et al. Bile acids: from digestion to cancers[J]. Biochimie, 2013, 95(3): 504-517.

[4] Bonauer A, Carmona G, Iwasaki M, et al. MicroRNA-92a controls angiogenesis and functional recovery of ischemic tissues in mice[J]. Science, 2009, 324(5935): 1710−1713.
[5] Braconi C, Valeri N, Kogure T, et al. Expression and functional role of a transcribed noncoding RNA with an ultraconserved element in hepatocellular carcinoma[J]. Proc Natl Acad Sci U S A, 2011, 108(2): 786−791.
[6] Cairns R A, Harris I S, Mak T W, et al. Regulation of cancer cell metabolism[J]. Nat Rev Cancer, 2011, 11(2): 85−95.
[7] Cao W, Chang T J, Li X Q, et al. Dual effects of fructose on ChREBP and FoxO1/3alpha are responsible for AldoB up-regulation and vascular remodelling[J]. Clin Sci (Lond), 2017, 131(4): 309−325.
[8] Chen L, Chen Y Q, Wang X W, et al. Efficacy and safety of oral branched-chain amino acid supplementation in patients undergoing interventions for hepatocellular carcinoma: a meta-analysis[J]. Nutr, 2015, 14: 67.
[9] Chen R H, Li J J, Zhou X, et al. Fructose-1, 6-bisphosphatase 1 reduces ^{18}F FDG uptake in gepatocellular carcinoma[J]. Radiology, 2017, 284(3): 844−853.
[10] Chen S L, Yin P Y, Zhao X J, et al. Serum lipid profiling of patients with chronic hepatitis B, cirrhosis, and hepatocellular carcinoma by ultra fast LC/IT-TOF MS[J]. Electrophoresis, 2013, 34(19): 2848−2856.
[11] Chen T L, Xie G X, Wang X Y, et al. Serum and urine metabolite profiling reveals potential biomarkers of human hepatocellular carcinoma[J]. Mol Cell Proteomics, 2011, 10(7): M110.004945.
[12] Chen W D, Yu D, Forman B M, et al. Deficiency of G-protein-coupled bile acid receptor Gpbar1 (TGR5) enhances chemically induced liver carcinogenesis[J]. Hepatology, 2013, 57(2): 656−666.
[13] Chhabra R. miRNA and methylation: a multifaceted liaison. Chembiochem, 2015, 16(2): 195−203.
[14] Cui M, Xiao Z L, Sun B D, et al. Involvement of cholesterol in hepatitis B virus X protein-induced abnormal lipid metabolism of hepatoma cells via up-regulating miR-205-targeted ACSL4[J]. Biochem Biophys Res Commun, 2014, 445(3): 651−655.
[15] Du Y, Kong G Y, You X N, et al. Elevation of highly up-regulated in liver cancer (HULC) by hepatitis B virus X protein promotes hepatoma cell proliferation via down-regulating p18[J]. J Biol Chem, 2012, 287(31): 26302−26311.
[16] Gregory P A, Bert A G, Paterson E L, et al. The miR-200 family and miR-205 regulate epithelial to mesenchymal transition by targeting ZEB1 and SIP1[J]. Nat Cell Biol, 2008, 10(5): 593−601.
[17] Han H, Li W J, Shen H X, et al. MicroRNA-129-5p, a c-Myc negative target, affects hepatocellular carcinoma progression by blocking the Warburg effect[J]. J Mol Cell Biol, 2016, 8(5): 400−410.
[18] Hoeflich K P, Luo J, Rubie E A, et al. Requirement for glycogen synthase kinase-3beta in cell survival and NF-kappaB activation[J]. Nature, 2000, 406(6791): 86−90.
[19] Hong X H, Song R P, Song H W, et al. PTEN antagonises Tcl1/hnRNPK-mediated G6PD

pre-mRNA splicing which contributes to hepatocarcinogenesis[J]. Gut, 2014, 63(10): 1635−1647.

[20] Huang Q, Tan Y X, Yin P Y, et al. Metabolic characterization of hepatocellular carcinoma using nontargeted tissue metabolomics[J]. Cancer Res, 2013, 73(16): 4992−5002.

[21] Jeon J Y, Lee H, Park J, et al. The regulation of glucose-6-phosphatase and phosphoenolpyruvate carboxykinase by autophagy in low-glycolytic hepatocellular carcinoma cells[J]. Biochem Biophys Res Commun, 2015, 463(3): 440−446.

[22] Jia X Q, Cheng H Q, Qian X, et al. Lentivirus-mediated overexpression of microRNA-199a inhibits cell proliferation of human hepatocellular carcinoma[J]. Cell Biochem Biophys, 2012, 62(1): 237−244.

[23] Jin F F, Wang Y B, Zhu Y N, et al. The miR-125a/HK2 axis regulates cancer cell energy metabolism reprogramming in hepatocellular carcinoma[J]. Sci Rep, 2017, 7(1): 3089.

[24] Karaman I. Preprocessing and pretreatment of metabolomics data for statistical analysis[J]. Adv Exp Med Biol, 2017, 965: 145−161.

[25] Kim J U, Shariff M I, Crossey M M, et al. Hepatocellular carcinoma: review of disease and tumor biomarkers[J]. World J Hepatol, 2016, 8: 471−484.

[26] Klassen A, Faccio A T, Canuto G A, et al. Metabolomics: definitions and significance in systems biology[J]. Adv Exp Med Biol, 2017, 965: 3−17.

[27] Lai M C, Yang Z, Zhou L, et al. Long non-coding RNA MALAT-1 overexpression predicts tumor recurrence of hepatocellular carcinoma after liver transplantation[J]. Med Oncol, 2012, 29(3): 1810−1816.

[28] Li X, Qian X, Peng L X, et al. A splicing switch from ketohexokinase-C to ketohexokinase-A drives hepatocellular carcinoma formation[J]. Nat Cell Biol, 2016, 18(5), 561−571.

[29] Li Z W, Yang P, Li Z Y, et al. The multifaceted regulation and functions of PKM2 in tumor progression[J]. Biochim Biophys Acta, 2014, 1846(2): 285−296.

[30] Lin H Y, Delmas D, Vang O, et al. Mechanisms of ceramide-induced COX-2-dependent apoptosis in human ovarian cancer OVCAR-3 cells partially overlapped with resveratrol[J]. J Cell Biochem, 2013, 114(8): 1940−1954.

[31] Liu R, Zhao R P, Zhou X Q, et al. Conjugated bile acids promote cholangiocarcinoma cell invasive growth through activation of sphingosine 1-phosphate receptor 2[J]. Hepatology, 2014, 60(3): 908−918.

[32] Liu S S, Sun Y, Jiang M, et al. Glyceraldehyde-3-phosphate dehydrogenase promotes liver tumorigenesis by modulating phosphoglycerate dehydrogenase[J]. Hepatology, 2017, 66(2): 631−645.

[33] Maharjan S, Mopidevi B, Kaw M K, et al. Human aldosterone synthase gene polymorphism promotes miRNA binding and regulates gene expression[J]. Physiol Genomics, 2014, 46(24): 860−865.

[34] Mizuguchi T, Kawamoto M, Meguro M, et al. Prognostic impact of preoperative the branched-chain amino acid to the tyrosine ratio in hepatocellular carcinoma patients after initial hepatectomy[J]. J Gastrointest Surg, 2011, 15(8): 1433−1439.

[35] Reverter M, Rentero C, Garcia-Melero A, et al. Cholesterol regulates syntaxin 6 trafficking at trans-Golgi network endosomal boundaries[J]. Cell Rep, 2014, 7(3): 883−897.

[36] Teng C F, Wu H C, Hsieh W C, et al. Activation of ATP citrate lyase by mTOR signal induces disturbed lipid metabolism in hepatitis B virus pre-S2 mutant tumorigenesis[J]. J Viro, 2015, l89(1): 605–614.

[37] Terashima M, Fujita Y, Togashi Y, et al. KIAA1199 interacts with glycogen phosphorylase kinase beta-subunit (PHKB) to promote glycogen breakdown and cancer cell survival[J]. Oncotarget, 2014, 5(16): 7040–7050.

[38] Tomiyama Y, Takenaka K, Kodama T, et al. Risk factors for survival and the development of hepatocellular carcinoma in patients with primary biliary cirrhosis[J]. Intern Med, 2013, 52(14): 1553–1559.

[39] Vander Heiden M G, Cantley L C, Thompson C B. Understanding the Warburg effect: the metabolic requirements of cell proliferation[J]. Science, 2009, 324(5930): 1029–1033.

[40] Woo C C, Chen W C, Teo X Q, et al. Downregulating serine hydroxymethyltransferase 2 (SHMT2) suppresses tumorigenesis in human hepatocellular carcinoma[J]. Oncotarget, 2016, 7(33): 53005–53017.

[41] Xu W H, Zhang J B, Dang Z, et al. Long non-coding RNA URHC regulates cell proliferation and apoptosis via ZAK through the ERK/MAPK signaling pathway in hepatocellular carcinoma[J]. Int J Biol Sci, 2014, 10(7): 664–676.

[42] Yang H, Zhong Y, Xie H, et al. Induction of the liver cancer-down-regulated long noncoding RNA uc002mbe.2 mediates trichostatin-induced apoptosis of liver cancer cells[J]. Biochem Pharmacol, 2013, 85(12): 1761–1769.

[43] Yang J, Wang C, Zhao F B, et al. Loss of FBP1 facilitates aggressive features of hepatocellular carcinoma cells through the Warburg effect[J]. Carcinogenesis, 2017, 38(2): 134–143.

[44] Yang Y X, Li C L, Nie X, et al. Metabonomic studies of human hepatocellular carcinoma using high-resolution magic-angle spinning 1H NMR spectroscopy in conjunction with multivariate data analysis[J]. J Proteome Res, 2007, 6(7): 2605–2614.

[45] Yuan J H, Yang F, Wang F, et al. A long noncoding RNA activated by TGF-beta promotes the invasion-metastasis cascade in hepatocellular carcinoma[J]. Cancer Cell, 2014, 25(5): 666–681.

[46] Yuan S X, Yang F, Yang Y, et al. Long noncoding RNA associated with microvascular invasion in hepatocellular carcinoma promotes angiogenesis and serves as a predictor for hepatocellular carcinoma patients' poor recurrence-free survival after hepatectomy[J]. Hepatology, 2012, 56(6): 2231–2241.

[47] Zhang J Y, Zhang F, Hong C Q, et al. Critical protein GAPDH and its regulatory mechanisms in cancer cells[J]. Cancer Biol Med, 2015, 12(1): 10–22.

[48] Zhou B, Xiao J F, Tuli L, et al. LC-MS-based metabolomics[J]. Mol Biosyst, 2012, 8(2): 470–481.

[49] Zhou Y L, Zhang X, Klibanski A, et al. MEG3 noncoding RNA: a tumor suppressor[J]. J Mol Endocrinol, 2012, 48(3): R45–R53.

[50] Zu X L, Guppy M. Cancer metabolism: facts, fantasy, and fiction[J]. Biochem Biophys Res Commun, 2004, 313(3): 459–465.

[51] 范志娟，刘树业，刘宝阳，等.中分化HCC患者组织中游离氨基酸水平变化[J].营养学报，2015，37(1): 96–98.

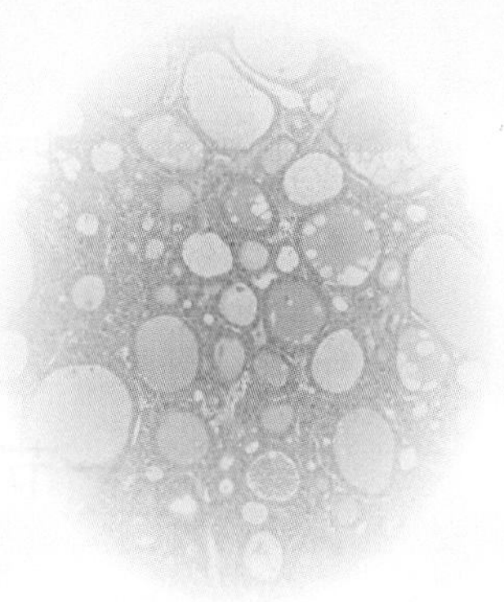

第二十五章

肝癌术后复发的基础研究

林建华　程树群

手术切除是目前治疗肝癌的首选，但术后5年复发率高达50%～70%，严重影响了肝癌的手术治疗效果。复发是导致肝癌患者术后死亡的主要原因，如何有效地防治术后复发，是目前肝癌研究的热点和难点。近年来，肝癌基础研究领域进展迅速，发现了大量与肝癌发生、发展相关的分子标志物，明确了部分肿瘤侵袭转移的分子机制。但是，肝癌的临床疗效进展不大，患者的5年生存率并无明显提高。如何将基础与临床密切结合是肝癌研究乃至肿瘤学研究的重要课题。

［通信作者］　林建华，Email: linjianhua 82@163.com

第一节　肝癌术后复发的分子机制

肝癌术后复发是影响肝癌手术患者长期生存的主要障碍，其机制至今仍不清楚。根据术后复发的细胞来源不同，可分为单中心起源和多中心起源，后者属于新生肿瘤，前者则是真正意义上的复发，亦是本文讨论的内容。单中心起源的复发主要来自术前本已存在的微转移灶，通常认为与门静脉侵犯有关，因此在保证余肝充足的前体下，提倡解剖性切除。此外，血液中的循环肿瘤细胞可能也是肝癌复发的重要来源，肝移植术后仍易复发便是一个很好的例子。

与其他肿瘤一样，肝癌的转移是一个多环节、多因素参与的过程，包括细胞黏附、运动、增殖，细胞外基质降解，肿瘤血管生成，以及机体免疫等环节。依据经典的侵袭-转移瀑布理论，可将肿瘤转移过程分为两个阶段：第一阶段是肿瘤细胞在空间位置上的改变，即肿瘤细胞脱离原发灶进入靶器官；第二阶段是肿瘤细胞在靶器官内克隆增殖，形成转移灶。从临床角度来讲，研究第一阶段的机制对早期癌症患者的预防转移更为重要，而对第二阶段机制的研究则有助于对晚期已转移患者给予针对性治疗。

目前已有研究证实与肝癌侵袭性相关的基因和生长因子，本文将从以下3个方面探讨肝癌细胞转移中的一些重要分子事件。

一、局部浸润

肿瘤局部浸润是肿瘤细胞离开原发肿瘤位置，突破细胞外基质（ECM）的过程，是肿瘤发生转移的第一步。原位癌通过基因突变的积累（抑癌基因失活及癌基因激活）等获得侵袭性是肿瘤复发、转移的始动因素，其中包括一些重要事件，如细胞周期监督失常、细胞凋亡缺失及基因组不稳定等。复旦大学肝癌研究所与美国国立癌症研究所合作，应用cDNA微阵列技术在全基因组范围比较研究肝癌基因表达谱，结果显示伴有肝内转移与不伴有肝内转移的肝癌之间有153个差异表达基因，差异有统计学意义；而肝癌原发瘤与其转移灶间的基因表达谱差异无统计学意义，且这种差异与肿瘤大小等临床病理特征无明显关系。这些研究结果高度提示，促使肝癌转移的基因改变可能大部分在原发肿瘤阶段就已经发生，高转移倾向肝癌与低转移倾向肝癌具有完全不同的基因谱。

原位癌获得侵袭性后，需要通过一系列变化才能突破ECM。原位癌细胞通过整合素（integrin）黏附于胞外基质并传递信号，而钙黏素（cadherin）则使细胞相互黏附并传递胞间信号。近年来的研究表明，肿瘤细胞要突破这些屏障，通过上皮-间质转化（EMT）是比较高效的途径。EMT是一个短暂、可逆的过程，当肿瘤细胞发生EMT后，细胞可以从这些黏附中脱离，同时运动能力也显著增强。EMT程序的启动需要包括转录因子*Slug*、*Snail*、*Twist*、*ZEB1*和*ZEB2*的协调运转，其中一些转录因子如*Slug*、*Snail*、*Twist*等与上皮钙黏素表达呈负相关。上皮钙黏素在肝癌中低表达往往提示肿瘤细胞EMT活跃、侵袭性强，与肝癌的术后复发相关。骨桥蛋白（osteopontin）是另一个通过增强细胞运动能力提高肿瘤侵袭性的蛋白，研究证实它与肝癌术后复发、转移关系密切。

此外，有部分肿瘤细胞可通过直接分泌MMP或调节其他细胞的分泌量来提高细胞外间质MMP的表达，以降解细胞外间质、促进癌细胞侵袭。研究发现，肝癌细胞中MMP-2和MMP-9高表达与术后转移、复发密切相关。肿瘤细胞穿透ECM后进入间质细胞周围，间质细胞是肿瘤微环境的重要组成部分，肿瘤细胞通过与间质细胞的接触及互相影响，可逃避机体免疫细胞的攻击并进一步获得侵袭能力。主要的间质细胞包括上皮细胞、脂肪细胞及骨髓来源细胞（如巨噬细胞、T细胞）等。浸润到间质中的骨髓来源细胞的种类和数量调节着局部炎症反应，总体而言，炎症对肿瘤的抑制和促进保持着一种平衡，一旦肿瘤细胞通过某种机制产生免疫逃逸，便向促进肿瘤复发、转移的方向倾斜。例如间质中$CD4^+$T细胞可通过刺激肿瘤相关巨噬细胞（TAM）从而激活EGFR通路导致肿瘤侵袭性增加。在肝癌中，肿瘤微环境中调节性T细胞和$CD8^+$ T细胞的比例与肝癌预后显著相关，若两者比值增大，则患者术后复发、转移明显增加。

二、渗透血管

肿瘤细胞从组织渗透入血管需要突破血管外膜细胞及血管内膜细胞屏障。一些细胞因子如TGF-β可增强肿瘤细胞渗透血管壁的能力。另外，还有研究表明新生血管在肿瘤环境中的形成与正常组织有所不同，肿瘤新生血管壁更倾向于出现“泄漏（leaky）”，使肿瘤细胞易于穿透。另有报道称MMP家族的一些成员参与了这一过程。

肿瘤细胞渗透血管壁侵入血液后，如何生存下来是一大挑战。血液的高速流动带来的物理损伤、血液免疫细胞的攻击以及肿瘤细胞完全离开整联蛋白介导的与ECM黏附而导致的失巢凋亡，使得大量无法做出适应性改变的循环肿瘤细胞被清除，有研究估计不到0.01%循环肿瘤细胞最终形成了转移灶。一些机制如ErbB2通过改变细胞对糖摄取方式来抵抗失巢凋亡；也有研究表明肿瘤细胞利用血小板作为防护并启动凝血机制形成微血栓来保护自己不被自然杀伤细胞清除。总而言之，肿瘤细胞入血后被清除的风险极大，且一些基本问题如肿瘤细胞在循环中的半衰期等仍需进一步明确。仅有极少数报道提示乳腺肿瘤细胞在血中的半衰期不超过2.5 h。肿瘤细胞一旦大量入血且在外周循环中持续存在，肿瘤便成为全身性疾病，包括手术在内的局部治疗无法根治。研究显示，术前和术后1个月，如循环血中上皮细胞黏附因子（EpCAM）阳性和肝癌细胞出现与肝癌的复发、转移密切相关。

三、重新被俘获，形成克隆

对于肿瘤转移，不同的肿瘤都有特定的易转移靶器官或组织。既往的观点认为，解剖学因素和毛细血管管径决定了循环肿瘤细胞被俘获的位置。一些新的研究发现，除前述原因之外，肿瘤细胞表达的某些蛋白可选择性地黏附于特定的靶器官，从而在预先设定的位置被俘获。循环肿瘤细胞被俘获后可在管腔内生长，并最终突破周围的血管壁侵入实质；或者在更多的情况下，首先渗透血管壁到达实质组织后继续生长，形成克隆。由于先前肿瘤局部浸润时便已获得诸如EMT、分泌MMP等能力，这些因素都有助于肿瘤细胞再次穿出血管壁。但靶器官不同的微环境及正常组织微血管更紧密的结构使得细胞穿出变得更为困难。因此，如肝脏等拥有通透性较高的毛细血管网（血窦）的器官，更易于肿瘤细胞侵入。肿瘤侵入靶器官实质后，需要再次适应新的生存环境。

新近提出的“转移前微环境”学说指出，肿瘤细胞转移前，表达血管内皮生长因子受体1（VEGFR-1）的骨髓造血祖细胞预先进入既定的靶器官，形成所需的微环境，从而支持肿瘤细胞的转移。如果这一学说得到进一步验证，则可能为临床防治肿瘤复发、转移提供新的方向。至此，肿瘤细胞仍需要在诸如血管内皮生长因子（VEGF）、血管生成素、TGF-β等系列因子的调控下进一步增殖并形成肿瘤血管，最终逐渐形成肉眼可见的转移灶。转移灶的形成是一个效率十分低下的过程，最后往往只有自我更新能力极强的一组细胞留存并形成克隆。近些年来，逐渐被接受的肿瘤干细胞理论为肿瘤的侵袭转移提供了依据。肝癌研究中也发现，肝癌干细胞标记阳性的患者在术后更倾向于复发。

纵观肝癌转移的过程涉及很多关键环节，每个环节又受到一些关键分子及网络的调控，而转移治疗失败的最主要原因在于目前对各关键环节的调控分子及网络还缺乏清晰的认识，更缺乏多环节、多靶点的干预手段。因此，揭示肝癌转移的关键环节及其重要调控蛋白的作用机制无疑是肝癌研究中亟待解决的科学问题。

第二节　肝癌术后复发的预测

一、肝癌术后复发的影响因素

肝癌术后复发的影响因素众多，归纳起来可分为3个方面：① 肿瘤因素，包括肿瘤的病理特征和相关分子标签；② 宿主因素，包括局部的肝病背景和全身的免疫状态；③ 治疗因素，包括外科手术水平和围手术期处理。研究证明，肿瘤大小、数目、血管受侵犯是影响肝癌术后复发的独立危险因素。此外，术前AFP值较高、肿瘤分化程度低、没有包膜的病例，术后复发率也增加。传统的临床病理诊断多以这些指标来推断肝癌的生物学行为，如进展情况、转移潜能、预后等。这种分类方法确实起了较大的预测判断和治疗指导的作用，但只能从组织细胞水平相对反映肿瘤的生物学特征，并不能充分反映肿瘤的真实本质，且受到许多诸如标本处理、病理医师的经验水平等客观因素的影响，具有相当的局限性。临床上经常可以看到一些病理诊断和临床治疗相同的肝癌患者，其术后转归却完全不同，部分患者术后很快出现复发、转移，甚至在短期内死亡；而另一部分患者却能长期生存。这说明肝癌中可能存在不同的分子亚型，其分子特征对其预后有非常重要的作用。

二、肝癌复发和转移的分子标志物

近年来随着分子生物学技术的发展，发现了许多与肝癌复发和转移有关的分子标志物。文献报道的预测指标包括血中的标志物和对切除标本的检测；在层次划分上，包括病理水平、细胞水平和分子水平。已发现*P16*（*CDKN2*）突变、*P53*突变、*P21*（*Ras*）、*mdm2*、*c-erB-2*、TGF-α、EGFR、VEGF、MMP-2、细胞黏附分子（ICAM-1）、尿激酶型纤溶酶原激活剂（uPA）及其受体uPA-R与抑制剂PAI-1、骨桥蛋白（OPN）等与肝癌复发、转移呈正相关，转移抑制基因*nm23-H1*、*Kai-1*、金属蛋白酶组织抑制剂-2（TIMP-2）、整合素a5和E-cadherin等则呈负相关。但这些研究大多为单因素研究模式，每次都集中研究一个或少数几个基因、蛋白的表达情况，无法全面了解全基因组/蛋白质组的多个基因或蛋白的变化。而肝癌转移是一个多步骤、多因素相互作用的复杂过程，在这一复杂过程中发生了许多重要改变，使肿瘤细胞完成了转移所需的一系列复杂变化，包括肿瘤细胞黏附、细胞外基质降解、细胞迁移、细胞增殖、肿瘤血管生成等。仅凭一个或少数几个基因或蛋白的表达情况很难确切反映肝癌转移的分子生物学特征，所以至今仍无一个指标能在临床上用于肝癌转移、复发的诊断和预测。

近年来，随着基因芯片技术、蛋白质组学技术的发展，能在全基因组/蛋白质组范围内寻找与肿瘤发生、发展相关的详尽分子生物学信息，能从分子水平对肿瘤进行更精确的分类、分型，并预测肿瘤预后、复发、转移倾向等。Ye等采用基因芯片技术在全基因组范围内比较40例不伴与伴有肝内转移（癌栓或肝内播散）的肝癌之间的基因表达谱的差异，在9 180个基因中发现153个基因表达差异有统计学意义，且这些差异与肿瘤体积、肿瘤有无包膜、肝硬化程度、性别、年龄等临床病理因素无关，而仅与是否伴有转移有关。随后利用筛选出的153个差异有统计学意义的基因群和基因芯片分析软件，建立了一个以基因表型为基础的肝癌转移分子预测模型。该模型不但准确地将20例标本进行了分类，且正确预测了20例新的待测标本中的18例，预测准确率达90%，提示这一模型可能在肝癌尚未出现转移前就可预测，这对肝癌转移的早期预测诊断和及时防治具有非常重要的意义。Yokoo等为了探讨肝癌术后早期肝内复发的分子背景，利用二维差异凝胶电泳比较12例肝癌术后6个月内复发及15例术后2年内无复发的肝脏组织的蛋白质表达情况，发现与早期肝癌复发高度相关的因素包括磷酸丝氨酸氨基转移酶及膜联蛋白2A2、A4在内的23种蛋白质，这些蛋白质具有参与信号转导途径、葡萄糖代谢、细胞骨架结构、细胞黏附及抗氧化剂等功能，认为这些蛋白质对于现存的肝癌治疗策略具有预后标志的意义。

三、癌周微环境对肝癌复发和转移的影响

此外，Budhu等采用基因芯片技术比较伴或不伴转移肝癌患者的癌周肝组织的基因表达谱，探讨癌周微环境对肝癌转移潜能的影响，结果发现454个基因表达差异有统计学意义，其中最重要的一部分基因与细胞免疫、炎症应答有关，在伴转移患者的癌周肝组织中存在明显的细胞因子应答、抗炎症反应，提示肝癌的癌周肝组织微环境的炎症免疫应答状态可能在肝癌转移进程中起重要的作用。这一发现提示，癌转移不单反映在癌的局部，还反映在癌周微环境以及机体本身（如免疫），成为癌转移预测与防治应从整体入手的一个依据。随后利用其中的17

个基因建立肝癌转移分子预测模型，在95例伴或不伴转移肝癌患者的癌周肝组织样本中得到验证，预测准确率达92%。经临床大样本回顾性和前瞻性研究，再进一步优化为“五因子生存模型”（骨桥蛋白、IL-6、人类白细胞抗原DRα链、肿瘤坏死因子、集落细胞刺激因子10），并开发预测试剂盒，预测准确率达70%。

上述资料表明，基于高通量测序技术建立的肝癌多分子预测模型具有更高的准确率，是今后研究的趋势。通过大量临床标本的验证，很可能在临床上用于诊断哪些患者具有复发、转移倾向，从而及时采取措施进行有效防止。这对进一步提高肝癌患者的治疗效果、改善预后具有非常重要的临床意义。

第三节　肝癌术后复发研究的新思路

肝癌术后复发是导致患者死亡的主要原因，其具体机制还未完全揭示，目前亦无公认有效的标准防治方案。但随着临床和基础研究的深入，特别是新技术的发展为我们提供了一些新的思路。

一、高通量技术对肝癌研究的影响

肝癌的发生、发展、转移是一个涉及肿瘤细胞本身、癌周微环境及宿主免疫状态等多种因素相互作用的复杂过程，并有许多因素参与调节。传统肿瘤学研究仅局限于某一种或少许细胞、基因或分子，不能同时进行大规模研究，对机体存在的异常复杂的调控网络以及多角度、多层次的癌细胞之间及癌细胞与宿主的相互作用很难从总体上、全方位地把握。基因组学、蛋白质组学、代谢组学以及其他高通量研究技术的兴起与日臻完善，为肝癌发生、发展、转移的研究提供了技术与理论保证，既可对以往建立在现象观察基础上的假说做进一步验证，又可在大规模、无偏倚观察的基础上提出新的理论与设想，从而大大推动研究的精确性与进程，为肝癌新型标志物筛选、分子学分期、预后预测提供了可靠的方法，成为目前肝癌研究的一个热点，受到广泛关注。

二、肿瘤的生物学特征决定肝癌的复发和转移

肿瘤的大小、数量、是否侵犯血管等是影响肝癌预后的重要因素，据此来预

测肝癌复发和转移风险，并确定肝癌根治术后的辅助治疗措施。但临床实践提示，单纯的肿瘤大小、数量等常见的临床病理因素无法精确预测肝癌的复发和转移，而肿瘤的生物学特征才是真正决定肝癌复发和转移的关键因素。基础研究显示，肝癌转移潜能的获得发生于原发瘤阶段。国际抗癌联盟最新版（2002年）肝癌TNM分期，将旧版（1997年）中所有＞2 cm或≤2 cm的字样删去，而保留了血管有无侵犯，说明肿瘤大小虽然曾经是（将来仍然是）影响预后的重要因素，但根本的因素是肿瘤的生物学特性，而癌的转移和复发正是癌生物学特性最集中的表现。

三、肿瘤微环境对肝癌复发和转移的影响

肝癌在转移和复发的过程中，需要有其他非肿瘤成分构成的微环境参与。微环境中，肿瘤细胞与细胞间质之间存在不同层面、不同环节的相互作用。微环境可影响肿瘤从发生到转移的全过程，对肿瘤起增强或抑制作用。而肿瘤也可导致其理化性质、成分、细胞因子构成等发生改变，形成一个尽可能有利于，甚至促进肿瘤生长的微环境。近年来，已经发现肝癌非肿瘤细胞成分的癌周组织基因特征表达谱可以预测肝癌的转移和复发，提示肝癌生长的微环境对转移和复发潜能有重要影响。因此，从某种角度看，肝癌的一些恶性表型并不是生来就有，也不是一成不变的，在微环境作用下是可变甚至是可逆转的。近年来，靶器官转移前微环境的提出扩展了传统的“种子-土壤学说”，在原发肿瘤分泌的一些细胞因子的作用下，在靶器官中的细胞基质、巨噬细胞及一些造血祖细胞等发生适应性改变，构成了一个转移前的微环境，为肿瘤细胞的停留、增殖，以及转移癌的形成创造条件。复旦大学肝癌研究所的研究表明，肝癌微环境中$CD8^+$ T细胞、树突状细胞、NKT细胞等与肝癌的转移和复发密切相关。因此，肿瘤微环境有可能成为真正干预的靶点。

四、重视肝癌干细胞的作用

肿瘤干细胞的研究似乎为攻克肿瘤带来新的希望，但由于缺乏明确的干细胞标志物及分离技术，肿瘤干细胞研究仍面临诸多困难。理论上，肿瘤干细胞具有自我更新的能力，能抵抗凋亡及药物所致的损伤，在一定的微环境条件下能重新生长。在肝癌转移和复发机制研究中遇到的难题似乎都可以用干细胞理论来诠释。尤其是肝癌患者行根治切除多年后转移癌的出现，提示肝癌的转移和复

发可能来源于潜伏在体内的干细胞。研究显示，在不同转移能力的肝癌细胞株中均分离得到具有类干细胞特性的侧群细胞，提示肝癌干细胞可能与复发和转移密切相关。因此，干细胞理论与转移模式、微环境理论并不矛盾。肝癌干细胞可能在肿瘤发生的早期就到达多个器官，在靶器官转移前微环境中休眠，在合适的时候被唤醒，形成转移癌。随着肿瘤干细胞研究的深入，肝癌复发和转移机制的研究有望获得突破性进展。

五、加强机体全身性研究

肝癌转移是机体、微环境和肿瘤三者互动的结果。目前有关机体（包括神经、内分泌、免疫等）如何影响肝癌转移的机制知之甚少。新近研究发现，适度游泳的荷瘤鼠肺转移少、生存期长，这与神经递质多巴胺升高有关。内分泌干预对肝癌而言不容忽视，但需要较长时间的治疗与观察，例如对雌激素受体阳性（ER^+）的乳腺癌用他莫昔芬治疗，连续治疗10年者比治疗5年者10年后病死率减半。免疫治疗作为继手术、放疗、化疗后肿瘤治疗的新型疗法，已显示出良好的应用前景，甚至出现了《免疫治疗是否抗癌战取胜之道》的报道。传统的肝癌治疗方法包括手术、化疗、放疗、局部消融、靶向治疗等，均是以直接消灭肿瘤为目标，在肯定其疗效的同时也有反作用，在一定程度上抑制了机体的免疫状态，从而影响预后。最近人们开始认识到“癌症是一个移动的靶”，许多破坏性的灭癌方法可能导致残癌转移潜能的增强，并伴有基因组的改变，因此不是治疗手段越多越好，而要注重“消灭与改造”并举，提倡综合应用，重视远期疗效。

参考文献

[1] Brown D M, Ruoslahti E. Metadherin, a cell surface protein in breast tumors that mediates lung metastasis[J]. Cancer Cell, 2004, 5(4): 365-374.

[2] Budhu A, Forgues M, Ye Q H, et al. Prediction of venous metastases, recurrence, and prognosis in hepatocellular carcinoma based on a unique immune response signature of the liver microenvironment[J]. Cancer Cell, 2006, 10(2): 99-111.

[3] Burak K W. Prognosis in the early stages of hepatocellular carcinoma: predicting outcomes and properly selecting patients for curative options[J]. Can J Gastroenterol, 2011, 25(9): 482-484.

[4] Cai M Y, Xu Y F, Qiu S J, et al. Human leukocyte antigen-G protein expression is an unfavorable prognostic predictor of hepatocellular carcinoma following curative

resection[J]. Clin Cancer Res, 2009, 15(14): 4686−4693.

[5] Carmeliet P, Jain R K. Principles and mechanisms of vessel normalization for cancer and other angiogenic diseases[J]. Nat Rev Drug Discov, 2011, 10(6): 417−427.

[6] Chaffer C L, Weinberg R A. A perspective on cancer cell metastasis[J]. Science, 2011, 331(6024): 1559−1564.

[7] Chambers A F, Groom A C, MacDonald I C. Dissemination and growth of cancer cells in metastatic sites[J]. Nat Rev Cancer, 2002, 2(8): 563−572.

[8] Davies C, Pan H, Godwin J, et al. Long-term effects of continuing adjuvant tamoxifen to 10 years versus stopping at 5 years after diagnosis of oestrogen receptor-positive breast cancer: ATLAS, a randomised trial[J]. Lancet, 2013, 381(9869): 805−816.

[9] de Visser K E, Eichten A, Coussens L M. Paradoxical roles of the immune system during cancer development[J]. Nat Rev Cancer, 2006, 6(1): 24−37.

[10] Gao Q, Qiu S J, Fan J, et al. Intratumoral balance of regulatory and cytotoxic T cells is associated with prognosis of hepatocellular carcinoma after resection[J]. J Clin Oncol, 2007. 25(18): 2586−2593.

[11] Gao Q, Qiu S J, Fan J, et al. Intratumoral balance of regulatory and cytotoxic T cells is associated with prognosis of hepatocellular carcinoma after resection[J]. J Clin Oncol, 2007, 25(18): 2586−2593.

[12] Giampieri S, Manning C, Hooper S, et al. Localized and reversible TGF beta signalling switches breast cancer cells from cohesive to single cell motility[J]. Nat Cell Biol, 2009, 11(11): 1287−1296.

[13] Gray J. Cancer: Genomics of metastasis[J]. Nature, 2010, 464(7291): 989−990.

[14] Gupta G P, Nguyen D X, Chiang A C, et al. Mediators of vascular remodelling co-opted for sequential steps in lung metastasis[J]. Nature, 2007, 446(7137): 765−770.

[15] Im J H, Fu W, Wang H, et al. Coagulation facilitates tumor cell spreading in the pulmonary vasculature during early metastatic colony formation[J]. Cancer Res, 2004, 64(23): 8613−8619.

[16] Kaplan R N, Riba R D, Zacharoulis S, et al. VEGFR1-positive haematopoietic bone marrow progenitors initiate the pre-metastatic niche[J]. Nature, 2005, 438(7069): 820−827.

[17] Kessenbrock K, Plaks V, Werb Z. Matrix metalloproteinases: regulators of the tumor microenvironment[J]. Cell, 2010, 141(1): 52−67.

[18] Komarova N L. Cancer: A moving target[J]. Nature, 2015, 525(7568): 198−199.

[19] Kow A W, Kwon C H, Song S, et al. Risk factors of peritoneal recurrence and outcome of resected peritoneal recurrence after liver resection in hepatocellular carcinoma: review of 1222 cases of hepatectomy in a tertiary institution[J]. Ann Surg Oncol, 2012, 19(7): 2246−2255.

[20] Li F, Tiede B, Massague J, et al. Beyond tumorigenesis: cancer stem cells in metastasis[J]. Cell Res, 2007, 17(1): 3−14.

[21] Meng S, Tripathy D, Frenkel E P, et al. Circulating tumor cells in patients with breast cancer dormancy[J]. Clin Cancer Res, 2004. 10(24): 8152−8162.

[22] Psaila B, Lyden D. The metastatic niche: adapting the foreign soil[J]. Nat Rev Cancer. 2009,

9(4): 285−293.
[23] Schafer Z T, Grassian A R, Song L, et al. Antioxidant and oncogene rescue of metabolic defects caused by loss of matrix attachment[J]. Nature, 2009, 461(7260): 109−113.
[24] Shi G M, Xu Y, Fan J, et al. Identification of side population cells in human hepatocellular carcinoma cell lines with stepwise metastatic potentials[J]. J Cancer Res Clin Oncol, 2008, 134(11): 1155−1163.
[25] Sun Y F, Xu Y, Yang X R, et al. Circulating stem cell-like epithelial cell adhesion molecule-positive tumor cells indicate poor prognosis of hepatocellular carcinoma after curative resection[J]. Hepatology, 2013, 57(4): 1458−1468.
[26] Tang Z Y, Ye S L, Liu Y K, et al. A decade's studies on metastasis of hepatocellular carcinoma[J]. J Cancer Res Clin Oncol, 2004, 130(4): 187−196.
[27] Thiery J P, Sleeman J P. Complex networks orchestrate epithelial-mesenchymal transitions[J]. Nat Rev Mol Cell Biol, 2006, 7(2): 131−142.
[28] Topalian S L, Wolchok J D, Chan T A, et al. Immunotherapy: the path to win the war on cancer[J]. Cell, 2015, 161(2): 185−186.
[29] Trepel M, Arap W, Pasqualini R. In vivo phage display and vascular heterogeneity: implications for targeted medicine[J]. Curr Opin Chem Biol, 2002, 6(3): 399−404.
[30] van Zijl F, Zulehner G, Petz M, et al. Epithelial-mesenchymal transition in hepatocellular carcinoma[J]. Future Oncol, 2009, 5(8): 1169−1179.
[31] Ye Q H, Qin L X, Forgues M, et al. Predicting hepatitis B virus-positive metastatic hepatocellular carcinomas using gene expression profiling and supervised machine learning[J]. Nat Med, 2003. 9(4): 416−423.
[32] Yokoo H, Kondo T, Okano T, et al. Protein expression associated with early intrahepatic recurrence of hepatocellular carcinoma after curative surgery[J]. Cancer Sci, 2007, 98(5): 665−673.
[33] Zeng Z, Ren J, O'Neil M, et al. Impact of stem cell marker expression on recurrence of TACE-treated hepatocellular carcinoma post liver transplantation[J]. BMC Cancer, 2012, 12: 584.
[34] Zhang Q B, Zhang B H, Zhang K Z, et al. Moderate swimming suppressed the growth and metastasis of the transplanted liver cancer in mice model: with reference to nervous system[J]. Oncogene, 2016, 35(31): 4122−4131.
[35] 樊嘉，王征. 原发性肝癌基础研究及临床治疗的热点问题[J]. 中华普通外科杂志，2009，24(10)：777−779.
[36] 贾户亮，钦伦秀. 肝细胞癌术后复发的预测与预防策略[J]. 中华肝脏病杂志，2016，24(5)：330−334.
[37] 刘景丰，林科灿，黄新辉. 肝癌术后复发转移预测研究进展[J]. 外科理论与实践，2012，17(5)：417−419.
[38] 鲁明，钦伦秀. 肝癌转移复发机制的分子生物学研究进展[J]. 肝胆外科杂志，2014，22(4)：314−317.
[39] 马杰，许戈良. 肝癌干细胞在肝癌转移复发中的作用[J]. 中华消化外科杂志，2015，14(11)：971−974.

[40] 时志龙，张妤，殷正丰. 靶向循环肿瘤细胞——防治肝癌术后复发转移的新策略[J]. 中华肿瘤杂志，2014，36(6)：401-404.
[41] 汤钊猷. 肝癌转移复发研究需有新思路[J]. 中华肝脏病杂志，2016，24(5)：321-323.
[42] 叶青海. 肝癌分子分型和转移复发的早期预测[J]. 中国普外基础与临床杂志，2007，14(1)：8-10.
[43] 於雷，樊嘉，周俭. 肝癌肝移植术后复发转移的分子机制及防治[J]. 实用器官移植电子杂志，2013，(1)：50-55.

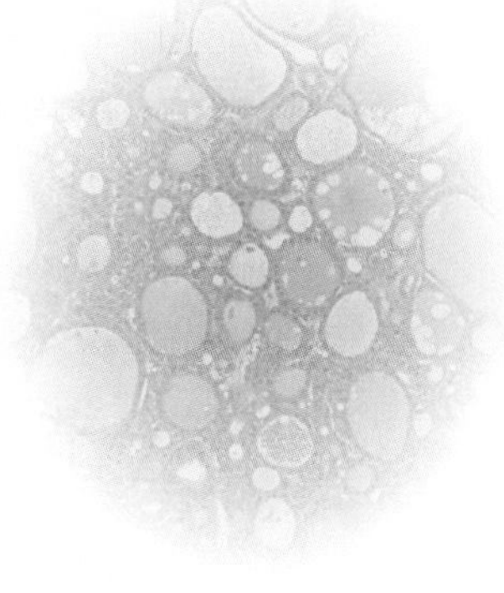

第二十六章

炎症与肝癌

殷建华　曹广文

炎症与肿瘤是人类体内两大基本病理学现象。慢性炎症不但促进癌症的发生，而且促进癌症的转移和复发。无论是慢性感染相关癌症还是非感染因素相关癌症，持续性炎症是绝大多数癌症发生、发展的共有过程。病毒慢性感染和受损的免疫功能共同维持了慢性炎症，即使没有病原体感染的慢性炎症，免疫系统也存在一定程度的异常。肿瘤炎症微环境中富集的免疫细胞与正常免疫细胞的组成和功能有一定差异。在肝脏中富含先天免疫和经抗原激活的免疫细胞，这些免疫细胞通过相互接触以及分泌细胞因子和趋化因子，形成了炎症分子网络。炎症分子网络（Th1和Th2细胞因子网络）失衡往往参与和维持了炎症的慢性化。慢性炎症为癌症进化发育提供了必要的环境条件。在慢性炎症条件下，癌前期病变细胞经历“变异–选择–适应”的进化过程，癌症起始细胞被逐渐选择出来，逐渐成为癌症发生和发展的主要细胞克隆。对选择和维持癌细胞“干性”起关键作用的分子群和某些体细胞基因变异影响的主要信号通路，如PI3K/Akt和β-catenin通路，在癌症恶性表型（包括侵袭、转移和耐药）中发挥了关键作用。应用系统生物学方法结合流行病学分析有望阐明慢性炎症促进癌症进化发育的过程及分子机制。从广义上来看，慢性炎症不但促进了癌症的发生，而且促进癌症的复发和转移。

[通信作者]　曹广文，Email: gcao@smmu.edu.cn

第一节　炎症的种类和主要形成机制

一、急性炎症和慢性炎症及其主要区别

炎症(inflammation)是有医学记录以来最早确定的医学现象，一般是指具有血管系统的活体组织对外伤和病原体感染等刺激激发的防御反应，主要表现为组织的变质、渗出和组织细胞增生，常产生局部红、肿、热、痛四大症状，同时伴有全身性表现如发热、血白细胞增多或减少、全身单核吞噬细胞系统增生、局部淋巴结肿大和脾肿大等，易导致功能障碍。炎症主要分为急性炎症和慢性炎症两种。

急性炎症时，当炎症因素如微生物感染或组织损伤消除后，炎症反应随即终结，之后转变成为一种精细调控且高度活跃的动态平衡状态，这种炎症也被称为可控性炎症(resolving inflammation)。一般认为急性炎症对机体有利。

慢性炎症是指病程迁延数月至数年以上的炎症反应，可由急性炎症迁延而来，也可由于致炎因子的刺激较轻并持续时间较长，一开始就表现为慢性经过。在某些因素(如病原体持续存在、免疫遗传倾向导致免疫应答能力较弱和过度或缺乏某些营养素等)的作用下，或者持续的低强度抗原刺激、靶组织处于长期或过度反应时，炎症无法从抗感染、抗组织损伤模式下转变，进而对自身组织造成持续损伤，导致炎症反应持续存在，表现为慢性炎症或非可控性炎症(non-resolving inflammation)。慢性炎症时，局部病变多以增生改变为主，变质和渗出较轻；炎症细胞浸润多以嗜中性粒细胞、淋巴细胞、巨噬细胞和浆细胞为主。慢性非可控性炎症可以持续性损伤正常的组织细胞，导致组织细胞持续性坏死和增生，而组织坏死进一步促进炎症，形成迁延不愈的慢性炎症。就微生物慢性感染来说，慢性炎症对机体的损伤是机体炎症反应包括炎症细胞因子/趋化因子和免疫细胞直接作用的结果，而不是微生物的毒素和其他成分的直接作用。慢性炎症是多种慢性疾病，尤其是恶性肿瘤和代谢综合征(如糖尿病、高血压、肥胖症等)的主要驱动因素。在很多情况下，急性炎症和慢性炎症能够共存很长时间，两者之间交替存在，主要根据当时机体的免疫状态决定。慢性炎症急性发作或激活急性损伤往往对机体造成更加严重的损害，如慢性乙肝急性发作往往导致肝衰竭。没有任何致病因素比非可控性炎症对慢性非传染性疾病和传染性

疾病相关癌症的影响大，造成的疾病负担更加严重，防控更加困难。

二、急性炎症与慢性炎症的相互转化

急性炎症是炎症的起始阶段，是机体免疫功能正常或者处于健康状态下，通过对外界物理、化学损伤和微生物感染等进行本能的自然反应，通过激活先天性免疫系统［包括各种吞噬细胞、自然杀伤细胞、炎症细胞因子和趋化因子等］而实现对外部来源的感染和理化损伤对机体造成的变性和坏死组织的清除。急性炎症反应迅速，促进机体免疫防御系统维持健康的平衡状态和机体内环境的稳定，类似中医理论中所说的“阳”；如果刺激源包括微生物组分和体内变性蛋白抗原等持续低强度刺激，同时免疫系统的某些功能相对较弱，不能及时清除外来抗原，原来正常的免疫平衡被打破，机体免疫系统和病理抗原之间重新建立新的平衡——“病理平衡”，形成了活动性炎症的持续状态，类似中医理论中的“阴”。机体“阴-阳”之间相互渗透，相互依托，如慢性炎症急性化和急性炎症的慢性转化等，形成了矛盾的对立统一体。“阳”和“阴”之间看似一个哲学问题，但是两者之间的确存在一系列相互制约的以“平衡状态”存在的细胞、分子和信号通路方面的生物学基础。在慢性炎症环境下，免疫系统持续对表达“外来抗原”的自身组织细胞进行“有限效果”的攻击，造成人体正常组织和细胞不同程度的坏死、增生和纤维化，从而促进了包括恶性肿瘤、心血管疾病、糖尿病、过度肥胖、慢性阻塞性肺病和神经系统退行性变等慢性病的发生和发展。

三、急性病毒性肝炎慢性化

导致急性可控性炎症和慢性非可控性炎症产生的主要影响因素有：① 致伤因素（或感染因子）；② 机体免疫反应。致伤因素（或感染因子）作为外因，是致炎及其转归的条件和始动因素；机体免疫反应作为内因，是致炎及其转归的根据和决定因素。各种致伤因素（或感染因子）通过机体免疫反应决定了致炎的性质及患者的临床转归。

甲型肝炎病毒（hepatitis A virus，HAV）和戊型肝炎病毒（hepatitis E virus，HEV）感染只能造成急性肝炎；乙型肝炎病毒（HBV）和丙型肝炎病毒（HCV）不但能造成急性肝炎，而且还能转化成慢性肝炎。不同的肝炎病毒感染造成的急性和慢性肝炎主要是由肝炎病毒的特征决定的。HAV和HEV感染宿主肝细胞后溶解宿主细胞，造成急性肝炎。病毒本身抗原性较强，可以按经典方式激活免疫系统。其主要过程是由抗原提呈细胞（APC）将抗原提呈给T细胞，一方面激活T细胞，T细胞溶解被病毒感染的肝细胞；重要的是激活B细胞，产生特异性抗体，抗体结合补体消灭循环血中病毒颗粒，炎症反应随即终止。HAV和HEV感染不存在造成慢性感染的问题，这主要是由病毒本身的结构和生存周期特性决定的，与宿主免疫的遗传多样性和后天营养条件无关。HCV基因组虽然不能整合到人体肝细胞基因组中，但是和同为RNA病毒的HAV和HEV相比，HCV基因组中编码包膜蛋白抗原的基因区变异较大（即所谓的高变区）且变异较频繁，导致HCV很容易逃避免疫攻击，使病毒得以长期在肝脏细胞中生存，持续引起肝脏炎症。大部分HCV感染者将发展成慢性丙肝患者，一些HCV感染者还缺乏急性感染过程，被发现时就是慢性丙肝患者，最终发展成肝硬化和肝癌。HCV通过内吞形式感染肝细胞，而且该RNA被合成和组装于肝细胞的细胞质中。随着对HCV生活周期分子机制的认识，目前已经建立了多种抗HCV策略，包括干扰素α（IFN-α）联合利巴韦林等有效治疗方案。最近研制的直接作用抗病毒制剂（direct-acting antiviral, DAA）包括ledipasvir、sofosbuvir加GS-9451和/或GS-9669联合治疗方案治疗6个月以上可以使丙肝患者治愈率达到95%。这种疗效主要得益于HCV没有对宿主进行整合，DAA去除病毒后，炎症随之消失，后续肝纤维化和肝硬化进程也随之逐渐停滞。慢性乙肝是我国的重大公共卫生问题。HBV可以由急性感染转为慢性感染，也可以缺乏急性乙肝的过程直接被诊断为慢性乙肝。目前，不断翻新的核苷类似物药物治疗虽然也取得了很大的进步，但是尚不能彻底清除HBV，主要原因是HBV以共价环状DNA（ccc DNA）形式存在于肝细胞核内，而且HBV基因组或者部分基因片段往往整合到宿主基因组中，如在肝癌患者中常发现3′端截短型HBV X基因（C-terminal truncated HBV X, Ct-HBx）整合到肝组织基因组中。虽然长期抗病毒治疗可以抑制HBV复制，降低肝脏炎症反应程度，但是目前的抗病毒治疗药物尚不能完全清除病毒，慢性乙肝也尚不能被完全治愈。

不同基因型的HBV对急性肝炎慢性转化具有明显的影响。在我国大陆地区流行的主要HBV基因型是B型（占25.5%，主要是B2型）和C型（占68.3%，主要是C2型），基因亚型组成是B2型（27.3%）、C1型（10.7%）和C2型（58.0%）；HBV基因型流行具有以下特点：从北向南，B型HBV所占比例逐渐增加，C型HBV逐渐降低。在说汉语普通话的地区，HBV的B型和C型分布比较均一，但是在方言严重的南方地区，B型和C型分布有明确的地域集聚特征。这种HBV基因型分布特征可能与历史上战争和经贸活动导致的人口流动有关。而我国台湾地区HBV的主要基因型是B2亚型，占80%。有趣的是，我国福建省南部地区，尤其是漳州地区HBV B2亚型也占80%，因此在说闽南话人群中B2亚型HBV集聚。同样，在我国HBV C1亚型主要分布在说广东话的人群中，包括广东、广西南部和香港地区；而HBV D型（D1亚型）主要分布在西北地区的回族人群中，尤其是在维吾尔族人群中比例较高，这与该基因亚型在西亚和北非流行的趋势一致。因此，HBV基因型和亚型的流行趋势与人口迁徙历史有关，并与宿主人类的某些遗传特点有关。与HBV C2亚型相比，HBV B2亚型在年轻感染者中复制能力强，病毒浓度高，HBeAg阳性率高。但是HBV B2亚型感染者在慢性HBV感染者基因型组成上随着年龄的增加而逐渐减低；而HBV C2亚型在感染人群中的比例以20岁以上人群为主。作者团队的流行病学研究证实，在成人急性乙肝患者中，与感染HBV C2亚型的人群相比，感染HBV B2亚型者容易发生急性乙肝，因为HBV B2亚型携带者病毒载量较高，但是HBV B2亚型导致的急性乙肝不易慢性化；HBV C2亚型是急性乙肝慢性化的独立危险因素。这也可能是HBV C2亚型在中国大陆人群慢性携带率较高的原因之一。但是HCV基因型与HCV感染导致肝脏急性炎症转归方面的关系有待进一步研究证实。虽然在固定人群流行的病原体亚群（或亚型）是该人群遗传免疫长期选择的结果，但是病原体本身的结构/抗原特征可能是决定病原体感染形式的重要因素。

四、遗传因素与环境因素在病毒性肝炎慢性化中的作用

最近全基因组关联分析（genome-wide association study, GWAS）发现，人类Ⅱ类白细胞抗原（human leukocyte antigen class Ⅱ, HLA-Ⅱ）编码基因的单核苷酸多态性（SNP）与HBV慢性感染关系密切；不但如此，HLA-Ⅱ基因群SNP也常常被证实与HBV感染的肝癌以及其他炎症相关恶性肿瘤遗传易感性具有显著的相关性。作者团队通过大样本病例-对照研究发现，影响主要炎症/免疫分子表达和功能，进而影响免疫/炎症反应的遗传多态位点等位基因频率与HBV慢性感染有显著的关联性。有趣的是，在东亚（包括中国汉族、朝鲜和日本）和高加索正常人群中这些与HBV慢性感染相关的SNP的显性等位基因频率相差较大，与促进HBV感染慢性化显著相关的核苷酸大多是东亚人群的显性等位基因；即使在不同人群中均是显性等位基因，它们的等位基因频率在东亚人群和高加索人群中也明显不同（**见表26-1-1**）。这可能在某种程度上解释了为什么东亚人群尤其是中国人群感染HBV感染容易慢性化的原因。某些先天遗传倾

表26-1-1　影响主要炎症免疫分子表达或功能的遗传多态与HBV慢性感染的关联性以及人种之间的差异

炎症分子基因	遗传位点	SNP	组别比较[a]	*OR*（95%*CI*）[b]	*P*值	种族	显性等位基因[c]（%）	
							中国汉族人	欧洲人
NFKBIA	rs3138053	G/AA	HBV *vs* 自动清除	0.54（0.34～0.86）	0.01	中国汉族人	A（82.6）	G（50.0）
HLA-DQ	rs2856718	GG/AA	HBV *vs* 自动清除	0.59（0.47～0.73）	＜0.001	中国汉族人	A（53.3）	G（73.3）
		G/A	HBV *vs* 健康对照	0.64（0.59～0.69）	＜0.001	日本人		
HLA-DQ	rs7453920	AG/GG	HBV *vs* 自动清除	0.62（0.50～0.76）	＜0.001	中国汉族人	G（88.4）	G（52.2）
		A/G	HBV *vs* 健康对照	0.55（0.36～0.85）	＜0.001	日本人	G（81.4）[d]	
HLA-DQ	rs9275319	AG/AA	HBV *vs* 自动清除	0.63（0.47～0.85）	0.003	中国汉族人	A（81.4）	G（50.0）
HLA-DP	rs3077	A/GG	HBV *vs* 自动清除	0.72（0.56～0.92）	0.008	中国汉族人	G（62.5）	A（88.3）
		A/G	HBV *vs* 健康对照	0.53（0.49～0.58）	＜0.001	日本人	G（58.7）[d]	
		AA/GG	HBV *vs* 自动清除	0.51（0.41～0.62）	＜0.001	泰国人		
		G/A	HBV *vs* 健康对照	5.1（1.9～13.7）	＜0.001	高加索人		
HLA-DP	rs9277535	A/GG	HBV *vs* 自动清除	0.73（0.57～0.94）	0.0162	中国汉族人	G（53.5）	A（72.5）
		AA/GG	HBV *vs* 自动清除	0.37（0.31～0.44）	＜0.001	中国汉族人		
		A/G	HBV *vs* 健康对照	0.56（0.52～0.61）	＜0.001	日本人	G（58.0）[d]	
		G/A	HBV *vs* 健康对照	1.2（0.5～2.6）	1	高加索人		
HLA-DP	rs9277378	AA/GG	HBV *vs* 自动清除	0.41（0.20～0.87）	0.018	泰国人	G（53.4）	A（69.2）
HLA-DP	rs3135021	AA/GG	HBV *vs* 自动清除	0.55（0.36～0.85）	0.007	中国汉族人	G（75.6）	G（75.0）

（续表）

炎症分子基因	遗传位点	SNP	组别比较[a]	*OR*（95%*CI*）[b]	*P* 值	种族	显性等位基因[c]（%）	
							中国汉族人	欧洲人
HLA-DP	rs2281388	T/CC	HBV *vs* 自动清除	1.35（1.05～1.75）	0.021	中国汉族人	C（69.8）	C（97.5）
		TT/CC	HBV *vs* 自动清除	3.09（2.01～4.74）	＜0.001	中国汉族人		
HLA-DP	rs2395309	AA/GG	HBV *vs* 自动清除	0.42（0.29～0.62）	＜0.001	中国汉族人	G（61.9）	A（83.2）
HLA-DP	rs2301220	GG/AA	HBV *vs* 自动清除	0.40（0.27～0.59）	＜0.001	中国汉族人	A（61.4）	G（88.3）
HLA-DP	rs9277341	TT/CC	HBV *vs* 自动清除	0.30（0.16～0.60）	＜0.001	中国汉族人	C（75.6）	T（73.2）
HLA-DP	rs10484569	GG/AA	HBV *vs* 自动清除	2.80（1.87～4.20）	＜0.001	中国汉族人	G（59.8）	G（94.2）
HLA-DP	rs3128917	GG/TT	HBV *vs* 自动清除	3.53（2.43～5.12）	＜0.001	中国汉族人	G（55.2）	T（69.2）
HLA-DP	rs3117222	TT/CC	HBV *vs* 自动清除	3.68（2.52～5.36）	＜0.001	中国汉族人	G（58.3）	G（74.8）
HLA-DP	rs9380343	TT/CC	HBV *vs* 自动清除	3.12（2.06～4.73）	＜0.001	中国汉族人	C（68.6）	C（92.5）
IL-28B	rs12979860	T/C	健康对照 *vs* HBV	–	0.03	高丽人	C（93.3）	–
IL-28B	rs8099917	G/T	健康对照 *vs* HBV	–	0.009	高丽人	T（90.7）	T（85.0）
IL-10	rs1518110	TT/GG	HBV *vs* 自动清除	0.11（0.01～0.93）	0.004	美国黑人	–	G（73.9）
IL-20	rs1518108	CC/TT	HBV *vs* 自动清除	5.45（1.31～22.8）	0.02	美国黑人	C（86.3）	C（69.0）
IL-20	rs1400986	CC/TT	HBV *vs* 自动清除	0.23（0.07～0.80）	0.02	高加索人	C（88.4）	C（86.3）
IL-20	rs3024517	AA/GG	HBV *vs* 自动清除	0.16（0.04～0.70）	0.01	高加索人	–	A（91.3）

注：引自曹广文，陈坤，丁彦青，等.癌症进化发育学［M］.上海：第二军医大学出版社，2016：77–78；[a] HBV，HBV慢性感染者；[b] *OR*，优势比；*CI*，可信区间；[c] 显性等位基因，指该种族正常健康人群中该遗传位点频率最高的核苷酸，该数据来自国际HapMap计划网站（http://www.hapmap.org/）；[d] 数据来自日本人。

向决定了人群对HBV抗原免疫反应程度的差异，进而决定了机体对HBV感染免疫清除的效率。因此，某些先天遗传易感性参与决定了部分急性炎症向慢性炎症的转化进程。

2009年，GWAS发现并确证了在*IL-28B*基因（编码IFN-λ3）上游3 kb处一个SNP位点（rs12979860）的CC基因型与急性HCV感染后病毒自动清除密切相关；进一步研究发现该SNP位点的CC基因型与慢性HCV感染者对聚乙二醇化长效α干扰素（PEG-IFN）和利巴韦林联合治疗导致病毒被清除的疗效密切相关（提升2倍），提示HCV自动清除和抗病毒治疗的疗效受该遗传背景控制。rs12979860位点C等位基因频率在高加索人群中是80.3%，在非洲裔人群中是56.2%，这也部分解释了白人HCV慢性感染者对PEG-IFN联合利巴韦林的治疗效果优于黑人HCV感染者的原因。可喜的是，中国人rs12979860 CC基因型的频率是84.1%，提示HCV在中国人中更加容易被自动清除或抗病毒治疗效果更好。但是，中国人对HBV慢性感染导致慢性肝炎具有较高的遗传易感性，具体表现在HBV慢性感染易感基因在中国人遗传背景中属于高频等位基因（**见表26-1-1**）。但必须明确的是，即使中国人对慢性乙肝的遗传易感性较高，如果没有外因（如HBV感染的暴露），中国慢性肝病的疾病负担将会大大减轻。因此，根据遗传学基础开展特异性环境暴露的保护，如大规模使用HBV疫苗、预防医源性HBV感染等将是未来控制我国肝病负担的关键。

第二节　炎症细胞的种类和炎症分子

炎症细胞是指参与炎症免疫反应的细胞，主要分为两大类：一类为组织固有细胞，包括巨噬细胞（macrophage，Mφ）、肥大细胞和内皮细胞等；另一类来自血液循环的炎症细胞类，包括淋巴细胞、浆细胞、粒细胞（嗜酸性、嗜碱性、中性）和单核细胞等。在炎症反应中，淋巴细胞和Mφ是起核心作用的免疫细胞。急性炎症的早期（尤其是在24 h以内），炎症渗出以中性粒细胞为主；中期（24～48 h）以单核细胞浸润为主。细菌感染，尤其在常见革兰氏阳性（G^+）菌感染情况下，炎症细胞以中性粒细胞为主；病毒感染则常以淋巴细胞浸润为主；寄生虫感染或过敏反应以嗜酸性粒细胞浸润为主。然而，在严重革兰氏阴性（G^-）菌感染和内毒素中毒情况下，炎症细胞水平可以整体降低。下面重点介绍参与炎症反应的主要免疫细胞。

一、组织固有免疫细胞

由于炎症是先天免疫的一个重要特征，控制先天免疫的免疫细胞如Mφ、树突状细胞和自然杀伤细胞及其分泌的细胞因子产物得到广泛关注。其中Mφ、树突状细胞和来自B细胞的浆细胞长期存在于炎症组织中，被称为组织固有免疫细胞。

1. Mφ及其分泌炎性分子

Mφ是炎症最主要的"肇事者"，是慢性炎症中最主要的炎症细胞。Mφ在许多慢性炎症相关疾病中起关键作用，这些慢性炎症相关疾病有癌症、动脉粥样硬化、肥胖症、皮肤病以及神经退行性病变等。具有一定组织特异性功能的组织Mφ，如在肝组织内它被称为库普弗细胞（Kupffer cell）、在脑组织中它被称为小神经胶质细胞（microglial cell）、在肾组织中它就是肾小球系膜细胞（mesangial cell）等。可分化为M1（表面标志：CD86）和M2（表面标志：多种植物血凝素和清道夫受体CD163、MR/CD206、CD209）。炎症组织中经典活化型Mφ-M1的密度较高。M1又称为细胞毒性Mφ，以高表达Fcγ为特征，主要因为在内毒素（lipopolysaccharide，LPS）和IFN-γ的作用下，Mφ向M1极化，能够高水平表达促炎细胞因子和细胞毒性物质，促进炎症反应，促进对外源性感染的清除，在对抗细胞内病原体感染和抗癌免疫方面起核心作用。在非炎症组织中，Mφ-M2密度相对较高。处于稳定状态的组织Mφ一般具有抗炎功能，具有M2特征。

根据Mφ的极化促进因子、表面标志和所表达细胞因子和趋化因子等，M2又可以分为M2a、M2b、M2c、M2d和M4等亚群。M2的主要功能是抗炎、抑制免疫、促癌、促进新血管生成、吞噬功能和组织重建。M3是理论上存在的一种Mφ，可以在M1和M2之间转换。M1刺激Th1和Th17细胞的免疫应答；M2，尤其是M2a，刺激Th2细胞免疫应答。Th1/Th2细胞的平衡也是免疫稳态形成的基础。

2. 树突状细胞

树突状细胞是人体内最专业的抗原提呈细胞（APC），主要调节先天免疫和后天获得性免疫。树突状细胞在识别自我和外来抗原的细胞免疫方面起关键作用，而且在协调机体免疫稳态各要素方面起核心作用。树突状细胞能特异性捕获、加工和提呈外来抗原给继发免疫系统，主要是树突状细胞表达淋巴细胞共刺激分子，可以移行到淋巴器官，分泌细胞因子调节免疫反应。树突状细胞在形成免疫记忆和免疫耐受方面也起重要作用。

3. 浆细胞

浆细胞（plasma cells）是B细胞在抗原刺激下分化增殖而形成的不再具有

分化增殖能力的终末细胞，在这个分化过程中获得浆细胞特有的抗原CD38。浆细胞在体内的分布与淋巴细胞大致相似，主要分布在淋巴结和脾脏。B细胞接受抗原信息刺激后，最初形成体积较大的浆母细胞，浆母细胞进一步分化增殖而成浆细胞，浆细胞的粗面内质网内充满细小的絮状物质，即拉塞尔小体（Russell body），由免疫球蛋白分子组成，故浆细胞可合成及分泌抗体。一般认为，由单个B细胞增殖分化成的浆细胞系仅能合成一种类型的免疫球蛋白分子。在正常机体中存在多种不同的免疫活性细胞克隆，可发展成不同的浆细胞系，并合成针对不同抗原表位的抗体。

二、来自血液循环的免疫细胞

来自血液循环的免疫细胞主要为淋巴细胞（lymphocyte），是指在免疫应答过程中起核心作用的免疫活性细胞，主要包括T细胞、B细胞、自然杀伤细胞、NKT细胞和γδT细胞等。T细胞是表达CD3表面标志的主要免疫细胞，其发生源自胸腺细胞，主要负责细胞免疫。T细胞是肿瘤微环境中的主要细胞，在免疫反应中起核心作用。它主要分为$CD4^+$辅助性T细胞（Th细胞）、$CD8^+$细胞毒性T细胞（cytotoxic T cells，CTL）和记忆性T细胞等。

1. $CD4^+$ Th细胞

Th细胞是表面表达CD4标记的一组T细胞家族，主要接受APC提供HLA-Ⅱ类抗原和免疫原，诱导获得性细胞免疫和体液免疫。Th细胞主要分为Th1和Th2两种类型，此外还有Th17细胞、Treg细胞、Th22细胞和Th9细胞。

在长期进化发育过程中，Th细胞亚群已经发展成相互协作、相互限制的关系以维持机体的健康和完整性。Th1细胞通过分泌炎症细胞因子IFN-γ等增强细胞免疫，消灭细胞内寄生病原体；Th2细胞通过分泌炎症细胞因子IL-4等增强体液免疫功能，在补体帮助下消灭细胞外尤其是外周血中的病原体；Th17细胞通过分泌IL-17招引中性粒细胞消灭细菌和真菌。以上这些反应均产生炎症。消灭外来病原体并清理变性组织后，Th22细胞通过分泌IL-22，结合Mφ和纤维细胞等产生的TGF-β和GM-CSF，促进组织再生和肉芽肿形成。但机体不允许组织再生无限制进行，因此，Treg细胞通过产生IL-10和TGF-β限制肉芽组织增生。

2. $CD8^+$ CTL

$CD8^+$ CTL是一组能够通过分泌颗粒酶B（granzyme B）、穿孔素（perforin）杀灭和破坏靶细胞，或诱导靶细胞凋亡的效应细胞，在细胞免疫清除被微生物病原体感染的细胞以及恶性肿瘤细胞中发挥决定性作用。

第三节　肿瘤微环境及其炎症细胞

一、肿瘤微环境

慢性炎症是恶性肿瘤得以发生的先决条件。和正常细胞一样，实体瘤细胞在早期需要持续且恒定的血液循环以维持氧气和营养物质供应，同时将代谢废物排出细胞外。不同的是，肿瘤细胞无节制的生长，正常组织血管结构无法满足肿瘤细胞的这种需要。作为代偿，肿瘤通过诱导新血管生成建立了自己的血管系统。在肿瘤组织（直径≥2 mm时）内，肿瘤微环境变得恶劣，主要表现在：① 灌注不足；② 氧气剥夺；③ 营养缺乏；④ 严重酸化；⑤ 间隙液压升高。在恶劣的微环境条件下选择出的肿瘤细胞能够上调各种基因表达，合成有利于自身生存的功能蛋白质，以增强自身生存能力和侵袭、转移的潜能。

在肿瘤恶劣的微环境中，缺氧是最关键的因素，与其他各要素之间存在密切联系。缺氧可以直接诱导肿瘤细胞产生血管内皮细胞生长因子（VEGF），而且VEGF体外产生速率与环境氧含量呈明确的负相关。VEGF和其他生长因子的释放可以诱导一系列生理和病理过程，包括血管床基底膜遭到酶解破坏，内皮细胞移行进入细胞间质，分化形成血管芽，最终形成新的血管。由于血管内皮细胞生长速度远低于肿瘤细胞，肿瘤血管生成速率不能与肿瘤形成速率同步，因此肿瘤血管呈不规则的混乱状态，血管间的间距明显缩短，有些部位缺乏血管。肿瘤血管基底膜缺乏或基底膜不完整，缺乏内皮细胞里衬、周细胞、平滑肌、药物受体和神经支配。肿瘤血管往往呈现高度渗透性，允许大量的血浆漏出，导致细胞间隙液压升高。由于缺乏血管舒缩运动和血流调节能力，肿瘤血管内血流动力学甚至血流方向也常不稳定。与正常微血管有规律分级相比，肿瘤微血管系统的结构和功能混乱，同样无法满足向肿瘤细胞输送营养和氧气、排出代谢废物的要求。这样的血管结构常导致肿瘤处于慢性而非急性缺氧状态，导致糖酵解增强，乳酸增加，pH值降低。肿瘤细胞一般具有将质子从细胞内主动转移到细胞外的能力，导致细胞内pH值升高，细胞外pH值降低，形成细胞膜内外酸碱度差。这一点与正常细胞明显不同，正常细胞是细胞内的pH值显著低于细胞外的pH值。当然，单纯的由于糖酵解产生乳酸无法解释肿瘤细胞外微环境的酸性水平，其他的机制如ATP水解、谷氨酰胺分解、二氧化碳产生和重碳酸盐耗竭等均起了重要作用。

肿瘤局部缺氧常伴有局部核苷腺苷（adenosine，ADO）集聚，浓度为50～100 μmol/L。与之形成鲜明对照的是，ADO水平在正常组织中的浓度为10～100 nmol/L，相差千倍。ADO集聚主要是由于癌细胞在缺氧应急情况下主动释放ATP到细胞外。被释放到细胞外的ATP经过对缺氧/缺氧诱导因子（hypoxia-inducible factor，HIF）敏感的膜结合胞外酶CD39和CD73催化，转化成ADO。ADO通过结合肿瘤细胞和免疫细胞表面的A2A受体发挥作用。A2A受体被结合激活后，调节先天免疫和后天免疫系统，促进肿瘤免疫逃逸，发挥免疫抑制特性。其主要机制包括：① 主要免疫细胞$CD4^+$ T细胞、$CD8^+$ T细胞、自然杀伤细胞和树突状细胞的活性缺陷，产生免疫刺激细胞因子限制减少；② Treg细胞的激活，髓源性抑制细胞（myeloid-derived suppressor cell，MDSC）的扩增，促进对肿瘤发生有促进作用的M2型Mφ的扩增，主要免疫抑制性细胞因子的活性增强；③ ADO能直接刺激肿瘤细胞扩增和新血管生成。

恶劣的肿瘤微环境促进了肿瘤细胞对放疗、化疗、高温治疗、靶向治疗和其他生物治疗的抵抗能力。放疗是射线和其靶标细胞DNA作用，其中包括射线直接作用和射线通过其他分子高效渗透和损伤DNA而发挥的间接作用。哺乳动物的组织中水分占70%，多数间接作用粒子由水分子产生。在缺氧状态或富氢状态下，自由基与氢离子发生反应，靶DNA得到保护。但是在氧分子存在的条件下，氧分子可以和自由基反应形成产物，最终导致靶DNA损伤。目前癌症研究的焦点之一是肿瘤干细胞或肿瘤起始细胞（tumor-initiating cell，TIC）在肿瘤发生和治疗中的作用。肿瘤干细胞占整个肿瘤活细胞的1%～25%，是肿瘤治疗的主要靶细胞。最近研究证据提示，缺氧通过诱导HIF等能够促进肿瘤干细胞生成和维持，可以直接保护癌症干细胞免受致死性放射线杀伤。在化疗方面，肿瘤血管特征决定了化疗药物难以到达肿瘤部位，同时肿瘤细胞间隙液压高也保护了肿瘤细胞不容易受到化疗药物的攻击。但是，一些化疗药物和肿瘤靶向药物的设计能够针对肿瘤组织内部毛细血管特征、液压特点和pH值特征，从而使药物在肿瘤内迅速集聚达到靶向杀伤肿瘤细胞的目的。此外，肿瘤微环境同时促进肿瘤的转移和复发，最可能的机制是缺氧促进了一系列肿瘤转移的细胞因子和趋化因子的表达。

二、肿瘤微环境中的主要支持细胞和炎症因子

很多癌细胞在移植到新的部位或新的宿主后不能生存和生长，即使恶性程

度较高的癌细胞被移植到了新的组织中，也仅有很少一部分具有癌症干细胞表型的细胞亚群能够勉强生存下来，适应新环境后才逐渐开始生长和转移。癌症中具备起始肿瘤克隆增殖能力的细胞被称为癌症干细胞。癌症干细胞往往居于能够维持细胞可变性、逃避免疫攻击和修饰其转移功能的特殊壁龛内。癌症生长和侵袭需要一个合适的环境，这个环境就是肿瘤微环境。癌细胞从周围组织和血液循环中招募非肿瘤细胞，构建肿瘤微环境。肿瘤细胞和肿瘤微环境诸要素之间相互作用、相互选择和相互适应在恶性肿瘤进化和发育起关键调控作用。肿瘤微环境包括间叶干细胞、肿瘤相关纤维细胞、内皮细胞、免疫细胞、脂肪细胞、能分化成癌症转移细胞的癌症干细胞、间叶干细胞、细胞因子和各种类型的小分子组成的细胞外基质（ECM）。癌症与基质细胞通过旁路信号通路和物理因素相互作用，促进癌症与基质细胞的共进化进程。肿瘤微环境促进肿瘤细胞诱导、选择和扩增。肿瘤细胞通过分泌细胞因子/趋化因子吸引间质细胞，进一步形成具有一定细胞和细胞间质的肿瘤微环境，影响癌细胞的浸润和扩增，形成了一个对立统一的整体。肿瘤微环境影响癌症发生和发展的作用可以体现在两个方面：在多数情况下，肿瘤微环境促进肿瘤进化发育，为肿瘤靶向肿瘤微环境阻遏癌症进化发育提供了靶标；但是在某些情况下，肿瘤微环境还阻遏和逆转肿瘤的进化发育进程，这种肿瘤微环境需要培育和充分利用。肿瘤微环境对癌症进化发育过程中表现的这两种截然相反的特性，可能由微环境中功能细胞的特性以及主要细胞群之间的优势功能所决定。

1. 肿瘤微环境的主要支持细胞

（1）癌相关成纤维细胞（cancer-associated fibroblast，CAF）：成纤维细胞是结缔组织中最主要的多功能细胞类型，其主要功能是储存ECM和基底膜的主要成分、调节相关上皮细胞的分化、调控免疫反应和介导组织稳态。但是在肿瘤微环境中，CAF数量异常高，而且功能与正常成纤维细胞明显不同。目前关于恶性肿瘤进化发育过程中CAF的来源还不能够确定。

（2）间叶干细胞/基质细胞（mesenchymal stem/stromal cell，MSC）：是一组基质前体细胞组成的异质性细胞群，参与正常组织稳态维持过程中的组织修复，并与应对组织损伤和肿瘤的病理基质反应密切相关。虽然来自肿瘤MSC和正常组织MSC在表面标志和功能上有一些相似之处，但是两种MSC在某些表型特性上有很大的不同：正常组织的MSC能降低炎症和癌细胞的增殖；而来自肿瘤的MSC则促进癌细胞生长和侵袭。目前关于其来源还没有完全厘清，一般认为MSC有一定的局部组织特异性，也可能是外周血中来自骨髓的MSC通过毛细血管进入肿瘤局部组织，参与肿瘤微环境的构成。

（3）肿瘤相关巨噬细胞（tumor-associated macrophage，TAM）：来源于组织Mφ，也可能来自外周血，如来自骨髓和脾脏的Mφ前体细胞，是一类重要的促癌调节细胞。Mφ在传统上被认为是免疫系统的重要效应细胞。Mφ在维护正常组织稳态和促进肿瘤发生中所起的不同作用主要是因为其表型特征不同。在极端表型刺激下，Mφ可以由传统的M1向M2转化。M1极性是传统的Mφ，产生Ⅰ型促炎细胞因子，参与抗原提呈，起抗肿瘤作用；M2极性是替代激活型Mφ，产生Ⅱ型细胞因子，促进抗炎反应，具有促进肿瘤的功能。TAM属于M2型Mφ，能够显著促进不同阶段癌症的发生和进展。目前尚不能完全阐明Mφ细胞从开始时抑制肿瘤功能变成后期促进肿瘤功能的机制。

（4）肿瘤相关中性粒细胞（tumor-associated neutrophils，TAN）：中性粒细胞（表达生物标志CD66b）是机体清除细菌感染的主要效应免疫细胞，它对肿瘤的作用主要取决于中性粒细胞所处的环境。根据肿瘤微环境的不同，中性粒细胞可以通过旁分泌促进肿瘤生长或抑制肿瘤生长的细胞因子和趋化因子影响肿瘤的进展。但是在大多数炎症相关肿瘤如肝癌和结直肠癌中，TAN是促进肿瘤的进化和发育。与Mφ一致，中性粒细胞在肿瘤微环境中获得N2表型，即TAN。肿瘤细胞来源的CXCL5是在缺氧状态下中性粒细胞迁徙的重要诱导分子。TAN侵入肿瘤组织，通过分泌ROS促进基因组不稳定，促进恶性肿瘤进化和发育，也可以通过释放大量丝氨酸蛋白酶和趋化因子促进肿瘤侵袭，明显促进肿瘤细胞的生长。TAN能释放许多促炎、免疫调节和促新血管生成功能分子，包括肝细胞生长因子、抑瘤素（oncostatin）、β2整合素、中性粒白细胞弹性蛋白酶、MMP-9和VEGF等。最近研究发现，TAN在原位被肝癌细胞诱导作用下表达CC表位趋化因子配基（C-C motif chemokine ligand，CCL）CCL-2和CCL-17。CCL-2和CCL-17在人肝癌间质组织TAN中的表达与肿瘤大小、分期、血管浸润和包膜不完整等肝癌进展指标呈正相关。与间质组织高表达CCL-2或CCL-17的肝癌患者相比，低表达者预后较好。另外，应用肝癌细胞培养液体外刺激外周血中性粒细胞，发现被刺激的中心粒细胞CCL-2和CCL-17表达（mRNA和蛋白质水平）均显著提高。这在某种程度上解释了为什么恶性肿瘤患者（如肝癌等）外周血中的中性粒细胞与淋巴细胞数量的比值被反复证明为不良预后的独立危险因素。

（5）Treg细胞：恶性肿瘤侵袭和进展的首要步骤是逃避宿主免疫和免疫抑制。在肿瘤微环境中存在多种免疫抑制性免疫细胞，其中之一就是Treg细胞。在正常生理状态下，Treg细胞能够调节T细胞和B细胞的扩增和激活，在维持先天杀伤性淋巴细胞的稳态中起关键调控作用。但是，Treg细胞在肿瘤微环境中具有抑制性免疫调节功能。

（6）MDSC：是在肿瘤微环境中存在的一种免疫抑制性免疫细胞，主要负责肿瘤免疫逃逸。MDSC的发现引起人们对癌症相关骨髓组织生成的重视。在功能上，MDSC被定义为免疫抑制性的、未成熟的，且能在应对感染和创伤应激等各种损害的反应中主要维护正常组织稳态的髓样细胞。在肿瘤发生过程中，MDSC被招引和侵入肿瘤组织中，促进肿瘤新血管生成、破坏包括树突状细胞抗原提呈、T细胞激活、M1型Mφ极化等在内的免疫监督功能，同时抑制自然杀伤细胞的细胞毒性。由肿瘤细胞和免疫细胞合成的吲哚胺2，3-双加氧酶（indoleamine 2，3-dioxygenase，IDO）能够促进Treg细胞和MDSC的产生和活性发挥，强烈抑制T效应细胞的功能。

（7）内皮细胞：缺氧导致新血管生成是恶性肿瘤微环境中的一般特征。缺氧信号系统可以通过增加肿瘤细胞和MDSC的PD-L1表达、增强$CD8^+$细胞毒性T细胞相关抗原4（CTLA-4）的表达，使肿瘤细胞免被T细胞介导的免疫杀伤，促进肿瘤转移。缺氧和HIF还可以召集Treg细胞、MDSC和TAM到肿瘤微环境中促进免疫抑制。更重要的是缺氧环境通过诱导HIF-1和HIF-2等形式促进血管内皮细胞增生。依赖于血管内皮细胞的新血管生成程度与肿瘤侵袭和不良预后密切相关。

2. 肿瘤微环境的主要炎症因子

肿瘤是在慢性活动性炎症微环境这样一个不良的生存环境中，经历去分化、选择和适应等步骤进化而来的。炎症微环境是由大量细胞因子和趋化因子驱动，而这些细胞因子和趋化因子可以由肿瘤细胞分泌，但是在大多数情况下是由以上描述的在肿瘤微环境中募集的功能细胞所分泌。大量的炎症因子在癌症进化发育的不同阶段起作用。在炎症因子中，最经典的是类花生酸类物质，包括前列腺素类（prostaglandins，PGs）、前列环素、凝血恶烷类和白三烯等。这些促炎因子在肿瘤微环境中持续存在为癌症的发生和发展提供了有利的条件。能够用于在肿瘤细胞或免疫细胞的细胞膜中表达，并可以在肿瘤免疫治疗中作为治疗靶标的关键分子如下。

（1）与癌症免疫治疗有关的重要黏附因子：程序性死亡-1（PD-1）和程序性死亡配基-1（PD-L1、CTLA-4和CD27∶CD70）。

（2）与癌症预后有关的重要黏附因子：透明质酸（hyaluronan，HA）、胱氨酸–半胱氨酸趋化因子（cysteine-cysteine chemokine，C-C）受体及其配基，包括CCR2/CCL2、其他重要C-C趋化因子受体及其配基、periostin（POSTN，又名成骨细胞特异性因子-2）。

第四节 慢性炎症与肝癌

肝癌的基因组异质性显著，其原因首先是由于肝癌一般由慢性炎症性疾病发展而来，进化发育过程较长，在微环境筛选压力下优势突变、克隆、反复更替导致；其次，则是由于肝癌的种类较多，病因和危险因素复杂，其宏观表现即是流行病学分布的差异。相对于其他脏器转移产生的癌症，起源于肝组织的恶性肿瘤称为原发性肝癌。原发性肝癌根据细胞种类又可以分为肝细胞癌（HCC）、胆管细胞癌和混合型肝癌，本节主要就HCC展开介绍，以下简称肝癌。

一、慢性感染性炎症与肝癌

（一）慢性乙肝

HBV慢性感染是全球最主要的肝癌病因（约占80%）。我国HBV和肝癌的关联尤其紧密。我国HBV的主要基因型为C型（68.3%）、B型（25.5%）、D型（1.5%）和混合型（5.7%）。HBV基因亚型主要为C2（58.0%）、B2（27.3%）和C1（10.7%）。HBV基因型/亚型与临床疾病的结局、预后以及对干扰素治疗的反应相关。在中国大陆和台湾地区，HBV B2亚型在年轻人群中，尤其是未发生肝硬化的HBV感染者中与肝癌的发生或复发相关，而HBV B1亚型只在日本人群中存在，与急性重型肝炎相关。在年龄较大的人群中，HBV C型相对B型更能增加肝硬化和肝癌的发病风险。HBV C型是肝癌的独立危险因素。在我国台湾地区，30～75岁单纯HBV感染人群中，男、女肝癌发病率分别为27.38%和7.99%；而在非HBV、非HCV感染人群中，肝癌发病率分别为1.55%和1.03%。在台湾地区流行的HBV基因型与福建省漳州地区流行的HBV基因型一致，B型占80%；我国大陆地区HBV整体以C型为主。HBV C型比B型具有更强的致癌能力。据此推测，我国大陆地区有超过30%的男性和10%的女性HBV慢性感染者将发生肝癌。

随着病情的进展，HBV常发生变异，在免疫压力下一些特异性HBV突变株被选择出来，形成肝癌特征性HBV变异，这一过程代表了HBV的进化过程。作者团队的前期研究通过HBeAg阳性无症状HBV携带者（asymptematic HBV carrier, ASC）的HBV序列分别建立了HBV B型和C型的野生序列，并在此基础上研究HBV基因型/亚型和对应的变异在我国大陆地区的流行现状及其与各种相关肝病的关系，揭示了持续的炎症状态、病毒浓度、HBV基因型/亚型和HBV变异与肝癌发生的密切关系，结果发现HBV变异的种类和频率在HBV致癌过程中逐渐累加，可预测肝癌的发生。特别是近期的随机临床对照试验和一项长达10年的队列研究证实，HBV核心启动子区的突变组合标签可以显著提高肝癌预测模型的检验效能，长期抗病毒治疗可以降低肝癌发生风险，但在特异性*HBV*基因突变存在的人群中这种预防作用会降低。

1. 肝癌相关HBV变异形成机制

肝癌相关HBV变异可能通过两方面的进化过程产生：一是病毒突变频率的增加和免疫系统对突变的定向选择。HBV复制过程中存在一个逆转录步骤，由于HBV聚合酶缺乏自动校正能力，导致其突变频率比其他DNA病毒更高，这种HBV突变被认为是一种随机突变。二是HBV对内源性人胞苷脱氨酶的修饰活性高度易感，这些脱氨酶主要经促炎细胞因子如NF-κB和TNF-α刺激活化，特别是在肝癌晚期有高达35%的基因被其编辑。APOBEC3C（细胞内胞苷脱氨酶重要成员）在HBV负链DNA中造成C-U转换，在正链DNA中造成G-A转换，形成变异。一些胞苷脱氨酶通过诱导*X*基因突变，在肝癌发生过程中发挥重要作用。胞苷脱氨酶作用下形成的HBV突变也被称为“半定向突变”。

此外，*HBV*基因突变的方向应该是宿主免疫应答的阴性选择结果。HBV表面$CD8^+$ T细胞表位的下调是逃避免疫清除的最常见方式。HBV通过表位数量的下调逃避免疫清除并累积变异株，最终导致HBx和表面蛋白的表位移除。preS1和preS2包含T/B细胞的几个表位，在宿主的免疫反应中起到不可或缺的作用。preS区缺失在肝癌相关HBV突变中频率最高，突变可能导致了HBV免疫逃逸。

2. HBV基因组变异特点及与肝癌发生的相关性

*HBV*基因突变随着感染时间的延长而逐步累积，不同的疾病阶段突变率有显著差异。研究发现，C1653T、T1753V、T1768A、A1846T和A1762T/G1764A变异频率在ASC和慢性乙型肝炎患者中随年龄增加呈现升高的趋势，而T1674C/G呈现下降的趋势。在肝癌中，上述位点的变异频率均没有随年龄升高或降低的趋势。但是，C1653T、T1674C/G、T1753V、A1846T和A1762T/G1764A在肝癌患者中的平均变异频率显著高于HBV感染的非肝癌患者。

*HBV*基因突变率在其基因组的各个部位也不均等，核心启动子区（core promoter，CP）、前C、前S区等部位突变率较高，与HBV感染后肝脏疾病进展相关，是HBV变异研究的热点。

（1）核心启动子区变异：核心启动子区包括BCP和增强子Ⅱ（enhancer Ⅱ），

其中nt.1762/nt.1764、nt.1753、nt.1768、nt.1846等是HBV变异研究的“热点”。A1762T/G1764A双突变在重型肝炎、肝硬化及肝癌中阳性率较高，且在多个前瞻性研究中已被证实与肝癌发生相关，可以用来早期筛选并预测肝癌的发生。研究表明，C1653T、T1674C/G、T1753V、A1762T/G1764A是肝癌的独立危险因素，具有其中2个或以上变异的HBV感染者发生肝癌的风险显著增加。若通过以上4个肝癌相关HBV变异的不同组合来预测肝癌的发生，T1674C/G、C1653T、T1753V均具有较好的特异度，而A1762T/G1764A的特异度和灵敏度均比较好，表明联合肝癌相关HBV变异可以较好预测肝癌的发生。

HBV BCP区基因变异致肝癌的可能机制：由于BCP区与*X*基因部分重叠，A1762T/G1764A变异使X蛋白第130位氨基酸由亮氨酸（L）变为蛋氨酸（M），同时使第131位氨基酸由缬氨酸（V）变成异亮氨酸（I）。Huh7细胞试验证实核去除核受体结合位点对HBV mRNA转录无影响，而X蛋白130、131位氨基酸的突变可显著降低mRNA的转录水平。

（2）*X* 基因变异：HBx广泛参与细胞信号转导过程，可激活下游的细胞转录因子、凋亡信号等。由于*X*基因与BCP区部分重叠，因此*BCP*基因变异可能会影响HBx的结构和表达水平，从而改变HBx的转录激活功能，对HBV复制产生影响。此外，*X*基因常发生C端缺失变异，如nt.1763-nt.1770、nt.1770-nt.1777、nt.1753-nt.1772和nt.1750-nt.1770缺失，可降低HBV复制水平，同时促进*Myc*和*Ras*癌基因的表达，诱导细胞的恶性转化，常见于HBsAg阳性、HBeAg阴性的ASC中。此外，*X*基因与宿主信号通路相互作用，在肝癌的发生和发展中具有重要作用：如ERK/MAPK、PI-3K、JAK/STAT等信号转导途径。

（3）*S*、前*S*基因变异：S区基因编码病毒包膜蛋白，因其具有附着和侵入细胞，促使病毒装配和分泌，阻断宿主的免疫应答的功能而维持HBV的慢性感染，在HBV的生命周期中具有重要作用。同时，preS1和preS2蛋白携带与免疫应答有关的B/T细胞表位，在HBV感染后与宿主免疫反应的交互作用中扮演重要角色。目前报道与肝癌发生相关最多的*preS*变异是*preS*缺失变异和*preS2*起始密码子突变。preS区缺失变异包括*preS1*、*preS2*缺失或两者同时缺失，*preS1*和*preS2*联合变异率较低，单纯*preS2*缺失变异明显多于*preS1*。

*preS1*缺失变异经常出现在HBV感染的早期阶段或疾病的活动期，在慢性HBV感染者及肝癌患者中可发现preS1区存在较多点突变，如抗体结合区域（aa58-aa100）第73位氨基酸的G→S突变和第84位氨基酸的I→T/M突变。这些点突变均会影响preS1的抗原性，使宿主难以彻底清除HBV，导致肝细胞内的长期慢性炎症刺激，是诱发肝癌的可能机制。*preS2*缺失变异主要发生于HBV

感染的晚期阶段，如肝硬化和肝癌。对不同疾病阶段的HBV感染者*preS2*变异进行研究发现，*preS2*缺失变异频率随着病情进展而逐渐升高。一项病例-对照研究发现，排除年龄、性别、HBV基因型及HBeAg表达等因素影响后，*preS2*缺失突变率在肝癌患者显著高于非肝癌患者，且年龄＜50岁的肝癌患者突变率明显高于年龄＞50岁的肝癌患者。目前的研究一致认为，*preS2*缺失变异是肝癌的独立危险因素。*preS2*起始密码子突变是preS区较常见突变，可能与爆发性肝炎相关。由于*preS2*起始密码子包含C端截短的HBV表面抗原中蛋白（MHB）的起始密码子，该变异使preS2蛋白不能合成，由preS2蛋白和S蛋白组成的MHB也会缺失，从而导致HBV外膜大蛋白（hepatitis B virus large surface protein，LHBs）产生过量而滞留在肝细胞内，直接损伤肝细胞并引起肝细胞大量死亡。同时，preS2蛋白不能合成时，针对它的体液免疫就不能产生足够的中和性抗体将HBV及时清除，从而使病情加重。

（4）*P*基因变异：对慢性乙肝患者进行抗病毒治疗可显著降低肝癌发病率，而对HBV相关性肝癌患者术后使用核苷类似物药物抗病毒治疗可以降低术后复发率，延长患者的术后生存时间。但是，在抗病毒治疗过程中常出现耐药现象，其主要原因就是HBV *P*基因变异。在对HBV感染者进行抗病毒治疗过程中，耐药相关HBV变异的产生同样遵循了“变异-选择-适应”的达尔文进化论。由于HBV逆转录酶无纠错能力，HBV在复制过程中突变率较高，自发性变异株大多不能生存，耐药变异株可存活并增殖，但是含量很低。在应用核苷类似物进行抗病毒情况下，野生病毒株被抑制，变异株则成为主导的优势株被选择出来。

目前已明确与核苷类似物耐药相关的*P*基因变异主要有rtM204V/I（缬氨酸或异亮氨酸置换蛋氨酸）突变与拉米夫定和替比夫定耐药相关，rtN236T（苏氨酸置换门冬酰胺）突变与阿德福韦耐药相关，rtA181T/V突变（缬氨酸/苏氨酸置换丙氨酸）主要见于拉米夫定、替比夫定、阿德福韦耐药。恩替卡韦耐药突变主要是184、202和250位点发生氨基酸置换。

（5）肝癌相关HBV变异的潜在功能：目前已明确的肝癌相关HBV变异主要集中在preS区和EnhⅡ/BCP/PC区。这2个区产生了2个功能性蛋白：preS2和截短型HBx。HBV preS2可通过活化端粒酶逆转录酶（TERT）促进肝癌的发生和发展。HBx也可增加TERT的表达和端粒末端转移酶的活性，延长肝细胞存活时间并促进其恶性转化。A1762T变异在可HBx C末端形成一个新的起始密码子ATG，形成截短型HBx，常见于肝癌组织中。大部分C端截短的HBx失去了抑制细胞增殖和转化的功能，但保留结合P53的能力，可降低DNA修复能力和并促进P53介导的细胞凋亡，可能为癌前肝细胞提供了选择性克隆优势，导致肝癌的发生。BCP区HBV突变可能改变病毒复制能力。体外转染实验表明，含有1762/1764/1766或1753/1762/1764/1766突变的克隆出现HBeAg低表达，而携带1753/1762/1764突变的克隆出现HBeAg高表达；1762/1764/1766和1753/1762/1764/1766突变株比单独的1762/1764突变株病毒复制能力强，且HBeAg表达水平低。此外，在肝癌患者中，HBV突变通常与高病毒载量相关。

活化的胞苷脱氨酶促进肝细胞炎症微环境中HBV变异的形成，而宿主免疫选择可能决定慢性HBV感染后疾病进展和结局。在免疫的选择作用下，突变可增强HBV的复制能力。从宿主免疫清除中逃逸的HBV多个突变的累积可用来预测肝癌的发生。

(6) *HBV*基因变异与宿主基因在肝癌发生中的交互作用：肝癌的发生是宿主遗传因素、环境因素和病毒感染等多因素参与的渐进过程，HBV变异对于HBV相关性肝癌的发生是必要但不充分的条件，不同基因型*HBV*对应的特异性突变是在宿主的免疫反应过程中选择出来的，而这些突变又可促进肝癌的形成和发展。变异的HBV X蛋白能够激活宿主的癌基因，导致肝癌的发生，在preS和EnhⅡ/BCP/PC区存在很多重要反式-激活核转录因子的结合位点，preS和EnhⅡ/BCP/PC区*HBV*变异可能改变了某些转录因子结合的能力，影响HBV的复制或改变宿主相关基因的表达水平。同时，由某些致癌基因编码的反式作用因子在肝癌发生过程中又选择了特异的*HBV*变异，即HBV与宿主遗传因素，尤其是炎症免疫相关因子是相互作用的。

（二）慢性丙型肝炎

全球HCV感染率约为2%（1.8亿），而且地区分布差异显著。经队列研究证实，HCV感染人群的肝癌发病率显著高于非感染人群。在过去30年中，肝癌在HCV感染人群中的发病率为1%～3%；而在同一时期的横断面调查和病例-对照研究中，HCV与肝癌风险的相关性也增加了15～20倍。HCV通过诱发肝硬化导致肝癌，HCV感染人群的肝癌危险程度与肝硬化程度相关。HCV感染25～30年，肝硬化发病率为15%～25%。HCV相关的肝硬化人群中，肝癌年发病率为1%～4%，在日本甚至高达8%。肝癌发生风险与感染途径与暴露次数有关；年龄、混合感染（HBV、HIV）、基本状况（糖尿病、皮脂腺病）、病毒亚型（HCV1b）、酒精摄入和年龄均是增加HCV相关癌症风险的因素。

各病毒载量的HCV均会增加肝癌风险。经随机临床对照试验确定，在肝硬化或非肝硬化的HCV感染人群中进行抗病毒治疗可以降低57%～75%的癌症风险。HCV可以分为6个基因型和50多个亚型，不同基因型之间序列差异在

30%以上。在中国境内，G1b和G2a仍旧是主要的流行基因型，分别为71%和21%。值得注意的是，虽然G3、G6型在我国分布并不广泛，但其正从华南和西部逐步向全国扩散。

目前关于HCV基因型和肝癌发展的关系仍然存在争议。有研究指出G1b型与肝硬化的关联性较大，其关联强度仅次于年龄和性别（男性）。在肝癌与肝硬化患者基因型进行比较时，发现肝癌患者中G1b型基因远多于肝硬化患者。在一项对肝硬化患者长达17年随访研究中，G1b型患者感染发展为肝癌的概率远高于其他基因型（$P < 0.001$）。但也有长期的队列研究指出基因型和肝癌并不存在显著关联，比如在HCV肝硬化患者中，G1b型5年累积肝癌发病率为6%，G2型为5%，其他基因型为4%。由于缺少大样本数据研究和地区差异性存在等混杂因素，目前HCV基因型与肝癌发生率的关联尚不明确。

肿瘤的形成是一个长期进化的过程，HCV从最初入侵宿主到最终发展成肝癌要经过长期演变史，一般长达20～40年。其基本步骤如下：① HCV病毒侵入肝脏，并开始大量复制，机体呈现慢性HCV感染状态；② HCV与机体免疫系统、化学因子、信号通路、氧化应激反应等相互适应、相互调节，形成慢性肝炎；③ 在炎症因子、氧化应激、脂肪变性等因素诱导下，肝脏细胞不断凋亡、再生，成纤维细胞被激活，纤维增生，导致肝脏组织结构及生理功能发生改变，肝脏呈现纤维化状态。HCV-RNA编码的蛋白质通过调节NF-κB、Wnt/β-catenin、P53、JAK/STATA、Ras等信号通路，诱导肝细胞癌变。基因突变的肝细胞，经过选择和适应两个过程，最终形成成熟的肝癌。

HCV是一种RNA病毒，相比于HBV或者HIV，HCV-RNA并不能整合进宿主基因组中。但是HCV可以通过其编码的蛋白质与宿主蛋白质相互作用，调节宿主细胞的代谢、凋亡，推动机体癌变进程。根据以往研究，归纳出HCV促进肝细胞癌变的分子机制，主要包括Wnt/β-catenin、TGF-β、PI3K/Akt、哺乳动物雷帕霉素靶蛋白（mTOR）、NF-κB、丝裂原活化蛋白激酶（MAPK）、*P53*抑癌基因、细胞因子和类固醇激素信号通路等，这些机制在其他肿瘤发生中也发挥或多或少的作用，因此根据HCV蛋白质对肝癌的特异性作用，将发病机制分为HCV核心蛋白、NS5A蛋白及其他HCV蛋白引发癌症的信号通路。

二、慢性非感染性炎症

1. 酒精性肝病

肝癌在世界范围内呈现增长趋势，而在西方发达国家最大的疾病负担则是由酒精性肝病和酒精性肝硬化引起的，而后者正在成为肝癌的首要诱癌因素。世界卫生组织报告称，饮酒每年导致180余万人口的死亡，其中由于长期酗酒导致的最明显的疾病便是肿瘤。

酒精引起的肝癌绝大多数发生在酒精性肝硬化患者身上，只有极少数患者之前未患有酒精性肝硬化。在病因学上，尽管酒精作为肝癌的启动条件，但与其他因素相比，它并不具有同样的诱癌作用。Fattovich等统计了5年内酒精性肝硬化患者出现肝癌的频率，结果只有8%，这一结果低于HCV感染、血色沉着症和HBV感染。

相关研究证实，ECM构成的改变、生长因子和细胞因子的变化、杂乱的血管生成、受损的免疫功能、纤维组织抗氧化损伤或毒物损伤功能的减弱，这些结构畸形或功能畸形与酒精性肝硬化的转变有关，导致了一个有助于细胞去分化和恶性生长的环境。

在肝癌患者中可以发现某些特殊的酒精性肝硬化的组织学特征，尽管比例不是很高，但依旧能表明这些可以导致肝硬化的致病因素在肝癌发生前便已存在。其中癌前结节便是已被发现的最典型的癌前病变，该类病变也可在啮齿类动物肝癌模型中诱导出来。有趣的是，马洛里小体在肝癌中的表达较高，而有马洛里小体的酒精性肝硬化也更容易发展成为肝癌，这便提供了一个猜测，那就是马洛里小体是肝癌转化过程中最初的表型改变。此外，在肝癌的癌前病变组织及相邻组织中找到了卵圆细胞的存在，并发现在长期酒精刺激下，卵圆细胞也发生着改变。

肝癌的演化与多种原因引起的慢性肝脏损伤、肝细胞凋亡和肝组织再生紧密相关，却很少发生在健康肝组织的生理性衰老过程中。关于这一现象的解释可能是肝癌的发展演变需要肝细胞的持续增殖，逐步积累基因上的突变，从而最终引起异常的恶性癌变。关于这一点，最常见的例子便是肝硬化经过长期发展（20～40年）最终转变为肝癌。肝硬化在进展过程中，会引起周围微环境的改变，包括激活的肝星形细胞和门静脉成纤维细胞所分泌的细胞因子的改变和侵入肝内的免疫细胞的促进炎症反应的刺激，对于后者，具有促进炎症作用的IFN-α作用过程中的分子信号被认为是酒精性肝病中的关键因素。长期酒精摄入会导致门体静脉对革兰氏阴性肠道细菌的脂多糖内毒素的摄取过多，随后IFN-α和CD14/Toll样受体-4复合体通过NADPH氧化酶产生ROS，进而促进肝脏坏死性感染和肝硬化进程。事实上，IFN-α含量的增加和其他促炎性细胞因子的表达是酒精性肝病的显著特点，这些因子会引起肝细胞的增殖、凋亡、坏死以及炎性细胞组织的改变。IFN-α与肝细胞及肝内其他细胞上的受体结合会触发相关分子反应，导致衔接蛋白1的激活、表皮生长因子信号通路的干扰、细胞的增殖及其通过激活半胱天冬酶而有可能发生细胞凋亡。此外，IFN-α通过激活鞘磷脂酶增加细胞内神经酰胺的浓度，后者可以抑制线粒体电子传递链。因此，大量ROS的产生促进了脂质过氧化作用和半胱天冬酶介导的细胞凋亡。但是增加的氧化应激同样也会促进核转录因子κB（NF-κB）的激活，从而作用于细胞生存机制的启动，包括抗凋亡蛋白（比如Bcl-2）、锰超氧化物歧化酶和一氧化氮合酶的表达增强（后两者均可保护线粒体的结构和功能）。NF-κB的持续过量表达均已在人体和酒精性肝病实验模型上得到了证实，并被发现是肝癌的一个典型特征。因此，促进细胞生存与诱导细胞凋亡/坏死或许是根据IFN-α剂量浓度的不同而产生的。这可能解释了一个现象，那就是当受到低于致死剂量的炎症损伤时，肝细胞或许能够获得增殖优势并对致癌物质（如乙醇）触发的去分化变得敏感。

2. 非酒精性脂肪性肝病

非酒精性脂肪性肝病进展缓慢，并能发展成为肝硬化和肝衰竭，是一种除外酒精等明确肝损害因素，以弥漫性肝细胞大疱性脂肪变性为特征的临床病理综合征。近几年来，由于该病在世界范围内流行的增多，关于非酒精性脂肪性肝病的研究也越来越多。现有理论认为肝癌是非酒精性脂肪性肝病的自然进程，它主要从4个方面提出：① 在非酒精性脂肪性肝病作用下，隐源性肝硬化发展成为肝癌的回顾性研究；② 病例报告；③ 评估非酒精性脂肪性肝病患者晚期并发症的前瞻性研究；④ 非酒精性脂肪性肝病的代谢危险因子、肝癌发生机制和动物模型。

曾有一项评估420例非酒精性脂肪性肝病患者的研究，在经过7年随访后，这些观察对象中有5%的人被确诊得了肝硬化。在这420例患者中，只有2例患有肝癌，而且这2例患者之前均患有肝硬化，属于5%的肝硬化人群（共21人）。这项研究提示，非酒精性脂肪性肝硬化有着较差的预后。而相关研究人员也预测如果有更长时间的随访和更大的样本量，那么关于非酒精性脂肪性肝病自然进程的前瞻性研究会确定其肝硬化转变成为肝癌的概率。

类似的结果也被其他研究人员的前瞻性研究证实。在一项从1990年开始的关于肝癌危险因素的研究中，共随访137例患有非酒精性脂肪性肝病的日本患者，在发展为肝癌的患者中有88%的人之前便已经是肝硬化晚期。因此，相关研究人员极力推荐对非酒精性脂肪性肝病和肝硬化进行早期医学干预，以防止转变为肝癌。

此外，还有研究人员做过关于非酒精性脂肪性肝硬化与丙型肝炎肝硬化进展为肝癌的危险性研究。他们发现与丙型肝炎肝硬化进展为肝癌的4.0%的年累积发病率相比，非酒精性脂肪性肝硬化患者发展为肝癌的年累积发病率是2.6%（P=0.09）。但另有研究发现非酒精性肝硬化与酒精性肝硬化进展为肝癌的概率相差不大，故关于两者之间的比较仍然有待研究。

三、炎症分子遗传易感性

肝癌的发生和发展是由遗传因素和环境因素相互作用的结果。目前基于我国HBV感染者占全球1/3，肝癌占全球50%以上，以及世界各地华人中的肝癌患病率显著高于当地人群的事实，表明不同种族人群对肝癌具有不同的易感性，我国HBV感染者发生肝癌的风险更高。此外，一部分HBV感染者终身不发生肝硬化、肝癌等终末性肝病，而成为终身无症状携带者（ASC）或慢性感染状态，提示宿主遗传因素在肝癌的发生中起重要作用。目前发现的HBV肝癌遗传易感位点较少，且多与免疫炎症因子有关，提示先天遗传所致免疫功能缺陷与HBV慢性感染导致了非可控性炎症，进而促进了肝癌的发生。

单核苷酸多态性（SNP）是指在基因组水平上由单个核苷酸变异引起的DNA序列多态性，它是人类可遗传的变异中最常见的一种，占所有已知多态性的90%以上。SNP在人类基因组中广泛存在，平均500～1 000个碱基对中就有1个，估计其总数可达300万个甚至更多。近年来SNP被发现与多种疾病的遗传易感性密切相关，国内外许多研究已报道了一系列和肝癌发生或HBV持续感染相关的SNP位点。由我国独立开展的基于广西人群的全基因组关联分析（GWAS）研究发现，位于染色体1p36.22区域的*KIF1B*基因内含子区的SNP位点（rs17401966）和HBV感染者发生肝癌密切相关。该研究结果也在随后的由1 962例乙肝后肝癌患者和1 430例HBV感染者组成的大规模人群队列及159个肝癌家系中得到了验证。除了*KIF1B*基因外，1p36.22区域还和*UBE4B*及*PGD*基因紧密关联，提示这3个基因相关的信号通路可能在乙肝的恶性转化过程中起至关重要的作用。GWAS研究得出的结果固然可信，但是利用不同的SNP GWAS平台来分析得到的疾病易感性位点却不尽相同。在我国南方人群中开展的慢性乙肝对比肝癌人群的GWAS研究发现，染色体8p12区域的4个SNP位点（rs12682266、rs7821974、rs2275959和rs1573266）和慢性乙肝进展为肝癌密切相关。体外功能研究提示，这一区域可能转录长链非编码RNA来发挥致癌作用。出现这种重复性低的现象可能是由于不同的SNP平台包含不同的SNP位点，也有可能是由于研究人群遗传背景的地域性差异所导致的。在日本开展的2项SNP GWAS研究分别发现了22号染色体的DEPDC5位点的内含子SNP（rs1012068）以及染色体6p21.33上*MICA*基因的5′末端SNP（rs2596542）和慢性丙肝患者发生肝癌密切相关，且这种相关性均已在日本的大样本慢性丙肝患者和丙肝后肝癌患者队列中得到了证实。但尚未有研究报道这些位点是否和乙肝后肝癌的发生相关，或者在其他非日本人群中这种相关性是否持续存在。

SNP影响肝癌风险的机制与免疫炎症因子有很大相关性。炎症分子遗传易感性与环境暴露长期刺激的交互作用维持了慢性炎症状态。经典的炎症通路关键分子NF-κB、STAT3、人类Ⅱ型白细胞抗原以及调节炎症环境的非编码RNA的SNP与HBV感染的慢性化具有统计学关联，并能增加肝癌的发生风险；而且促风险的基因型又往往选择了高危*HBV*突变。

微RNA（miRNA）是一类只有22个碱基且高度保守的非编码RNA，主要通过结合靶基因的3′末端非编码区来调节靶基因的表达。研究表明，miRNA广泛参与体内的各种生理及病理过程，包括细胞增殖、分化、凋亡等。近年来，miRNA和肝癌发生的关系越来越得到重视，研究发现编码miRNA前体基因的SNP会影响成熟miRNA的表达从而影响人群患肝癌的易感性。例如*miR-146a*前体的功能SNP（rs2910164）被发现在中国人群中与肝癌的发生密切相关，相对于C等位基因来说，G等位基因携带者具有更高的发生肝癌的风险。体外功能研究表明，该SNP位点可以显著影响体内成熟*miR-146a*的表达量，携带G等位基因的人群比C等位基因携带者体内拥有更多的成熟*miR-146a*表达，而*miR-146a*可以显著刺激细胞增殖和克隆形成，具有促进癌症发生的潜在作用。

拷贝数变异（copy number variation，CNV）是指基因组中大于1 kb的DNA片段插入、缺失和/或扩增及其互相组合衍生出的复杂染色体结构变异。像SNP一样，CNV也可影响基因的表达、表型的变异和适应，因此也是一种重要的疾病易感变异，能引起疾病或增加复杂疾病的发病风险。国外一项研究利用高密度Affymetrix SNP6.0芯片平台探索了亚洲人群全基因组CNV和肝癌、肝硬化的关系，结果发现位于T细胞受体的γ和α位点的CNV和肝癌的发生密切相关。这一变异起源于体细胞变异，体现了肝癌患者和健康人群在T细胞受体处理过程中的不同，而这种不同和病毒感染无关。结构变异分析发现了3个易感性位点，其中包含了负责抗原提呈和免疫监视的MHC Ⅱ类分子，生物网络分析也进一步证实了抗原提呈及处理通路和肝癌的发生显著相关。相对于SNP来说，CNV作为全基因组关联分析遗传标志时具有自己的优势，即由致病性CNV引起的基因剂量改变足以改变表型，故基于CNV的GWAS研究更容易鉴定到致病突变，而单一位点的SNP等位基因无法有效地将受累个体和健康对照区分开来。因此，在进行GWAS研究时应当尽可能结合SNP和CNV基因分型结果，两者具有一定的互补性。

参考文献

[1] Becht E, de Reyniès A, Giraldo N A, et al. Immune and stromal classification of colorectal cancer is associated with molecular subtypes and relevant for precision immunotherapy[J]. Clin Cancer Res, 2016, 22(16): 4057-4066.

[2] Bettelli E, Carrier Y, Gao W, et al. Reciprocal developmental pathways for the generation of pathogenic effector TH17 and regulatory T cells[J]. Nature 2006, 441: 235-238.

[3] Cammarota F, Laukkanen M O. Mesenchymal stem/stromal cells in stromal evolution and cancer progression[J]. Stem Cells Int, 2016, 2016: 4824573.

[4] Chang W, Gao X, Han Y, et al. Gene expression profiling-derived immunohistochemistry signature with high prognostic value in colorectal carcinoma[J]. Gut, 2014, 63(9): 1457-1467.

[5] Chanmee T, Ontong P, Itano N. Hyaluronan: a modulator of the tumor microenvironment[J]. Cancer Lett, 2016, 375(1): 20-30.

[6] Chen L, Zhang Q, Chang W, et al. Viral and host inflammation-related factors that can predict the prognosis of hepatocellular carcinoma[J]. Eur J Cancer, 2012, 48(13): 1977-1987.

[7] Claycombe K J, Brissette C A, Ghribi O, et al. Epigenetics of inflammation, maternal infection, and nutrition[J]. J Nutr, 2015, 145(5): 1109S-1115S.

[8] Cuiffo B G, Campagne A, Bell G W, et al. MSC-regulated microRNAs converge on the transcription factor FOXP2 and promote breast cancer metastasis[J]. Cell Stem Cell, 2014, 15(6): 762-774.

[9] Danova M, Comolli G, Manzoni M, et al. Flow cytometric analysis of circulating endothelial cells and endothelial progenitors for clinical purposes in oncology: a critical evaluation[J]. Mol Clin Oncol, 2016, 4(6): 909-917.

[10] Eyerich S, Zielinski C E. Defining Th-cell subsets in a classical and tissue-specific manner: examples from the skin[J]. Eur J Immunol, 2014, 44(12): 3475-3483.

[11] Galdiero M R, Bianchi P, Grizzi F, et al. Occurrence and significance of tumor-associated neutrophils in patients with colorectal cancer[J]. Int J Cancer, 2016, 139(2): 446-456.

[12] Grossmann R E, Zughaier S M, Liu S, et al. Impact of vitamin D supplementation on markers of inflammation in adults with cystic fibrosis hospitalized for a pulmonary exacerbation[J]. Eur J Clin Nutr, 2012, 66(9): 1072-1074.

[13] Han Y, Pu R, Han X, et al. Association of a potential functional pre-miR-218 polymorphism and its interaction with hepatitis B virus mutations with hepatocellular carcinoma risk[J]. Liver Int, 2014, 34(5): 728-736.

[14] Hodi F S, O'Day S J, McDermott D F, et al. Improved survival with ipilimumab in patients

with metastatic melanoma[J]. N Engl J Med, 2010, 363(8): 711−723.

[15] Horsman M R, Vaupel P. Pathophysiological basis for the formation of the tumor microenvironment[J]. Front Oncol, 2016, 6: 66.

[16] Hoshida Y, Villanueva A, Kobayashi M, et al. Gene expression in fixed tissues and outcome in hepatocellular carcinoma[J]. N Engl J Med, 2008, 359(19): 1995−2004.

[17] Huang P Y, Guo S S, Zhang Y, et al. Tumor CTLA-4 overexpression predicts poor survival in patients with nasopharyngeal carcinoma[J]. Oncotarget, 2016, 7(11): 13060−13068.

[18] Jie H B, Schuler P J, Lee S C, et al. CTLA-4^{+} regulatory T cells increased in cetuximab-treated head and neck cancer patients suppress NK cell cytotoxicity and correlate with poor prognosis[J]. Cancer Res, 2015, 75(11): 2200−2210.

[19] Kalia V, Penny L A, Yuzefpolskiy Y, et al. Quiescence of memory CD8^{+} T cells is mediated by regulatory T cells through inhibitory receptor CTLA-4[J]. Immunity, 2015, 42(6): 1116−1129.

[20] Kim J M, Chen D S. Immune escape to PD-L1/PD-1 blockade: seven steps to success (or failure)[J]. Ann Oncol, 2016, 27(8): 1492−1504.

[21] Li R, Zhang H, Liu H, et al. High expression of C-C chemokine receptor 2 associates with poor overall survival in gastric cancer patients after surgical resection[J]. Oncotarget, 2016, 7(17): 23909−23918.

[22] Li X, Yao W, Yuan Y, et al. Targeting of tumour-infiltrating macrophages via CCL2/CCR2 signalling as a therapeutic strategy against hepatocellular carcinoma[J]. Gut, 2017, 66(1): 157−167.

[23] Li Y, Jia H, Yu W, et al. Nomograms for predicting prognostic value of inflammatory biomarkers in colorectal cancer patients after radical resection[J]. Int J Cancer, 2016, 139(1): 220−231.

[24] Mosmann T R, Coffman R L. TH1 and TH2 cells: different patterns of lymphokine secretion lead to different functional properties[J]. Annu Rev Immunol, 1989, 7: 145−173.

[25] Nywening T M, Wang-Gillam A, Sanford D E, et al. Targeting tumour-associated macrophages with CCR2 inhibition in combination with FOLFIRINOX in patients with borderline resectable and locally advanced pancreatic cancer: a single-centre, open-label, dose-finding, non-randomised, phase 1b trial[J]. Lancet Oncol, 2016, 17(5): 651−662.

[26] Pine J K, Morris E, Hutchins G G, et al. Systemic neutrophil-to-lymphocyte ratio in colorectal cancer: the relationship to patient survival, tumour biology and local lymphocytic response to tumour[J]. Br J Cancer, 2015, 113(2): 204−211.

[27] Quail D F, Joyce J A. Microenvironmental regulation of tumor progression and metastasis[J]. Nat Med, 2013, 19(11): 1423−1437.

[28] Rankin E B, Giaccia A J. Hypoxic control of metastasis[J]. Science, 2016, 352(6282): 175−180.

[29] Song M, Nishihara R, Wu K, et al. Marine ω-3 polyunsaturated fatty acids and risk of colorectal cancer according to microsatellite instability[J]. J Natl Cancer Inst, 2015, 107(4): djv007.

[30] Steinbichler T B, Metzler V, Pritz C, et al. Tumor-associated fibroblast-conditioned medium

induces CDDP resistance in HNSCC cells[J]. Oncotarget, 2016, 7(3): 2508−2518.
[31] Sun B, Zhang D, Zhao N, et al. Epithelial-to-endothelial transition and cancer stem cells: two cornerstones of vasculogenic mimicry in malignant tumors[J]. Oncotarget, 2017, 8(18): 30502−30510.
[32] Topalian S L, Hodi F S, Brahmer J R, et al. Safety, activity, and immune correlates of anti-PD-1 antibody in cancer[J]. N Engl J Med, 2012, 366(26): 2443−2454.
[33] Trifari S, Kaplan C D, Tran E H, et al. Identification of a human helper T cell population that has abundant production of interleukin 22 and is distinct from T(H)-17, T(H)1 and T(H)2 cells[J]. Nat Immunol, 2009, 10(8): 864−871.
[34] Turley E A, Wood D K, McCarthy J B. Carcinoma cell hyaluronan as a "portable" cancerized prometastatic microenvironment[J]. Cancer Res, 2016, 76(9): 2507−2512.
[35] van Allen E M, Miao D, Schilling B, et al. Genomic correlates of response to CTLA-4 blockade in metastatic melanoma[J]. Science, 2015, 350(6257): 207−211.
[36] van de Ven K, Borst J. Targeting the T-cell co-stimulatory CD27/CD70 pathway in cancer immunotherapy: rationale and potential[J]. Immunotherapy, 2015, 7(6): 655−667.
[37] Veldhoen M, Uyttenhove C, van Snick J, et al. Transforming growth factor-beta 'reprograms' the differentiation of T helper 2 cells and promotes an interleukin 9-producing subset[J]. Nat Immunol, 2008, 9(12): 1341−1346.
[38] Vétizou M, Pitt J M, Daillère R, et al. Anticancer immunotherapy by CTLA-4 blockade relies on the gut microbiota[J]. Science, 2015, 350(6264): 1079−1084.
[39] Wargo J A, Reddy S M, Reuben A, et al. Monitoring immune responses in the tumor microenvironment[J]. Curr Opin Immunol, 2016, 41: 23−31.
[40] Xie J, Zhang Y, Zhang Q, et al. Interaction of signal transducer and activator of transcription 3 polymorphisms with hepatitis B virus mutations in hepatocellular carcinoma[J]. Hepatology, 2013, 57(6): 2369−2377.
[41] Xu X, Chang W, Yuan J, et al. Periostin expression in intra-tumoral stromal cells is prognostic and predictive for colorectal carcinoma via creating a cancer-supportive niche[J]. Oncotarget, 2016, 7(1): 798−813.
[42] Zhang Q, Ji X W, Hou X M, et al. Effect of functional nuclear factor-kappaB genetic polymorphisms on hepatitis B virus persistence and their interactions with viral mutations on the risk of hepatocellular carcinoma[J]. Ann Oncol, 2014, 25(12): 2413−2419.
[43] Zhang Q, Yin J, Zhang Y, et al. HLA-DP polymorphisms affect the outcomes of chronic hepatitis B virus infections, possibly through interacting with viral mutations[J]. J Virol, 2013, 87(22): 12176−12186.
[44] Zhou S L, Zhou Z J, Hu Z Q, et al. Tumor-associated neutrophils recruit macrophages and T-regulatory cells to promote progression of hepatocellular carcinoma and resistance to sorafenib[J]. Gastroenterology, 2016, 150(7): 1646−1658, e17.
[45] 曹广文，陈坤，丁彦青，等．癌症进化发育学［M］．上海：第二军医大学出版社，2016：77−78.
[46] 曹广文．“癌症进化发育假说”的提出及其对癌症特异性防治的作用［J］．第二军医大学学报，2015，36（4）：349−361.

中英文对照索引

α-L-岩藻糖苷酶(α-L-fucosidase,AFU) 011

A

阿霉素(adriamycin) 090
阿替利珠单抗(atezolizumab) 083
埃罗替尼(erlotinib) 099

B

贝伐珠单抗(bevacizumab) 184
表皮生长因子受体(epithelial growth factor receptor,EGFR) 014
丙型肝炎病毒(hepatitis C virus,HCV) 011
补救性肝移植(salvage liver transplantation,SLT) 144
布立尼布(brivanib) 214

C

超声外科吸引器(cavitronul transonic surgical aspirator,CUSA) 124
程序性死亡蛋白-1(programmed death-1,PD-1) 100
程序性死亡蛋白配体-1(programmed death ligand-1,PD-L1) 100
磁共振成像(magnetic resonance imaging,MRI) 001
磁共振胰胆管成像(magnetic resonance cholangiopancreatography,MRCP) 005

D

单核苷酸多态性(single nucleotide polymorphism,SNP) 106
胆管癌栓(bile duct tumor thrombus,BDTT) 080
胆管细胞癌(cholangiocellular carcinoma) 037
度伐单抗(durvalumab) 100

F

腹腔镜解剖性半肝切除术(laparoseopic anatomical hemihepatectomy,LAHH) 238

G

肝癌干细胞(liver cancer stem cell,LCSC) 185
肝动脉灌注化疗(hepatic artery infusion chemotherapy,HAIC) 084
肝静脉剥夺术(liver venous deprivation,LVD) 091
肝静脉栓塞(hepatic vein embolization,HVE) 091
肝内胆管黏液癌(mucinous carcinoma of the intrahepatic bile duct) 045

肝内胆管细胞癌（intrahepatic cholangiocarcinoma，ICC） 012
肝内门脉支栓塞（portal vein embolization，PVE） 075
肝细胞癌（hepatocellular carcinoma，HCC） 001
肝细胞生长因子受体（hepatocyte growth factor receptor，c-MET） 361
高效液相色谱（high performance liquid chromatography，HPLC） 416
光谱（spectroscopy） 416

H

核磁共振（nuclear magnetic resonance，NMR） 416
核苷酸类似物（nucleotide/nucleoside analogs，NAs） 190
混合细胞型肝癌（combined hepatocellular-cholangiocarcinoma，HCC-CC） 037

J

计算机体层摄影血管造影（computed tomography angiography，CTA） 131
甲胎蛋白（alpha-fetoprotein，AFP） 011
甲胎蛋白异质体（LCA lectin-bound AFP，AFP-L3） 011
经导管动脉放疗栓塞（transcatheter arterial radioembolization，TARE） 072
经导管动脉化疗栓塞（transcatheter arterial chemoembolization，TACE） 080
经颈静脉肝内门腔内支架分流（transjugular intrahepatic portosystemic stent-shunt，TIPSS） 075
经皮射频消融治疗（percutaneous radiofrequency ablation，PRFA） 072
经皮微波凝固疗法（percutaneous microwave coagulation therapy，PMCT） 072

K

卡博替尼（cabozantinib） 219

L

雷莫芦单抗（ramucircumab） 230
立体定向放射治疗（stereotactic body radiotherapy，SBRT） 055
利尼伐尼（linifanib） 214
联蛋白（catenin） 037
淋巴上皮瘤样癌（lymphoepithelioma-like carcinoma，LELC） 046
淋巴上皮瘤样胆管癌（lymphoepithelioma-like cholangiocarcinoma，LEL-CCC） 046
淋巴上皮瘤样肝细胞癌（lymphoepithelioma-like hepatocellular carcinoma，LEL-HCC） 046
磷脂酰肌醇蛋白聚糖（glypican-3，GPC3） 011
仑伐替尼（lenvatinib） 111

M

门静脉癌栓（portal vein tumor thrombus，PVTT） 003

P

帕博西尼（palbociclib） 330
葡萄糖转运体（glucose transporters，GLUT） 420

Q

气相色谱与质谱联用技术（gas chromatography-mass spectrometry，GC-MS） 416
全外显子组测序（whole exome sequencing，WES） 106

R

瑞法替尼（refametinib） 345
瑞戈非尼（regorafenib） 062

S

上皮钙黏素（E-cadherin） 130
上皮-间质转化（epithelial-mesenchymal transition，EMT） 350
上皮细胞黏附分子（epithelial cell adhesion molecule，EpCAM） 034
射频消融（radio frequency ablation，RFA） 014
剩余肝脏（future liver remnant，FLR） 080
受体酪氨酸激酶（receptor tyrosine kinase，RTK） 098
舒尼替尼（sunitinib） 099
索拉非尼（sorafenib） 062

T

糖类抗原19-9（carbohydrate antigen 19-9，CA19-9） 011
替伐替尼（tivantinib） 205
替吉奥（TS-1） 063
替雷利珠单抗（tislelizumab） 100

W

微波凝固治疗（microwave coagulation therapy，MCT） 148

X

细胞角质蛋白（creatine kinase，CK） 352
小扁豆凝集素（lens culinaris agglutinin，LCA） 013
血管内皮生长因子（vascular endothelial growth factor，VEGF） 014
血管内皮生长因子受体（vascular endothelial growth factor receptor，VEGFR） 044
循环肿瘤细胞（circulating tumor cell，CTC） 349

Y

气相色谱与质谱联用技术（gas chromatography-mass spectrometry，GC-MS） 416
一期肝移植（primary liver transplantation，PLT） 145
依维莫司（everolimus） 207
胰岛素样生长因子（insulin-like growth factor，IGF） 016
胰岛素样生长因子受体（insulin-like growth factor receptor，IGFR） 206
乙型肝炎病毒（hepatitis B virus，HBV） 011
意向性治疗（intention-to-treat，ITT） 138
吲哚菁绿（indocyanine green，ICG） 080

Z

质谱（mass spectrometry） 416
转化生长因子β（transforming growth factor β，TGF-β） 034
最佳支持治疗（best supportive care，BCS） 212